Damion Searls • Im Auge des Betrachters

Damion Searls

Im Auge des Betrachters

Hermann Rorschach und
sein berühmter Test

Aus dem Amerikanischen
von Harald Stadler

btb

Wundervoll, wie wenig es braucht, damit die »höhere Seele«
alles leiste, was sie von sich erwartet; dass sie alle in ihr
aufgestauten Kräfte aufbiete, um sie selber zu sein; ...
Ein paar Tropfen Tinte und ein Blatt Papier – Materials
genug, die Reihung und Beiordnung von Momenten und
Vorgängen ermöglichen – reichen dazu hin ...

– Paul Valéry, *Tanz, Zeichnung und Degas*

In der Ewigkeit ist alles Sehen.

– William Blake, *Laocoon*

Inhalt

Anmerkung des Autors 9

Einleitung: Kaffeesatzleserei 13

KAPITEL 1   Alles wird Leben und Bewegung 25

KAPITEL 2   Klex 39

KAPITEL 3   Ich will Menschen lesen 51

KAPITEL 4   Ungewöhnliche Entdeckungen und rivalisierende Schulen 65

KAPITEL 5   Ein ganz eigener Weg 88

KAPITEL 6   Kleine Tintenkleckse voller Formen 106

KAPITEL 7   Hermann Rorschach fühlt, wie ihm das Hirn in Schnitte zerlegt wird 126

KAPITEL 8   Das verzwickteste und dunkelste Wahnleben 142

KAPITEL 9   So rundgeschliffen wie Kiesel im Flussbett . 163

KAPITEL 10   Ein sehr einfaches Experiment 180

KAPITEL 11   Überall Interesse und Kopfschütteln 201

KAPITEL 12   Die Psychologie, die er sieht, ist *seine* Psychologie 239

KAPITEL 13	Das Versprechen einer glänzenden Zukunft	258
KAPITEL 14	Der Rorschachtest erreicht Amerika	266
KAPITEL 15	Faszinierend, umwerfend, kreativ, dominant	286
KAPITEL 16	Die Königin aller Tests	313
KAPITEL 17	Von Symbolwert wie das Stethoskop	329
KAPITEL 18	Die Rorschachtests an Nazi-Größen	352
KAPITEL 19	Die Bilderkrise des Kalten Krieges	376
KAPITEL 20	Das vereinheitlichte System	394
KAPITEL 21	Jeder sieht etwas anderes	414
KAPITEL 22	Jenseits von Richtig oder Falsch	430
KAPITEL 23	Ausblick	453
KAPITEL 24	Der Rorschachtest ist kein Rorschachtest	485

Anhang

Die Familie Rorschach, 1922–2010 503

Olga Rorschach: »Die Wesensart
von Hermann Rorschach« 506

Dank 511

Abbildungsnachweis 516

Anmerkungen 519

Register 602

ANMERKUNG DES AUTORS

———

Beim Rorschachtest kommen lediglich zehn Tintenkleckse zum Einsatz, die ursprünglich von Hermann Rorschach gefertigt und später auf Papptafeln nachgedruckt wurden. Unabhängig davon, was diese Bilder sonst noch sein mögen, sind es wohl die zehn am häufigsten interpretierten und analysierten Abbildungen des zwanzigsten Jahrhunderts. Millionen Menschen wurden die echten Tafeln vorgelegt; die meisten von uns haben Varianten der Tintenkleckse in der Werbung, in der Mode oder in der Kunst gesehen. Die Kleckse sind allgegenwärtig – und gleichzeitig ein wohlgehütetes Geheimnis.

Der Ethik-Kodex des Amerikanischen Psychologenverbands schreibt vor, dass Psychologen ihre Testmaterialien »unter Verschluss« halten. Viele Psychologen, die den Rorschachtest einsetzen, sind der Meinung, der Test werde unwirksam, wenn man die Bilder zugänglich mache, und man schade der Allgemeinheit sogar, indem man sie eines wertvollen diagnostischen Verfahrens beraube. Die meisten Rorschachkleckse, die wir im Alltag sehen, sind Nachahmungen oder Neugestaltungen, die aus Rücksicht auf die Psychologen angefertigt wurden. Selbst in wissenschaftlichen Aufsätzen oder in Ausstellungen werden die Kleckse normalerweise nur umrisshaft, verschwommen oder verändert dargestellt, um einzelne Aspekte der Bilder sichtbar zu machen, aber nicht alles.

Der Verleger dieses Buchs und ich mussten entscheiden,

ob wir die Originalkleckse abbilden wollen oder nicht. Die Frage war, welche Auswahl den klinischen Psychologen, potenziellen Patienten und den Lesern am ehesten gerecht werden würde. In Bezug auf fast alles, was mit dem Test zu tun hat, herrscht unter Rorschachforschern keine klare Übereinstimmung, aber in der Anleitung zum modernsten Rorschachtestverfahren, das heutzutage verwendet wird, heißt es, »eine Auswertung wird nicht beeinträchtigt, nur weil ein Proband die Tintenkleckse schon einmal gesehen hat«.[1] Die Frage ist ohnehin weitgehend irrelevant, seitdem die Bilder nicht mehr urheberrechtlich geschützt sind und im Internet kursieren. Sie sind inzwischen leicht zugänglich – eine Tatsache, die viele der Psychologen, die gegen eine Veröffentlichung der Bilder sind, anscheinend ignorieren. Wir entschieden schließlich, einige der Tintenkleckse in diesem Buch abzubilden, aber nicht alle.

Es gilt indes zu betonen, dass es nicht dasselbe ist, ob man die im Internet – oder hier – reproduzierten Bilder ansieht oder den eigentlichen Test durchläuft. Die Größe der Tafeln spielt eine Rolle (ungefähr 25 mal 16,5 Zentimeter), die weißen Stellen, das Querformat und die Möglichkeit, sie in der Hand zu halten und zu drehen. Und auch die situativen Umstände zählen. Es ist eine ganz andere Erfahrung, einen echten Test zu machen und die Antworten laut auszusprechen gegenüber jemandem, dem man vertraut oder auch nicht. Schließlich ist der Test viel zu subtil und zu fachspezifisch, um ihn ohne umfassende Schulung auszuwerten. Es gibt keinen Rorschachtest zum Selbermachen, und man kann den Test auch nicht an Freunden ausprobieren, ganz abgesehen von dem ethischen Problem, dass man in deren Persönlichkeit möglicherweise Seiten entdeckt, die sie vielleicht gar nicht preisgeben möchten.

Es war schon immer verlockend, die Tintenkleckse als Gesellschaftsspiel herzunehmen. Aber jeder Kenner des Tests seit Rorschach selbst hat deutlich zu verstehen gegeben, dass es sich um kein Spiel handelt. Und auch umgekehrt gilt, dass die Spielversionen im Internet oder in anderer Form nicht mit dem Test gleichzusetzen sind. Man kann sich selbst ein Bild davon machen, wie die Tintenkleckse aussehen, aber auf sich allein gestellt bekommt man kein Gespür dafür, wie sie funktionieren.

EINLEITUNG

Kaffeesatzleserei

Victor Norris hatte bei der Bewerbung um eine Stelle in der Kinderbetreuung die letzte Runde erreicht, aber weil er in Amerika an der Wende zum einundzwanzigsten Jahrhundert lebte, musste er sich noch einer psychologischen Beurteilung unterziehen. An zwei langen Novembernachmittagen verbrachte er acht Stunden in der Praxis von Caroline Hill, einer psychologischen Gutachterin in Chicago.[1]

Norris hatte in den Bewerbungsgesprächen einen sehr guten Eindruck gemacht; er wirkte charmant und freundlich und hatte einen soliden Lebenslauf und makellose Empfehlungen vorzuweisen. Hill fand ihn sympathisch. Seine Ergebnisse bei den kognitiven Tests, die sie mit ihm durchführte, lagen im mittleren bis oberen Bereich, sein Intelligenzquotient lag sogar weit über dem Durchschnitt. Bei dem in Amerika am häufigsten eingesetzten Persönlichkeitstest, dem sogenannten Minnesota Multiphasic Personality Inventory (MMPI), der aus 567 Ja-Nein-Fragen besteht, zeigte er sich kooperativ und gut gelaunt. Auch hier waren die Ergebnisse unauffällig.

Dann zeigte Hill ihm eine Reihe von Bildern ohne Titel und erklärende Texte und forderte ihn auf, ihr zu schildern, was auf jedem einzelnen der Bilder vor sich ging – eine weitere Standardbegutachtung namens Thematic Apperception Test (TAT). Hier lieferte Norris Antworten, die wenig naheliegend erschienen, aber immer noch unverfänglich waren.

Seine Geschichten klangen gefällig und enthielten keine unangemessenen Gedanken, und es bereitete Norris keinerlei Unbehagen, sich zu den Bildern zu äußern.

Als am Ende des zweiten Nachmittags die für Chicago typische frühe Dämmerung einsetzte, bat die Psychologin Norris, sich auf einen niedrigen Sessel neben der Couch in ihrer Praxis zu setzen. Sie nahm ihm gegenüber Platz, legte einen großen Notizblock bereit und holte einen dicken Ordner hervor, aus dem sie ihm nacheinander zehn Papptafeln reichte, auf denen jeweils ein symmetrischer Farbklecks abgebildet war. Jedes Mal, wenn sie ihm eine Tafel gab, fragte sie: »Was könnte das sein?« oder »Was sehen Sie?«

Fünf der Abbildungen waren schwarzweiß, zwei wiesen auch rote Formen auf und drei waren mehrfarbig. Bei diesem Test sollte Norris keine Geschichte zu den Bildern erzählen und auch nicht schildern, was er empfand, sondern einfach sagen, was er sah. Es gab kein Zeitlimit und keine Anweisungen dazu, wie viele Antworten er geben sollte. Hill hielt sich so weit wie möglich heraus und ließ Norris nicht nur offenlegen, was er in den Tintenklecksen sah, sondern auch, wie er an die Aufgabe heranging. Er durfte jede Tafel in die Hand nehmen, sie drehen, sie auf Armeslänge entfernt oder dicht vor die Augen halten. Alle Fragen, die er stellte, wurden abgewiegelt.[2]

Kann ich sie drehen?
Das bleibt Ihnen überlassen.

Soll ich alles einbeziehen?
Wie Sie wollen. Jeder sieht etwas anderes.

Ist das die richtige Antwort?
Es gibt alle möglichen Antworten.

Nachdem sich Norris zu allen zehn Tafeln geäußert hatte, machte Hill einen zweiten Durchgang. »Ich werde Ihnen nun vorlesen, was Sie gesagt haben, und Sie zeigen mir bitte, wo Sie das Entsprechende gesehen haben.«

Norris' Antworten waren erschütternd. Er schilderte detaillierte, brutale Sexszenen mit Kindern; einzelne Teile der Tintenkleckse sah er als weibliche Formen an, die malträtiert oder zerstört wurden. Hill entließ ihn höflich. Norris verabschiedete sich mit einem festen Händedruck und einem Lächeln; er blickte der Psychologin direkt in die Augen. Dann wandte sich Hill dem Notizblock zu, auf dem sie seine Antworten aufgezeichnet hatte. Sie ordnete Norris' Reaktionen systematisch verschiedenen Codes der Standardmethode zu und teilte seine Antworten anhand der langen Listen in der Testanleitung als typisch oder ungewöhnlich ein. Dann berechnete sie die Formeln, die all diese Ergebnisse in psychologische Beurteilungen übersetzten: dominanter Persönlichkeitsstil, Index für Egozentrik, Index für Flexibilität des Denkens, Suizid-Konstellation usw. Wie Hill erwartet hatte, ergaben ihre Berechnungen, dass Norris' Testwerte genauso extrem ausfielen wie seine Antworten.

Der Rorschachtest hatte Norris auf jeden Fall dazu gebracht, eine Seite von sich zu offenbaren, die er sonst nicht sichtbar werden ließ. Er war sich vollkommen bewusst, dass er sich einer Beurteilung unterzog, um eine Stelle zu bekommen. Er wusste, wie er in den Bewerbungsgesprächen wirken wollte und welche nichtssagenden Antworten er bei den übrigen Tests geben musste. Beim Rorschachtest war seine Fassade jedoch gebröckelt. Noch enthüllender als die spezifischen Dinge, die er in den Tintenklecksen gesehen hatte, war die Tatsache, dass er diese freimütig geäußert hatte.

Genau aus diesem Grund hatte Hill den Rorschachtest verwendet. Er stellt eine spezielle und ergebnisoffene Aufgabe dar, denn es ist keineswegs klar, was die Tintenkleckse darstellen, beziehungsweise wie man auf sie reagieren soll. Ganz entscheidend ist, dass es sich um eine visuelle Aufgabe handelt, die mögliche Abwehrmechanismen und bewusste Strategien der Selbstdarstellung aushebelt. Man kann sehr gut steuern, was man sagen will, aber man kann nicht steuern, was man sehen will. Victor Norris konnte nicht einmal steuern, was er über das äußern wollte, was er gesehen hatte. In dieser Hinsicht war sein Verhalten typisch. Hill hatte bereits im Studium eine Faustregel gelernt, die sie in der Praxis wiederholt bestätigt sah: Eine gestörte Persönlichkeit kann sich bei einem IQ-Test und beim MMPI häufig zusammenreißen oder auch beim TAT gut abschneiden, ist aber aufgeschmissen, wenn sie mit den Tintenklecksen konfrontiert wird. Wenn jemand vortäuscht, gesund oder krank zu sein, oder andere Aspekte seiner Persönlichkeit bewusst oder unbewusst unterdrückt, ist der Rorschachtest vielleicht das einzige Beurteilungsinstrument, bei dem die Warnlampe aufleuchtet.

Hill erwähnte in ihrem Bericht nicht, dass Norris ein Kinderschänder sei oder sein könnte – das lässt sich mit keinem psychologischen Test nachweisen. Sie zog allerdings die Schlussfolgerung, dass Norris' »Bezug zur Realität extrem anfällig« sei. Sie konnte ihn nicht für eine Stelle empfehlen, in der er mit Kindern arbeitete, und riet dem Arbeitgeber, ihn nicht einzustellen. Und er wurde auch nicht übernommen.

Norris' beunruhigende Ergebnisse und der Widerspruch zwischen seiner charmanten Oberfläche und der verborgenen dunklen Seite prägten sich Caroline Hill tief ein. Elf Jahre nach dieser Begutachtung erhielt sie einen Anruf von einem Therapeuten, der mit einem Patienten namens Victor Norris arbeitete und ihr ein paar Fragen stellen wollte. Der Therapeut musste den Namen des Patienten nicht zweimal sagen. Hill durfte zwar keine Einzelheiten über Norris' Testergebnisse mitteilen, aber sie legte die wichtigsten Erkenntnisse dar. Der Therapeut staunte. »Das haben Sie mit dem Rorschachtest herausgefunden? Ich brauchte zwei Jahre, um an diese Sachen ranzukommen! Ich dachte, der Rorschachtest sei Kaffeesatzleserei!«

TROTZ JAHRZEHNTELANGER KONTROVERSEN ist der Rorschachtest heutzutage bei Gericht zulässig, er wird von Krankenkassen erstattet und weltweit bei Evaluationen im Arbeitsleben, Sorgerechtsverfahren und in psychiatrischen Kliniken eingesetzt. Die Befürworter des Tests sehen in diesen zehn Tintenklecksen ein wunderbar sensibles und akkurates Instrument, das anzeigt, wie die Psyche funktioniert, und verschiedenste Geisteszustände offenbart, darunter auch latente Probleme, die durch andere Tests oder direkte Beobachtung nicht nachweisbar sind. Die Kritiker des Tests, sowohl innerhalb als auch außerhalb der Psychologenschaft, halten die fortgesetzte Anwendung für einen Skandal – ein peinliches Überbleibsel einer Pseudowissenschaft, das schon vor Jahren zusammen mit Wahrheitsserum und Urschreitherapie hätte abgeschafft werden sollen. Nach Meinung der Gegner beruht die erstaunliche Kraft des Tests darauf, dass ansonsten vernünftige Menschen durch Gehirnwäsche dazu gebracht werden, an ihn zu glauben.

Teils aufgrund dieses Mangels an Übereinstimmung unter den Fachleuten, aber vor allem aufgrund eines Misstrauens gegenüber psychologischen Tests im Allgemeinen begegnet die breite Öffentlichkeit dem Rorschachtest in der Regel mit Skepsis. Vor kurzem wurde ein Vater beschuldigt, sein Baby zu Tode geschüttelt zu haben; das Gericht entschied schließlich, er sei unschuldig am Tod seines kleinen Sohnes, doch der Mann erklärte, die Beurteilungen, die er über sich hatte ergehen lassen müssen, seien »pervers«, und ganz besonders ärgerte ihn, dass er den Rorschachtest hatte machen müssen. »Ich habe mir Bilder angesehen, abstrakte Kunst, und erzählt, was ich gesehen habe. Ob ich hier einen Schmetterling sehe. Heißt das, ich bin aggressiv und ausfallend? Das ist doch verrückt.« Er beteuerte, dass er »auf die Wissenschaft vertraue«, die er als »grundsätzlich männliche« Weltsicht bezeichnete, doch die Sozialeinrichtung, die ihn beurteilte, neige zu einer »im Grunde weiblichen« Weltsicht, die »Beziehungen und Gefühle bevorzuge«.[3] Der Rorschachtest ist in Wirklichkeit weder grundsätzlich weiblich noch eine Übung in Kunstdeutung, doch solche Einstellungen sind typisch. Der Rorschachtest liefert keine konkrete Zahl wie etwa der Intelligenztest oder eine Blutuntersuchung. Dies gilt aber für alle Ansätze zum Begreifen des menschlichen Geistes.

Der ganzheitliche Ansatz des Rorschachtests ist ein Grund, warum er auch außerhalb von Arztpraxen und Gerichtssälen so bekannt ist. Die Sozialversicherung ist laut *Bloomberg* »ein Rorschachtest«, ebenso der Spielplan der Georgia Bulldogs (*Sports Blog Nation*) und spanische Aktienrenditen: »eine Art Rorschachtest des Finanzmarkts, bei dem die Analysten genau das sehen, woran sie selbst gerade denken« (*Wall Street Journal*). Die jüngste Entscheidung des Obersten Gerichtshofs, die letzte Schießerei, der jüngste Modeskandal eines Promis. »Die umstrittene Amtsenthebung des paraguayischen Präsidenten Fernando Lugo entwickelt sich rasch zu einer Art Rorschachtest der lateinamerikanischen Politik«, bei dem »die Reaktionen auf den Vorfall mehr sagen als der Vorgang selbst«, hieß es in einem Blog der *New York Times*. Ein Filmkritiker, der nichts für Arthouse-Ambitionen übrighat, bezeichnete *Frankreich privat – Die sexuellen Geheimnisse einer Familie* als Rorschachtest, bei dem er durchgefallen sei.[4]

Diese letzte Bemerkung spielt scherzhaft auf das an, was den Rorschachtest in der allgemeinen Vorstellung kennzeichnet: Er gilt als der Test, bei dem man nicht durchfallen kann. Es gibt keine richtigen oder falschen Antworten. Man kann sehen, was man will. Aus diesem Grund wurde der Test seit den 1960er Jahren zur perfekten Chiffre für eine Kultur, die jeder Autorität misstraut und jede Meinung respektiert. Warum sollte ein Nachrichtenkanal sagen, ob eine Amtsenthebung oder ein Haushaltsentwurf gut oder schlecht ist und damit riskieren, die Hälfte seiner Leser oder Zuschauer zu verprellen? Die einfachste Lösung ist die, von einem Rorschachtest zu sprechen.

Die zugrundeliegende Botschaft ist stets dieselbe: Du hast ein Recht auf eine eigene Meinung, ganz unabhängig von den Fakten; was zählt, ist deine Reaktion, egal ob sich diese in einem Like, in einer Stimmabgabe oder einer Kaufentscheidung äußert. Diese Metapher für Deutungsfreiheit existiert in einer Art Alternativuniversum zum tatsächlichen Test, der konkreten Patienten, Angeklagten oder Bewerbern von echten Psychologen vorgelegt wird. In diesen Situationen gibt es durchaus richtige und falsche Antworten.

Der Rorschachtest eignet sich nicht nur als Metapher, die Tintenkleckse sehen auch einfach gut aus. Sie sind in Mode, und zwar aus Gründen, die nichts mit Psychologie oder Journalismus zu tun haben – vielleicht liegt es an dem Modezyklus von sechzig Jahren und dem jetzt fälligen Revival nach dem letzten Ausbruch von Rorschachfieber in den 1950er Jahren, vielleicht liegt es an einer Vorliebe für kräftige Schwarzweiß-Muster, die gut zu modernen Möbeln passen. Vor ein paar Jahren schmückte das New Yorker Modehaus Bergdorf

Goodman seine Schaufenster an der Fifth Avenue mit Rorschachmustern. T-Shirts im Rorschachstil waren unlängst bei Saks im Angebot, für stolze 98 Dollar. »Meine Strategie«, proklamierte eine ganzseitige Splash Page auf *InStyle*: »In dieser Saison fahre ich total auf Kleider und Accessoires ab, die eine gewisse Symmetrie aufweisen. Meine Inspiration: Die Muster der Rorschach-Tintenkleckse sind faszinierend.« Die amerikanische Horror-Serie *Hemlock Grove*, die Science-Fiction-Serie *Orphan Black* und die in einem Tattoo-Studio in Harlem angesiedelte Reality-Show *Black Ink Crew* flimmerten mit Rorschach-artigen Vorspannsequenzen über den Bildschirm. Das Video der allerersten Single, die es je aus dem Internethandel in die Topcharts schaffte und vom Musikmagazin *Rolling Stone* zum Nummer 1 Best Song der 2000er Jahre gekürt wurde, Gnarls Barkleys »Crazy«, zeigt hypnotisierende Trickbilder mit sich verwandelnden Flecken in Schwarzweiß. Tassen und Teller, Schürzen und Partyspiele mit Rorschachmustern sind inzwischen überall erhältlich.

Die meisten dieser Muster sind Nachahmungen der ursprünglichen Tintenkleckse, doch auch die zehn Originale, die auf ihren ein-

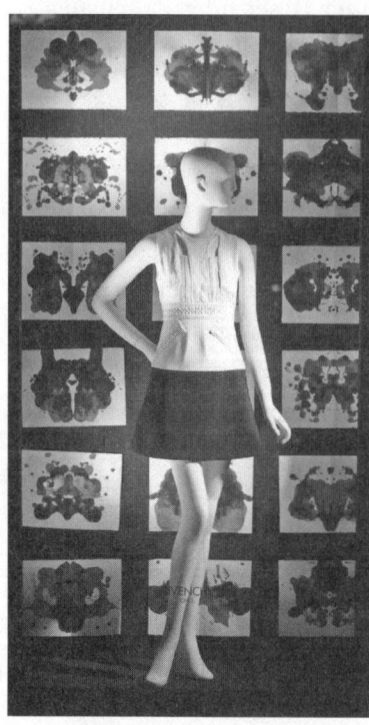

Schaufenster von Bergdorf Goodman, Fifth Avenue, New York, Frühjahr 2011

hundertsten Geburtstag zusteuern, haben weiterhin Bestand. Sie erfüllen die Bedingungen der »Raumrhythmik«, wie Hermann Rorschach es nannte, die den Klecksen das »Bildhafte« verleiht.[5] Geschaffen wurden sie an einer der Geburtsstätten der modernen abstrakten Kunst, doch ihre Vorläufer reichen zurück in die Strömungen des neunzehnten Jahrhunderts, die sowohl die neuzeitliche Psychologie als auch die Abstraktion hervorbrachten, und ihr Einfluss zeigt sich in der Kunst und im Design des gesamten zwanzigsten Jahrhunderts bis hinein ins einundzwanzigste.

Mit anderen Worten: Drei verschiedene historische Stränge vereinen sich in der Geschichte des Rorschachtests.

Den ersten Strang markieren das Aufkommen, der Niedergang und die Neuerfindung psychologischer Testverfahren mit all ihren nützlichen und missbräuchlichen Anwendungen. Spezialisten unterschiedlichster Fachgebiete – Anthropologie, Erziehungswissenschaft, Wirtschaft, Recht und Militär – haben seit langem versucht, die Rätsel des menschlichen Geistes zu entschlüsseln. Der Rorschachtest ist nicht der einzige Persönlichkeitstest, aber jahrzehntelang galt er als der ultimative Test; er stand für den Psychologen wie das Stethoskop für den Allgemeinmediziner. Seit seiner Erfindung steht die Art und Weise, wie Psychologen den Rorschachtest einsetzen, sinnbildlich für das, was die Gesellschaft insgesamt von der Psychologie erwartet.

Den zweiten Strang bilden Kunst und Design, von der surrealistischen Malerei bis zum Video »Crazy« und dem Rapper Jay-Z, der den Einband seiner Memoiren mit einem goldenen Rorschach-Klecksbild von Andy Warhol schmückte. Diese visuelle Geschichte scheint keinerlei Bezug zur medizinischen Diagnostik zu haben – die T-Shirts von Saks haben nicht viel Psychologisches –, doch die zur Ikone gewordene

Optik ist vom realen Test nicht zu trennen. Die Agentur, die für »Crazy« ein Video im Rorschach-Look vorschlug, bekam den Auftrag, weil der Sänger CeeLo Green sich daran erinnerte, dass er als Problemkind den Test durchlaufen musste.[6] Der Rorschachtest ist so kontrovers, weil er so prominent ist. Es ist unmöglich, eine feste und klare Linie zwischen der psychologischen Beurteilung und dem Stellenwert der Tintenkleckse in der Kultur zu ziehen.

Und schließlich haben wir es mit der Kulturgeschichte zu tun, die all jene metaphorischen »Rorschachtests« in den Nachrichten hervorgebracht hat: das Aufkommen einer individualistischen Persönlichkeitskultur zu Beginn des zwanzigsten Jahrhunderts; ein verbreitetes Misstrauen gegenüber Autoritäten seit den 1960er Jahren; eine eigensinnige Polarisierung in unserer heutigen Zeit, in der selbst Fakten vom Auge des Betrachters abhängig zu sein scheinen. Rorschachs zehn Kleckse haben einen Großteil unserer Geschichte begleitet beziehungsweise vorweggenommen – von den Nürnberger Prozessen bis zu den Urwäldern Vietnams, von Hollywood bis Google, von dem auf Gemeinschaft begründeten Sozialgefüge des neunzehnten Jahrhunderts bis zur Kontaktgier im gesellschaftlich fragmentierten einundzwanzigsten Jahrhundert. Wenn wieder irgendein Journalist etwas als »Rorschachtest« bezeichnet, mag dies einfach ein griffiges Klischee sein, genauso wie es für Künstler und Designer ganz selbstverständlich ist, zu auffälligen symmetrischen Schwarzweißmustern zu greifen. Kein einziges Beispiel der Rorschachmuster im Alltagsleben verlangt nach einer Erklärung, ihre andauernde Präsenz in unserer kollektiven Phantasie indes schon.

Jahrelang wurde der Test als Röntgen-Durchleuchtung der Seele hochgejubelt. Dies ist nicht sein Zweck, und er war auch ursprünglich nicht dafür gedacht, doch er gewährt einen einzigartig aufschlussreichen Einblick in die Art und Weise, wie wir unsere Welt verstehen.

ALL DIESE STRÄNGE – Psychologie, Kunst und Kulturgeschichte – führen zurück zum Erfinder der Tintenkleckse. Die Methode und die Persönlichkeit des Urhebers waren eng verwoben, schrieb der Herausgeber im Vorwort der *Psychodiagnostik*,[7] mit der die Tintenkleckse 1921 bekannt wurden. Es war ein junger schweizerischer Psychiater und Amateurkünstler, der an einem Kinderspiel herumbastelte und es im Alleingang schaffte, nicht nur einen ungeheuer einflussreichen psychologischen Test zu entwickeln, sondern auch einen visuellen und kulturellen Meilenstein.

Hermann Rorschach wurde 1884 geboren. Er war »ein großer, schlanker, blonder Mann mit lebhaften Bewegungen und Gesten und ausdrucksvollen, lebendigen Gesichtszügen«.[8] (Siehe Fotos im Bildteil.) Wenn Sie denken, er sieht wie Brad Pitt aus, vielleicht mit ein paar Anklängen an Robert Redford, sind Sie nicht der Erste. Auch seine Patienten verguckten sich in ihn. Er war offenherzig und sympathisch, begabt, aber bescheiden und wirkte höchst stattlich in seinem weißen Arztkittel. Sein kurzes Leben war erfüllt von Entdeckergeist, Passion und Tragik.

Um ihn herum brach die Moderne hervor – aus dem Europa des Ersten Weltkriegs und der Russischen Revolution und auch aus der Geisteswelt selbst. Während Rorschachs Tätigkeit in der Schweiz entwickelte Albert Einstein die moderne Physik, schuf Wladimir Lenin zusammen mit der Arbeiterbewegung in schweizerischen Uhrenfabriken den modernen Kommunismus. Lenins Nachbarn in Zürich, die Dadaisten, entwickelten die moderne Kunst, Le Corbusier die moderne

Architektur und Rudolf von Laban den modernen Tanz. Rainer Maria Rilke vollendete seine *Duineser Elegien*, Rudolf Steiner gründete die Waldorfschulen, der Maler Johannes Itten teilte Farben nach Jahreszeiten ein (»Sind Sie ein Frühlings- oder ein Wintertyp?«). In der Psychiatrie schufen Carl Gustav Jung und seine Kollegen den modernen psychologischen Test. C. G. Jungs und Sigmund Freuds Erkundungen des Unbewussten rangen um die Vorherrschaft sowohl unter einer wohlhabenden neurotischen Klientel als auch in der harten Realität schweizerischer Kliniken, die weit über ihre Kapazitäten belegt waren.

All diese Revolutionen kreuzten Hermann Rorschachs Leben und Laufbahn, doch obwohl es Zehntausende Studien über seinen Test gibt, wurde bislang keine einzige umfassende Biographie über Rorschach geschrieben. Ein Psychiater und Medizinhistoriker namens Henri Ellenberger veröffentlichte 1954 eine vierzig Seiten lange biographische Skizze, die nur dürftig mit Quellen belegt ist, und diese diente seither als Grundlage für fast alle Begriffe, mit denen Rorschach beschrieben wurde: als bahnbrechendes Genie, stümperhafter Dilettant, größenwahnsinniger Visionär, verantwortungsvoller Wissenschaftler und so gut wie alles dazwischen. Seit Jahrzehnten wurde über Rorschachs Leben allenfalls spekuliert; man konnte darin sehen, was man wollte.

Die wahre Geschichte verdient es, erzählt zu werden, nicht nur weil sie dazu beiträgt, die fortwährende Bedeutung des Tests allen Kontroversen zum Trotz zu erklären. Rorschach hat die meisten Debatten selbst vorhergesehen. Diese Doppelbiographie des Arztes und seiner Tintenkleckse beginnt in der Schweiz, umspannt aber den gesamten Globus und reicht bis zum Kern dessen, was wir unaufhörlich tun, wenn wir sehen und wahrnehmen.

KAPITEL 1

Alles wird Leben und Bewegung

An einem Dezembermorgen des Jahres 1910 wachte Hermann Rorschach früh auf. Der Sechsundzwanzigjährige ging durch das kalte Schlafzimmer, zog den Vorhang auf und ließ das fahle Licht herein, das vor dem späten winterlichen Sonnenaufgang schien – nicht so grell, um seine Frau zu wecken, aber hell genug, um ihr Gesicht und das dichte schwarze Haar über dem Saum der Daunendecke erkennen zu lassen. In der Nacht hatte es geschneit, wie Rorschach erwartet hatte. Der Bodensee lag seit Wochen in tiefem Grau. Das Blau des Wassers war Monate entfernt, aber auch so war die Welt schön. Am Seeufer und auf dem kleinen Weg vor der aufgeräumten Zweizimmerwohnung war kein Mensch zu sehen. Die Szenerie war nicht nur jeder menschlichen Bewegung beraubt, sondern auch jeglicher Farbe; die Landschaft wirkte wie auf einer Groschenpostkarte in Schwarzweiß.[1]

Rorschach zündete seine erste Zigarette an, setzte Kaffee auf, zog sich an und schlich leise hinaus, während Olga noch schlief. In der Klinik ging es in dieser Woche geschäftiger zu als sonst, denn Weihnachten stand vor der Tür. Nur drei Ärzte standen den vierhundert Patienten zur Verfügung, und so mussten sich Rorschach und seine Kollegen um alles gleichzeitig kümmern: Mitarbeiterbesprechungen, zweimal täglich Patientenvisite und das Organisieren von Sonderveranstaltungen. Trotzdem genoss Rorschach den einsamen morgendlichen Spaziergang über das Klinikgelände. Das

Notizbuch, das er stets bei sich hatte, blieb in seiner Tasche. Es war kalt, aber nichts im Vergleich mit der Weihnachtszeit, die er vier Jahre zuvor in Moskau erlebt hatte.

In diesem Jahr freute sich Rorschach besonders auf die bevorstehenden Feiertage: Er und Olga waren wieder vereint; zum ersten Mal würden sie als Ehepaar einen gemeinsamen Weihnachtsbaum haben. Die Feier in der Klinik war für den dreiundzwanzigsten Dezember geplant; am vierundzwanzigsten wollten die Ärzte einen kleinen Baum mit Kerzen von einem Gebäude zum anderen tragen, für jene Patienten, die nicht an der gemeinsamen Feier teilnehmen konnten. Am fünfundzwanzigsten hatte Rorschach dann Gelegenheit, die Stiefmutter im Haus seiner Kindheit zu besuchen. Dies versuchte er vorerst auszublenden.

Weihnachten in der Anstalt bedeutete dreimal in der Woche gemeinschaftliches Singen sowie Tanzstunden mit einem Pfleger, der Gitarre, Mundharmonika und mit dem Fuß Triangel spielte, alles gleichzeitig. Rorschach tanzte nicht gern, aber für Olga opferte er sich und nahm Unterricht. Eine weihnachtliche Pflicht bereitete ihm wirklich Vergnügen: die Bühnenspiele zu leiten. In diesem Jahr wurden drei Stücke aufgeführt, darunter eines mit projizierten Bildern – Fotografien von Landschaften und Menschen aus der Klinik. Es war sicher eine Überraschung, wenn die Patienten auf der Leinwand plötzlich Gesichter sahen, die sie kannten, überlebensgroß.

Viele der Patienten waren nicht imstande, ihren Angehörigen für die Weihnachtsgeschenke zu danken, und so schrieb Rorschach kleine Mitteilungen in ihrem Namen, bisweilen fünfzehn am Tag. Insgesamt aber genossen seine Patienten die Feiertage, soweit ihre gestörte Psyche dies zuließ. Rorschachs Doktorvater erzählte gern die Geschichte einer Patientin, die als so widerspenstig und gefährlich galt, dass sie jahrelang in einer Zelle eingesperrt blieb. Ihre Aggression war angesichts der restriktiven Atmosphäre der Klinik verständlich. Als man sie zu einer Weihnachtsfeier holte, benahm sie sich jedoch vorbildlich und sagte die Gedichte auf, die sie speziell für den Berchtoldstag, den 2. Januar, auswendig gelernt hatte. Zwei Wochen später wurde sie entlassen.

Rorschach versuchte, in der Klinik die Konzepte seines Lehrers anzuwenden. Er machte Fotos seiner Patienten, nicht nur für sich selbst und für die Patientenakten, sondern weil die Menschen gern vor der Kamera posierten. Er gab ihnen Zubehör zum Zeichnen und Basteln: Papier und Bleistifte, Pappmaché und Modelliermasse.

Während unter seinen Füßen der Schnee auf dem Klinikgelände knirschte, dachte er über neue Möglichkeiten nach, seinen Patienten Freude zu bereiten. Dabei kamen ihm natürlich die Feiertage seiner eigenen Kindheit und die Spiele, mit denen er sich damals vergnügt hatte, in den Sinn: Schlittenrennen, Schnitzeljagd, Verstecken und das Spiel, bei dem man etwas Tinte auf ein Blatt Papier schüttete, dieses in der Mitte faltete und sah, was dabei herauskam.

GEBOREN WURDE HERMANN Rorschach im November 1884, einem lichtbringenden Jahr. Die Freiheitsstatue mit dem offiziellen Namen »Freiheit erleuchtet die Welt« wurde am amerikanischen Unabhängigkeitstag dem US-Botschafter in Paris präsentiert. Temeswar in Österreich-Ungarn wurde als erste Stadt auf dem europäischen Kontinent mit elektrischer Straßenbeleuchtung ausgestattet, kurz nachdem diese im englischen Newcastle eingeführt worden war. George Eastman patentierte die erste brauchbare Filmrolle, mit der bald jedermann Bilder machen konnte, indem das Licht selbst eingefangen wurde.

Es gibt wohl kaum eine historische Epoche, von der wir uns heute schwerer ein wirklichkeitsgetreues Bild machen können, als jene Jahre der noch jungen Fotografie und des gerade aufkommenden Films. Vor unserem geistigen Auge erscheint alles steif und wackelig, schwarz und weiß. Die Stadt Zürich, in der Rorschach zur Welt kam, war jedoch eine moderne, dynamische Metropole, die größte in der Schweiz. Der Bahnhof wurde 1871 eingeweiht, die berühmte große Einkaufsstraße entstand 1867, und die Kais entlang der Limmat stammten aus der Mitte des Jahrhunderts. Im November leuchteten in Zürich im herbstlichen Grau große orangefarbene und gelbe Flecken, wenn die Blätter von Eichen, Ulmen und Ahorn im Wind raschelten. Und auch damals lebten die Schweizer unter einem hellblauen Himmel und wanderten über leuchtende Bergalmen, die von dunkelblauem Enzian und silbernem Edelweiß gesprenkelt waren.

Hermann Rorschach kam nicht an dem Ort zur Welt, an dem seine Familie seit Jahrhunderten ansässig gewesen war – in Arbon, einer Stadt am Bodensee, ungefähr achtzig Kilometer weiter östlich. Etwa sieben Kilometer südöstlich von Arbon liegt ebenfalls am Ufer des Bodensees die kleine Stadt Rorschach, aus der die Familie wohl ursprünglich stammte. In Arbon ließ sich der Stammbaum der Familie bis ins Jahr 1437 zurückverfolgen; das dortige Geschlecht der »Roschach« ging sogar bis ins Jahr 496 zurück.[2] Dies war durchaus nicht ungewöhnlich an einem Ort, an dem die Menschen über Generationen sesshaft blieben und zugleich Bürger ihrer Stadt, ihres Kantons und ihres Landes waren. Einige Vorfahren waren ein wenig herumgekommen; ein Urgroßonkel, Hans Jakob Roschach (1764–1837), bekannt als »der Lissaboner«, hatte es immerhin bis Portugal geschafft, wo er als Kunsthandwerker arbeitete und vielleicht einige der faszinierenden Muster für die Fliesen entwarf, die in der portugiesischen Hauptstadt überall zu sehen sind. Aber erst Hermanns Eltern waren es, die sich gänzlich von ihrem Heimatort lösten.

Hermanns Vater Ulrich, Sohn eines Webers und später Maler, wurde am 11. April 1853 geboren, zwölf Tage nach einem anderen künftigen Maler, Vincent van Gogh. Ulrich verließ mit fünfzehn Jahren sein Elternhaus, um in Deutschland Kunst zu studieren. Reisen führten ihn bis in die Niederlande. Nach seiner Rückkehr eröffnete er in Arbon ein Atelier und heiratete 1882 eine Frau namens Philippine Wiedenkeller (geboren am 9. Februar 1854), die einer Familie von Schreinern und Schiffern entstammte. Die Wiedenkellers und die Rorschachs waren seit Generationen immer wieder durch Ehen verbunden.

Das erste Kind des Ehepaars, Klara, kam 1883 zur Welt, lebte aber nur sechs Wochen. Vier Monate später starb Philippines Zwillingsschwester. Nach diesen Schicksalsschlägen verkauften die Eheleute das Atelier und zogen nach Zürich, wo sich Ulrich im Herbst 1884 an der Kunstgewerbeschule einschrieb. In der biederen Schweiz war es ungewöhnlich für jemanden wie Ulrich, mit 31 Jahren ohne festes Einkommen in die Metropole zu ziehen, doch er und Philippine setzten wohl alles daran, dass ihr nächstes Kind in einem glücklicheren Umfeld geboren wurde. Hermann erblickte am 8. November um 22 Uhr in der Haldenstraße 278 in Wiedikon das Licht der Welt.[3] Ulrich schloss das Studium erfolgreich ab und erhielt eine Anstellung als Kunsterzieher an einer Realschule in Schaffhausen, etwa sechzig Kilometer nördlich von Zürich.[4] Als Hermann zwei Jahre alt wurde, hatte sich die Familie an dem Ort, an dem er aufwachsen sollte, dauerhaft eingerichtet.

Schaffhausen ist eine kleine, malerische Stadt mit zahlreichen Bauten und Brunnen aus der Renaissance; sie liegt am Rhein, der bis Basel die nördliche Grenze der Schweiz bildet.[5] »An seinen Ufern wechseln Wiesengelände mit Wäldern, deren Bäume sich träumerisch in den dunkelgrünen Fluthen spiegeln«, hieß es in einem Reiseführer aus jener Zeit.[6] Hausnummern waren noch nicht durchgängig üblich, und so trugen viele Häuser Namen – Palmzweig, Ritterhaus, Brunnen – und zeigten charakteristische Verzierungen: steinerne Löwen, buntbemalte Fassaden, weit hervorspringende Erker, die wie riesige Kuckucksuhren wirkten, sowie Wasserspeier in Gestalt von Drachen oder Putten.

Die Stadt war keineswegs der Vergangenheit verhaftet. Der Munot, ein eindrucksvoller Festungsbau samt Burggraben aus dem sechzehnten Jahrhundert, der auf einem Rebhügel thronte und einen großartigen Ausblick bot, war im neunzehnten Jahrhundert für den Tourismus erneuert worden. Schaffhausen war an die Eisenbahn angebunden, und ein neues Elektrizitätswerk nutzte die Wasserkraft des Rheins. Der Fluss ergoss sich am Rand der Stadt über eine Felsenschwelle; der Rheinfall ist zwar nicht sonderlich hoch, aber recht breit und zählt zu den drei größten Wasserfällen Europas. Der englische Maler William Turner zeichnete und malte die Kaskade über einen Zeitraum von vierzig Jahren immer wieder, wobei er das Wasser massiv wie ein Gebirge darstellte und die Felsen wiederum in Strudeln von Farbe und Licht auflöste. Mary Shelley schilderte, wie sie auf der untersten Plattform stand, »während die Gischt dicht über uns niederging... nach oben blickend sahen wir Woge und Fels und Wolke und den klaren Himmel durch den funkelnden, unsteten Schleier. Dies war ein ungekannter Anblick, der alles übertraf, was ich je zuvor gesehen hatte«. In einem Reiseführer hieß es: »Wie dunkles Schicksal wälzt sich von oben ein schwerer Wasserberg heran. Er stürzt, und Alles, was Masse war, wird Leben und Bewegung.«[7]

Nachdem Hermanns Schwester Anna am 10. August 1888 in Schaffhausen geboren wurde, mietete die größer werdende Familie ein Haus am Geissberg, einem steilen Hügel westlich der Stadt, wo am 10. Dezember 1891 der Bruder Paul zur Welt kam. Das Haus war geräumiger, hatte größere Fenster und ein Mansardendach; es glich eher einem französischen Chateau als einem schweizerischen Chalet. Ganz in der Nähe gab es Wälder und Wiesen zu erkunden. Die Kinder des Hausbesitzers wurden Hermanns Spielkameraden. Angeregt durch James Fenimore Coopers Abenteurer Lederstrumpf vertrieben sich Hermann und seine Freunde die Zeit mit Indianerspielen; sie streiften durch die Wälder um eine nahe gelegene Kiesgrube und büxten mit Anna aus, der einzigen »weißen Frau«, die sie hatten.[8]

Dies war die Kulisse der glücklichsten Erinnerungen der Kinder. In einer großen Muschel, die ein mit dem Vermieter verwandter Missionar von Übersee mitgebracht hatte, hörte Hermann gern das Rauschen des Meeres, das er noch nie gesehen hatte. Für die weißen Mäuse, die er sich als Haustiere hielt, baute er hölzerne Labyrinthe. Als er im Alter von acht oder neun Jahren an Masern erkrankte, schnitt ihm sein Vater aus Seidenpapier entzückende Puppen aus, die Hermann in einer Kiste mit einem Glasdeckel tanzen ließ. Auf Spaziergängen erzählte Ulrich seinen Kindern die Geschichte der herrlichen alten Gebäude und Brunnen der Stadt und erklärte ihnen, was ihre Dekors und Embleme bedeuteten. Er ging mit ihnen auf Schmetterlingsjagd, las ihnen vor und lehrte sie die Namen von Blumen und Bäumen. Paul wuchs zu einem lebhaften, pausbackigen kleinen Jungen heran. Hermann hingegen konnte sich laut einer Cousine in Betrachtungen und

Gedanken verlieren – ein Träumer. Er war ein artiger Junge, ruhig wie sein Vater. Die Cousine erzählte dem neunjährigen Hermann Märchen – Hänsel und Gretel, Rapunzel, Rumpelstilzchen.[9]

Philippine Rorschach, eine warmherzige und zugleich energische Frau, ergötzte ihre Kinder gern mit alten Volksliedern. Sie war eine ausgezeichnete Köchin; Pudding mit Kompott und Sahne gehörte zu den Leibspeisen der Kinder, und jedes Jahr bescherte sie den Kollegen ihres Mannes einen Schweinebraten. Ulrichs Eltern hatten sich immer heftig gestritten; er glaubte, sie hätten einander nie richtig geliebt. Umso wichtiger war ihm, dass seine Kinder in einem liebevollen Elternhaus aufwuchsen, wie er es nie gekannt hatte. Mit Philippine gelang ihm dies. Man konnte Scherze mit ihr machen – etwa einen Knallkörper unter ihren weiten Röcken anzünden, was einmal tatsächlich geschah, wie sich Hermanns Cousine erinnerte –, und sie lachte einfach mit.

Ulrich wurde von seinen Kollegen und Schülern aufrichtig geschätzt. Er hatte einen kleinen Sprachfehler, wahrscheinlich ein Lispeln, das er aber überwinden konnte, wenn er sich bemühte. Dies machte ihn ungewöhnlich zurückhaltend. Doch bei Prüfungen zeigte er sich den Schülern gegenüber großzügig; er gab Hand- und Kopfzeichen und flüsterte ihnen Ermunterungen zu. »Diese Hilfebereitschaft hat sich so tief in meinem Gedächtnis eingeprägt, dass ich diesen bescheidenen Lehrer noch heute wie vor mehr als einem halben Jahrhundert vor mir sehe«, erinnerte sich ein Schüler später. Es kam auch vor, dass Ulrich eine halbe Stunde lang eine Zeichnung eines Schülers korrigierte, die falschen Ansätze des Schülers ausradierte und geduldig Linie für Linie ausführte, »und schließlich lag ein Bild vor mir, das in keinem Punkt von der Vorlage abwich. Dieses Lehrers Gedächtnis für Formen war verblüffend; seine Strichführung durchaus sicher«.[10]

Obwohl Künstler in der Schweiz nicht an Universitäten studierten und keine geisteswissenschaftliche Ausbildung genossen, war Ulrich ein vielseitig gebildeter und kultivierter Mensch. In seinen Zwanzigern hatte er eine kleine Sammlung von Gedichten veröffentlicht, *Feldblumen: Gedichte für Herz und Gemüth*, von denen er viele selbst geschrieben hatte.[11] Seine Tochter Anna behauptete, er habe sogar Sanskrit beherrscht – ob er diese exotische Sprache nun irgendwie gelernt hatte oder aber nur flunkerte, um seine Kinder zum Narren zu halten, sagt viel über ihn aus.

In seiner Freizeit verfasste er einen hundertseitigen *Entwurf einer Formenlehre von Ulr. Rorschach, Zeichenlehrer*.[12] Dies war keine Sammlung von Unterrichtsnotizen oder Übungsanleitungen für die Mittelschule, sondern ein ausgefeiltes Traktat. Es begann mit Raum und räumlicher Aufteilung sowie Zeit und zeitlichen Unterteilungen. Auf Licht und Farbe folgten die primären Formen, gebildet durch Konzentration, Rotation und Kristallisation. Dann unternahm Ulrich einen orientierenden Streifzug durch das Reich der Form – eine Art dreißigseitige Enzyklopädie der visuellen Welt. Teil II behandelte die Gesetze der Form – Rhythmus, Richtung und Proportion –, die Ulrich überall vorfand, in der Musik und in Blättern, im menschlichen Körper und der griechischen Skulptur, in modernen Turbinen und Armeen. Jeder habe wohl schon oft und mit Freude sein Auge und seine Phantasie auf die sich stets verändernden Formen und Bewegungen der Wolken und des Nebels gerichtet, sinnierte Ulrich. Das Manuskript endete mit einer Erörterung der menschlichen Psyche: Auch unser Bewusstsein, schrieb Ulrich, wird von den Grundgesetzen der Form beherrscht. Das Werk war tiefsinnig und wohldurchdacht, wenn auch nicht von großem praktischem Nutzen.

Nach drei oder vier Jahren in dem Haus am Geissberg zogen die Rorschachs wieder in die Innenstadt, in ein neues Wohngebiet unweit des Munot und näher an der Schule der Kinder. Hermann war geschickt im Schlittschuhlaufen, und es begeisterte ihn, wenn die Kinder ihre Schlitten in einer langen Kette aneinanderbanden und auf den breiten Straßen den Hügel der Festung hinunterfuhren. Ulrich schrieb ein Schauspiel, das auf dem Munot unter Mitwirkung von Anna und Hermann aufgeführt wurde. Ein anderes Mal sollte er für einen Schaffhauser Verein eine neue Flagge entwerfen; die Kinder suchten nach Wildblumen, die ihm als Vorlage dienen konnten. Später bestaunten sie die Flagge mit dem Ornament in den Farben ihrer Mohn- und Kornblumen. Hermann zeigte bereits von klein auf ein Geschick, Landschaften sowie Pflanzen und Menschen zu zeichnen. In seiner Kindheit war er sehr kreativ; er beschäftigte sich mit Holzschnitzerei, Laubsägen und Handarbeit ebenso wie mit Literatur, Theater und Architektur.

Im Sommer 1897, als Hermann zwölf Jahre alt war, erkrankte seine Mutter Philippine an Diabetes. Damals gab es noch keine Insulinbehandlung, und so starb sie nach vier Wochen, in denen sie unter ständigem schrecklichem Durst ans Bett gefesselt war. Die Familie war am Boden zerstört. Diverse Haushälterinnen zogen ein, um auszuhelfen, aber keine passte. Besonders unangenehm fanden die Kinder eine betont fromme Frau, die immer nur missionieren wollte.

An einem Abend kurz vor Weihnachten im Jahr 1898 trat Ulrich ins Spielzimmer der Kinder und teilte ihnen mit, sie würden bald eine neue Mutter haben. Und es würde keine Unbekannte sein, sondern Tante Regina, Hermanns Tauf-

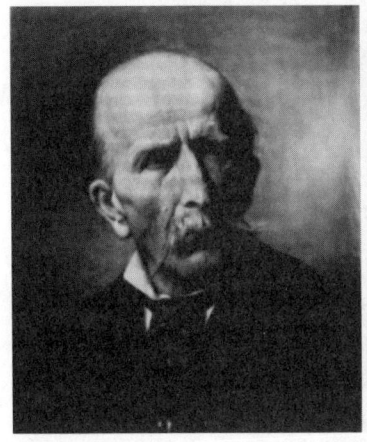 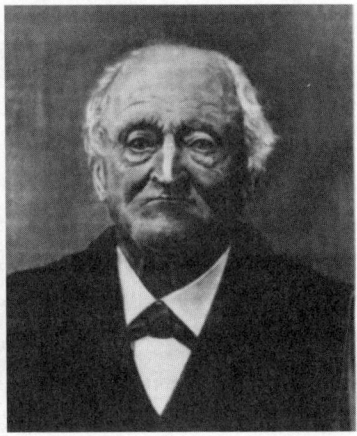

Kohlezeichnungen von Ulrich Rorschach (links) und Großvater Hermann (rechts), ca. 1903

patin. Ulrich hatte sich entschieden, eine von Philippines jüngeren Halbschwestern zu heiraten. Hermann und Anna hatten gelegentlich die Ferien bei ihr in Arbon verbracht, wo sie einen kleinen Stoffladen betrieb. Sie werde über Weihnachten nach Schaffhausen zu Besuch kommen, sagte Ulrich. Anna fing an zu weinen; der kleine Paul brach in Tränen aus. Der vierzehnjährige Hermann blieb gefasst und versuchte, vernünftig mit seinen Geschwistern zu reden: Sie sollten an den Vater denken, es sei kein Leben für ihn, ohne glückliches Heim, in das er abends zurückkehren könne; natürlich wolle er nicht, dass die Haushälterinnen aus seinen Kindern frömmelnde kleine Heuchler machten. Alles werde gut, erklärte Hermann.

Die Hochzeit fand im April 1899 statt, und binnen Jahresfrist kam ein weiteres Kind zur Welt. Das Mädchen wurde, nach der Mutter, auf den Namen Regina getauft und von allen Regineli genannt. Die Geschwister nahmen ihre Halbschwester herzlich auf und »verbrachten etliche friedliche, schöne, harmonische Monate miteinander«, wie Anna es ausdrückte – »aber leider nur Monate«.

Vielleicht zeigte Ulrich bereits ernstere Symptome als nur sein Lispeln. Den Schülern fiel auf, dass seine Hand zitterte, wenn er den Hut abnahm, und zwar so sehr, dass sie sich darüber lustig machten. Nach Reginelis Geburt fing er an, unter Erschöpfungs- und Schwindelanfällen zu leiden, die als neurologische Erkrankung infolge einer Bleivergiftung aus seiner Zeit als Malergeselle eingestuft wurden.[13] Binnen Monaten musste er seine Lehrtätigkeit aufgeben, und die Familie zog ein letztes Mal um, in die Säntisstraße 5, wo Regina einen Laden eröffnete, um für den Unterhalt zu sorgen und sich gleichzeitig um Ulrich kümmern zu können. Hermann begann, Lateinunterricht zu geben, um etwas dazuzuverdienen, und eilte jeden Tag von der Schule nach Hause, um seiner Stiefmutter bei der Betreuung seines Vaters zu helfen.

In seinen letzten Jahren litt Ulrich nur noch unter »unsagbaren Qualen«, wie es in seinem Nachruf hieß: Depressionen, Wahnvorstellungen und bittere, sinnlose Selbstvorwürfe. Als es mit dem Vater zu Ende ging, war Hermann fast ständig an seiner Seite und erkrankte an einer schweren Lungeninfektion, die durch die starke Belastung noch verschlimmert wurde. Als Ulrich am 8. Juni 1903 um vier Uhr früh verstarb, war Hermann zu krank, um an der Beerdigung teilzunehmen. Bestattet wurde der Vater auf dem Friedhof zwischen dem Munot und Hermanns Schule, nur wenige Schritte von ihrem Haus am Ende einer hübschen kleinen Allee entfernt. Ulrich war fünfzig Jahre alt geworden.[14] Hermann war achtzehn, seine Geschwister vierzehn, elf und drei. Hilflos die Krankheit und das Sterben seines Vaters mit ansehen zu müssen, weckte in Hermann den Wunsch, Arzt zu werden, und zwar Neurologe. Vorerst war er jedoch Waise, seine Stiefmutter war Witwe ohne Pension und alleinerziehende Mutter von vier Kindern.

Annas Furcht vor einer bösen Stiefmutter erwies sich bald als begründet. Regina war unbeugsam streng. Wie Hermanns Cousine später schilderte, hatte sie nur Arbeit im Kopf und keinerlei Ideale und dachte nur daran, wie sie ihr Leben bestreiten konnte. Sie hatte spät geheiratet, im Alter von 37 Jahren, war dreißig Jahre lang ein Ladenmädchen gewesen und kannte nichts anderes. Philippine Rorschach war ein erstgeborenes Kind und die erste Frau ihres Ehemanns gewesen, Regine dagegen war die Tochter einer Stiefmutter, eine zweite Ehefrau und Stiefmutter dreier eigenwilliger Kinder, deren Persönlichkeit sich deutlich von ihrer eigenen unterschied.

Sie stritt sich häufig mit Paul und machte auch der neugierigen, aufgeschlossenen Anna, der das Elternhaus inzwischen als beengend erschien, das Leben schwer. Regina war, so schrieb Anna später, »wie ein Huhn mit kurzen Flügeln, das nicht fliegen kann. Sie hatte keine Flügel der Phantasie«. Unter ihrer kleinlichen Herrschaft bot das Heim keine Wärme, und die Hände der Kinder liefen bisweilen buchstäblich blau an. Sie hatten keine Zeit zum Spielen; nach der Schule mussten sie arbeiten oder häusliche Pflichten erfüllen.

Hermann, der noch in der Oberschule war, musste schnell erwachsen werden. Im Rückblick auf ihre Kindheit erinnerte sich Anna, dass Hermann für sie Vater und Mutter zugleich war. Zudem war er Reginas wichtigste Stütze, der Mann im Haus, der stundenlang mit ihr in der Küche saß und sich mit ihr unterhielt. Er hatte Verständnis für Regina und ihre Unfähigkeit, mehr Liebe zu zeigen; er glaubte, dass sie in ihrem kleinmütigen Stolz nie imstande gewesen sei, sich an irgendjemanden zu binden.[15] Er bat Anna und Paul, die Stiefmutter nicht zu kritisch zu sehen. Sie sollten nachsichtig sein, soweit sie konnten, und an das kleine Regineli denken.

All dies ließ Hermann wenig Zeit für seine eigene Trauer. Später gestand er Anna, nun »denke ich viel mehr als früher an Vater und Mutter, die leibliche Mutter zurück, und habe vielleicht Vaters frühen Tod vor sechs Jahren nicht so tief empfunden wie jetzt«.[16] Schon früh verspürte Hermann den Wunsch, sich von dem »Schaffhausergeist«, wie er es nannte, zu lösen. Er wollte weg von »dem Kratzen und Stubenfegen und all dem, was soviel Leben wegnimmt und so unendlich viel Lebensfähigkeit tötet«. Für Hermann stand fest, dass »keines von uns auch nur daran denken kann, je längere Zeit mit Mutter zusammenzuleben. Sie hat ja große, gute Züge und ist eine Natur, die alle Hochachtung verdient, aber – das Leben um sie herum verlangt zuviel Stillesein und ist nichts für Leute wie uns, die wir Ellenbogenfreiheit haben müssen«.

Alle drei Kinder, die Ulrich und Philippine hinterließen, sollten schließlich viel weiter herumkommen als ihre Eltern, und Hermann war der Erste, der aufbrach. »Wir haben Talent zum Leben, Du und ich«, so Hermann weiter gegenüber Anna, »wir haben's vom Vater geerbt. … wir sollen es nur erhalten, das müssen wir. In Schaffhausen erstickt so ein Talent komplett, zappelt ein bisschen und stirbt dann ab. Und weiß Gott, darum hat man doch die Welt, dass man darin seine Talente entfaltet.«[17]

Als Hermann dies schrieb, war er bereits ausgebrochen. Seine Jahre in Schaffhausen mochten zwar von innerer Unruhe geprägt gewesen sein, doch sie waren wichtig für seine Entwicklung als Denker – und als Künstler.

KAPITEL 2

Klex

Durch eine Fügung des Schicksals, die fast zu schön ist, um wahr zu sein, erhielt Hermann Rorschach in der Schule den Spitznamen »Klex«. Tüftelte bereits der junge Rorschach mit Tinte herum, so als sei ihm das Schicksal vorausgesagt worden?

Spitznamen spielten eine wichtige Rolle in den Verbindungen, denen sich die meisten Gymnasiasten anschlossen. Ein Bundesbruder leistete einen Treueeid und blieb sein Leben lang Mitglied der Verbindung; die Kontakte, die er dort knüpfte, ebneten ihm häufig seinen beruflichen Weg. In Schaffhausen wurde das gesellschaftliche Leben von der Mittelschulverbindung der Kantonsschule, Scaphusia, geprägt (benannt nach dem römischen Namen der Stadt). Die Mitglieder, darunter auch Hermann Rorschach, trugen auf dem Schulgelände, in den Wirtshäusern und auf Wanderwegen mit Stolz Blau-Weiß. Und jeder nahm als Kennzeichen seiner neuen Identität einen neuen Namen an, den sogenannten Kneipnamen.[1]

Die Aufnahmerituale fanden in einem Schanklokal in beinahe völliger Dunkelheit statt; nur eine einzige Kerze brannte – auf einem menschlichen Schädel. Der Initiant, der als »Fuchs« bezeichnet wurde, meist im Alter von sechzehn oder siebzehn Jahren, stand auf einer Kiste mit der Fechtausrüstung der Verbindung, in jeder Hand einen Bierkrug, und musste eine Reihe schwieriger Fragen beantworten. Viel weiter ging die Schikane in der Schweiz nicht. An deutschen Universitäten wurde mit scharfen Klingen gefochten, damit schlagende Studenten den berühmten Schmiss abbekamen, der die Gesichter der deutschen Elite lebenslang kennzeichnete. Wenn der Fuchs das Aufnahmeritual der Scaphusia bestand, erhielt er seine »Biertaufe« – die beiden Bierkrüge wurden ihm über den Kopf geschüttet oder einfach leergetrunken – und einen »Biernamen«, mit dem seine körperliche Erscheinung oder irgendeine Vorliebe verulkt wurde. Rorschachs Mentor war Theodor »Schlot« Müller, der so hieß, weil er entsprechend qualmte. Dessen Mentor wiederum war »Baal«, ein ausgemachter Frauenheld.

Hermanns Spitzname »Klex« deutet darauf hin, dass er mit Tusche und Feder umzugehen wusste, rasch und gut zeichnen konnte. Einer von Rorschachs Lieblingskünstlern, Wilhelm Busch, schuf die Bildergeschichte mit dem Titel *Maler Klecksel*. »Klecksen« bedeutet auch »schmieren« und »sudeln«, doch Rorschach wurde nicht als »Schmierfink« gehänselt, sondern als guter Zeichner gelobt. Ein anderer Fuchs mit dem Spitznamen Klex in einer anderen Verbindung etwa zur selben Zeit war ebenso gut im Zeichnen und wurde später Architekt.

Bei der Scaphusia bedeutete »Klex« also nicht »Tintenklecks«, doch vielleicht kam Rorschach aufgrund dieser Vorgeschichte eher auf einen Tintenklecks, als er ein Jahrzehnt später über das Gelände der Anstalt spazierte und sich überlegte, wie sich eine Verbindung zu seinen schizophrenen Patienten herstellen ließ. Wie auch immer, entscheidend war, dass der junge Rorschach überhaupt ein »Klex« war, ein Künstler mit einem Gespür für das Visuelle.

Rorschach besuchte das Gymnasium in Schaffhausen von 1898 bis 1904 – von dem Jahr nach dem Tod seiner Mutter bis zu dem Jahr nach dem Tod seines Vaters. Die Schule galt als die beste in der Region und zog Schüler auch aus anderen Teilen der Schweiz und sogar aus Italien an, ebenso wie liberale, demokratisch gesinnte Lehrer aus dem autoritären Deutschland. Das Gymnasium zählte 170 Schüler, in Rorschachs Klasse saßen vierzehn. Der Lehrplan war anspruchsvoll. Man lernte analytische Geometrie, sphärische Trigonometrie sowie Chemie und Physik. Man las Goethe und Lessing sowie Sophokles, Thukydides, Tacitus, Horaz, Catull, Molière, Hugo und Dickens im Original und die russischen Klassiker in Übersetzung: Turgenjew, Tolstoi, Dostojewski und Tschechow.[2]

Rorschach war ein guter Schüler, offenbar ohne sich besonders anstrengen zu müssen. Er war in allen Fächern einer der Besten seiner Klasse; er lernte Englisch, Französisch und Latein und sprach neben seinem schweizerdeutschen Dialekt auch Hochdeutsch. Später brachte er sich auch Italienisch bei und sprach fließend Russisch. In der Öffentlichkeit war er zurückhaltend, bei Tanzveranstaltungen in der Schule sah er lieber zu, wenn die anderen die komplizierten Figuren und Bewegungen des damals populären Tanzes vollführten. Er arbeitete gern im Stillen und wurde nicht gern unterbrochen. Hermanns bester Freund in der Schule – ein extravertierter künftiger Anwalt namens Walter Im Hof – meinte, es war seine Rolle, ihn ein wenig zu öffnen. Auch andere stimmten darin überein, dass es Hermann guttat, mit seinen Klassenkameraden Bierkneipen zu besuchen. Aber Hermann und sein kontaktfreudigerer Bruder Paul heckten auch gern Streiche aus, woran sich Hermann Jahre später gern erinnerte. So oft er konnte, ging er hinaus in die Natur – Bergwandern, Rudern auf den Seen, Nacktschwimmen.

Finanzielle Sorgen waren an der Tagesordnung. Die meisten seiner Klassenkameraden stammten aus begüterten und in einigen Fällen sogar recht prominenten Familien. Die International Watch Company, eine auch heute noch unter dem Namen IWC Schaffhausen bekannte Uhrenmanufaktur, war von einem bereits wohlhabenden Fabrikanten in der Stadt aufgebaut worden; die Tochter des Firmengründers, Emma Rauschenbach – Carl Gustav Jungs zukünftige Frau – war eine der reichsten Erbinnen der Schweiz. In diesem vermögenden Milieu war Hermann Rorschach auffallend arm. Ein Klassenkamerad dachte fälschlicherweise, Hermanns Stiefmutter sei eine »Waschfrau«, die hart geschuftet haben musste, um den Jungen durch die Schule zu bringen, die großbürgerliche Mutter des Klassenkameraden sah auf Hermann und seine Familie herab. Ein anderer Schulkollege erklärte, Rorschach sehe wie ein Bauerntölpel aus, sei »aber trotzdem« intelligent. Dennoch ließ Rorschach nicht zu, dass seine Lebensumstände seine Eigenständigkeit einschränkten. Er ließ sich als Bibliothekar der Verbindung einsetzen und dafür von anderen Aufgaben freistellen, so konnte er bei Bedarf neue Bücher kaufen.

Und er verfügte über mindestens einen Probanden für wissenschaftliche Experimente – sich selbst. Rorschach hatte gelesen, dass sich die Pupillen je nach Gemütslage erweitern oder verengen, und stellte fest, dass er seine Pupillen willkürlich verändern konnte. In einem dunklen Raum stellte er sich vor, er suche nach dem Lichtschalter, woraufhin seine Pupillen merklich kleiner wurden; und draußen, im hellen Sonnenlicht, konnte er sie willentlich vergrößern. In einem anderen Experiment zur Frage, wie der Geist die Materie zu bezwingen vermag, versuchte er das Unbehagen eines Zahnschmerzes in Musik zu verwandeln: »brummende« Schmerzen fanden Ausdruck in tiefen Tönen und »stechende« in hohen. Einmal wollte er erforschen, wie lang man ohne Nahrung auskommen und trotzdem arbeiten konnte; er fastete vierundzwanzig Stunden lang, während er den ganzen Tag über Holz hackte und sägte. Er stellte fest, dass er ohne körperliche Arbeit länger fasten konnte. Dies war etwa zu der Zeit, als sein Vater wieder heiratete.

Es erbringt keinen praktischen Nutzen, die Pupillen willentlich weiten zu können, außer der Erkenntnis an sich. Diese Versuche dienten der Erkundung; Rorschach wandte seinen eigenen Willen auf sich selbst an, wie sein Vater, der sein Lispeln oder Zittern unterbinden konnte, wenn er sich bemühte. Er erprobte seine Grenzen und erkundete, wie sich seine unterschiedlichen »Systeme« – Nahrung und Arbeit, Schmerz und Musik, Psyche und Auge – ineinanderfügten und bewusst steuern ließen. Ein Experiment fand er besonders aufschlussreich:

Ich selber habe ein ziemlich schlechtes musikalisches Gedächtnis. Um die Melodie eines Liedes zu lernen, kann ich mich sehr wenig auf die akustischen Erinnerungsbilder verlassen. Als Hilfen zur Erinnerung benutze ich oft das optische Bild der Noten, und in früheren Zeiten, als ich noch Violinstunden hatte, kam es mir nicht selten vor, dass ich mir eine Passage akustisch gar nicht vorstellen, sie aber trotzdem auswendig spielen konnte; das heißt, das kinästhetische Gedächtnis war sicherer als das akustische. Auch habe ich nicht selten die Nachahmung der Fingersätze als Mittel zur Erweckung akustischer Erinnerungen benutzt.[3]

Rorschach interessierte sich ungemein für solcherlei Umwandlungen von einer Art Erfahrung in eine andere.

Es faszinierte ihn auch, sich in andere Menschen hineinzuversetzen und die Erfahrungen anderer selbst nachzuvollziehen. Am 4. Juli 1903, im Alter von achtzehn Jahren, hielt Rorschach in seiner Verbindung einen Vortrag, wie es von den Scaphusia-Mitgliedern erwartet wurde; er wählte das Thema »Frauenemanzipation« und sprach sich rückhaltlos für eine vollständige Gleichstellung der Geschlechter aus. Die Frau, so argumentierte er, sei »von Natur aus weder körperlich, noch geistig, noch moralisch dem Manne gegenüber im Nachteil«, auch nicht weniger logisch und mindestens ebenso mutig. Sie sei genauso wenig bloß zur »Kinderfabrikation« berufen wie der Mann lediglich als »Versorgungsanstalt für die Frau« diene. Er verwies auf die jahrhundertelange Geschichte der Frauenbewegung sowie die Gesetze und Gesellschaftsstrukturen in anderen Ländern, wie etwa den Vereinigten Staaten, und plädierte für ein volles Stimmrecht und freien Zugang zu Universitäten und Berufsständen, insbesondere im medizinischen Bereich, da »Frauen ihre intimen Krankheiten lieber einer Frau offenbaren«. Er untermauerte seine Argumente mit Scharfsinn und Empathie und verwies darauf, dass Blaustrümpfe die älteren Generationen durchaus schockierten, doch »ein männlicher Bildungsprotz ist doch auch eine aufstößige Erscheinung«. Was die angebliche Geschwätzigkeit der Frauen angehe, stelle sich die Frage, »ob am Stammtisch oder im Kaffeekränzchen mehr geklatscht wird«. Er fragte sich, ob »wir« nicht genauso albern sind wie »sie«, und versuchte, wie so oft, sich selbst von außen zu betrachten.[4]

Der Sohn des Zeichenlehrers steuerte natürlich zahllose Graphiken für das Sammelalbum der Scaphusia bei. Ein Notenblatt für Violine, auf dem statt Noten hingekleckste Katzen auf den Linien herumtollen, spielt kalauernd auf den

Begriff »Katzenmusik« an. Ein Doppelporträt zweier Menschen in Silhouette mit dem Titel *Bild ohne Worte* war ebenfalls mit »Klex« signiert. Neben seinen Arbeiten für das Scaphusia-Album fertigte Rorschach auch eine fein ausgearbeitete Kohlezeichnung seines Großvaters mütterlicherseits, kopiert von einer kleinen Fotografie und datiert 1903 (siehe Abbildung S. 35). Ausdrucksstarke Gesichter und Gesten interessierten ihn mehr als statische Gegenstände oder Oberflächenstrukturen. In einer Zeichnung sind die Kleidung eines Studenten und die Möbel viel weniger überzeugend dargestellt als die Körperhaltung des Porträtierten; sein Zigarrenrauch kräuselt sich regelrecht.[5]

In einem weiteren Scaphusia-Vortrag zum Thema Poesie und Malerei forderte Rorschach eine bessere Schulung des Sehens. In der zeitlosen Manier von Jugendlichen überall auf der Welt kritisierte er seine Schule: Es bestehe ein Mangel an Verständnis für die visuelle Kunst unter den Men-

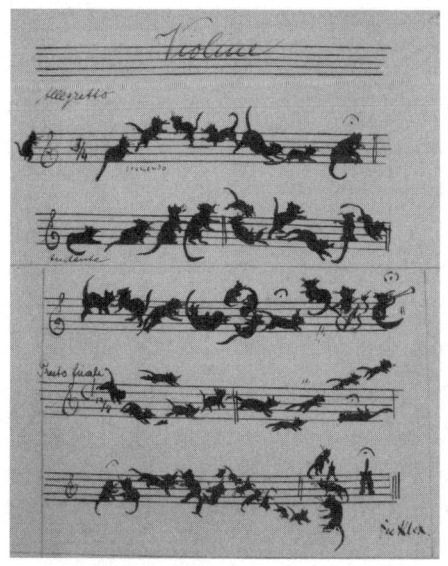

Eine abgewandelte Kopie der »Katzensymphonie« des österreichischen Künstlers Moritz von Schwind, signiert mit »Klex«, aus dem Scaphusia-Sammelalbum. Rorschach vereinfachte die Zeichnung und ließ viele der Katzen/Noten weg. Einige Katzen sehen zwar eher wie Mäuse aus, doch das Bild insgesamt weist eine lebhaftere Bewegung auf.

schen, selbst in der gebildeten Schicht, ein Mangel, der auf die Schulbildung zurückzuführen sei. Man suche vergeblich nach Unterricht in Kunstgeschichte im Lehrplan der Gymnasien, doch das Kind könne genauso künstlerisch denken wie mancher Erwachsene. Er hielt auch drei Vorträge über Darwin und unsere Beziehung zur Natur. Darwin wurde in der Schule nicht behandelt, und so leisteten die Vorträge echte Bildungsarbeit; auch hier richtete Rorschach sein Augenmerk auf das Sehen. Die Frage, ob Darwin bereits jüngeren Schülern nähergebracht werden solle, beantwortete er dem Sitzungsprotokoll zufolge eindeutig positiv. Denn nur durch eine genaue Behandlung dieser Themen, angepasst an das Verständnis des Kindes, lerne der junge Mensch, »die Natur zu sehen«. Nur auf diese Weise werde seine Motivation zur Beobachtung angeregt. Nur so werde in den Augen der Jugend eine wahre Freude an der Natur geweckt. Es ging letztlich um eine Anleitung zum Sehen, zum Sehen mit Freude. Am Ende seines Vortrags würdigte Rorschach ein weiteres Genie: Darwins großen Schüler auf deutschem Boden, Ernst Haeckel. Er illustrierte sein Referat mit Bildern aus Haeckels *Kunstformen der Natur* und hob besonders hervor, welch scharfes Auge für die Kunstformen in der Natur Haeckel mit seiner Methode der Naturbeobachtung bewies.

Ernst Haeckel (1834–1919) war einer der berühmtesten Wissenschaftler der Welt. Ein Biograph neuerer Zeit schrieb, »durch seine umfangreichen Publikationen erhielten mehr Menschen Kenntnis von der Evolutionstheorie als durch irgendeine andere Quelle«, darunter auch Charles Darwins eigenes Werk. *Die Entstehung der Arten* verkaufte sich in dreißig Jahren knapp 40.000 Mal. Von Haeckels populärer Fassung *Die Welträtsel* wurden allein in Deutschland mehr als 600.000 Exemplare verkauft; und das Werk wurde in zahlreiche Sprachen übersetzt, darunter sogar Sanskrit und Esperanto. Mahatma Gandhi persönlich wollte es in Gujarati übertragen, denn er hielt es für das wissenschaftliche Gegengift gegen die tödlichen Religionskriege, die Indien heimsuchten. Haeckel machte nicht nur Darwin bekannt, sondern vollbrachte auch eigene naturwissenschaftliche Leistungen; so benannte er Tausende von Arten – allein 3500 nach nur einer seiner Polarexpeditionen – und sagte richtig voraus, wo Fossilien des »fehlenden Verbindungsglieds« zwischen Affe und Mensch zu finden seien; er formulierte den Begriff der Ökologie und leistete Pionierarbeit in der Embryologie. Seine Theorie, wonach sich in der Entwicklung des Individuums die Entwicklung der biologischen Art wiederholt – *Die Ontogenese rekapituliert die Phylogenese* –, wurde in der Biologie und auch in der Populärkultur ungeheuer einflussreich.[6]

Haeckel war auch Künstler. In seiner Jugend war er ein ehrgeiziger Landschaftsmaler; später kombinierte er Kunst und Wissenschaft in aufwändig illustrierten Werken.[7] Darwin lobte Haeckel in beiderlei Hinsicht; er bezeichnete Haeckels bahnbrechendes zweibändiges Werk als »die prächtigsten Bände, die ich je gesehen habe«, und seine *Natürliche Schöpfungsgeschichte* als »eines der beachtenswertesten Bücher unserer Zeit«.[8]

Kunstformen der Natur war ein visuelles Kompendium der Struktur und der Symmetrie im gesamten Kosmos der Natur und verwies auf harmonische Entsprechungen zwischen Amöben, Quallen, Kristallen und allen möglichen höheren Lebensformen. Das Werk erschien 1904 in Buchform – ursprünglich waren die einhundert Abbildungen zwischen 1899 und 1904 in zehn Folgen von jeweils zehn Blättern veröffentlicht worden – und war sowohl in der Naturwissenschaft als auch in der Kunst sehr verbreitet und einflussreich. Es schuf eine Art visuelles Vokabular für den Jugendstil und überblendete gleichzeitig diese Sichtweise auf die Natur.⁹ Der Umstand, dass uns horizontal symmetrische Formen »organisch« erscheinen, ist zum Teil ein Vermächtnis seiner Art des Sehens. *Kunstformen der Natur* war im deutschsprachigen Raum und darüber hinaus ein allgemein geschätztes Paradestück.¹⁰ Die Familie Rorschach besaß sicherlich zumindest

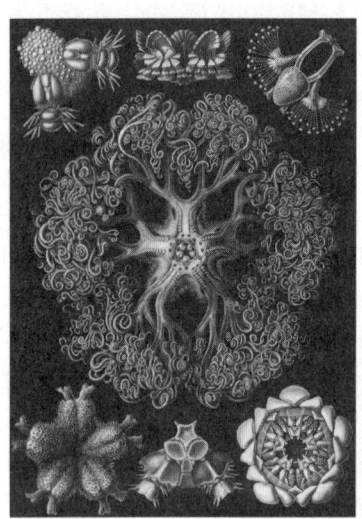
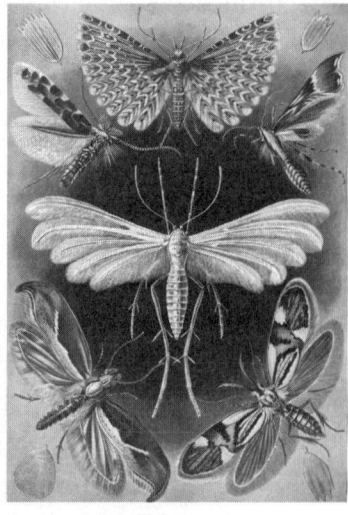

Oben: Zwei der schwarzweißen Abbildungen aus Ernst Haeckels *Kunstformen der Natur*: »Schlangensterne« und »Motten«, Lithographien von Adolf Giltsch nach Zeichnungen Haeckels
Unten: Musterzeichnung von Ulrich Rorschach

einige der Illustrationen. Ulrich Rorschachs »Entwurf einer Formenlehre« verwies zwar nicht namentlich auf Haeckel, war aber praktisch gesehen eine prosaische Entsprechung zu Haeckels Buch, gefüllt mit seinem eigenen Vokabular von »Formen«.

Haeckel war auch bekannt für seinen Kreuzzug gegen die Religion. Es ist wohl weitgehend auf Haeckels persönliche Religionsfeindlichkeit zurückzuführen, dass der Darwinismus zur atheistischen Wissenschaft par excellence wurde und ins Zentrum der Fehde zwischen Forschung und Glaube rückte, obwohl die Geologie, die Astronomie und andere Wissensgebiete genauso viele nicht bibelkonforme Fakten beinhalteten.[11] Auch dies bewunderte Hermann. Wie sein Vater war er in Glaubensfragen ein toleranter Freidenker, er lehnte es ab, die natürliche Welt durch religiöse Augen zu sehen. In einem seiner Referate über Darwin, so erinnerte sich der Scaphusia-Sekretär, versuchte Klex, das Argument gegen den Darwinismus, dass dieser die christliche Moral und die Bedeutung der Bibel unterhöhle, vollkommen zu entkräften.

Rorschach arbeitete bereits als Tutor und zog in Erwägung, wie sein Vater Lehrer zu werden, fühlte sich aber unwohl bei dem Gedanken, Religion unterrichten zu müssen. Er wagte den ungewöhnlichen Schritt, Haeckel zu schreiben und um Rat zu fragen, und der berühmte Religionsgegner schrieb zurück: »Ihre Bedenken... scheinen mir nicht richtig. ... lesen Sie [meine] ›Monistische Religion‹, ein Compromiss mit der offiziellen Ethik der Kirchen-Religion. So machen es Hunderte von meinen Schülern. Mit der herrschenden Orthodoxie *muss* man eben *(leider!)* diplomatisch paktieren!«[12]

Nach dieser mutigen Ouvertüre setzte der Siebzehnjährige später sogar noch eins drauf. Wie sich einige in Rorschachs Umfeld erinnerten, fragte Hermann den berühmten Professor, ob er in München Kunst studieren oder eine Laufbahn in der Medizin einschlagen solle, und Haeckel riet ihm zur Wissenschaft. Es ist unwahrscheinlich, dass Rorschach seine ganze Zukunft in die Hand eines Fremden legte, und es scheint nur diesen einen Brief an Haeckel zu geben.[13] Dennoch war der Gründungsmythos für Rorschachs Berufsweg in die Welt gesetzt. Eine praktische Frage zur Lehrertätigkeit verwandelte sich in eine symbolträchtige Entscheidung zwischen Kunst und Wissenschaft, und der einflussreichste Künstler-Wissenschaftler der älteren Generation übergab den Staffelstab an den Künstler-Psychologen der neuen Generation.

KAPITEL 3

Ich will Menschen lesen

»Meinetwegen könnte die ganze Blase vom Berghang in den See hinabrutschen – unter Schwefelgeruch und Gepolter, wie weiland Sodom und Gomorrha.«[1] Rorschach hatte nicht viel für Neuchâtel übrig, jene Stadt im französischsprachigen Westen der Schweiz, in der er nach dem Abitur im März 1904 einige Monate verbrachte.[2] Viele deutschsprachige Schweizer gönnten sich vor Studienbeginn ein Semester, um ihr Französisch aufzubessern. Rorschach wollte nicht nur Latein, sondern auch Französisch unterrichten, um seiner Familie Geld zu schicken. Eigentlich wollte er unbedingt direkt nach Paris gehen, aber seine strenge Stiefmutter ließ dies nicht zu.[3] Verglichen mit Schaffhausen, wo sich Rorschach wie »ein rechter ›Schüler‹« gefühlt hatte, erschien ihm die Académie von Neuchâtel trostlos: »Ich hätte an gar keinen dümmeren Ort hingeraten können, als in jenes langweilige Rührei aus Deutsch und Französisch.«[4]

Der einzige Vorzug der Académie bestand in ihrem zweimonatigen Sprachkurs im französischen Dijon. Dort suchte Rorschach gelegentlich eines der legalen französischen Bordelle auf, doch meist war er zu mittellos, um sich etwas leisten zu können. Unter dem 30. August kritzelte er Notizen in sein intimes Tagebuch, wobei wichtige Abschnitte zusätzlich durch Kurzschrift kaschiert wurden: »Besuch im Maison de tolérance; rote Laterne im finsteren Gässchen… die Huren rings herum, [unleserlich]; tu me paye un bock? Tu vas coucher avec moi? [Spendierst du mir ein Bier? Schläfst du mit mir?].«[5]

In Dijon nahmen Rorschachs Interessen eine weitere entscheidende Wendung. Angeregt durch die russischen Schriftsteller, die er in Schaffhausen gelesen hatte, suchte er den Kontakt zu Russen. »Bekanntlich lernen die Russen leicht fremde Sprachen«, berichtete er seiner Schwester Anna. Und, was noch wichtiger war für einen jungen Mann, der selbst im Ausland weilte: Sie redeten gern und freundeten sich schnell an. Schon bald interessierte er sich für einen ganz bestimmten Mann, einen politischen Reformer und »persönlichen Freund« des Grafen Tolstoi. »Der gute Kerl hat schon graue Haare«, schrieb Rorschach, »und nicht umsonst.«[6]

Michail Ivanovic Tregubov, geboren 1858, war aus Russland verbannt worden und weilte wie Rorschach in Dijon, um Französisch zu lernen. Er war laut Rorschach »ein sehr tiefer Geist«. Der junge Schweizer hoffte, »noch von ihm zu profitieren«. Tregubov war nicht nur ein persönlicher Freund Tolstois, sondern stand im Zentrum seines inneren Zirkels, denn er war ein Anführer der Duchoboren, jener streng pazifistischen Sekte, für die sich Lew Tolstoi seit Jahrzehnten einsetzte. Dies war Rorschachs erste Begegnung mit solch einer traditionalistischen geistigen Bewegung. In Russland kannte man seit langem zahlreiche Strömungen dieser Art – von Altgläubigen, Flagellanten, Eremiten und der Künstlergruppe der »Wanderer« bis hin zu Milchtrinkern und Selbstkastrierern –, die bis zur Revolution von 1905 allesamt ohne Bürgerrechte lebten und vom Staat und der Kirche des Zarenreiches mehr oder weniger schikaniert oder unterdrückt wurden. Die Duchoboren, die bereits Anfang des achtzehnten Jahrhunderts aufgetreten waren, galten als eine der altehrwürdigsten und geachtetsten dieser Gruppierungen.[7]

Im Jahr 1895 bezeichnete Tolstoi die Duchoboren als »eine Erscheinung von außergewöhnlicher Bedeutung«; die Mitglieder seien so hochentwickelt, dass er sie als »Menschen des 25. Jahrhunderts« bezeichnete. Er verglich ihren Einfluss mit dem Erscheinen Jesu auf Erden. 1897, vier Jahre vor der Verleihung des ersten Friedensnobelpreises, schrieb Tolstoi einen offenen Brief an einen schwedischen Redakteur und trat dafür ein, Nobels Geld den Duchoboren zu geben. Er setzte auch seinen selbst auferlegten Ruhestand aus und schrieb seinen letzten Roman, *Auferstehung*, um sämtliche Erlöse aus diesem Werk der Sekte zu spenden. Inzwischen war Tolstoi nicht nur als Autor von *Anna Karenina* und *Krieg und Frieden* bekannt, sondern auch als Geistesgröße, die für die »Reinigung der Seele« eintrat. Er regte Menschen auf der ganzen Welt dazu an, schlichte weiße Kleider zu tragen, Vegetarier zu werden und sich für Frieden einzusetzen – kurzum, Tolstojaner zu werden. Für den jungen Rorschach und Millionen anderer verkörperte er nicht nur Literatur, sondern einen moralischen Feldzug zur Heilung der Welt.[8]

Tregubov öffnete Rorschach die Augen. Aus Dijon schrieb Hermann an die Familie: »Da wird dem jungen Schweizer, dem im allgemeinen Politik Wurst war, endlich einmal klar, was das bedeutet, besonders auch durch die Russen, die so fern von ihrer Heimat studieren müssen, um die nötige Freiheit zu finden.« Kurz darauf schrieb Rorschach: »Ich glaube, dass wir sehen werden, wie [das blutige Zarentum] fällt, dann wird Russland das freieste Land der Welt werden, freier als unsere Schweiz.« Er fing an Russisch zu lernen und beherrschte die Sprache binnen zweier Jahre, offenbar gänzlich ohne Unterricht.[9]

In eben diesem Umfeld entdeckte Rorschach seine Berufung. Es war bereits klar, dass er, wenn irgend möglich, Arzt werden wollte. »Ich möchte doch wissen, ob es nicht eine Möglichkeit gegeben hätte, unserem Vater zu helfen.« Und in Dijon war ihm noch etwas bewusst geworden: »Ich will nie mehr... nur Bücher lesen, sondern Menschen. ... Am liebsten würde ich Irrenarzt. Das soll mich niemals hindern, mich vollständig als Universal-Arzt auszubilden, aber das Interessanteste in der Natur ist die menschliche Seele. Das Größte, was ein Mensch kann, ist solche Seelen, kranke Seelen zu heilen.«[10] Sein Interesse an der Psychologie wurzelte nicht nur in professionellen oder intellektuellen Ambitionen, sondern in einem tolstoischen Impuls, Seelen zu heilen, und einer Verbundenheit mit Russen wie Tregubov. Und so verließ Rorschach die »Blase« an dem Berg, um an einer Hochschule für psychiatrische Medizin von Weltrang zu studieren, die eine der größten russischen Gemeinden in Europa versammelte.

RORSCHACH HATTE ENDLICH genug Geld zusammengekratzt, um sich an der Universität einzuschreiben. Weil sein Vater Bürger zweier schweizerischer Städte gewesen war, Arbon und Schaffhausen, konnte sich Hermann in beiden um Studienbeihilfe bewerben; dies war in einem ganz konkreten Sinn das größte Geschenk, das die Mobilität seiner Eltern ihm je bescheren sollte. Im Herbst 1904, wenige Wochen vor seinem zwanzigsten Geburtstag, kreuzte Hermann mit einem Handwägelchen voller Habseligkeiten und einem Sparkassenbüchlein über knapp tausend Franken in Zürich auf.[11]

Er war 1,78 Meter groß, schlank und sportlich. Er hatte einen schnellen und zielstrebigen Gang und hielt dabei die Hände hinter dem Rücken verschränkt. Sein Reden war ruhig und bedacht. Er wirkte aufgeweckt, aber eher ernst. Und er besaß große Fingerfertigkeit, egal, ob er rasch eine

Zeichnung skizzierte oder penible Holzschnitzereien fertigte. Seine Augen waren hellblau, fast grau; in einigen Dokumenten, etwa seinem Wehrpass, ist als Farbe allerdings »braun« oder »braungrau« angegeben. Aufgrund einer Sehschwäche auf dem linken Auge wurde Hermann für wehruntauglich erklärt.

Rorschach war zu jung aus seinem Geburtsort Zürich weggezogen, um sich an das dortige Leben zu erinnern, war aber später häufig mit seinen Eltern dort gewesen. In seinem ersten Brief an die Familie nach seiner Ankunft im Herbst 1904 schrieb er: »Gestern war ich in zwei Kunstausstellungen, und habe eben auch wieder an unseren lieben Vater gedacht. Vor einigen Tagen habe ich auch ein Bänkchen wiedergesucht und gefunden, auf dem ich einmal mit ihm gesessen hatte.«[12] Aber schon bald wurden die alten Erinnerungen durch neue Eindrücke verdrängt.

Er hatte vorgehabt, im Gasthaus einer befreundeten Familie zu wohnen und für Kost und Logis dort zu arbeiten, doch dann folgte er dem Rat eines Klassenkameraden und zog in eine Unterkunft, in der er unabhängiger war. Ein Zahnarzt und seine Frau vermieteten zwei helle und geräumige Gästezimmer im vierten Stock ihres Hauses am Weinplatz Nr. 3, nur wenige Schritte vom Ufer der Limmat (auf dem Gelände der antiken römischen Siedlung aus der Zeit, als die Stadt »Turicum« hieß). Rorschach mietete die Zimmer zusammen mit einem anderen Medizinstudenten aus Schaffhausen und einem Musikstudenten. Ein Raum diente als gemeinsames Schlafzimmer, der andere zum Arbeiten. Sie teilten sich auch die Bücher, aus denen er mehr herausholte als die anderen, wie Rorschach erklärte. Der Medizinstudent, Franz Schwerz, stand um vier Uhr früh auf, ging in die Anatomievorlesung und schlief um neun Uhr abends bereits; und der Musiker war am Abend und an den Wochenenden immer unterwegs. Rorschach konnte seine Arbeiten am späteren Vormittag und nachts erledigen. Nur eines störte ihn: Das Schlafzimmerfenster lag direkt unter dem Turm der Kirche St. Peter, deren Turmuhr das größte Turmzifferblatt Europas zierte und deren Glocken ihn aufweckten.

Die Herberge war jedoch billig; die Studenten zahlten 77 Franken im Monat für die Logis und zwei Mahlzeiten am Tag. Schwerz zufolge war das Essen vorzüglich und reichlich. Und Rorschach berichtete seiner Mutter, es schmecke ihm sehr gut, fast so wie zu Hause. (In Zürich kostete ein Zimmer damals mindestens vier Franken am Tag und ein günstiges Mittagessen in einem Gasthaus einen Franken.) Am Sonntagmittag mussten sich die Studenten selbst verköstigen, und so kauften sie am Samstagabend beim Metzger an der Ecke Schüblinge, die sie am nächsten Vormittag in der Wohnung anbrieten, wobei sich im Stiegenhaus ein Geruch entfaltete, der ihren Appetit mächtig anregte. An den Wochenenden gab es wenig zu tun; bei gutem wie schlechtem Wetter konnte man durch die Straßen der Stadt spazieren. Bars, Kino oder Theater konnten sich die jungen Leute nicht leisten. Die Zimmergenossen kehrten oft gelangweilt und durchgefroren heim und machten sich über eine zweite Wurst her.

Jede Gelegenheit, sich etwas dazuzuverdienen, war willkommen. Als Rorschach, der während der Studienzeit als Statist am Schauspielhaus mitwirkte,[13] erfuhr, dass die Studentenvereinigung einen Wettbewerb für Theaterplakate ausschrieb, kritzelte er eine Karikatur eines Professors und setzte einen Reim aus einem Wilhelm-Busch-Buch darunter. Zwei Wochen später ging per Post die Prämie für den dritten Preis ein – zehn dringend benötigte Franken.

Der Lehrplan an der Medizinischen Hochschule, die zu einer der besten der Welt zählte, war anstrengend – zehn Kurse im ersten Wintersemester (Oktober 1904 bis April 1905) und weitere zwölf im ersten Sommersemester (April bis August 1905). Trotzdem steckte Rorschach seine Nase nicht nur in die Fachbücher. Sein bester Studienfreund, Walter von Wyss, erinnerte sich später, dass Rorschach überhaupt viel las und sich für alles Mögliche interessierte. Er fand Zeit, sich mit Kunst zu beschäftigen, Gespräche zu führen und in den ausgezeichneten Buchantiquariaten im »Limmat-Athen«, wie Zürich genannt wurde, zu stöbern.

An Samstagen verbrachte Rorschach häufig den ganzen langen Nachmittag im Künstlergütli, Zürichs einzigem öffentlichen Kunstmuseum, das am Hügel unweit der Universität lag. Er und seine Freunde erkundeten die Säle mit überwiegend schweizerischer und noch nicht moderner Kunst: bäuerliche Szenen des Genremalers Albert Anker, Naturmotive des Neoromantikers Paul Robert, sentimentale Werke wie *Alter Mönch vor der Klause* von Carl Spitzweg. Zur Sammlung gehörte auch das berühmteste Gemälde des realistischen Meisters Rudolf Koller, die ungewöhnlich dynamische *Gotthardpost*, sowie eine *Flussszene* des bekanntesten Züricher Schriftstellers und Rorschachs Lieblingsdichters, Gottfried Keller.[14] Ein paar Werke wiesen den Weg in die Zukunft: Ferdinand Hodlers *Schwingerumzug* und das alptraumhafte Bild *Der Krieg* des Proto-Surrealisten Arnold Böcklin, mit dem sich Rorschach bereits in seinem Vortrag über Poesie und Malerei in seiner Gymnasialzeit befasst hatte.

In den anschließenden Gesprächen nahm Rorschach das Heft in die Hand und fragte seine Freunde, wie sie die Kunstwerke sahen.[15] Er verglich gern die unterschiedliche Wirkung von Bildern auf jeden einzelnen. Böcklins unerhört psychosexuelles *Frühlingserwachen* mit dem behaarten, Flöte spielenden, ziegenfüßigen Satyr, einer barbusigen Frau mit einem roten Schleier um die Hüften, die sich vor der Szenerie erhebt, und einem Fluss aus Blut zwischen den beiden: Was könnte das sein?

Rorschach fing an, die Menschen in Typen einzuteilen, während er sich stolz zugutehielt, Individualist zu bleiben. Im April 1906 bestand er sein Vorexamen mit Bravour. »Ich war von der ganzen Examenbank der einzige mit 4 Semestern«, prahlte er gegenüber Anna; »alle andern hatten 5-6-7-8, und habe mit zwei Fünftsemestrigen zusammen das beste gemacht.« Auf seine Kommilitonen warf er einen nüchternen Blick:

> Ganz besonders hat's mich gefreut, weil ich vor und während dem Examen recht viel »anderes« getrieben habe; allerdings habe ich viel gearbeitet. Denn es gibt unter Medizinstudenten einen sehr häufigen Typus, der Bier trinkt, kaum die Zeitung liest und wenn er etwas Anständiges reden will, nur von Krankheiten und Professoren redet, der sich furchtbar viel einbildet, besonders auf die spätere Stellung, der jetzt schon mit Vorliebe an eine reiche Frau und ein schönes Gefährt und einen silbernen Stockgriff denkt, und dieser Typus hat es sehr ungern, wenn andere noch »anderes« treiben können, und dabei rechte Examen machen.[16]

Viele empfindsame Einundzwanzigjährige hegten solche Gedanken, doch solch einen Brief hätte Rorschach ohne seine Erfahrungen in Dijon wohl nicht geschrieben.

Dass er »anders« war, offenbarte sich am deutlichsten darin, dass er so viel Zeit mit den exotischen Ausländern in der Stadt verbrachte. In Zürich lebten viele Russen, denn die politische Freiheit in der Schweiz lockte unzählige Anarchisten und Revolutionäre an. Zwischen 1900 und 1917 lebte Wladimir Lenin dort im Exil. Er zog Zürich der Hauptstadt Bern vor, wegen »der großen Anzahl revolutionär gesinnter junger Ausländer in Zürich«[17], ganz zu schweigen von den hervorragenden Bibliotheken »ohne Bürokratie, mit ausgezeichneten Katalogen, offenen Magazinen und dem ungewöhnlichen Interesse am Leser« – ein Leitbild für die künftige sowjetische Gesellschaft. Nahe der Universität gab es ein Viertel, »Klein-Russland«, mit russischen Pensionen, Bars und Restaurants; dort wurde »heiß debattiert und kalt gegessen«, wie der achtbare Schweizer es formulierte.[18]

Zu Rorschachs Zeit stammte die Hälfte der mehr als tausend Studenten aus dem Ausland und viele davon waren Frauen. Zwei Schweizerinnen hatten in den 1840er Jahren in Zürich Philosophie studiert und den Weg dafür geebnet, dass bereits in den 1860er Jahren Frauen dort Medizin studieren konnten. Die allererste Frau, die (1867) den Doktorgrad in Medizin erwarb, war eine Russin in Zürich: Nadeschda Suslowa. In Russland waren Frauen bis 1914 vom Hochschulstudium ausgeschlossen, an deutschen Universitäten bis 1908.[19]

Unter der weiblichen Züricher Studentenschaft stammte die Mehrheit deswegen aus dem Ausland, weil schweizerische Familienväter nicht zuließen, dass sich ihre wohlbehüteten Töchter unter solches Gesindel mischten. Emma Rauschenberg, die Schaffhauser Erbin und spätere Ehefrau Carl Gustav Jungs, hatte ihre höhere Schule mit Bestnoten abgeschlossen, durfte aber nicht an der Universität Zürich Naturwissenschaften studieren. »Es war einfach undenkbar, dass eine Rauschenberg auch nur in Erwägung zog, sich unter die Studenten ganz anderer Ab- und Herkunft zu mischen, die an der Universität eingeschrieben waren«, heißt es in einer neueren Biographie von C. G. Jung. »Wer könnte vorhersehen, auf was für Ideen Emma käme, wenn sie in solche Gesellschaft geriete, was für eine Einstellung zum Leben sie am Ende einnehmen würde?… [Klar] war, dass eine akademische Ausbildung sie ungeeignet für die Ehe mit einem gesellschaftlich ebenbürtigen Mann machen würde.«[20] Russische Frauen dagegen strömten scharenweise nach Zürich und hielten nicht nur dem Sexismus einheimischer Studenten und Professoren tapfer stand, sondern auch den Protesten der wenigen schweizerischen Studentinnen, die ihnen vorwarfen, die »halbasiatische Invasion« nehme eifrigeren Einheimischen die Studienplätze weg und mache aus der Universität eine »slawische Mädchenschule«.[21]

Wenn die russischen Frauen in Zürich nicht gerade als Blaustrümpfe oder Revolutionärinnen karikiert wurden, dann verehrte man sie häufig als Schönheiten. Eine schwarzhaarige Russin namens Braunstein war in Zürich als »Christchindli« (Christkind) bekannt; Fremde sprachen sie auf der Straße an und wollten sie fotografieren, aber sie schlug dies stets aus. Als ein paar Chemiestudenten sie zu ihrer Semesterfeier einladen wollten, schrieben sie auf den Briefumschlag einen Straßennamen und das Kürzel »MnO_2« – die chemische Formel für Mangandioxid, umgangssprachlich »Braunstein« – und die pflichteifrigen Briefträger ruhten nicht, bis sie sie ausfindig gemacht hatten. Die Dame sagte dennoch ab. Rorschach, der ein Porträt von ihr zeichnen wollte, hatte Erfolg, wo andere gescheitert waren; er lud sie und eine Freundin zu sich ein, mit dem Versprechen, ihnen einen handschriftlichen Brief von Leo Tolstoi zu zeigen. Er sprach ein passables Russisch, respektierte russische Frauen in einer weitgehend ablehnenden Umgebung, und sein Aussehen dürfte auch nicht geschadet haben.[22] An jenem Samstagnachmittag blieb das Kunstmuseum sich selbst überlassen; stattdessen wurde in der Wohnung am Weinplatz eine Staffelei aufgestellt.

Die Russen in Zürich waren ein buntes Häuflein. Einige waren jung, andere älter; manche waren in der Tat Revolutionäre, wie eine Kommilitonin, die durch Sibirien nach Japan hatte flüchten müssen und den ganzen langen Weg per Schiff nach Europa zurückgekehrt war; andere hingegen waren »echt bürgerlich, bescheiden, fleißig und mieden ängstlich die Politik«.[23] Einige waren reich, wie C. G. Jungs Patientin, Studentin, Kollegin und Mätresse Sabina Spielrein, die wie Rorschach 1904 nach Zürich gekommen war.[24] Wieder andere waren arm, wie etwa eine Apothekertochter aus Kazan namens Olga Vasilyevna Shtempelin.[25]

WIE HERMANN WAR Olga das älteste von drei Geschwistern und wurde durch die Umstände gezwungen, die Rolle des Familienoberhaupts zu übernehmen. Geboren wurde Olga am 8. Juni 1878 in Buinsk nahe Kazan, einem Handelszentrum an der Wolga und »Tor zum Osten« des russischen Reichs. Ihre Eltern waren Wilhelm Karlowitsch und Yelizaveta Matveyevna Shtempelin. Mädchenschulen waren in Russland zwar den Töchtern der Wohlhabenden vorbehalten, doch Olga hatte aufgrund von Kriegsverdiensten eines Urgroßvaters das Rodionow'sche Töchterinstitut in Kazan besuchen dürfen.[26] Sie kam 1902 nach Berlin und arbeitete, um ihre Familie zu unterstützen. 1905 ging sie nach Zürich und schrieb sich an der medizinischen Fakultät ein. Wie sich ihre Kommilitonen später erinnerten, war sie die bei weitem Klügste ihres Jahrgangs.

Anfang September 1906 schilderte Rorschach seiner

Schwester Anna auf eindrucksvolle Weise Olgas Herkunft und Wesensart:

> Die russischen Bekannten sind meist nach Hause gereist. Ein Fräulein, das ich erst in letzter Zeit, das heißt vor ca. 2 Monaten kennen gelernt habe, verreist in diesen Tagen. ... Ich habe oft gedacht, dass Du eigentlich diese vor allen solltest kennen lernen können; ganz allein geht sie durchs Leben, und mit 20 Jahren hat sie einmal eineinhalb Jahre lang mit Stundengeben und Abschreiben ihre Familie durchgebracht, einen kranken Vater, die Mutter und zwei Geschwister. Jetzt studiert sie ihre letzen 2 Semester Medizin, ist jetzt bald 26 Jahre alt, voll Leben und Lebensfreude und wenn sie ihr Studium beendigt haben wird, will sie als Ärztin auf ein Bauerndorf gehen, weit von allen höher stehenden Menschen, und kranke Bauern heilen, bis sie vielleicht einmal von diesen zu Tod geschlagen wird. Hast Du Dir vorstellen können, dass es solche Menschenleben gibt? – Dieser Stolz und Mut, das ist es, was die russischen Frauen auszeichnet...[27]

Hochherzig, begabt, pathetisch – Hermann erfasste Olgas Persönlichkeit auf Anhieb. In einem Punkt war seine Schilderung indes nicht ganz zuverlässig: Sie war sechs Jahre älter als er, damals also fast 28.

Olga verkörperte für Rorschach jenes Bild Russlands, das in Dijon entstanden war. Als Tregubov in die Heimat zurückkehrte, brach der Kontakt ab, doch Rorschach unternahm Schritte, um ihn ausfindig zu machen. »Verehrter Herr Graf Tolstoj«, schrieb er im Januar 1906, »ein junger Mann, der um seinen Freund besorgt ist, bittet Sie, ihm einige Minuten zu gewähren.« Tolstois Sekretär antwortete, und die Verbindung zu Tregubov wurde wieder hergestellt. Derweil hatte Rorschach dem berühmten Schriftsteller sein Herz geöffnet:

> Ich... lernte das russische Volk immer näher begreifen, und lernte es lieben..., die Leute waren sehr verschieden, aber ihre Widersprüchlichkeit, ihr unverfälschtes Empfinden war doch fast allen gemeinsam. ... Ich beneide sie, dass sie so fröhlich sind, u. auch dass sie weinen dürfen, wenn sie traurig sind. ... Die Welt sehen u. bilden, wie die Romanen, die Welt denken, wie die Germanen, aber die Welt fühlen wie die Slawen, lässt sich wohl das einst in der Menschheit vereinigt finden?

Für Rorschach bedeutete die russische Lebensart *Gefühl* – starke, echte Emotionen zu empfinden und zeigen zu können. »Verstanden zu werden, frei aus dem Herzen heraus, ohne Zeremonien u. Kunststücke u. viel gelehrte Worte: das suchen wir doch alle.«[28]

Er war bei weitem nicht der Einzige, der die Russen in diesem Licht sah. Russische Romane und Dramen erstaunten zahllose Leser, so auch Virginia Woolf, Knut Hamsun und Sigmund Freud. Ganz Paris begeisterte sich für die *Ballets Russes*. Die geographische Unermesslichkeit Russlands, die Mischung aus halbeuropäischer Zivilisation und schierer Exotik, spiritueller Tiefe und politischer Rückständigkeit – all dies sorgte auf dem Kontinent für Furcht und Ehrfurcht gleichermaßen.[29] Unabhängig davon, wie zutreffend Rorschachs Sicht auf die Russen als ein Volk der Leidenschaften sein mochte, diese Vorstellung prägte seinen lebenslangen Wunsch, vom Herzen her verstanden zu werden.

Zürich machte Rorschachs immer enger werdende kulturelle und persönliche Verbindung mit Russland überhaupt erst möglich. Und zur gleichen Zeit ging man ringsumher der Frage nach, was es bedeutete, verstanden zu werden. Rorschachs Professoren führten hitzige Debatten darüber, wie der menschliche Geist und seine Begierden überhaupt zu verstehen waren. Die Psychiatrie bahnte sich im ersten Jahrzehnt des zwanzigsten Jahrhunderts ganz neue Wege, und Zürich lag genau an der Schnittstelle.

KAPITEL 4

Ungewöhnliche Entdeckungen und rivalisierende Schulen

Die charakteristische Silhouette des Professors war schon von weitem zu erkennen, wenn er in letzter Minute von der Klinik in den Hörsaal eilte. Der bärtige Mann hatte eine eher »kleine, hagere Figur, leicht nach vorn gebeugt, mit raschen, eckig gestoßenen Bewegungen; das schmale, scharf geschnittene Gesicht [wirkte] beim Sprechen überlebhaft, gespannt, fast outriert«.[1] In seinen Vorlesungen behandelte er klinische Verfahren und Labortechniken in handwerklicher Manier und verwies häufig auf Statistiken, betonte aber auch immer wieder die Bedeutung eines emotionalen Bezugs zu den Patienten. Er war gewissenhaft, professionell, manchmal penibel, aber auch bescheiden und überaus freundlich. Manchmal vergaß man fast, dass dies Eugen Bleuler war, einer der angesehensten Psychiater der Welt, dessen Methoden in ganz Europa gelehrt und eifrig diskutiert wurden.

Ein anderer Dozent an derselben Fakultät war alles andere als bescheiden. Er war groß, makellos gekleidet und wirkte aristokratisch im Sprechen und Gebaren; und er war der Enkel eines berühmten Arztes, der angeblich ein uneheliches Kind des großen Goethe gewesen sein soll. Er strahlte eine verlockende Mischung aus Selbstvertrauen und Sensibilität, ja beinahe Verletzlichkeit, aus. Meist kam er früh in den Hörsaal und setzte sich auf eine Bank, wo jeder, der wollte, mit ihm reden konnte. Seine Vorlesungen standen Studenten und

Nichtstudierenden gleichermaßen offen und waren aufgrund ihres anspruchsvollen Formats und ihres breiten Themenspektrums so beliebt, dass sie in ein größeres Auditorium verlegt werden mussten. »Jung erwarb sich rasch eine Schar von ergebenen Anhängerinnen, die sehr ins Auge fielen und voller Sicherheit und Selbstvertrauen in die Hörsäle marschierten, in denen er las, dort die besten Plätze mit Beschlag belegten und sich dadurch die männlichen Studenten zu Feinden machten, die irgendwo ganz hinten im Raum stehend Jungs Ausführungen folgen mussten. Diese Frauen erhielten bald den kollektiven Spitznamen ›Zürichberg Pelzmäntel‹.« Und das war, bevor die Damen anfingen, den Professor zu privaten Gesprächskreisen zu sich nach Hause einzuladen. Die Tochter einer dieser Damen verunglimpfte Jungs Gefolgschaft kurzerhand als »sexhungrige Groupies oder postklimakterische Hysterikerinnen«.[2]

Anstatt trockene Statistiken zu bieten und künftige praktizierende Ärzte in Laborverfahren zu unterrichten, sprach Carl Gustav Jung über Familiendynamiken und Lebensgeschichten, häufig auch über Fälle von Frauen wie jenen in seiner Zuhörerschaft. Er deutete an oder sprach sogar unverhohlen aus, dass ihre eigenen »geheimen Geschichten« den Schlüssel zu mehr Wahrheiten bargen, als die Ärzte selbst offenlegen konnten. Was er sagte, klang spannend; bisweilen wirkte seine durchdringende Einsicht beinahe magisch.

Dies waren Rorschachs Lehrer, die nicht nur seine eigene berufliche Entwicklung prägten, sondern die Zukunft der Psychologie insgesamt.

Zürich stand in der ersten Dekade des zwanzigsten Jahrhunderts im Zentrum einer ungeheuren Umwälzung im Verständnis und in der Behandlung von Geisteskrankheiten. Zu

Beginn des Jahrhunderts war das Fachgebiet tief gespalten zwischen der Achtung vor der subjektiven inneren Erfahrung und einem Bemühen um wissenschaftliche Seriosität durch die Ausrichtung auf objektive Daten und allgemeine Gesetzmäßigkeiten. Die eine Fraktion, die sogenannten »Psychopathologen«, überwiegend Franzosen, machte sich daran, Formen eines krankhaft veränderten Seelenlebens zu erforschen, und das andere Lager, die sogenannten »Psychophysiker«, vor allem Deutsche, setzte darauf, das Gehirn und seine Funktionen zu analysieren. Diese Trennlinie deckte sich, wenn auch nicht vollkommen, mit einer institutionellen Trennung zwischen Psychiatern, die meist in Kliniken arbeiteten, und Psychologen, die in Universitätslabors forschten. Psychiater versuchten, Patienten zu heilen, während Psychologen Testpersonen studierten. Es gab auch Überschneidungen, und die bedeutendsten Neuerungen in der Psychologie verdankte man häufig praktizierenden Psychiatern – Freud und Jung etwa waren gleichzeitig Psychiater und Mediziner. In der Regel aber waren Psychiater Ärzte, Psychologen dagegen geisteswissenschaftliche Forscher.[3]

Trotz einiger Fortschritte in der Neurologie und bei der Krankheitsklassifikation hatte ein Psychiater im neunzehnten Jahrhundert fast nichts tun können, um Menschen zu helfen. Dies galt in gewisser Weise für die Medizin im Allgemeinen – es gab keine Antibiotika, keine Anästhesie, kein Insulin. Janet Malcolm, die einen Arzt in einer etwas früheren Zeit beschrieb, wies darauf hin, dass »die Medizin zu Tschechows Zeit nicht die Kraft zu heilen besaß, die sie erst seit kürzerem hat. Ärzte kannten Krankheiten, die sie nicht imstande waren zu heilen. Ein ehrlicher Arzt dürfte seine Arbeit als weitgehend deprimierend empfunden haben«.[4] Um die Psychiatrie war es sogar noch schlimmer bestellt.

Außerhalb der Medizin wurden die Grenzen zwischen Naturwissenschaften und Geisteswissenschaften ganz neu gezogen. Sollte die Psychologie darauf abzielen, einen Zustand naturwissenschaftlich zu *definieren*, mit Listen von Symptomen und Gesetzmäßigkeiten zum Krankheitsverlauf, oder darauf ein Individuum und sein Leiden eher humanistisch zu *verstehen*? Konkret gesagt: Sollte ein angehender Psychologe Naturwissenschaft oder Philosophie studieren? In der Zeit vor Freud und der modernen Neurowissenschaft wurde die Psychologie allgemein als Zweig der Philosophie eingestuft. Es bestand einfach keine andere Möglichkeit, den menschlichen Geist zu erfassen. Auch medizinische Lehrmeinungen deckten sich weitgehend mit religiösen Lehren über Tugend und Sünde, Charakter und Selbstbeherrschung. Psychiater versuchten, Menschen zu heilen, die von Dämonen besessen waren. Ihre fortschrittlichste Technik war der Mesmerismus.

Als Rorschach studierte, begann sich all dies zu ändern. Freud hatte eine Gesamttheorie des Unbewussten und der sexuellen Triebe entwickelt – eine Theorie, die Psychopathologie, Psychophysik sowie eine neue und wirksame Psychotherapie vereinigte und zugleich die Geisteswissenschaften wieder in die Naturwissenschaften einband und die Unterscheidung zwischen Normalzustand und Krankheit neu definierte. Die scheinbar bedeutungslosen Phantasien psychotischer Patienten wurden entschlüsselt und geheilt; die angewandten Methoden beruhten auf Annahmen, die materialistischen Hirnforschern unglaubhaft erschienen.

Als sich Rorschach an der medizinischen Fakultät einschrieb, hatte Freud allerdings kaum mehr vorzuweisen als eine Couch in Wien und einen kleinen Kreis großbürgerlicher Neurotiker als Klienten. Von seinem 1899 veröffentlichten Werk *Die Traumdeutung* wurden in den ersten sechs

Jahren nach Drucklegung gerade einmal 351 Exemplare verkauft.[5] Damals war Zürich der Ort, an dem die Wissenschaften und akademischen Anstalten das größte Ansehen genossen und die Ressourcen sowie das internationale Renommee vorhanden waren, um die Psychoanalyse als dauerhafte Bewegung zu installieren.

Die Medizinische Fakultät der Universität Zürich war institutionell mit der Psychiatrischen Klinik verbunden. Die im Jahr 1870 eröffnete Psychiatrische Klinik, die im Volksmund Burghölzli genannt wurde, war Forschungsstätte und psychiatrisches Lehrkrankenhaus und galt zu Rorschachs Zeit allgemein als weltweit führend. Träger der ausgedehnten Einrichtung war der Kanton Zürich. Untergebracht waren dort hauptsächlich ungebildete Patienten aus der Unterschicht, die an Schizophrenie, tertiärer Syphilis oder anderen Formen der Demenz mit organischen Ursachen litten. Die Leitungsfunktion war mit dem neu gegründeten Lehrstuhl für Psychiatrie an der Universität verknüpft.

An den meisten Universitäten waren die führenden Psychiatrieprofessoren als Hirnforscher tätig, die kleine Kliniken betrieben und ein paar kurzzeitige Fälle als Lehrbeispiele vorführten. In Zürich hingegen war jeder Psychiatrieprofessor für mehr als hundert – meist unheilbare – Patienten zuständig, wie der Historiker John Kerr schreibt. Und die Patienten waren Einheimische, die nur Dialekt sprachen, so dass der Professor sie oftmals überhaupt nicht verstand. So überrascht es nicht, dass etliche Klinikprofessoren rasch ihren Posten aufgaben. Und während der Universitätslehrstuhl an Ansehen gewann, kam das Burghölzli so weit herunter, »dass die Einheimischen mit seinem Namen bald nur noch das in einem abgelegenen Winkel der Anlage untergebrachte Bordell verbanden«.[6] Unter dem Direktor Auguste Forel besserten sich die Verhältnisse. Im Jahr 1898 übergab er seine Stelle einem Mann namens Eugen Bleuler (1857–1939).

Bleuler stammte aus Zollikon, einem einstigen Bauerndorf außerhalb von Zürich, das an die Klinik Burghölzli angrenzte. Sein Vater und sein Großvater hatten in den 1830er Jahren für die Gleichberechtigung der Bauern gekämpft und sich für die Gründung der Universität Zürich eingesetzt. Bleuler war der Zweite aus seinem Dorf, der einen Hochschulabschluss erlangte, und der Erste, der Medizin studierte. Sein Leben lang blieb er sich seiner ländlichen Herkunft und Erscheinung bewusst und vergaß auch nicht den politischen Kampf, der ihm seine Laufbahn überhaupt erst ermöglicht hatte. Entscheidend war dabei auch, dass er den örtlichen Dialekt beherrschte und somit seine Patienten verstehen konnte.[7]

Damals herrschte die Auffassung, für Menschen wie jene in Bleulers Obhut bestehe keinerlei Hoffnung. Der Psychiater Emil Kraepelin, der die heute als Schizophrenie bekannte Erkrankung als *Dementia praecox* bezeichnet hatte, erklärte, das Schicksal eines Patienten werde hauptsächlich von der Entwicklung der Krankheit bestimmt; den Verlauf der Krankheit könne man selten ändern. Man müsse zugeben, dass die große Mehrheit der Patienten in den psychiatrischen Einrichtungen für immer verloren sei.[8] Er drückte sich sogar noch unverblümter aus: »Die große Masse der sich in Irrenanstalten anhäufenden ungeheilten Kranken gehört der Dementia praecox an, deren klinisches Bild vor allem durch den mehr oder weniger weit gehenden Zerfall der Persönlichkeit mit vorwiegenden Gemüts- und Willensstörungen gekennzeichnet ist.«[9] Sie waren dieser Krankheit ausgeliefert. Auch Freud hatte erklärt, diese Patienten seien nicht erreichbar. Bleuler aber, der an vorderster Front tätig war, gewann eine andere Erkenntnis. Die Grenze zwischen Geisteskrankheit und Gesundheit war nicht so klar und fest umrissen, wie so viele seiner Kollegen glaubten; und dass Patienten als »große, sich anhäufende Masse« gesehen wurden, war ein Teil des Problems.

Bevor Bleuler Direktor des Burghölzli wurde, wirkte er zwölf Jahre lang an der größten Irrenanstalt der Schweiz, in Rheinau. Die Pflegeanstalt in einem ehemaligen Klostergebäude auf einer Insel im Rhein beherbergte sechs- bis achthundert Patienten.[10] In den Kliniken Rheinau und Burghölzli vertiefte sich Bleuler in die Welt der Schwerpsychotiker; bis zu sechs Mal am Tag machte er Visite auf den Stationen und redete stundenlang mit unansprechbaren Katatonikern. Er trug seinen Assistenten eine ungeheure Arbeitslast auf, in der Regel achtzig Arbeitsstunden in der Woche – Morgenvisite vor 8.30 Uhr, Fallgeschichten dokumentieren nach der Abendvisite, häufig bis 22 oder 23 Uhr – und setzte klösterliches Zölibat und Alkoholabstinenz durch. Die Ärzte und Angestellten schliefen, mit sehr wenigen Ausnahmen, in großen gemeinsamen Schlafsälen. Sie konnten sich nicht beschweren, denn Bleuler ackerte mehr als alle anderen.

Indem Bleuler in so engem Kontakt mit seinen Patienten lebte, erkannte er, dass diese viel differenziertere und weniger zwanghafte Reaktionen auf ihre Umgebung zeigten, als man angenommen hatte. Sie verhielten sich beispielsweise anders gegenüber unterschiedlichen Angehörigen oder Vertretern des anderen Geschlechts. Durch biologische Faktoren allein ließen sich ihre Symptome nicht vollständig erklären. Und sie waren auch nicht hoffnungslos ihrem Schicksal ausgeliefert, zumindest nicht zwangsläufig; selbst bei den gravierendsten Fällen konnte das Fortschreiten der Erkrankung bisweilen aufgehalten oder umgekehrt werden, wenn die Ärzte eine gute persönliche Beziehung zu dem Patienten aufbauten. Nicht selten entließ Bleuler plötzlich Patienten, die schwerkrank zu sein schienen, oder lud einen besonders gewalttätigen Patienten zu einem Diner bei sich zu Hause ein. Für chronische Fälle, die lange Zeit als hoffnungslos gegolten hatten, führte er erstmals Arbeitstherapie und andere »realitätsorientierte Aufgaben« ein – Brennholz hacken, an Typhus erkrankte Mitpatienten pflegen – und bewirkte damit eine Heilung, die fast wie ein Wunder erschien. Wenn seine schizophrenen Patienten auf dem Feld arbeiteten, packte er häufig mit an und verrichtete Tätigkeiten, die er aus seiner Jugend kannte. Bleuler machte es sich zur Lebensaufgabe, zu jedem einzelnen seiner Pflegebefohlenen eine emotionale Bindung aufzubauen. Sowohl seine Patienten als auch seine Mitarbeiter nannten ihn häufig »Vater«.

Es war Bleuler, der dem Krankheitsbild *Schizophrenie* den Namen gab; dies war sein bekanntester Beitrag zur Wissenschaft, zusammen mit der Prägung der Begriffe *Autismus*, *Tiefenpsychologie* und *Ambivalenz*. Er wählte die Bezeichnung »Schizophrenie«, weil Kraepelins früherer Begriff *Dementia praecox* »vorzeitiger Verlust des Verstandes« bedeutete und somit auf etwas Biologisches und Unumkehrbares verwies, wohingegen ein »gespaltener Geist« (die genaue Bedeutung von »Schizophrenie«) nicht hoffnungslos verloren war; er konnte immer noch über funktionsfähige Lebenskräfte verfügen. Bleuler schrieb, dass er einen neuen Begriff wählte, weil sich aus *Dementia praecox* kein Adjektiv ableiten ließ.[11] Seiner Ansicht nach sollte ein Krankheitsbegriff kein medizinischer Gegenstand sein, belegt mit einem lateinischen Substantiv, sondern eine von vielen Möglichkeiten, eine besondere Art menschlichen Leidens zu beschreiben.

Diese Einfühlung in den Patienten hatte persönliche Wurzeln. Als Bleuler siebzehn Jahre alt war, entwickelte seine Schwester eine Katatonie und wurde unweit des Dorfes in das

Burghölzli eingewiesen. Die Familie war empört über Hirndoktoren, die sich nach Meinung der Einheimischen mehr für Mikroskope als für Menschen interessierten und nicht einmal ihre Sprache verstanden. Bleuler beschloss – beziehungsweise wurde anderen Überlieferungen zufolge von seiner Mutter darin bestärkt –, ein Psychiater zu werden, der seine Patienten wirklich verstehen konnte. Er äußerte sich zwar nie öffentlich über die Erkrankung seiner Schwester Anna-Paulina, doch ihr Einfluss auf ihn ist unübersehbar. Einer von Bleulers Assistenzärzten am Burghölzli in den Jahren 1907 und 1908 erinnerte sich: »Während meiner Zeit in Zürich sagte Bleuler uns häufig, dass man selbst den schlimmsten Katatoniker mit Suggestion beeinflussen könne. Als Beispiel nannte er seine eigene Schwester. ... Einmal musste Bleuler sie dazu bewegen, das Haus zu verlassen, während sie sich in einem Stadium akuter Erregung befand. Er wollte keine Gewalt anwenden... Er erzählte uns, dass er Stunde um Stunde mit ihr redete und auf sie einwirkte, bis sie sich schließlich anzog und mit ihm mitging. Bleuler verwendete dieses Beispiel als Beweis dafür, dass Suggestion *möglich* war.«

Die Schwester lebte fast dreißig Jahre lang mit Bleuler in dessen Wohnung im Burghölzli, vom Tod der Eltern im Jahr 1898 bis zu ihrem Tod 1926. Bleulers Assistenzarzt erinnerte sich: »Von meinem Zimmer auf der anderen Seite des Flurs konnte ich sie den ganzen Tag monoton hin- und herlaufen sehen. Bleulers Kinder waren noch recht jung und schienen seine Schwester nicht zu bemerken. Wenn sie irgendwo hinaufklettern wollten, benutzten sie sie wie ein lebloses Objekt, wie einen Stuhl oder etwas Ähnliches. Sie zeigte keinerlei Affekt, und die Kinder hatten keine affektive Beziehung zu ihr.«[12] Bleuler hatte jahrzehntelang extreme Schizophrene vor Augen gehabt, bevor der Begriff überhaupt geprägt wurde, und während seiner gesamten Laufbahn am Burghölzli hatte er ein lebendes Beispiel für die Menschlichkeit eines Schizophrenen direkt vor sich. Seine bahnbrechenden Bestrebungen begannen zu Hause.

Natürlich macht sich jede Generation daran, die Fehler der vorangegangenen zu korrigieren. Psychiater haben ihren Vorgängern immer wieder vorgeworfen, herzlos oder zumindest auf der falschen Spur gewesen zu sein. In Wahrheit aber waren die Psychiater vor Bleuler – von Forel über Kraepelin bis zum Vater der gehirnbezogenen Psychiatrie, Wilhelm Griesinger – allem Anschein nach auch mitfühlende und fürsorgliche Ärzte. Die Psychiater am Burghölzli hatten tatsächlich eine ganz andere Einstellung. Bleulers Assistent erinnerte sich: »Wie sie den Patienten ansahen, wie sie ihn untersuchten, war fast eine Offenbarung. Sie ordneten den Patienten nicht einfach nur ein. Sie betrachteten jede einzelne seiner Halluzinationen und versuchten herauszufinden, was sie bedeutete und warum der Patient gerade unter diesen besonderen Wahnvorstellungen litt. … Für mich war das vollkommen neu und sehr aufschlussreich.«[13] Die Hinwendung zu einer patientenorientierten Betreuung begann nicht am Burghölzli und endete auch nicht dort, doch Bleuler beaufsichtigte Generationen von Psychiatern, sowohl Studenten als auch Assistenten – darunter sein eigener Sohn Manfred, Carl Gustav Jung und Sabina Spielrein, zwei von Rorschachs späteren Vorgesetzten, sowie Rorschach selbst. Wenn es heute undenkbar ist, dass ein Psychiater nicht die Sprache seiner Patienten spricht, so ist dies weitgehend Eugen Bleuler zu verdanken.

CARL GUSTAV JUNG kam im Dezember 1900 als Bleulers Assistent an die Klinik Burghölzli. Er schickte sich an, die führende Gestalt zu werden, die in den folgenden Jahrzehnten das Fachgebiet der Psychologie mehrfach umwandeln sollte.[14]

Ab 1902 entwickelten Jung und ein weiterer Assistenzarzt am Burghölzli, Franz Riklin, die erste experimentelle Methode, um Muster des Unbewussten offenzulegen: den Wortassoziationstest. Man las den Probanden eine Liste mit einhundert Stichworten vor und forderte sie auf auszusprechen, was ihnen als Erstes in den Sinn kam, wobei die Reaktionen mit einer Stoppuhr gemessen wurden. Dann ging man die Liste noch einmal durch, und die Probanden sollten sich an ihre ursprüngliche Antwort auf jedes Stichwort erinnern. Jede Art von Abweichung – lange Verzögerungen, Gedächtnislücken in der zweiten Runde, überraschend unlogische Aussagen, Aussetzer und Wiederholungen – ließ sich nur durch unbewusste Erinnerung oder Verdrängung erklären, eine Art verborgenes schwarzes Loch, das die Antworten des Probanden verzerrte und auf ein verstecktes Begehren hinlenkte oder aber Täuschungsmanöver in die entgegengesetzte Richtung auslöste. Jung bezeichnete diese verdeckten Kräfte als »Komplexe«.[15] Durch den Test wurde empirisch festgestellt, dass die meisten Komplexe sexueller Natur waren.

Damit hatten die Ärzte des Burghölzli Bahnbrechendes vollbracht. »Die Entdeckung der beiden war vollkommen neu und ganz außergewöhnlich.«[16] Unabhängig von Freud – und mit einem gänzlich anderen Verfahren, bei dem es nicht darum ging, einen Neurotiker auf einer Couch über sich reden zu lassen – war es ihnen gelungen, konkrete Beweise für unbewusste Prozesse zu liefern, die bei »normalen« Menschen ebenso wirkten wie bei Geisteskranken.[17] Die beiden

Ärzte erkannten sofort, dass ihre Ergebnisse Freuds Theorie bestätigten, und schon bald wurde der Wortassoziationstest in die Psychoanalyse einbezogen. Die Analytiker verwendeten aus dem Stegreif Reizwörter, um bestimmte Gedankengänge zu verfolgen, oder nutzten die Komplexe, die sie aufdeckten, als Ausgangspunkt einer Therapie. Die Methode besaß zudem ein ungeheures Potenzial in der Kriminologie. Jung und Riklin hatten den modernen psychologischen Test entwickelt.

In der Folge brach am Burghölzli eine wahre Testorgie aus: Die Ärzte hantierten ständig mit der Stoppuhr, interpretierten Träume und analysierten ihre Patienten, Ehefrauen, Kinder, Kollegen und sich selbst. Sie reagierten auf jedes Anzeichen des Unbewussten, das sie finden konnten – jeden Versprecher und Schreibfehler, jede Gedächtnislücke und jedes geistesabwesende Summen. »Auf diese Weise haben wir einander kennen gelernt, bekamen gegenseitig ein einheitliches Bild von unserem Charakter und unseren bewussten und unbewussten Strebungen«, schrieb Bleuler.[18] Sein ältestes Kind Manfred (Jahrgang 1903) und Jungs ältestes Agathe (Jahrgang 1904) erinnerten sich beide daran, dass sie sich als Kinder unter totaler psychoanalytischer Beobachtung fühlten. In Publikationen über das Wortassoziationsexperiment erschienen auch anonymisierte Ergebnisse von Bleuler, Bleulers Frau, seiner Mutter und Schwester sowie Jung selbst.

Bleuler war begeistert über Freuds Entdeckungen und wollte sie umgehend nutzen, um den zutiefst psychotischen Patienten zu helfen, die unter sexuellen Komplexen litten. Binnen kurzem fand er die Erkenntnisse so überzeugend, dass er Kontakt mit Freud aufnahm. Eine Buchbesprechung im Jahr 1904 bot ihm die Möglichkeit, sich mit Nachdruck positiv zu äußern; er erklärte, Freuds *Studien über Hysterie* und *Die Traumdeutung* hätten ein Stück »einer neuen Welt gezeigt«.[19]

Dies war eine schlagkräftige Bestätigung durch einen der führenden Psychiater Europas. Dann schrieb er Freud persönlich: »Hochgeehrter Herr College! Im Burghölzli sind wir eifrige Verehrer der Freud'schen Theorien in Psychologie und Pathologie.«[20] Im Zuge der im Burghölzli grassierenden Selbstanalyse schickte er Freud sogar einige seiner eigenen Träume und bat um Rat, wie diese zu deuten seien.[21]

Das Schreiben, in dem Bleuler seine glühende Bewunderung bekundete, war einer der ermutigendsten Briefe, die Freud je erhielt, und der erste Hinweis für Freud, dass seine Theorie in akademischen Kreisen anerkannt wurde. Vielleicht regte es ihn sogar dazu an, seine mehrjährige Schreibpause zu beenden und die drei großen Werke zu vollenden, die er 1905 veröffentlichte *(Drei Abhandlungen zur Sexualtheorie, Der Witz und seine Beziehung zum Unbewussten* sowie *Bruchstück einer Hysterie-Analyse)*. Seinen Freunden gegenüber brüstete sich Freud: »Eine geradezu verblüffende Anerkennung meines Standpunktes fand ich unlängst in einer Buchkritik der Münchener Medizinischen Wochenschrift von seiten eines offiziellen Psychiaters, Bleuler in Zürich. Denke Dir: ein o. ö. Professor der Psychiatrie und meine bisher mit Abscheu genannten ††† Studien über Hysterie und Traum.« (Drei Kreuze wurden mit Kreide an die Haustüren von Bauernhöfen gemalt, um Gefahr und Böses abzuwehren – Freud verwendete sie in seinen Briefen, um ironisch auf schreckliche, teuflische Dinge zu verweisen.) An Bleuler schrieb er: »Ich bin zuversichtlich, wir erobern bald die Psychiatrie.«[22]

Dieses »wir« ging über einen Punkt hinweg, dessen sich Freud vollkommen bewusst war: Bleuler, der an der Spitze der Psychiater in Zürich stand, war für Freuds Ideen viel wichtiger als Freud für Bleuler. Indem Bleuler und seine Assistenten das Burghölzli zur ersten psychiatrischen Universitätsklinik der Welt machten, an der psychoanalytische Behandlungsmethoden angewandt wurden, führten sie Freud in die professionelle Medizin ein. Zürich, Rorschachs Studienort, hatte Wien als Epizentrum der Freud'schen Revolution verdrängt.

Im Jahr 1906 war das Burghölzli eng in die Kontroversen um Freuds Ideen verstrickt – die Dispute zwischen zwei sich bekriegenden Schulen: der akademischen Psychiatrie und der Psychoanalyse.[23] Als die Studien von Jung und Riklin zur Wortassoziation anscheinend unanfechtbare Beweise für Freuds Theorien lieferten, gingen die Antifreudianer zum Angriff über. Der deutsche Psychiater Gustav Aschaffenburg, der Riklin in der Durchführung der Wortassoziationstests unterwiesen hatte, trug bei einem Psychiater-Kongress eine heftige Schmährede gegen Freud vor, die er auch veröffentlichte.

Bleuler war 1904, zwei Jahre zuvor, für Freud eingetreten, doch danach hatte er es gewagt, einige heikle Fragen zu stellen. Freuds Theorie erschien extrem, schrieb Bleuler. Wurzelte *alles* in der Sexualität? Wo waren die Belege, die Freuds frühere Arbeiten so stark geprägt hatten? Freud wolle doch sicher nicht von einem einzigen Fall unwissenschaftliche Verallgemeinerungen über die menschliche Natur ableiten? Bleuler fand es gewinnbringend, wenn die eigenen Ansichten hinterfragt wurden; anders jedoch Freud, der Bleulers begründete Zweifel allesamt als Widerstand gegen die große Wahrheit abtat und fortan seine Aufmerksamkeit auf Bleulers jüngeren Kollegen richtete.

Nicht Bleuler, sondern Jung antwortete 1906 auf Aschaffenburgs Attacke – und zwar mit einer vernichtenden Replik, die viel zur Mehrung von Freuds Ansehen beitrug.[24] Jung hatte bereits über Bleulers Kopf hinweg gehandelt und Freud geschrieben; in seinen ersten Brief hatte er einfließen lassen, er selbst habe den ersten Fall veröffentlicht, der Bleuler überhaupt auf die Existenz der Freud'schen Prinzipien aufmerksam machte, allerdings noch gegen energischen Widerstand von Bleulers Seite. Das Gegenteil entsprach eher der Wahrheit. Jung nutzte seine erste persönliche Begegnung mit Freud im Jahr 1907, um einen weiteren Keil zwischen die beiden älteren Männer zu treiben und Freud davon zu überzeugen, dass er, Jung, sein Verbündeter in Zürich sei.

Jungs Briefe an Freud klangen immer hinterhältiger und gehässiger. Jung lästerte ständig über Bleulers pedantischen, engstirnigen Geist und dessen völlige Inkompetenz in Sachen Psychoanalyse. Wenn Bleuler heute zu Unrecht vergessen ist, dann vor allem deswegen, weil Jung ihn aus der Geschichte getilgt hat; in seinen Memoiren hat er ihn kein einziges Mal namentlich erwähnt, und er ging so weit zu behaupten, die Psychiater vom Burghölzli hätten sich nur um Etiketten geschert, und die Psyche des Geisteskranken habe keinerlei Rolle gespielt. Jung zufolge war er selbst es, der bestrebt war, die individuellen Geschichten seiner Patienten aufzudecken: Warum glaubte ein bestimmter Patient etwas und ein anderer etwas anderes, und wo stammten diese speziellen Überzeugungen her? Wenn sich ein Patient für Jesus hielt und eine Patientin behauptete, sie sei »Neapel und [müsse] die ganze Welt mit Nudeln versorgen«, stellte sich die Frage, welchen Sinn es hätte, beide unter dem Etikett »wahnhaft« in einen Topf zu werfen.[25] Jung warf Bleuler vor, lieber Diagnosen zu stellen, »indem er Symptome verglich und Statistiken anlegte«, statt sich dafür zu interessieren, »was der einzelne Patient ihm über sein Leiden und die Symptome, in denen es sich äußerte, sagen konnte«.[26] Dies war ein besonders harter Schlag unter die Gürtellinie, wenn man bedenkt, welche

Rolle der schweizerische Dialekt im Burghölzli schon immer gespielt hatte.

Was häufig als eine Dyade der Anziehung, der Abneigung und des Eigennutzes zwischen Freud und Jung angesehen wurde, war im Grunde eine Triade: Jung verkaufte sich massiv an Freud, weil er Bleuler verdrängen wollte; als Bleuler an Verlässlichkeit verlor, war Freud immer mehr auf Jung angewiesen; Jungs Widerborstigkeit gegen Bleulers Autorität löste den künftigen Machtkampf mit Freud aus. Bleuler machte in diesem Gezänk noch die beste Figur, auch wenn es ihm an Entschlossenheit und Phantasie mangeln mochte, aber er besaß das kleinste Ego und die größte Bereitschaft, von anderen zu lernen. Doch Bleulers Stern sank, als der von Jung aufging.

Unterhalb der intellektuellen Differenzen spielte sich ein grundlegender Klassenkonflikt ab. Die Bleulers lebten bescheiden, aßen in der Klinikkantine und nahmen Eugens katatonische Schwester bei sich auf. Jung dagegen hatte 1903 eine der reichsten Frauen der Schweiz geheiratet. Jung zog aus seiner Wohnung im Burghölzli direkt unter der von Bleuler aus; das Ehepaar Jung ließ sich im eigenen Heim bekochen, wenn man nicht in einem der Züricher Nobelrestaurants speiste. Jung bat mehrfach um unbezahlten Urlaub, um seiner eigenen Arbeit nachzugehen oder zu reisen – was er sich nun leisten konnte. Bleuler willigte stets ein, im Lauf der Jahre allerdings immer widerwilliger, weil ihn die Pflichten der Klinikleitung von seiner eigenen Forschungsarbeit abhielten.[27] Jungs zunehmende Verachtung für den arbeitsamen Bleuler war ein Ausdruck seines eigenen Aufstiegs.

Beide Männer überwarfen sich nach wenigen Jahren mit Freud und befehdeten einander über Jahrzehnte. »In dieser

Zeit nahm die zwanzig Jahre währende Feindschaft zwischen Jung und Bleuler ihren Anfang, die sich, solange beide noch am Burghölzli tätig waren, in einer gelegentlichen heimtückischen Bemerkung äußern konnte, manchmal aber auch die Form offener hasserfüllter Beschimpfungen annahm, die oft vor schockierten Mitarbeitern oder verstörten Patienten vom Stapel gelassen wurden.«[28] Jeder Züricher Psychiater hatte das Gefühl, sich auf einem Minenfeld zu bewegen, auf dem selbst die Weigerung, Partei zu ergreifen, von beiden Seiten als Verrat empfunden wurde. Vor diesem Dilemma stand Bleuler nun. Er war der Meinung, absolute Autorität sei der wissenschaftlichen Diskussion und dem Fortschritt abträglich. Dieses »Du bist entweder für uns oder gegen uns« war seiner Auffassung nach notwendig für religiöse Gemeinschaften und nützlich für politische Parteien, aber schädlich für die Wissenschaft, teilte er Freud unverblümt mit. Auf der Suche nach Unterstützern schloss er sich Organisationen an, die in Opposition zu Freuds hermetischem Lager gegründet wurden. Freud war ganz anderer Ansicht, und die meisten Wissenschaftler kritisierten Bleuler dafür, Freud überhaupt unterstützt zu haben.

RORSCHACH WUSSTE NATÜRLICH nichts von den Intrigen, die nur in den privaten Briefen von Freud, Jung und Bleuler zutage traten. Anfang 1906, als Freud seine Sympathien von Bleuler auf Jung verlagerte, war Rorschach im vierten Semester. Er absolvierte seine Zwischenprüfung und besuchte Vorlesungen von Jung, der später erklärte, Rorschach nie persönlich kennengelernt zu haben.[29] Trotz allem musste Rorschach etwas von den Fehden und den zur Diskussion stehenden Themen mitbekommen haben.

Als Student und auch in späteren Jahren hegte Rorschach

zugleich Respekt und eine gewisse Skepsis gegenüber Freuds Ideen. Er wandte weiterhin die Psychoanalyse an, war sich aber auch über deren Grenzen im Klaren. In einem Vortrag, den er später vor Ärzten fernab von Zürich hielt, trug er fundierte Erklärungen dafür vor, wie die Psychoanalyse funktionierte und was sie leisten konnte beziehungsweise nicht zu leisten vermochte. Und er witzelte, in Wien »wird man bald noch die Drehung der Erde analytisch erklären«.[30]

Rorschach wandte den Wortassoziationstest jahrelang bei Patienten und in Kriminalfällen an, selbst nachdem Jung dies weitgehend aufgegeben hatte, und war auch von Jungs späterem Werk angetan.[31] Jungs Buch *Wandlungen und Symbole der Libido*, das 1912 erschien, prägte später die »Züricher Schule«, die die psychoanalytische Forschung auf ein breites Spektrum kultureller Phänomene ausweitete, von gnostischen Mythen und Religionen über die Kunst bis zum sogenannten kollektiven Unbewussten. Jung hatte Freuds eng gefasstes Verständnis der sexuellen Triebe verworfen und betrachtete diese stattdessen eher mythologisch und symbolisch als »Lebensenergie«, die der Sexualität, dem Feuer und der Sonne gemeinsam sei. Auch Rohrschach »fesselte das archaische Denken, Mythos-Bildung und die Mythen. Er verfolgte ihre Spuren auch bei einigen Krankheitsfällen, suchte nach Analogien und fand in den Wahnideen eines kranken Thurgauer Bauern, der ein Einsiedlerleben geführt hatte, erstaunliche Anknüpfungen an die ägyptische Götterwelt«.[32]

Rorschach nutzte Freuds Ideen und Jungs Gedankengut gleichermaßen, ohne vollkommen in deren Bann zu geraten. Jung bezog einen klaren Standpunkt: Er räumte zwar ein, dass es sicherlich physiologische Ursachen von Geisteskrankheiten gab, hob aber schon bald hervor, dass die meisten seiner Patienten intakte Gehirne aufwiesen und sich deren psychische Störungen nicht zwangsläufig mit dem Gehirn in Verbindung bringen ließen. Bei einem Vortrag im Züricher Rathaus erklärte Jung im Januar 1908: »Wir haben darum hier in unserer zürcherischen Klinik den anatomischen Weg völlig verlassen und uns ganz der psychologischen Erforschung der Geisteskrankheit zugewandt.«[33] Ob Rorschach diesem speziellen Vortrag beiwohnte, ist nicht bekannt, aber er machte sich dessen Botschaft zu eigen. Er absolvierte sein Pensum im Studium der exakten Wissenschaft und betrieb solide anatomische Forschung an der Zirbeldrüse im Gehirn, doch er stimmte überein, dass die Zukunft der Psychiatrie darin lag, Wege zur Erhellung der Psyche zu finden und nicht im bloßen Sezieren des Hirns.[34]

Geistig am nächsten stand Rorschach jedoch dem dritten großen Pionier, der von seiner Grundauffassung her nicht imstande war, den analytischen oder aber den anatomischen Ansatz »vollkommen aufzugeben«. Wenn eine Krankheit biologisch bedingt ist, so argumentierte Bleuler, dann sollte sie vielleicht unabhängig davon behandelt werden, wie die speziellen Wahnvorstellungen oder »inneren Geheimnisse« des Patienten aussehen mögen. Auch Rorschach hielt weiterhin an der Überzeugung fest, dass die Psychologie auf einem physiologischen Fundament ruhte – in seinem Fall dem Wesen der Wahrnehmung.

Rorschach hatte einiges mit Bleuler gemeinsam: eine bescheidene soziale Herkunft, eine tiefe Anteilnahme am Leiden Geisteskranker und die Fähigkeit – die ihren Kollegen häufig fehlte – andere zu respektieren und von ihnen zu lernen und trotzdem den eigenen Weg zu finden. Freud sah Frauen als Wesen mit rätselvollen Psychen an, die sich stark von »unseren« unterscheiden, und Jung schrieb häufig über das bei Frauen vorherrschende Interesse am häuslichen Leben und einer Neigung, eher Emotionen als den Intellekt einzusetzen. Rorschach – der bereits am Gymnasium für Frauenrechte eingetreten war – und Bleuler hegten keinerlei Vorurteile dieser Art und, viel wichtiger, bauten keine Theorien darauf auf.[35]

Beide lehnten auch ganz nüchtern die paranormale Psychologie ab. Freud und Jung – ebenso wie William James, Pierre Janet, Théodore Flournoy und die anderen führenden Psychologen der Zeit – nahmen an Séancen teil und studierten spiritistische Medien, und zwar nicht als Hobby, sondern weil sie sich dadurch Zugang zum Bereich des »Subliminalen« erhofften, der später als »das Unbewusste« bezeichnet wurde. Rorschach – und auch Bleuler – verstand diese Praktiken, so wie wir sie heute sehen. Als seine Schwester Anna ihre Großmutter verspottet hatte, weil sie sich dem Spiritismus zuwandte, erwiderte der Medizinstudent Hermann: »Wenn eine alte Unruhstifterin zu den Spiritisten geht, so tut sie es nur darum, weil die Menschen sie nicht mehr wollen – nur darum sucht die den Verkehr von ›Geistern‹, weil ihr keine lebenden Menschen mehr nahe stehen – da liegt sogar eine große Dosis recht tiefe Tragik drin. Und Grund sich aufzuregen ist es nicht.«[36]

Rorschach hat nie selbst an der Burghölzli-Klinik gearbeitet, aber aufgrund der engen Verbindung zwischen der Universität Zürich und dem Burghölzli hatte er einen Kliniker von Weltrang als Lehrer. Er wurde sogar so weit Bleulerianer, dass er im Januar 1906 gelobte, dem Alkohol zu entsagen, und sich sein Leben lang an diesen Vorsatz hielt.[37] Bleuler war der einzige Universitätspsychiater seiner Ära, der Freuds Ideen befürwortete, anwandte und lehrte. Doch entscheidend war die Unabhängigkeit Zürichs von Wien: Rorschach befand sich am einzigen Ort der Welt, an dem die Psychoanalyse sowohl ernst genommen als auch weiterentwickelt wurde. Er studierte bei den Erfindern des weltweit ersten psychologischen Tests für die Erforschung des Unbewussten. Dies sollte sich als ideales Umfeld erweisen.

IM JAHR 1914, als Rorschach bereits als Psychiater praktizierte, wurde ein gewisser Johannes Neuwirth, der in einem Radfahrerregiment der Schweizer Armee diente, zur Begutachtung zu Rorschach geschickt.[38] Neuwirth hatte sich für zehn Tage beurlauben lassen, beglich Geschäftsschulden seines Stiefvaters in Höhe von 2900 Franken und verschwand am 3. Dezember – einem Donnerstag – plötzlich, zwei Tage bevor er wieder bei der Truppe sein sollte. Sechs Tage später fand ihn die Polizei in einer Schenke. Er saß tief über einen Teller gebeugt und hatte ein großes Glas Bier vor sich; er aß langsam und seelenruhig. Der Polizist fragte: »Neuwirth, warum sind Sie am letzten Samstag nicht eingerückt?« Neuwirth blickte verwundert auf und erwiderte zögernd und verlegen: »Ich muss bald gehen.«

Er folgte dem Polizisten bereitwillig und wollte auf der Stelle zu seiner Einheit zurück – er diente gern in der Armee. Auf die Frage, welcher Tag es sei, antwortete er »Donnerstag« und wollte partout nicht glauben, dass es bereits Mittwoch, der 9. Dezember, war. Er machte insgesamt einen verwirrten Eindruck. Man brachte Neuwirth ins Krankenhaus, wo er erklärte, er sei am Abend des 3. mit dem Fahrrad im Schnee geschlittert und bei der Brücke nahe der Bahnstation gestürzt. Er erinnerte sich an nichts bis zu dem Moment, als ihn der Polizist in dem Gasthof ansprach. »Es war mir zumute, als ob ich aus einem Traum aufgewacht wäre. Es wurde mir zur Last gelegt, ich wollte durchbrennen. Wenn ich das gewollt hätte, so wäre ich durchgebrannt, als ich Fr. 2900,–

bei mir hatte, und nicht erst, nachdem ich dies alles laut Quittungen ausbezahlt hatte.«

Nachdem Rorschach Neuwirths körperliche Verfassung untersucht und seine Familienverhältnisse aufgenommen hatte, nutzte er das Wortassoziationsexperiment von Jung und Riklin, freies Assoziieren nach Freud sowie Hypnose – eine von Bleulers Spezialitäten –, um dem Soldaten zu helfen, sich an die Geschehnisse zu erinnern. Der Wortassoziationstest brachte nichts zutage, was während des Unfalls selbst vorgefallen war, offenbarte jedoch Komplexe, die erklärten, *warum* Neuwirths Ausfall die entsprechende Form angenommen hatte (Hass gegenüber seinem Stiefvater und der Wunsch, sein Vater möge noch leben, damit alles so wäre »wie es früher war«). Das Freud'sche freie Assoziieren versetzte den Patienten zurück in einen dissoziierten Zustand, der aufzeigte, *wie* er agiert hatte: Er fing sofort an zu halluzinieren und konnte sich anschließend nur noch an das erinnern, was er zuerst gesehen hatte. Die Hypnose wirkte, so wie Rorschach es erwartet hatte, am besten bei der Aufdeckung dessen, *was* geschehen war. Er hatte sie bis zum Schluss aufgespart, um die Ergebnisse der verschiedenen Methoden vergleichen zu können. Unter Hypnose sagte Neuwirth aus, er habe das Fahrrad am Bahnhof liegen gelassen, habe sich im Park auf eine Bank gesetzt, sei zum Geschäft seines Vaters zurückgegangen und habe seinen Heimweg nicht gefunden. Allem Anschein nach hatte er einen epileptischen Anfall erlitten. Seine Schilderung klang durchweg schlüssig, doch in seiner Erinnerung verdichteten sich die Geschehnisse alle auf einen einzigen Tag.

Nach der Hypnose konnte Rorschach die Ergebnisse der freien Assoziation und der Wortassoziation so weit deuten, dass sich die gesamte Geschichte weitgehend zusammenstückeln ließ. Er fasste zusammen: »Wichtig war mir vor allem, die *Bedingtheit der ›freien Assoziationen‹* zu zeigen, eben anhand des erst nachträglich in der Hypnose herausgeholten Materials.« Die freien Assoziationen waren keine »Zufälligkeiten«, sondern »durch unbewusste Erinnerungsinhalte bedingt«. Jede Technik besaß eine wichtige Funktion. Rorschach folgerte, dass eine vollständige Analyse am geeignetsten gewesen wäre, um weitere Details aufzudecken, die unter Hypnose nicht offenbart wurden, und um beweisen zu können, dass alle Aspekte des Falles »zu einem einheitlichen Bilde zusammenflossen«, wie er es formulierte.

Für eine vollständige Analyse hatte man jedoch nicht genügend Zeit. Rorschach brauchte eine Methode, die in einer einzigen Sitzung wirkte und sofort ein »einheitliches Bild« ergab. Diese Methode musste strukturiert sein und bestimmte Vorgaben liefern, auf die reagiert werden konnte, wie die Reizwörter eines Wortassoziationstests; zugleich aber auch offen wie das freie Assoziieren; und sie musste wie die Hypnose die bewussten Abwehrmechanismen umgehen können, um jene Dinge zu offenbaren, von denen wir nicht wissen, dass wir sie wissen, oder die wir nicht wissen wollen. Rorschach verfügte über drei brauchbare Techniken, die von seinen drei wichtigsten Inspirationsquellen stammten, doch der Test der Zukunft sollte alle drei Ansätze vereinen.

KAPITEL 5

Ein ganz eigener Weg

Im Frühjahr 1906, als Züricher Medizinstudent kurz nach dem Vorexamen, konnte sich Rorschach solch eine Synthese nicht vorstellen, geschweige denn sie umzusetzen. Es dürstete ihn nach Erfahrung, aber er durfte nicht viel Eigenständiges tun, abgesehen von allgemeinmedizinischen Untersuchungen, Augenprüfungen und Autopsien. Wie er Anna schrieb, war er jedoch begeistert, endlich als Arzt zu praktizieren: »Es geht jetzt endlich vorwärts, endlich kranke Menschen und einen Blick in den späteren Beruf!« Meist konnte er bei Operationen nur zusehen. Aber es gab viel zu lernen. Über die ersten zwei Wochen seiner Facharztausbildung, in denen er mehr als fünfzig Wochenstunden arbeitete, schrieb er: »Diese 14 Tage werde ich auch nie vergessen.«

Er hatte viel zu erzählen. 16-jähriger Junge war durch ein Glasdach gefallen, und die Ärzte glaubten, ihn retten zu können, »aber nach 3 Tagen kam schon sein Gehirn zur Demonstration«.

Eine alte Frau mit wachsgelbem Gesicht wurde vorgeführt, sie hat kein einziges Mal die Augen aufgemacht und nach zwei Tagen habe ich selber zugesehen, wie ihre Leiche seziert wurde. Ein junger Mensch mit einer furchtbar geschwollenen Hand wurde narkotisiert und operiert und merkte beim Erwachen mit einem Stöhnen, das ich nie vergessen werde, dass er keine rechte Hand mehr hatte. Ein 21-jähriger Student wurde gezeigt, der sich an den Stellen des Vorderarms, wo man den Puls fühlt, Einschnitte gemacht hatte, er hatte sich das Leben nehmen wollen. Ein ca. 18-jähriges Mädchen, das eine schwere Geschlechtskrankheit hatte, musste sich vor uns 150 Studenten zur Schau stellen usw. so geht das jeden Tag; und das alles weil die armen Menschen kein Geld haben, sich als Pensionäre aufnehmen zu lassen. Das ist die Tragik der Kliniken.

Er war entsetzt darüber, wie seine biertrinkenden Kommilitonen mit ihren Gehstöcken mit versilbertem Knauf auf die Demonstration reagierten: »Denk dir nur, wie sich der früher geschilderte Typus des Studenten zu alldem stellen wird. Wir müssen ja alle dem gegenüber kalt sein, so muss es nun einmal sein; aber roh werden, so eine Art moralische Idioten werden, das muss der Mediziner nicht.«[1]

Diese Erfahrungen mochten zwar eindringlich gewesen sein, trugen aber sicherlich nicht dazu bei, dass er sich von Herzen verstanden fühlte. Die Realität bedeutete Dutzende Patienten pro Tag und stundenlange Beratungen. »Ich habe nun recht erfahren, was Praxis ist und allerlei Ideale sind nüchtern geworden«, schrieb er Anna. »Im allgemeinen sieht der Arzt mehr Misstrauen als Dankbarkeit und mehr Taktlosigkeit als Verständnis.«[2] In jenem Frühjahr hatte er in seinem Zimmer ein kleines Buch bereitgelegt, in dem sich Besucher eintragen konnten; sechs Monate später standen dreißig Namen darin – bei weitem nicht alle seiner Gäste. Da wurde ihm klar, dass er aus Zürich weggehen musste. Dieses Muster zeigte sich in Rorschachs Leben immer wieder. Jahre später schrieb er einem guten Bekannten: »In den letzten zwei Monaten habe ich mich so extraversiv betätigen müssen, dass ich sozusagen extraversionssatt geworden bin und nach Innerlicherem hungere. Der Mensch lebt wirklich nicht von der Extraversion allein.«[3]

»Ich habe nun hier schon zu viel Bekannte«, schrieb er in dem Brief an Anna aus dem Jahr 1906, in dem er erstmals Olga Shtempelin erwähnte. »Weißt du, was das heißt, wenn man zuviel Bekannte hat? Da kommen sie und laden ein und kommen wieder und besetzen Dir die einzige Zeit, die Du fürs Alleinsein nötig hast. Sie verdunkeln die Freiheit.« Olga war nach Russland gereist, und trotz seines Interesses an Menschen sehnte sich Rorschach nach mehr Zurückgezogenheit. »Da zieht man ganz gern einmal aus und lässt diejenigen fliegen, die man sehr entbehrlich findet.«[4]

Den Rest seines Medizinstudiums verbrachte er mit Auslandsstudien, Reisen und einigen befristeten Anstellungen an verschiedenen Orten in der Schweiz. Ältere Medizinstudenten schrieben sich häufig für einige Semester an anderen Universitäten mit anderen Fachschwerpunkten ein und arbeiteten im Sommer als Vertretung in Privatpraxen, doch Rorschach sammelte ein breiteres Spektrum an Erfahrungen als die meisten seiner Kommilitonen – zum einen wegen seines starken Wunsches, »anders« zu sein als seine privilegierteren Mitstudenten, und zum anderen, weil er um des Geldes willen jede Anstellung annehmen musste, die er finden konnte.

Zunächst ging er für ein Semester nach Berlin – seine erste Abwesenheit aus der Schweiz seit Dijon. »Berlin mit seinen Millionen Menschen wird mir das Alleinsein besser erlauben als Zürich«, schrieb er Anna.[5] Anfangs fand er das, was er glaubte zu brauchen: »Ich bin die ersten Tage hindurch ganz allein gewesen, und bin's auch meistens jetzt noch, – glücklicherweise.« Er wohnte in einem typisch berlinerischen Zimmer mit einem Fenster, im dritten Stock mit Blick auf einen kleinen Innenhof und in zahlreiche andere Fenster. Im Hof stand »ein Baum, an dem *ich* sehr Freude habe«, vielleicht anders als die anderen Stadtmenschen, die in dem Gebäude eingepfercht waren.[6] Die Abende verbrachte er zu Hause oder mit Streifzügen durch die Straßen, die immer fast bis zum Morgengrauen bevölkert waren. Er ging gern ins Theater, den Zirkus oder ins Kino.

Aber das Chaos der modernen Metropole war nichts für ihn. Kurz nach der Jahrhundertwende war Berlin eine der größten und am schnellsten expandierenden Städte der Welt; die Einwohnerzahl hatte sich innerhalb von sechzig Jahren auf zwei Millionen verfünffacht, wobei weitere eineinhalb Millionen Bewohner in den neuen Vororten rings um die Stadt noch nicht mitgezählt waren. Die Straßenbahnen fuhren bis drei Uhr in der Früh – manche Linien verkehrten am Wochenende die ganze Nacht hindurch –, und die Bars waren bis zum Tagesanbruch geöffnet.[7] Die ununterbrochene Bautätigkeit verstärkte den Lärm und das Wirrwarr noch zusätzlich. Wer um die Jahrhundertwende auf der geschäftigen Friedrichstraße auch nur hundert Schritte ging, erlebte einen wahren Sinnentaumel. Alles vermengte sich, wie ein Zeitzeuge es schilderte: »das Ineinanderklingen von Verkehrssignalen, Drehorgeltönen, Zeitungshändlergeschrei und das Geklingel der Milchverkäufer von Bolles Meierei, die Stimmen der Obst- und Blumenverkäufer, das heisere Wispern der Bettler, das Flüstern der leichten Mädchen, das Rollen der Stadtbahnwaggons, der kreischende Eisenklang alter Straßenbahnschienen, und das Schleifen, Trippeln und Stampfen von Millionen von Schritten; gleichzeitig das Kaleidoskop der farbigen Erscheinungen, […] die Reklamelichter, die Nuancen des künstlichen Lichts in den Büros und Fabriksälen, […]

das Licht in den Stadtbahnwaggons und Straßenlaternen, in den Lampen der Pferdefuhrwerke und Automobile, das In- und Nebeneinander von Röhren- und Bogenlicht, Glühbirnen und Karbidlampen […].«[8]

Selbst im Vergleich mit Wien, Paris und London galt Berlin als ständig im Fluss, unbestimmt und unbeständig, als »ein Ort des permanenten Wandels«. Eine der führenden Berliner Tageszeitungen, die sich selbst als »die schnellste Zeitung der Welt« bezeichnete, beschrieb den Potsdamer Platz im Jahre 1905 so: »Jede Sekunde ein neues Bild.«

Viele, die neu nach Berlin kamen, entdeckten dort Freiheiten und Chancen, doch Rorschach war mit dem Herzen in der schweizerischen Heimat oder vielleicht bereits bei Olga. Die Art, wie er Berlin wahrnahm, klang alles andere als wohlwollend. »Bis in einigen Jahren wird Berlin viel mehr Einwohner haben als unser ganzes Vaterland«, schrieb er seinem fünfzehn Jahre alten Bruder Paul. »Aber nicht die Quantität ist die Hauptsache, sondern die Qualität. ... Sei Du nur recht froh, dass Du kein Berliner bist. Da wohnt ja mancher alte Mann, der vielleicht nie in seinem Leben einen Kirschbaum gesehen hat, und ich habe nun seit 2 Monaten keine Kuh u. keine Katze mehr gesehen. ... Du solltest froh sein über unsere gute Luft und unsere Berge, u. solltest treu u. frei werden u. grad u. redlich, u. kein solcher Untertan wie ich sie hier täglich sehe.« Er fand die Menschen »kalt« und »langweilig«, die Gesellschaft »gräulich«. »Es wird mir zu blöd hier.«[9]

Am schlimmsten empfand er den Konformismus der Deutschen, die Rorschachs Eindruck nach sogar noch weniger frei waren als die Russen unter dem Zaren. Er kam zufällig zu dem Zeitpunkt nach Berlin, als sich dort eines der berühmtesten Beispiele blinden Gehorsams gegenüber der Obrigkeit in der deutschen Geschichte ereignete. Am 16. Oktober 1906, vier Tage vor Rorschachs Ankunft, unternahm ein Landstreicher einen spektakulären Coup: Er hatte sich bei verschiedenen Trödlern unterschiedliche Teile der Uniform eines preußischen Gardehauptmanns gekauft; diese zog er nun an und wurde ein ganz neuer Mensch. Er unterstellte einen Trupp Soldaten seinem Befehl, verhaftete den Bürgermeister der Stadt Köpenick und raubte die Stadtkasse. Er behauptete, auf allerhöchsten Kabinettsbefehl zu handeln, und alle Beteiligten gehorchten dem Uniformierten, ohne zu fragen. Die Presse war vor und nach seiner Verhaftung am 26. Oktober voll von Meldungen über den »Hauptmann von Köpenick«. Der Mann wurde zum Volkshelden. Die Deutschen »beten die Uniform an und den Kaiser«, schrieb Rorschach seiner Schwester Anna aus Berlin, »und halten sich für die höchsten Menschen im Weltall und sind doch nur die besten Beamten«.[10]

Russland reizte Rorschach nach wie vor. Die Russin Anna Semenoff, die ebenfalls in Berlin und Zürich Medizin studierte, hatte ihn eingeladen, im Juli 1906, vor seinem Semester in Berlin, nach Moskau zu kommen, doch die politischen Verhältnisse vereitelten die Reise. Russland wurde von seiner ersten Revolution des zwanzigsten Jahrhunderts erschüttert, die durch einen verheerenden Krieg mit Japan entfacht worden war. Rorschach hatte ein ungutes Gefühl, sich möglichen Gefahren auszusetzen, weil er immer noch die wichtigste Stütze seiner Familie war. Als Semenoff nach Berlin zurückkehrte und ihre Einladung für die Weihnachtsferien erneuerte, nahm Rorschach an. Im Dezember 1906 reiste er von Berlin nach Moskau.

Dies war der aufregendste Monat seines Lebens. Er sah »das Land der unbegrenzten Möglichkeiten«, wie er es nannte, zum ersten Mal mit eigenen Augen. Der umfassende, begeisterte Bericht, den er nach der Rückkehr seiner Schwester schickte, enthielt zahlreiche Schilderungen seiner tief empfundenen Eindrücke. Rorschach beschrieb den Rundblick vom Kremlturm, die absolute Stille, mit der sich 25.000 Schlitten durch die Stadt bewegten, und die starr gefrorenen Schlittenlenker, die an Feuern mitten in der Straße »die Gletscher aus ihren Bärten schmelzen« ließen. Er besuchte kulturelle Veranstaltungen, etwa im Moskauer Theater, das als »das beste der Welt« galt, und in der Oper, sowie Vorträge, Sektentreffen und politische Versammlungen; er sah seinen alten Freund Tregubov wieder.[11] Die Russen halfen ihm, aus sich herauszugehen. Einer gängigen Redewendung zufolge war St. Petersburg der Kopf Russlands und Moskau das Herz, und Rorschach pflichtete bei: »Man kann in Moskau 2 Wochen leben und mehr vom russischen Leben sehen und begreifen, als wenn man in Petersburg ein Jahr lebt.«[12]

Die Reise nach Moskau markierte zudem den Zeitpunkt, an dem Rorschach bewusst ins Erwachsenenalter eintrat. Ursprünglich wollte er nach seiner Berliner Zeit »den Spuren unseres Vaters nachgehen«, wie er in einem langen Brief an Anna schrieb, »aber man ist besser dran, wenn man sich eigene Spuren sucht; wenn der Sohn dann nicht genug Courage hat, um eigene Spuren zu suchen, kann er immer noch anderer Spuren nachgehen«.[13] Von dieser Zeit an erwähnte Rorschach seinen Vater nur noch selten in seinen Briefen, außer bei wichtigen Familienereignissen. Er trauerte in produktiver Weise um den Verlust des Vaters, schlug für den Vater die medizinische Laufbahn ein und verfolgte weiterhin sein Interesse an Reisen und Kunst, das er von Ulrich geerbt hatte.

Russland befriedigte ein Verlangen nach Horizonterweiterung, das Rorschach zweifellos auf andere Weise erfüllt hätte, auch wenn er in Dijon nicht Tregubov begegnet wäre. Niemand liest *Krieg und Frieden* ein zweites Mal während der aufreibenden, zwei Monate dauernden medizinischen Abschlussprüfungen, wie Rorschach es 1909 tat,[14] aus bloßem Interesse an der russischen Kultur – das tut nur jemand, der sich nicht durch seine unmittelbare Umgebung bestimmen lassen will und anderswo ein geistiges und emotionales Leben sucht.

NACH DER RUSSLANDREISE war Westeuropa ernüchternd. Anfang 1907 kehrte Rorschach »enttäuscht und etwas bedrückt« von Berlin zurück,[15] und sein nächstes Semester war nicht viel besser. »Bern gefällt mir nicht schlecht«, schrieb er Anna, »es ist zwar recht versimpelt und ältlich, und die Leute sind meist grob, so dass ich, der ich doch auch nicht der höflichste Mensch bin, sehr überrascht war.«[16] Er verbrachte den Rest des Jahres und das gesamte folgende Jahr in Zürich beziehungsweise arbeitete als Vertretungsarzt an anderen Orten, aber mit dem eindeutigen Gefühl, dass ihm das Studentenleben und die Schweiz nicht mehr viel zu bieten hatten.

Zumindest seine Schwester schaffte den Absprung. Nachdem Anna zwei Jahre lang in der französischsprachigen Westschweiz als Kinderfräulein gearbeitet hatte, half ihr Hermann Anfang 1908, eine Anstellung als Erzieherin in Russland zu finden. Anna ergriff die Chance, das »Land der unbegrenzten Möglichkeiten« zu sehen, von dem sie schon so viel gehört hatte.[17] In den folgenden Monaten klangen Hermanns Briefe fast trunken vor Begeisterung über Annas Erfahrung; seitenweise erläuterte er ihr die russische Grammatik sowie Zugstrecken und Fahrpläne und erklärte ihr, wie viel Gepäck sie mitnehmen solle und wie sie dieses durch den Zoll bekäme.

Annas Reise war für Hermann eine Art zweite Russlandreise. Während er in der Schweiz festsaß, konnte er ihre Erlebnisse eins zu eins nachempfinden. Als er ihren ersten Brief las, hatte er das Gefühl, mit ihr gemeinsam durch Moskau zu spazieren. Erinnerungen an seine eigene Reise kamen hoch, während er ihr Ratschläge gab, sie mit Fragen bombardierte und ihr zuredete, das Bolschoi-Theater, Tregubov, Tolstoi, jeden und alles zu besuchen. Rorschach bat sie, ihm Reproduktionen russischer Gemälde zu schicken.[18] Er bestärkte sie in der Absicht, eine Kamera zu kaufen; das Fotografieren sei eine gute Schule des Sehens: »Tu es nur. Wenn Du auch ein Monatsgehalt dazu brauchst, so wirst Du damit doch so viel Freude haben, dass es sich sehr lohnt. Es ist ja wirklich schön, wenn man später in seinen sesshaften Tagen die Stätten früheren Lebens in Bildern hat, es bleibt doch alles viel lebendiger, und außerdem, man sieht es besser an.«[19] Anfangs erteilte er ihr Ratschläge und ermutigte sie, Geduld zu haben; man lerne erst mit der Erfahrung. Doch schon bald bat er sie um Rat; er legte ihr eine Aufnahme bei, die seiner Meinung nach Mängel aufwies: »Was ist nur los damit? Zu wenig oder zu viel exponiert? Zu wenig oder zu viel entwickelt? Zu wenig oder zu viel fixiert? Weißt Du das?«[20]

Nachdem Hermann nach dem Tod ihrer Eltern für Anna »Vater und Mutter zugleich« gewesen war, nahm er nun die Rolle eines großen Bruders an. Anna konnte sich mit jeder Frage an ihn wenden. Als Medizinstudent und junger Arzt weihte er sie auch in das Geheimnis um den Ursprung des Lebens ein und gab ihrer hungernden Seele unendlich viel Nahrung.[21] Neben allen möglichen anderen Ratschlägen und Unterweisungen hatte Hermann seiner achtzehn Jahre alten Schwester eine Beschreibung des »Fleischmarkts« des Berliner Straßenstrichs geschickt: »Elegant bis zum Äußersten, in

Seide und Sammet, geschminkt, gepudert, mit geschwärzten Augenbrauen und Wimpern, mit rot geschminkten Augenlidern. – So gehen sie, aber die Männer, die sie mustern, mit frechen, höhnenden und gierigen Blicken sind noch trauriger anzusehen, und sind an allem schuld.«[22]

Auch als Anna anfing, eigene sexuelle Erfahrungen zu machen, blieb er ihr ein treuer Ratgeber. »Ein entsetzlich großer Teil der Männer [sieht] in den Weibern nur ein Genussmittel; ich weiß nicht, wie weit in der letzten Frage Deine Gedanken gegangen sind, aber ich hoffe, dass Du Dir darüber Gedanken gemacht hast. Halte Du die Überzeugung hoch, dass auch das Weib ein Mensch ist, der selbständig sein kann, aus eigener Kraft sich vervollkommnen kann und muss, und denke auch Du daran, dass eine Gleichberechtigung zwischen Mann und Frau herrschen muss. Nicht in politischen Rammlereien, sondern im Familienkreis, vor allem im Geschlechtsleben.«[23] Er war der Überzeugung, seine Schwester habe ebenso sehr ein Recht, über Sexualität Bescheid zu wissen, wie er.

Dies galt im Grunde für alle: »Die Storchfrage ist die heikelste im kindlichen Leben«, erklärte er ihr, als sie Kinderfräulein war. »Vom Storch sollst Du natürlich *nie* etwas sagen, sondern... dem Kind zeigen, wie eine Blume befruchtet wird« oder es zusehen lassen, wie ein Kalb oder ein Kätzchen geboren wird. »Dann ist der Schritt zu der geheimnisvollen Antwort nicht mehr weit.«[24]

Anna sehnte sich danach, ihren Horizont zu erweitern, und Hermann unterstützte sie dabei gern; gleichzeitig erwartete er, mindestens ebenso viel von ihr zu erfahren. »Du hast ja bald mehr gesehen... als ich«, schrieb er.[25] Männer »sehen ein Land eigentlich nur in Gesellschaft, wo Lüge und Umgang und Tradition und Sitte usw. alles Dämme sind, die in das wirkliche Leben hineinzuschauen verwehren«. Frauen haben es »viel besser in dieser Beziehung«, weil sie Zugang zum Familienleben haben. »Jetzt bist Du ja wirklich schon in einem ganz anderen Milieu. So lernt man ein Land kennen, wirklich. Also… sieh Dir die Menschlein recht an. Und schreib mir davon. Von russischen Offiziersfamilien musst schon Du *mir* schreiben, da weiß ich nichts.«[26]

Rorschach brannte vor Neugier nach Dingen, die er nicht unmittelbar sehen konnte, und war von Anfang an davon überzeugt, dass unterschiedliche Menschen – besonders Vertreter unterschiedlicher Geschlechter – verschiedenartige, aber vermittelbare Sichtweisen einnahmen. Wissen erforderte sowohl Nähe als auch Distanz. »Man [lernt] erst in der Fremde das ›Heim‹ lieben«, schrieb er seiner Schwester einmal.[27] Er wollte jeden Aspekt des menschlichen Wesens ergründen, den er ergründen konnte, und dafür brauchte er Anna. »Du [sollst] mir schreiben, soviel aus Kopf und Feder herauskommen will.«[28]

Er wollte auch die Bindung zu seiner Schwester aufrechterhalten. »Annali, ich möchte, dass wir uns viel schreiben, dass wir über die vielen Länder und Berge und Grenzen, die uns jetzt trennen, hinweg uns recht nahe bleiben, auch noch näherkommen«, schrieb er 1908.[29] Und das taten sie auch. Bis auf eine kurze Rückkehr in die Schweiz im Jahr 1911 blieb Anna bis Mitte 1918 in Russland; sie erlebte dabei Krieg und Revolution und verlor in dem Chaos den Großteil ihrer Habe. Hermanns Briefe an sie aus der Zeit nach 1911 gingen verloren, aber sein Herz blieb zweifellos in Russland bei seiner Schwester – und bei Olga.

Auch für Olga waren die Jahre, nachdem sie im Sommer 1906 Hermann kennengelernt hatte, eine Zeit des Studierens und des Reisens. Anfang 1908 waren die bildschöne Russin und der gutaussehende Russophile ein Paar. Er hegte klare Ansichten und tiefe Empfindungen, hielt diese aber durchweg im Zaun; er lebte durch die Gefühlsausbrüche anderer Menschen, und in Olga fand er eine Person, die ihm dies intensiv vorlebte. Später sagte er, sie zeigte ihm die Welt und ermöglichte es ihm, darin zu leben. Sie verfügte sogar über synästhetische Fähigkeiten, was Hermann ungeheuer faszinierte; im Alter von vier Jahren hatte sie sieben Bilder von Torbögen in verschiedenen Farben gemalt, damit sie die Wochentage sehen und sich einprägen konnte.[30] Was sie betraf, so war sie alles andere als begeistert von der Schweiz und der Mentalität der Schweizer, akzeptierte diese aber weitgehend und sehnte sich ebenso sehr wie Hermann nach einer gewissen Beständigkeit.

Olga kehrte Ende Juli 1908 nach Russland zurück. Hermann begleitete sie bis Lindau. Sie war dreißig, er vierundzwanzig. Hermann wartete immer ungeduldig darauf, von Anna zu hören, doch seine erhaltenen Briefe an Lola, wie Olga von Angehörigen und Freunden genannt wurde, klangen drängend, ja fast verzweifelt: »Meine Liebe, meine liebe Ljoljuša, ich habe schon lange nichts mehr von dir erhalten, schon mehr als 24 Stunden. Ljolja schreib schreib. Mir ist es schrecklich leer und langweilig, also schreib mir. ... Ich sitze da nach dem Mittagessen, rauche und erinnere mich an dich. In einer Stunde erwarte ich wieder Post. Aber mit [der ersten] Post habe ich noch nichts bekommen, wird es heute noch etwas? Ich will wissen, wie es meinem Frauchen geht!!« Später ergänzte er mit einem anderen Stift: »Nun ist es 4 Uhr abends und ich habe den ganzen Tag nichts bekommen!«[31]

Olga versorgte in ihrer Heimatstadt Kazan Cholerapatienten. Ende November zog sie in eine kleinere und ärmere Stadt mehr als dreihundert Meilen weiter östlich. Sie fühlte sich dort überhaupt nicht wohl, wie Hermann seiner Schwester Anna berichtete; sie sah überall nur Dreck und Derbheit und fühlte sich ganz allein. Hermann, der in Zürich geblieben war, arbeitete auch in diesem Sommer wieder als Vertretungsarzt, in Kriens bei Luzern und in Thalwil am Zürichsee, und sammelte Erfahrungen, die er Anna schilderte:

> Gestorben sind mir in der Zeit vier Personen, aber alles alte Ruinen, baufällig eben bis zum Sterben. Die hätte der Doktor auch nicht mehr halten können. Dafür habe ich eine schwere Geburt glücklich zu Ende geleitet, eine sehr schwierige Steißlage, wo ich das Kind an der Schlinge herausziehen musste. Die Hebamme stand dabei und sprach von ›seltenen Wunderfällen‹, dass es gelinge, solche Kinder lebendig zur Welt zu bringen, und wollte ihm schon die ›Nottaufe‹ aufs Hinterteil geben, da die Leute auch katholisch waren. Da habe ich's doch noch lebend herausgezogen, und jetzt lebt's und hat keine Taufe aufs Hintern mehr nötig.[32]

Ansonsten rackerte er sich durch den Rest seines Studiums; den ganzen Herbst und Winter über lernte er jeden Abend eifrig mit einem Freund. »Ich habe auch bis zum Kragen genug von der Schülerei und [werde fast wund vom Warten], bis das Herumhocken endlich ein Ende hat«, schrieb er. Er konnte es kaum erwarten, endlich mit dem Studium fertig zu sein. Im Januar 1909 erklärte er: »In der Schweiz habe ich nichts, was mich hält, nur unsere Berge.«[33] Genau einen Monat später bestand er seine letzten Prüfungen.

Rorschach konnte nun als Arzt praktizieren, doch seine beruflichen Möglichkeiten waren begrenzt.[34] Er konnte entweder für ein geringes Salär in einer Universitätsklinik arbeiten – was er sich in seiner finanziellen Lage unmöglich leisten konnte – oder aber in einer abgeschiedeneren Anstalt tätig werden, mit geringfügig besserem Gehalt und mehr psychiatrischer Praxis, aber ohne Universitätslaufbahn. Er sicherte sich eine Anstellung in der Anstalt von Münsterlingen, deren Direktor er 1907 während seiner Assistenzzeit im nahe gelegenen Krankenhaus kennengelernt hatte. Im August sollte er mit der Arbeit beginnen. Zuerst jedoch wollte er Olga wiedersehen, deren Familie kennenlernen und die Grundlagen für eine dauerhafte Übersiedelung nach Russland schaffen. Er hoffte, in Russland innerhalb eines Jahres genug zu verdienen, um seine Schulden zu begleichen, wofür er in der Schweiz sechs Jahre oder mehr brauchte.[35]

Unmittelbar nach seinen Abschlussprüfungen machte sich Rorschach auf den Weg nach Moskau, um Anna zu besuchen, und reiste dann weiter nach Kazan. Er konnte sein Russisch verbessern und fand in einer neurologischen Klinik Arbeit. Dann schlug er sich vier Wochen lang mit der Bürokratie herum, um die Genehmigung zu erhalten, die große Anstalt in Kazan aufsuchen zu dürfen, die mehr als elfhundert Patienten und Berge unerforschter Fallmaterialien beherbergte. »Leider ist es mit der Wissenschaftlichkeit nicht gerade weit her, aber wenigstens Ordnung haben sie«, berichtete er Anna. »Ein merkwürdiges Völkergemisch ist da unter den Kranken: Russen, Juden, Deutsche Kolonisten, sibirische Heiden. Aber leider interessieren sich die Ärzte nur sehr wenig für die interessanten Fragen der Rassenpsychiatrie«, womit er wohl die Erblichkeit von Geisteskrankheiten sowie rassische und ethnische Unterschiede in der menschlichen Psyche meinte. Er war zuversichtlich, in Russland leicht Arbeit finden zu können. »Jedenfalls lockt es mich sehr, später einmal an dieser Anstalt [in Kazan] zu arbeiten« oder an einer der vielen anderen in Russland.[36] Er schätzte es, »wie unendlich viel freier, ungenierter, natürlicher, ehrlicher alles zwischen den Menschen vor sich geht«. Ein andermal schrieb er: »Das russische Leben gefällt mir. Man ist ungeniert und kommt schnell weit, (wenn man es nicht mit Behörden zu tun hat).«[37]

Leider war dies unerlässlich. Die wahnsinnig undurchsichtige und willkürliche Bürokratie, der er begegnete, machte es ihm unmöglich, in Russland eine Approbation zu erhalten. »Dies Warten, warten muss man in Russland. … Unangenehm ist hauptsächlich, dass es so schwer ist, eine klare Antwort zu bekommen.« Er fürchtete, es werde ihm ergehen wie einem schweizerischen Kollegen, der in Petersburg acht Monate vergeblich gewartet hatte. Und er musste wieder die Schulbank drücken, die er nur allzu gern hinter sich gelassen hatte. Er paukte Literatur, Geographie und Geschichte, diesmal auf Russisch. Er verstand durchaus, warum er sich dies aufbürden musste: Wenn ein wahnhaft gestörter Patient glaubte, ein Zar oder Graf zu sein, musste der Arzt wissen, wovon der Kranke redete. Trotzdem schreckte ihn die Aussicht.[38]

Auch persönlich war dies eine schwierige Zeit. »Kazan ist keine Großstadt wie Moskau, nur eine sehr große Kleinstadt und das fühlt man in allem, auch in den Leuten«, schrieb Hermann.[39] Kazan war größer als Zürich, aber provinziell; immerhin gab es einen Park, der als »russische Schweiz« bezeichnet wurde, eine Art Gegenstück zum Kleinrussland in Zürich. Hermann half Olga, sich auf ihre eigenen Examen vorzubereiten, dreiundzwanzig an der Zahl. Und Olgas Mutter erinnerte ihn nur allzu sehr an seine eigene Stiefmutter;

sie war »ziemlich verständnislos«. Hermann und Olga hatten geplant, in Russland zu heiraten, doch er musste seiner Schwester gestehen: »Wir haben zu wenig Geld, und Du wirst verstehen, dass wir uns von Pumpgeld nicht heiraten wollen. Ich hätte es sehr gerne getan, da doch Olga wieder auf einige Zeit, doch auf etwa 5 Monate auf eine Stelle gehen muss und man ja nie weiß, was dabei passiert. Ich hätte ihr sehr gern das gegeben.«[40]

Rorschach blieb fünf Monate in Russland, bevor er in die Schweiz zurückkehrte, diesmal nicht mehr als Assistent verschiedener Ärzte oder als Stellenbewerber, der sich mit den Behörden herumschlagen musste, sondern als erfahrener Psychiater. Inzwischen war er etwas ernüchtert über Olgas Heimatland. Er war verwundert, ja bestürzt, dass Otto Weiningers zutiefst frauenfeindliches Buch *Geschlecht und Charakter* ins Russische übersetzt worden war und dort große Verbreitung fand; immerhin hatte er früher einmal an Anna geschrieben:

Nirgends sieht die menschliche Gesellschaft mit soviel Achtung auf die Persönlichkeit der Frau wie in Russland. ... Bei uns genügt ja in den meisten Fällen dem Mann eine Frau, wenn sie nicht grad dumm, nicht grad hässlich, nicht grad arm ist wie eine Kirchenmaus; was die Frau aber *wirklich* ist, danach wird weniger gefragt. Das ist in Russland, wenigstens in den intelligenten Kreisen, nicht so.[41]

Rorschach hätte erwartet, »dass das Werk [vom Unwert des Weibes] in Russland höchstens verlacht würde«. Er selbst tat es als »haarsträubenden Blödsinn« ab und erklärte, der Autor sei schon bald »für verrückt erklärt« worden.[42] Doch das Buch war ein Renner.

So wie seine ersten Erfahrungen im Medizinstudium viele

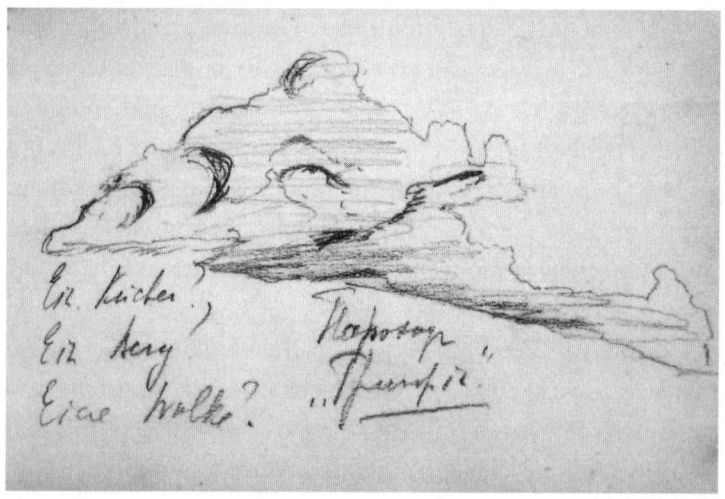

Rorschach legte ein Skizzenbuch an, während er in Russland weilte. In Kohlezeichnungen und bunten Bildern hielt er fest, was ihm auffiel. Neben einer Zwiebelturmkirche an der Wolga findet sich dieses Gebilde, möglicherweise Rauch aus einem Schornstein. Die russische Bildunterschrift bedeutet »Dampfschiff *Trigorye*«. Links notierte er jedoch: »Ein Kuchen? Ein Berg? Eine Wolke?«

Ideale dem kalten Licht der Realität ausgesetzt hatten, so stieß Rorschachs Reise von 1909 sein verklärtes Russlandbild vom Sockel. Nun pochte er darauf, sogar noch bissiger als in Berlin, dass das für alle geltende Prinzip der gesellschaftlichen Gleichberechtigung schweizerischen Familien entsprungen sei. »Es *ist* wahr und *bleibt* wahr, dass wir westlichen Menschen auf viel höherer Stufe seelischer Kultur stehen als die… große halbasiatische Masse.« Als Anna erwog, einen russischen Offizier zu heiraten, war Hermann strikt dagegen. Seiner Meinung nach sollte es »ein Arzt, ein Ingenieur, so etwas« sein. Und er gab ihr Folgendes zu bedenken: »Du müsstest Russin werden, und das ist nicht gut. Denke daran, Du bist Bürgerin eines freien Landes, dieses Land ist dazu noch die älteste Republik der Welt! Und Russland ist eine Autokratie, ... die einzige Selbstherrschaft der alten und neuen Welt, abgesehen noch von ein paar Negerstaaten. ... Du würdest Deine Kinder, statt in den fortschrittlichsten in den rückschrittlichsten Staat hineinstellen, und Deine Buben kämen vielleicht gar in die rückschrittlichste Armee, in die russische.«[43]

Für ihn selbst stand fest: »Ich selber werde wieder nach Russland gehen, aber mein Vaterland wird die Schweiz bleiben, und ich kann Dir sagen, dass ich in den letzten Jahren noch mehr Patriot geworden bin. ... wenn jemals die Schweiz in Gefahr käme, ich würde auch mitkämpfen für unsere alte Freiheit unserer Berge.«

Im Juli 1909 kehrte er in die Heimat zurück und trat seine neue Stelle in Münsterlingen an – aber nicht ohne einen letzten ärgerlichen Vorfall zu erleben: An der russischen Grenze wurde er festgehalten und musste Schmiergeld zahlen, um aus Russland ausreisen zu dürfen.[44]

KAPITEL 6

Kleine Tintenkleckse voller Formen

Ein vierundzwanzig Jahre alter Maler hat jedes Mal, wenn er einen Kirchturm sieht, die Zwangsvorstellung, dass ein ähnlich spitzer Gegenstand in seinem Körper existiert. Er empfindet eine starke Abneigung gegenüber gotischen Spitzbögen und fühlt sich vom Stil des Rokoko besänftigt, doch er glaubt auch, dass seine Nervenzellen entsprechende Schnörkel und Windungen annehmen, wenn er die leicht fließenden Linien des Rokoko betrachtet. Wenn er über einen gemusterten Teppich geht, hat er das Gefühl, dass jede geometrische Form, auf die er tritt, sich in eine seiner Hirnhälften eindrückt.

J. E., ein vierzigjähriger Schizophrener, fühlt sich in Bilder verwandelt, die er in Büchern sieht. Er nimmt die Posen dargestellter Personen an oder empfindet sich als Tier oder sogar als leblosen Gegenstand, etwa als einen großen Titelbuchstaben. Wenn er die Glühbirne über seinem Bett anschaut, kommt es ihm bisweilen so vor, als sei er in den Glühfaden verwandelt worden: stark verkleinert, starr, in der Birne eingeschlossen und glühend.

L. B. kritzelt eines der Geisterwesen, die sie häufig halluziniert, eine menschliche Gestalt, vergisst aber, die Arme zu zeichnen. Als Dr. Rorschach sie darauf hinweist, blickt sie das Blatt an, sagt »Lupf's« (Hebe sie hoch) und hebt ihre Arme. Die ganze Zeit über starrt sie den Geist an. Dann sagt sie: »Sehen Sie's jetzt, jetzt sind die Arme auch da.«

Dies waren einige von Rorschachs Patienten in Münsterlingen.[1] Wenn er selbst eine Sammlung psychiatrischer Fälle zusammenstellte, so tat er dies in Form von Bildern; er machte Fotografien von Hunderten seiner Patienten und klebte diese in Bände, die er nach der Diagnose ordnete: Nervenleiden, Idiotie, Manische Depression, Hysterie, Dementia praecox: Hebephrenie (inzwischen als desorganisierte Schizophrenie bezeichnet), Dementia Praecox: Katatonie, Dementia Praecox: Paranoia und Forensische Fälle.[2] Rorschach verstand, indem er hinschaute, und stellte eine Verbindung zu Menschen her, indem er sie fotografierte und zeichnete. Einige seiner Patientenskizzen in den Klinikakten fingen die charakteristischen Gesten der Betroffenen so genau ein, dass die Patienten, die noch lebten, selbst Jahrzehnte später in den Zeichnungen wiederzuerkennen waren. Auf manchen Fotos sieht man Gesichter, die schreiend oder ausdruckslos in die Kamera starren; einige Köpfe ragen sogar aus Verschlusskästen, in denen der Körper gebändigt wurde, doch viele der Patienten lassen Anzeichen einer inneren Verbindung mit dem jungen Arzt, der sie fotografierte, erkennen.

DIE PSYCHIATRISCHE ANSTALT von Münsterlingen, in der Rorschach vom 1. August 1909 bis April 1913 arbeitete, ist ein idyllischer Gebäudekomplex am schweizerischen Ufer des Bodensees unweit von Kreuzlingen und Konstanz auf dem Gelände eines ehemaligen Klosters, das 986 gegründet wurde. Im 17. Jahrhundert wurde das alte Kloster aufgegeben und durch ein neues Gebäude mit einer Barockkirche etwas höher auf dem Uferhang ersetzt. Im 19. Jahrhundert richtete man dort eine Klinik ein. Einige der alten Mauern des Kreuzgangs stehen noch weiter unten am Seeufer, in einem Kreis neuerer Bauten aus dem 19. und 20. Jahrhundert. In einer ansprechenden Broschüre von 1913 wurde eine neu eröffnete Privatabteilung für weibliche Gemütskranke vorgestellt: »Das Haus für ruhige Kranke, in den gefälligen Formen eines Landhauses erbaut und von einem hübschen Garten umgeben, liegt weit abseits von den andern Krankenhäusern, direkt am See und gewährt einen prächtigen Blick auf unsere schöne Umgebung.« Damit sorgte man dafür, dass auch »Kranke, die nicht gerade in der Lage sind, bei längerdauernder Krankheit die naturgemäß teureren Privatanstalten in Anspruch zu nehmen, eine sachgemäße und den modernen Anforderungen der Psychiatrie angepasste Behandlung und Verpflegung« erhielten.

Die über hundert Jahre alten Jahresberichte der Anstalt bergen eine Unzahl von Details, die vom Profanen bis zum Pathetischen reichen: Heilungen, Todesfälle, Fluchtversuche (einer im Jahr 1909, durch das Fenster, an den Efeuranken hinunter, über die Außenmauer in den See; vier im Jahr darauf), Zwangsernährung (insgesamt 972 Mal bei zehn Patienten). Aufgelistet war auch die Zahl der Stunden in der Arbeitstherapie, die die Patienten im Lauf des Jahres absolvierten: Feld- und Gartenarbeit, Kohlentransport, Arbeiten im Haus und in der Tischlerei sowie Korbflechten für die Männer; Kochen, Waschen, Bügeln, Haus- und Feldarbeit sowie Handarbeit für die Frauen. Verzeichnet war auch der Preis von Rindfleisch (gestiegen). Im Jahresbericht für 1911 hieß es: »Auch im abgelaufenen Jahre kamen wir um die Anwendung von mechanischen Zwangsmitteln nicht herum. Mehrmals verordneten wir das Tragen von Lederhandschuhen bei Patienten, die systematisch alles zerzupften, was in ihre Hände kam. Auch das Deckelbad kam bei zwei Kranken zur Anwendung. Wenn wir sehen, wie solche Patienten trotz großer Dosen von Schlafmitteln im Wachsaale durch fortwährendes Herumtollen und

Lärmen die Nachtruhe anderer stören, bei Tage im Gesellschaftsraume die Nebenkranken plagen, grob gegen sie sind, im Isolierzimmer alles Erreichbare klein schlagen, sich selber und das Zimmer mit Speiseresten, Exkrementen und dergl. vollschmieren, so können wir uns der Ansicht je länger je weniger verschließen, dass ein Zwangsaufenthalt im Bade für solche Kranke und deren Umgebung eine wahre Wohltat bedeute.«[3] Im offiziellen Bericht für 1909 waren vierhundert Patienten verzeichnet, davon waren sechzig Prozent Frauen, knapp die Hälfte Schizophrene sowie zahlreiche Manisch-Depressive. Dies waren Rorschachs Patienten, die im Bericht en gros und nicht als Individuen beschrieben wurden.

Das ärztliche Personal in Münsterlingen bestand aus dem Direktor, Ulrich Brauchli, und zwei Assistenten; das waren Rorschach und ein Russe, Dr. Paul Sokolov, der mit Rorschach abwechselnd Deutsch und Russisch sprach, damit jener nicht aus der Übung kam, solange Olga noch im Ausland war.[4] Zur Belegschaft gehörten zudem ein Geschäftsführer und dessen Stellvertreter sowie eine Aufseherin, aber keine Sozialpädagogen, Therapeuten, Sekretärinnen oder weitere Hilfskräfte. Somit waren die drei Ärzte für alles zuständig, genauer gesagt: Rorschach und Sokolov. »Der Direktor ist zwar sehr faul«, beklagte sich Rorschach, »und ziemlich sehr undelikat und taktlos, doch lässt sich ganz gut mit ihm auskommen.«[5] Brauchli hatte als Assistent für Eugen Bleuler gearbeitet und war seit 1905 Direktor der Münsterlinger Anstalt. Rorschach hatte ihn 1907 kennengelernt, als er in der nahe gelegenen Klinik hospitierte. Die beiden standen sich nicht besonders nah, pflegten aber einen freundlichen Umgang, und insgesamt hatte Rorschach eine positive Meinung von seinem Vorgesetzten. »Es ist doch gar zu natürlich: Er ist faul, wir tun alles für ihn, er sitzt an der Sonne, d.h. ist

Direktor, wenn er nicht da ist, haben wir, was wir verdienen, d. h. wir sind Direktoren und sitzen selber an der Sonne.«[6]

Rorschach bezog eine kleine Wohnung, während Olga noch in Russland weilte und dort Typhus- und Cholerapatienten behandelte. »Ich bin jetzt zum ersten Mal in einer Situation, wo ich Geld verdiene und ständige Stellung habe«, schrieb er, »alles erfüllte Wünsche, nur Olga fehlt mir halt.«[7] Olga kehrte sechs Monate später in die Schweiz zurück. Am 21. April 1910 wurden die beiden schließlich in Zürich standesamtlich getraut. Sie klebten drei Fotos in ein Album – ein Hochzeitsfoto und zwei Bilder von ihrer Wohnung mit Blick auf den See – und schrieben »1. Mai 1910« darunter. Olga bezeichnete Münsterlingen als eine sehr hübsche kleine Stadt und schwärmte über die Zweizimmerwohnung direkt am See mit den vielen Blumen.[8] Hermann arbeitete bis sieben Uhr abends. Nach Feierabend gingen die beiden spazieren, ruderten auf dem See oder lasen. Sonntags machten sie Ausflüge. Das Leben bot wenig Abwechslung in dieser abgelegenen Kleinstadt, doch Hermann und Olga brauchten keine.

Sechs Monate nach der standesamtlichen Eheschließung in Zürich folgte eine kirchliche Trauung in einer russisch-orthodoxen Kirche in Genf. Nachdem die beiden drei Tage lang die Stadt besichtigt hatten, reisten sie mit dem Schiff weiter nach Montreux und von dort per Eisenbahn und zu Fuß weiter nach Spiez am Thunersee und schließlich nach Meiringen östlich des Brienzersees – dieselbe Tour, die der von Rorschach so verehrte Leo Tolstoi 1857 im Alter von achtundzwanzig Jahren bewältigt hatte, eine wichtige Route auf Tolstois Weg als Schriftsteller und Mensch.[9] Die Wanderstrecke war beliebt – deswegen hatte Tolstoi sie gewählt –, doch die Rorschachs entschieden sich höchstwahrscheinlich dafür, um aus ihrer russisch-schweizerischen Hochzeitsreise auch eine russisch-schweizerische Pilgerfahrt zu machen. Nach ihrer Rückkehr waren sie »ziemlich erleichtert«, dass Brauchli gerade in den Urlaub aufbrach. »Es geht uns beiden gut, recht gut«, schrieb Hermann ein paar Wochen später seiner Schwester; »wir lieben einander und freuen uns täglich an einander.« Olga und Hermann genossen die Ruhe, »fast wie auf einer Insel, ganz ungestört.«[10]

Das Wasser des Bodensees sei deutlich zurückgegangen, fuhr er fort, und werde bald schwarz sein unter dem Winterhimmel. Rorschach wohnte inzwischen seit über einem Jahr nur ein paar Schritte vom Ufer des Sees entfernt. Er war gerade erst sechsundzwanzig geworden.

Der Radius von Hermanns und Olgas Aktivitäten weitete sich allmählich aus. »Wir haben heute ein großes Volksfest gehabt hier«, schrieb Hermann in einem Sommer, »einen Jahrmarkt, Carussel, Tanzboden, Menagerie, und alles mögliche. Die Kranken haben sehr große Freude daran gehabt und es ist

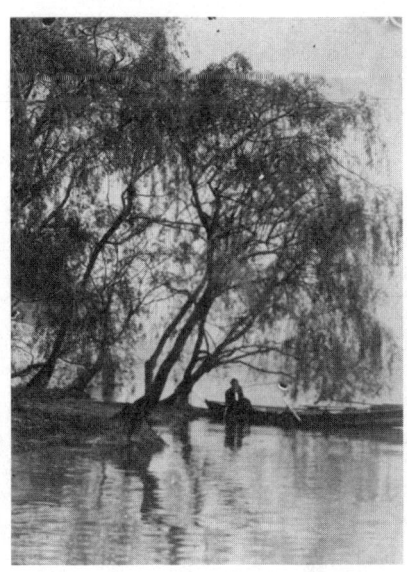

Szenen aus Münsterlingen (Fotografien auf S. 111–112 von Hermann Rorschach, ca. 1911–1912)

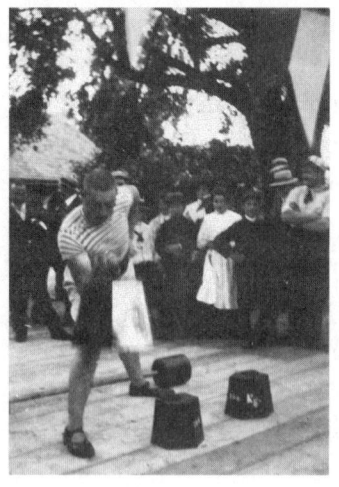
nur schade, dass die Sache am Abend verregnet wurde.«[11] In anderen Jahren trat der Musikverein Güttingen auf; und 1913 unternahm man auf einem extra umgebauten großen Frachtschiff erstmals eine Ausflugsfahrt mit mehr als hundert Patienten auf dem See. Diese Vergnügungsfahrt kam so gut an, dass man hoffte, jedes Jahr eine unternehmen zu können.[12]

In dem Fotoalbum mit dem Hochzeitsfoto der Rorschachs finden sich auch Dutzende Bilder dieser Anstaltsereignisse. Hermann fotografierte leidenschaftlich und schien die Herausforderung, heimlich Schnappschüsse zu machen, ebenso genossen zu haben wie

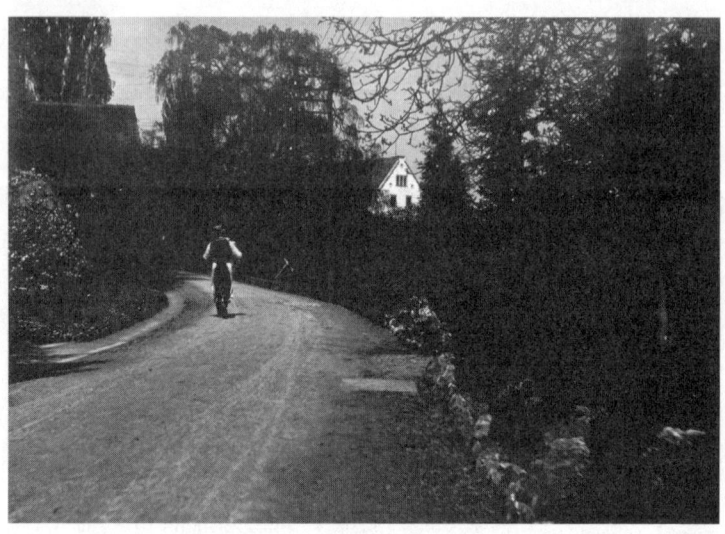
Im Hintergrund ist das Haus zu sehen, in dem die Rorschachs wohnten.

die Veranstaltungen, die er festhalten wollte. Er interessierte sich für sehr vieles und war neugierig. Verfolgte man nur seinen wissenschaftlichen Werdegang, würde man so manches übersehen, was seine Arbeit überhaupt erst ermöglichte. Immer wieder machte er Aufnahmen von seinem Haus und von Bootsfahrten vor Münsterlingen, vom See und vom Land aus, und hielt die Spiegelungen von Licht und Schatten am Himmel und auf dem Wasser fest. Er gab seinen Patienten Material zum Malen und Basteln – Papier, Farbe und Ton. Er mochte sich mit einem Schizophrenen nicht unterhalten können, aber es gab andere Möglichkeiten, Menschen aus der Reserve zu locken.

Nach ihrem ersten gemeinsamen Weihnachtsfest im verschneiten Münsterlingen vergnügten sich Hermann und Lola mit Schachspiel und Hausmusik; Hermann spielte seine Geige, die er von Schaffhausen mitgebracht hatte, und Lola musizierte auf einer Gitarre, die Hermann ihr zu Weihnachten geschenkt hatte. Hermann dankte Anna für ihr »liebes« Geschenk – ein Buch von Nikolai Gogol. Die Rorschachs hatten ihr einen Kalender mit Alpenmotiven geschickt, damit sie jeden Tag etwas von ihrer Heimat hatte – es war Olgas Idee, die wusste, wie sich Heimweh anfühlte.[13] Im Jahr zuvor, als Olga noch nicht bei ihm war, hatte Hermann seiner Schwester – eher pedantisch – Goethes *Faust* geschickt, »den Du ja wohl noch nie gelesen hast? Es ist doch das Großartigste, was je auf der Welt geschrieben wurde«.[14]

Bald nach Neujahr folgte Fastnacht. Rorschach erstellte ein Programm aus Liedern, Schauspielen, Maskenbällen und Tanzabenden. Als im Lauf der Jahre seine Zeit immer stärker beansprucht wurde, empfand er die Feiertagsveranstaltungen mehr und mehr als lästige Pflicht, doch anfangs nahm er mit Begeisterung daran teil.

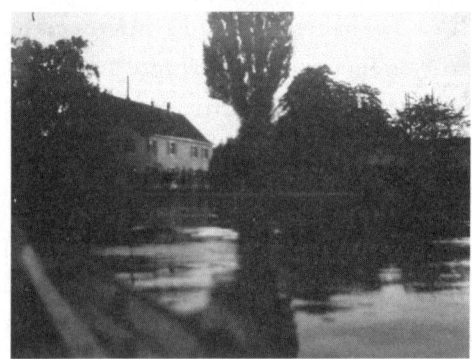

Das Haus der Rorschachs vom See aus

Kunsttherapie, Dramatherapie und dergleichen waren zwar nicht unbekannt, doch die Ablenkungen, für die Rorschach sorgte, erschienen Olga und anderen eher wie Vergnügungen als wie Behandlungen.[15] Rorschachs Bemerkungen deuten jedoch darauf hin, dass er sich von den überlebensgroßen Diaprojektionen bei der Weihnachtsfeier einen Nutzen für die Patienten erhoffte. Er beschaffte sogar einen Affen von einer wandernden Schauspielertruppe und nahm diesen in ähnlicher Absicht ein paar Monate lang bei seinen Visiten mit.[16] Einige der schweren Fälle, meist vollkommen reaktionslose Patienten, begeisterten sich an den Grimassen des Affen und reagierten, wenn dieser spitzbübisch auf ihren Kopf sprang und mit ihrem Haar spielte. Auch wenn solche Methoden nicht unmittelbar heil-

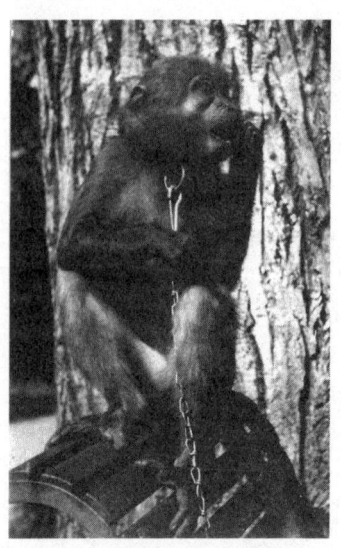

Rorschachs Affe. Er nannte ihn Fipps, nach Wilhelm Buschs Buch *Fipps, der Affe*.

ten, gewährten sie Rorschach zumindest indirekten Zugang zum Seelenleben seiner Patienten.

Wenn Rorschach nicht mit der Fotografie oder seinem Affen beschäftigt war, schrieb er. Insgesamt veröffentlichte er elf Aufsätze, die sich auf seine Arbeit in Münsterlingen bezogen; einige waren freudianisch, andere jungianisch und etliche verrieten ganz eigene Ansätze.[17] Ein späterer Direktor der Münsterlinger Anstalt bemerkte dazu: »Für die Zeit von drei Jahren, die Rorschach in Münsterlingen zubrachte und in der er sich eigentlich erst in die Psychiatrie einarbeiten konnte, ist dieses wissenschaftliche Ergebnis erstaunlich, wenn man bedenkt, dass er daneben noch viele Bücher rezensierte und sehr umfangreiche Krankengeschichten schrieb, für die Unterhaltung der Patienten sehr besorgt war, Schnitzelbänke machte, den Patienten zur Belustigung einen Affen verschaffte, zum Kegeln in die Dorfwirtschaft ging und nicht zuletzt eine rein naturwissenschaftliche Arbeit über einen Fall von einer Geschwulst der Zirbeldrüse verfasste. Um die Ge-

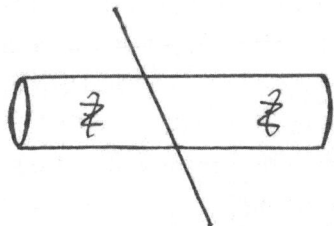

Zeichnung eines Schizophrenen. In seiner Interpretation dieser Zeichnung spricht Rorschach von einer phallischen Röhre, Magnetnadeln sowie von einem männlichen Z und einem weiblichen Z, die von Fragezeichen durchkreuzt werden. Die Buchstaben Z waren die Initialen des Patienten, der Anfangsbuchstabe des Wohnortes seines früheren Psychiaters, der Wortbeginn von »Zweifel« und so weiter.

schwulst mikroskopisch zu untersuchen und darüber berichten zu können, hat Rorschach seine Ferien hergegeben, um am hirnanatomischen Institut Zürich zu arbeiten.«[18]

In einem seiner Artikel analysierte Rorschach die Zeichnung eines schizophrenen Patienten und stellte fest, die »anscheinend so einfache Figur hat... eine sehr komplizierte Bedeutung«.[19]

In einem anderen Aufsatz ging es um einen Anstreicher mit künstlerischen Ambitionen. Unter den vierundzwanzig handgeschriebenen Seiten von Rorschachs Fallnotizen in den Akten der Münsterlinger Anstalt findet sich eine Fotografie des Mannes. Er trägt einen wallenden Kittel, eine Ascotkrawatte sowie eine Baskenmütze; aus seinem Mund ragt eine kleine Blume. Sein Blick ist starr. Er hatte einen kleinen Holzschnitt des biblischen Abendmahls kopiert, allerdings schmiegt sich in seiner Version Johannes an Jesus; alle Jünger haben langes, feminines Haar, außer Judas. Und Christus zeichnete er mit einem seltsamen Heiligenschein in der Form der Haube, die zur ortsüblichen Tracht der Frauen gehörte. Der Patient fertigte sein Bild vermutlich auf Rorschachs Betreiben, weil der Psychiater erkannt hatte, dass die verminderten geistigen Fähigkeiten des Mannes keine Gesprächstherapie, keine Traumdeutung und keinen Wortassoziationstest zuließen. In diesem Fall konnte nur etwas Bildliches analysiert werden.[20]

Jene, die Rorschach kannten, waren sich darin einig, dass er die wunderbare Fähigkeit besaß, eine Verbindung zu seinen Patienten herzustellen und ihnen mit allen möglichen Mitteln half, aus dem Panzer ihrer Paranoia oder ihres katatonischen Wahns herauszugelangen. Nicht wenige Patientinnen verguckten sich in ihren attraktiven Arzt, und Rorschach war geübt darin, sich aus deren Umklammerung zu befreien, ohne ihre Gefühle zu verletzen. Er nahm die Patientin bei der Hand, lenkte sie ab und machte sich los.[21] Und so verging die Zeit in Münsterlingen, von der Fastnacht zum Sommerfest bis Weihnachten und Neujahr, und wieder begann ein neues Jahr.

FÜR HERMANN WAR seine Zeit am See mit Olga eine Schule des Sehens. In einem Geburtstagsgruß an Paul, der inzwischen sein Zuhause verlassen hatte und in Zürich aufblühte, schrieb Hermann, er sei froh darüber, dass sie sich an diesem Geburtstag noch viel näher seien als etwa fünf Jahre zuvor. »Seit Du ein freier Mensch bist, hast Du Dich doch merkwürdig rasch zu einem rechten Mann entwickelt und zu einem guten Kameraden. Bei mir ist es nicht so rasch gegangen. Ich habe eigentlich erst heiraten müssen, um die Welt recht zu sehen.«[22] Hermann zollte Olga stets Anerkennung für seine eigene Entwicklung.

Die Beziehung zwischen Hermann und seiner Stiefmutter war nach wie vor vergiftet. »Mutter hat mir nichts, nichts! zur Verheiratung geschenkt, ein Brauch, der doch in der ganzen Welt besteht! Das hat besonders Olga sehr gestochen: ›Mir ist nicht teuer dein Geschenk, teuer ist mir deine Liebe!‹«[23] Hermann und Olga gingen Besuchen in Schaffhausen möglichst aus dem Weg. Sie luden jedoch seine Halbschwester, das zehnjährige Regineli, für zwei Wochen nach Münsterlingen ein, wo das Mädchen sich austobte – eine willkommene Abwechslung von der strengen Zucht zu Hause. Sie trafen sich häufig mit Paul, der trotz allem, was er in Schaffhausen durchgemacht hatte, nach wie vor wohlgelaunt war und eine Zeitlang sogar Heimweh verspürte. Paul fühle sich inzwischen richtig frei, berichtete Hermann, allerdings ohne seine Freiheit zu missbrauchen. Er hatte sogar seinen älteren Bruder um Rat gefragt, wie man dauerhaft dem Alkohol entsagen könne. (Er solle damit noch warten, erwiderte Hermann, und nannte als Grund lediglich, dass es in vielen Ländern riskant sei, Wasser zu trinken.) Hermann und Olga besuchten auch Rorschachs entferntere Verwandte in Arbon, nur knapp zwanzig Kilometer östlich von Münsterlingen, wo Olga herzlich aufgenommen wurde. Olga war neugierig zu sehen, wie die »Bauern« in der Schweiz im Vergleich zu Russland lebten.

Rorschach schrieb auch für schweizerische und deutsche Zeitungen.[24] Nachdem er in Russland Wasserproben untersucht hatte, konnte er einen Report in Frankfurt und einen weiteren in München veröffentlichen. Nun verfasste er kurze Aufsätze über Alkoholismus und »Russische Wandlungen«.[25] Er trat auch als Literat auf den Plan; eine schweizerische Tageszeitung brachte seine Übersetzung von Leonid Andrejews psychologischer Novelle *Der Gedanke* im Lauf eines Monats als Fortsetzungsroman heraus. Andrejew galt als einer der führenden zeitgenössischen russischen Schriftsteller. *Der Gedanke* wurde in psychiatrischen Kreisen genauso intensiv aufgenommen wie von der allgemeinen Leserschaft; das Werk war eine wahrlich schaurige Mischung aus Poe und Dostojewski. Der Autor stützte sich ebenso auf psychologische Erkenntnisse wie auf seine Erfahrung als Gerichtsreporter.[26] Erzählt wird die Geschichte in Ich-Form als Geständnis eines reuelosen Mörders namens Kershenzew, der seinen besten Freund getötet hat. Er schildert seinen Plan, ungestraft davonkommen zu wollen, indem er auf Unzurechnungsfähigkeit plädiert, doch es gibt mehr als nur ein paar Hinweise darauf, dass er wahnsinniger ist, als er denkt. Der titelgebende Gedanke, den der Erzähler offenbart, ist folgender: *Dr. Kershenzew ist wirklich wahnsinnig. Er glaubte, er simuliere Wahn-*

sinn, aber er ist wirklich wahnsinnig. Er ist jetzt wahnsinnig. Andrejew führt uns vor Augen, wie verworren und unverlässlich Kershenzews Selbstwahrnehmung ist, und ruft auch im Leser diese Verunsicherung hervor. Der Mörder gesteht in der verzweifelten Hoffnung, Ärzte oder Richter könnten seine existenzielle Krise für ihn lösen.

Warum schrieb Rorschach – als einziger unter seinen Kollegen in der Psychiatrie – für Zeitungen? Zum einen mochte es ihm um einen kleinen Zuverdienst gegangen sein, doch diese Erwartung wurde schon bald enttäuscht. »Die Zeitungsschreiberei ist wenig fruchtbringend«, klagte er gegenüber Anna. »In deutschen Zeitungen zu schreiben, habe ich keine rechte Lust, in russischen keine Möglichkeit.«[27] Solche Artikel boten Rorschach vielmehr ein Ventil für seine kreativen Interessen jenseits der Psychologie.

Olga erklärte später, worin das Erfolgsgeheimnis ihres Mannes bestand: »…im Wechsel der Beschäftigung. Nie arbeitete er stundenlang an einer Arbeit. … Stundenlanges Gespräch über *ein* Thema ermüdete ihn, auch wenn er Interesse daran hatte.«[28] Dies kann jedoch nicht alles gewesen sein. Rorschach machte sich wie besessen Notizen; seine handschriftlichen Auszüge aus Büchern, die er blitzschnell hinkritzelte, beliefen sich bisweilen auf 240 Seiten *pro Buch*.[29] Er konnte es sich nicht leisten, Bücher zu kaufen, und lebte fernab von größeren Bibliotheken. Außerdem schien er Textinhalte besser verstehen und sich einprägen zu können, wenn er Passagen daraus abschrieb. (Seine Blätter waren nahezu unleserlich; für ihn war das Kopieren selbst vermutlich von größerem Nutzen als das erneute Durchlesen.) Unabhängig davon, was seine Motivation gewesen sein mochte – man kann sich kaum vorstellen, dass Hermann diese Arbeit in den kurzen Anflügen vollbrachte, die Olga zu beschreiben schien.

Eine weitere Nebenbeschäftigung verfolgte Rorschach gemeinsam mit Konrad Gehring, einem engen, drei Jahre älteren Freund aus Schaffhausen, der in der Münsterlinger Nachbargemeinde Altnau als Lehrer arbeitete. Gehring und seine Frau besuchten Hermann und Olga häufig. Mit Konrad Gehring unternahm Rorschach im Jahr 1911 seine ersten Experimente mit Tintenklecksen.

Der »Tintenkleckser«, der allgemein als Rorschachs wichtigster Vorläufer gilt, war Justinus Kerner (1786–1862), ein deutscher Arzt und romantischer Dichter.[30] Einige seiner umfangreichen Leistungen lagen auf einem Gebiet, das wir heute der Medizin zurechnen würden: Er beschrieb als Erster den Botulismus, die bakterielle Fleischvergiftung, und wies als Erster auf deren therapeutische Wirkung auf Muskeln hin – Botox.[31] Er war auch ein wichtiger Vertreter einer romantischen Tradition der Psychiatrie. In seiner Autobiographie schilderte er, wie er neben einer Irrenanstalt aufwuchs, die er von seinem Fenster aus sehen konnte; die kleine Stadt Knittlingen, in der er Unterricht erhielt, war stolz auf den Turm, in dem der historische Doktor Faust schwarze Magie betrieben haben soll. Kerner behandelte Menschen, die von Dämonen besessen waren, mit einer Mischung aus Magnetismus und Exorzismus; er verfasste die erste Biographie des Erfinders des Mesmerismus, Franz Anton Mesmer. Und er schrieb das ungeheuer einflussreiche Werk *Die Seherin von Prevorst. Eröffnungen über das innere Leben des Menschen und über das Hineinragen einer Geisterwelt in die unsere* (1829). Darin schilderte er seine Experimente an einer Frau, die mystische Visionen hatte, in die Zukunft sehen konnte und geheime Sprachen beherrschte. *Die Seherin von Prevorst* gilt als erste psychiatrische Fallstudie in Buchlänge, und Jung behandelte in seiner Doktorarbeit ein spiritistisches Medium, das behauptete, die Reinkarnation von Kerners Seherin zu sein. Jung entdeckte auch, dass Friedrich Nietzsche in *Also sprach Zarathustra* unwissentlich Kerner plagiiert hatte. Wie Hermann Hesse anmerkte, »hat dieser seltsam begabte Mensch… ein Buch schreiben können, das in einem hellseherischen Glanze alle Strahlen des romantischen Geistes aufgefangen und gesammelt zu haben scheint«.[32]

In seinen späteren Lebensjahren sammelte Kerner eine Reihe von »Klecksographien«, wie er es nannte, die er mit ausgesprochen düsteren Gedichten kombinierte – drei zu »Todesboten«, fünfundzwanzig »Hadesbilder«, elf weitere »Höllenbilder« und so fort.[33] Das Anfertigen von Tintenklecksen war für Kerner eine Art von spiritueller und spiritistischer Übung. Seiner Meinung nach waren die Bilder ein »Hineinragen einer Geisterwelt in die unsere«, wie es sich durch die Kräfte der Seherin vollzog. Die Kleckse entstanden

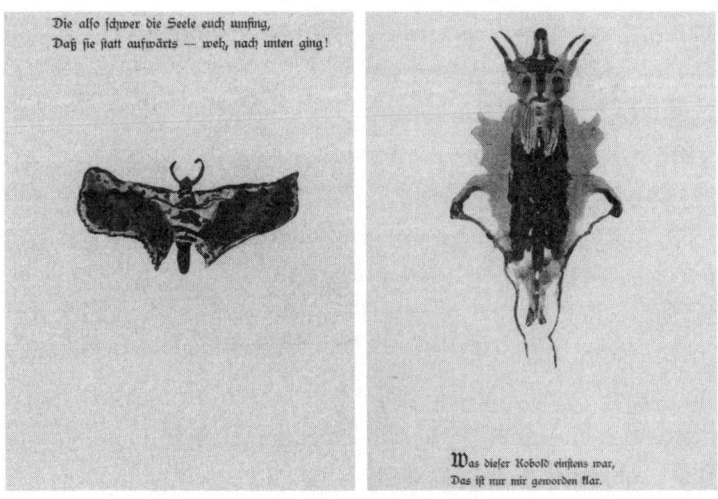

Wie zwei Seelen, herübergelockt von der anderen Welt – aus den »Klecksographien« von Justinus Kerner

von selbst – magisch, unbewusst, zwangsläufig –, während er sie nur aus der verborgenen Welt in die seine herüberlockte, wo sie dann seine Gedichte hervorriefen. Einmal bezeichnete er seine Tintenkleckse als »Daguerreotype der unsichtbaren Welt«.[34]

Die geographische Nähe der Heimatorte Kerners und Rorschachs sowie deren gemeinsames Berufsfeld, die Psychiatrie, ließen viele Historiker vermuten, es bestehe eine Verbindung zwischen den beiden.[35] Aber erst lange nachdem Rorschach seinen Test entwickelt hatte, wurde er gefragt, ob er mit Kerner vertraut sei. Hans Burri hatte ihm von Justinus Kerner berichtet, »der sich mit Klexversuchen abgegeben haben soll, freilich in nicht wissenschaftlicher, sondern nekromantischer Art und Weise«. Rorschach hatte Burri geantwortet: »Von Justinus Kerners Versuchen habe ich gehört, bin Ihnen aber sehr dankbar, wenn Sie mir das betr. Buch finden könnten. Vielleicht stecken hinter der Nekromantie doch realere Dinge.«[36] Rorschach wusste ganz allgemein um Kerners Werk, doch dieses hat sein eigenes nicht beeinflusst.

Die »Klecksographie« war auf jeden Fall ein weit verbreitetes Spiel bei Kindern und Jugendlichen. Kerner selbst hatte sich als Kind mit Tintenklecksen beschäftigt. Auch Carl Gustav Jung erinnerte sich daran; in der Jugend »füllte ich ein ganzes Heft mit Klecksographien und ergötzte mich an deren phantastischer Ausdeutung«. Auch der amerikanische Schriftsteller Henry David Thoreau hatte sich daran versucht. Eine Russin in Rorschachs Bekanntenkreis erinnerte sich an ein Spiel, das sie in jungen Jahren oft gespielt hatte, bei dem man seinen Vor- und Nachnamen mit Tinte auf ein Blatt schreibt, dieses in der Mitte faltet und sieht, was die Seele sagt; und sie mutmaßte, dieses Spiel könnte Rorschach auf seine Idee gebracht haben.[37]

In der Psychologie hatte man Tintenkleckse schon zuvor gelegentlich genutzt, um das Ausmaß der Phantasie eines Menschen zu messen, besonders bei Schulkindern. Ein französischer Psychiater namens Alfred Binet kam 1895 als Erster auf diese Idee. Für Binet bestand die menschliche Psyche aus zehn Aspekten; dazu zählten Gedächtnis, Aufmerksamkeit, Willenskraft, moralisches Empfinden, Beeinflussbarkeit und Phantasie. Jede dieser Funktionen ließ sich mit einem eigenen Test messen. Die Fähigkeit eines Menschen, ein kompliziertes geometrisches Muster nachzuzeichnen, sagte etwas über dessen Gedächtnisleistung aus. Für die Phantasie galt Folgendes: »Nachdem man gefragt hat, wie viele Romane der Betreffende normalerweise liest, was ihm daran gefällt und wie sein Geschmack in Sachen Theater, Musik, Spielen etc. aussieht, kann man Experimente durchführen. Man nimmt einen seltsam geformten Tintenklecks auf einem weißen Blatt Papier: Manche Menschen werden nichts darin sehen; für andere mit einer lebhaften bildlichen Phantasie (Leonardo da Vinci, beispielsweise) sind die kleinen Tintenkleckse voller Formen, und man kann notieren, welche Art und Anzahl von Gebilden der Betreffende sieht.«[38] Wenn ein Proband ein oder zwei Dinge sah, hatte er wenig Phantasie; sah er zwanzig Dinge, verfügte er über eine sehr große Vorstellungskraft. Die Frage war, wie viele Dinge man in einem beliebigen Klecks entdecken konnte, und nicht, was ein sorgfältig entworfener Klecks im betreffenden Menschen fand.

Binets Idee, mithilfe von Tintenklecksen die Vorstellungsgabe zu messen, wurde von zahlreichen amerikanischen Pädagogen und Pionieren der Intelligenztestung aufgegriffen – George Dearborn, Stella E. Sharp, Guy M. Whipple und Edwin A. Kirkpatrick. Sie fand auch in Russland Verbreitung, wo ein Psychologieprofessor namens Fjodor Rybakov, der mit den Beiträgen der Amerikaner nicht vertraut war, in seinem *Atlas der experimentalpsychologischen Persönlichkeitsstudie* von 1910 eine Serie von sechs Klecksen abbildete.[39] Es war ein Amerikaner, nämlich Guy Montrose Whipple, der sein Testverfahren in seinem *Manual of Mental and Physical Tests* (Handbuch für geistige und körperliche Tests), ebenfalls von 1910, als »*ink-blot test*« (Tintenklecksest) bezeichnete.[40] Aus diesem Grund wurden die Tafeln des Rorschachtests später als »*inkblots*« (Tintenkleckse) bezeichnet, als amerikanische Psychologen sie aufgriffen, obwohl Rorschachs endgültige Bilder nicht bloß mithilfe von Tinte, sondern auch mit Farbe und nicht einfach nur durch einen Abklatsch entstanden.

Rorschach kannte Binets Arbeit und war auch mit dessen Inspirationsquelle vertraut – Leonardo da Vinci, der in seinem *Traktat von der Malerei* schilderte, wie er Farbe an eine Wand schleuderte und die Flecken musterte, um sich anregen zu lassen.[41] Von Binets russischen und amerikanischen Anhängern und Nachfolgern wusste Rorschach jedoch nichts. Dennoch ähnelte Rorschachs erster Tintenklecksest in mancher Hinsicht diesen Ansätzen. Auf die speziellen Formen kam es im Grunde nicht an. Dearborn produzierte für eine Studie hundertzwanzig Kleckse, für eine andere hundert. Bei der letzteren legte er die Tafeln in zehn Zehnerreihen aus und forderte die Probanden auf, innerhalb von fünfzehn Minuten jene zehn Kleckse auszuwählen, die am wahrscheinlichsten einem hundertersten ähnelten. Er untersuchte damit das Wiedererkennen von Mustern, nicht deren Deutung.

Im gleichen Maße waren auch Rorschachs erste Kleckse nicht standardisiert; er fertigte jedes Mal neue an, mit Schreibtinte auf normalem weißem Papier, jeweils mehrere Kleckse pro Blatt, manchmal bis zu einem Dutzend (siehe farbiger Bildteil S. 6 oben). Diese Kleckse wurden Rorschachs Patienten sowie Gehrings Schülern im Alter von zwölf bis fünfzehn Jahren gezeigt; die beiden versahen sie mit Notizen darüber, was wo gesehen wurde, beziehungsweise die Patienten und Schüler zeichneten bildlich nach, was sie sahen.[42] Dies unterschied sich nicht sonderlich von den anderen gestalterischen Ausdrucksformen, zu denen Rorschach seine Patienten anregte: Zeichnungen und Gemälden. Manchmal zerkauten und befeuchteten sie Zeitungspapier, pressten dieses zu Köpfen zusammen, in die sie Knöpfe als Augen steckten. Diese Gebilde gaben sie Rorschach, der sie lackierte und aufbewahrte. Einer dieser Papierköpfe mit einem großen Zyklopenknopf in der Mitte hinterließ einen besonders starken Eindruck bei Gehrings Frau. Sie war anfangs skeptisch gegenüber Tintenklecksen, bis sie mitbekam, wie erkenntnisreich Rorschach die Äußerungen der Probanden analysierte. Als Gehring die Kleckstests an seinen Schülern ausprobierte, erzielte er keine großartigen Ergebnisse; seine Bauernjungen sahen nicht viel darin. Rorschachs Patienten entdeckten weit mehr.

Dieses frühe Experimentieren war schlicht und einfach einer unter vielen Forschungsansätzen, und Rorschach gab die Versuche ohne zu zögern auf, als Gehring wegzog. Der künftige Rorschachtest war längst nicht ausgereift, doch man fragt sich, wie jene aufschlussreichen Deutungen ausgesehen haben mochten, die Frau Gehring so beeindruckten. Fest steht, Rorschach zeigte Menschen Tintenkleckse im Rahmen von Analysen zum Wesen der Wahrnehmung und nicht zur Messung von Vorstellungsvermögen. Er interessierte sich bereits zu diesem Zeitpunkt dafür, was die Menschen sahen und wie sie sahen, und wollte nicht bloß wissen, wie viel sie sahen. Doch im Jahr 1912 waren entscheidende Teile in Rorschachs Denken noch nicht ausgereift, und andere Ansätze zur Erforschung der Wahrnehmung erschienen viel verheißungsvoller.

KAPITEL 7

Hermann Rorschach fühlt, wie ihm das Hirn in Schnitte zerlegt wird

Frau B. G., eine schizophrene Patientin in Münsterlingen, die sich in einen der Pfleger verguckt hatte, war der Überzeugung, der Mann versuche, ihre Geschlechtsorgane mit einem kleinen Messer anzugreifen. Manchmal nahm sie *Mouches volantes* (wandernde Flecken auf dem Glaskörper des Auges) als kleine Messer wahr, die vor ihren Augen durch die Luft wirbelten, und spürte gleichzeitig einen heftigen Stich unter der Gürtellinie. Solche Wahrnehmungen drückten sich auch in anderen Formen von Halluzination aus. Immer wenn sie aus dem Fenster blickte und einen Arbeiter sah, der die Wiese mähte, spürte sie die Sensenhiebe in ihrem Genick, was sie ungeheuer in Rage versetzte, weil sie sehr wohl wusste, dass die Sense sie nicht erreichen konnte.

Ihr Fall erinnerte Rorschach an einen Traum, den er selbst einmal gehabt hatte, in seiner Zeit in Zürich. Noch Jahre später konnte er sich lebhaft an den Traum erinnern:

> Im ersten klinischen Semester war ich zum erstenmal bei einer Sektion zugegen und sah mit dem bekannten ehrfürchtigen Eifer des jungen Studenten derselben zu. Besonders die Zerlegung des Gehirnes interessierte mich lebhaft, und ich knüpfte allerlei Reflexionen über Lokalisation, Zerschneidung der Seele usw. daran. Der Gestorbene war ein Apoplektiker gewesen; das Gehirn wurde in

Transversalschnitte zerlegt. In der Nacht darauf hatte ich einen Traum, in dem ich fühlte, wie sich mein eigenes Gehirn in Transversalschnitte zerlegte. Ein Schnitt nach dem anderen wurde von der Masse der Hemisphären abgelöst und fiel nach vornüber, genau wie es bei der Sektion geschehen war. Diese Körperempfindungen (ein präziserer Ausdruck steht mir leider nicht zu Gebote) waren sehr deutlich; und das Erinnerungsbild an jenes Traumerlebnis ist auch jetzt noch ziemlich lebhaft, es besitzt das wenn auch schwache, so doch deutliche sinnliche Moment erlebter Wahrnehmungen.[1]

Es wäre sicher möglich, Freud'sche Fragen zum Inhalt dieses Traums zu stellen, doch Rorschachs Interessen lagen woanders. Niemand, so betonte er, könne je spüren, wie sein eigenes Gehirn in Scheiben geschnitten werde; auch Frau B. G. habe niemals wirklich einen Sensenhieb ins Genick abbekommen. Und dennoch war die »sinnlich erlebte Wahrnehmung« real. Und das Gefühl in seinem Traum trat nicht bloß auf, nachdem er die Autopsie gesehen hatte; für ihn standen »die Wahrnehmungen in einem viel innigeren Zusammenhang…, als wäre die optische Wahrnehmung in eine Körperempfindung übersetzt oder umgeschaltet worden«. Es war eine wunderbare Tatsache, dass ein Mensch, indem er etwas sah, auch etwas zu empfinden vermochte, selbst etwas, das sich unmöglich spüren ließ. Ein Sinneseindruck konnte sich in einen anderen verwandeln.

Rorschach hatte solchen Erfahrungen seit Jahren Aufmerksamkeit geschenkt. Man denke an die Zahnschmerzen, die er als Jugendlicher in hohe und tiefe Töne umgewandelt hatte, und das motorische Gedächtnis, mit dem er sich an eine Geigenmelodie erinnern konnte, indem er seine Finger entsprechend bewegte. In der Kindheit heckte er mit seinen Kameraden gern einen Streich aus: Die Clique drohte einem Jungen, man werde ihm einen Zahn ausreißen; man packte den Zahn und zwickte den Jungen unvermutet in die Wade, woraufhin er schrie und glaubte, ihm sei ein Zahn ausgerissen worden. Der Knabe spürte den Schmerz nicht dort, wo er entstand, sondern wo er erwartete, ihn zu spüren. Als Arzt hatte Rorschach festgestellt, wie schwer es war, ein Kind dazu zu bringen, genau zu sagen, wo es wehtat, weil sich der Schmerz nicht präzise verorten ließ. Und in Münsterlingen machte er immer wieder genau die gleichen Erfahrungen, wenn man wusste, wo man nach ihnen Ausschau halten musste: »Wir Bodenseeanwohner haben eine Zeitlang jedes summende Geräusch in die Luft hinauf lokalisiert, in der Erwartung, Zeppelins Luftschiff zu sehen zu bekommen.«

Rorschach erkannte, dass all diesen Erfahrungen ein bestimmtes Faktum der Wahrnehmung zugrunde lag. Sinneseindrücke ließen sich von ihrer ursprünglichen Position abtrennen und an einer anderen Stelle wahrnehmen. Diese Verschiebung an einen anderen Ort bezeichnete man als »Relokalisation«. Wir sind noch nie wie ein Vogel geflogen, aber wir können davon träumen zu fliegen, weil wir schon Handstände gemacht oder von einem Heuboden in einen Heuhaufen gesprungen sind. »Das Ablösen der Hirnschnitte empfand sich wie das Haarschneiden, das Vornüberfallen wie das schlaffe Herabfallen eines ermüdeten Armes an die Seite.« Das Verschieben an »andere Lokalisationen« machte unmögliche Sinneswahrnehmungen möglich.

Sinneseindrücke konnten sich nicht nur von ihrer Position her verändern, sondern auch von ihrer Art. Ein Zwicken in die Wade mochte als Schmerz im Zahnbereich empfunden werden, doch auch ein rein visuelles Erleben – B. G. sieht

Gesichtsfeldflecken beziehungsweise H. R. schaut bei einer Autopsie zu – konnte sich in eine nichtvisuelle körperliche Empfindung verwandeln. Rorschach hatte schon von früh an Gemälde betrachtet und darauf geachtet, was er dabei empfand, und als Künstler hatte er auch das Umgekehrte erlebt: Körperliche Empfindungen verwandelten sich zurück in visuelle Wahrnehmung. Wollte er sich an ein bestimmtes Bild erinnern, aber sein optisches Gedächtnis versagte, so versuchte er, sich an einen wenn auch noch so kleinen Strich zu erinnern; zeichnete er diesen real oder in der Vorstellung nach, so stellte sich das gesuchte Erinnerungsbild ein.

Rorschach konnte mithilfe des Körpers seine visuelle Wahrnehmung aktivieren. »Wenn ich mir zum Beispiel das Schwind'sche Bild ›Der Falkensteiner Ritt‹ nicht als sinnliches Erinnerungsbild wachzurufen vermag, wenn ich aber weiß, wie der Ritter den rechten Arm hält (›Wissen‹ als nicht sinnliches Vorstellen gedacht), so ahme ich willkürlich in der Vorstellung oder in Wirklichkeit die Haltung dieses Armes nach, worauf ich sofort ein intensiv und extensiv viel besseres Erinnerungsbild erhalte als ohne diese Beihilfe.« Dies war, wie er betonte, genau das Gleiche, was bei seinen schizophrenen Patienten geschah; indem er seinen Arm in der entsprechenden Weise hielt, vollzog »sich also eine sozusagen reflexhalluzinatorische Hervorrufung der sinnlichen Komponenten der optischen Vorstellung«.

Was Sigmund Freud in Träumen beschrieben hatte, spielte sich im Grunde in allen Bereichen der menschlichen Wahrnehmung ab, im Wachzustand wie im Schlaf, bei Gesunden wie bei Geisteskranken. Freuds Theorie zufolge werden die bizarren Traumbilder aus unterschiedlichsten Erlebnissen und Eindrücken zusammengefügt oder »verdichtet«. Eine Gestalt in einem Traum kann wie mein Vorgesetzter aussehen oder mich an meine Mutter erinnern, wie mein Geliebter reden und etwas aussprechen, das ich einen Fremden in einem Café sagen hörte, während ich mich mit einem Freund unterhielt – und in dem Traum geht es um all diese Beziehungen gleichzeitig. Rorschach erkannte, dass der menschliche Körper genau dasselbe macht wie die Psyche im Traum: Gegenstände werden vermengt – die Wade und der Zahn, der Arm und das verinnerlichte Bild eines Gemäldes, der Mann auf der Wiese und der Sensenschnitt in den Hals. So wie die Psyche verschiedene visuelle Elemente unter bestimmten Umständen (vor allem unter dem Einfluss unbewussten Verlangens) aufspalten, zusammenfügen und verdichten könne, so müsse man unter den gleichen Umständen auch andere Sinneswahrnehmungen neu definieren können. Sinneswahrnehmungen könnten in der gleichen Weise »verdichtet« werden wie visuelle Wahrnehmungen in Träumen verdichtet werden.

Im Falle einer Patientin wie B. G. ging es Rorschach nicht so sehr darum, deren »geheime Geschichte« zu entschlüsseln, wie Jung es genannt hätte, sondern vielmehr darum, ihre Art zu sehen und zu fühlen nachzuempfinden. Wie konnten diese irrealen Sinneseindrücke entstehen, sei es eine halluzinierte Sense im Nacken oder Teppichmuster, die sich ins Gehirn einstanzten, oder die Verwandlung in etwas, das man in einem Buch gesehen hatte?

Während Rorschach die Transformationen der Wahrnehmung studierte, setzte er erstmals Tintenkleckse ein.

RORSCHACH WAR KEINESWEGS der erste Psychologe, der den Zusammenhang zwischen Sehen und Fühlen erforschte. Im neunzehnten Jahrhundert war die »Ästhetik« ein Zweig der Psychologie, und »ästhetisch« war ein wissenschaftlicher Terminus – er bedeutete »bezogen auf Empfindung und Wahrnehmung«. Dazu gehörten verwandte Begriffe wie »Anästhetikum« (ein Betäubungsmittel, das Empfindungen unterbindet), »Synästhesie« (die Koppelung von Sinneswahrnehmungen) und »Kinästhetik« (die Empfindung von Bewegung). Es gab eine Tradition psychologischer Ästhetik in diesem Sinn, die aber von Freuds beziehungsweise Bleulers Psychiatrie deutlich abgegrenzt war – bis Rorschach mit seiner Ausbildung in Zürich, seinen halluzinierenden Patienten und seinem Interesse an visuellem Erleben die beiden Bereiche zusammenführte.

Die zentrale Gestalt dieser Tradition war Robert Vischer (1847–1933), der 1871 in seiner philosophischen Dissertation zu erklären versuchte, wie wir auf abstrakte Formen zu reagieren vermögen.[2] Warum sehen wir in zwei Bogenlinien Eleganz oder Balance oder konvergierende Kräfte? Warum empfinden wir überhaupt irgendetwas, wenn wir uns scheinbar leeren und leblosen Formen gegenübersehen? »Was hat ein strahlender Regenbogen, was hat das ganze Firmament über und die Erde unter mir im Grund mit der Würde meiner Menschlichkeit zu thun? Ich kann lieben, was lebt, was da kreucht und fleugt, es ist mir verwandt, allein meine Verwandtschaft mit dem Elemente ist doch zu weitläufig, um mich zu irgend einer Mitleidenschaft zu verpflichten.« Eine mögliche Antwort wäre die: Wenn wir Musik hören oder abstrakte Formen sehen, werden wir an etwas anderes erinnert; unsere Reaktionen beruhen auf einer Verknüpfung von Ideen. Vischer verwarf diesen Gedankengang jedoch, weil er Kunstwerke auf deren Inhalt, Thema oder Aussage verkürzte. Musik erinnert uns nicht bloß an die Wiegenlieder der Mutter oder irgendein anderes derart konkretes Bild oder Ereignis – wir reagieren darauf *als Musik*.

Die einzige überzeugende Erklärung bestand laut Vischer

darin, dass ein lebloser Gegenstand Empfindungen in uns auslösen kann, weil wir diese Emotion überhaupt erst auf den Gegenstand projizieren. Wir schreiben leblosen Formen nicht nur unsere Emotionen, sondern unser eigentliches Selbst zu und ein. »Wir haben also das wunderbare Vermögen, unsere eigene Form einer objektiven Form zu unterschieben und einzuverleiben.« Wir verlieren unsere fest definierte Identität, gewinnen aber die Fähigkeit, mit einem äußeren Objekt in Verbindung zu treten. »Ich scheine mich ihm nur anzubequemen und anzufügen, wie Hand in Hand sich fügt, und dennoch bin ich heimlicher Weise in dieses Nicht-Ich versetzt und verzaubert.« Unser Selbst, das wir in der Welt wiederfinden, ist das, worauf wir reagieren, wobei wir etwas Äußeres als Teil von uns selbst empfinden.

Vischers Vorstellung von einem Wechselspiel zwischen dem Projizieren des Selbst und dem Verinnerlichen der Welt – für ihn »nur eine unmittelbare Fortsetzung der äußeren Sensation in eine innere« – beeinflusste Generationen von Philosophen, Psychologen und Ästhetikern. Zur Beschreibung seines radikal neuen Begriffs verwendete er das Wort »Einfühlung«. Als zu Beginn des zwanzigsten Jahrhunderts von Vischer geprägte psychologische Werke ins Englische übersetzt wurden, brauchte man im Englischen einen neuen Terminus für dieses neue Konzept, und so wurde hier die Bezeichnung *empathy* (Empathie) eingeführt.

Es überrascht einigermaßen zu erkennen, dass der Begriff »Empathie« als gängige Bezeichnung für »Einfühlung« kaum mehr als hundert Jahre alt ist, etwa gleich alt wie Röntgenstrahlen und Lügendetektoren. Der Diskurs über ein »Empathie-Gen« erscheint aufregend, weil darin zeitlose Aspekte der menschlichen Verfassung auf modernste Naturwissenschaft zu prallen scheinen, doch im Grunde ist »Empathie« der neumodischere unter den beiden Begriffen; Gene wurden bereits früher entdeckt. Was das Wort »Empathie« bezeichnete, war natürlich nicht neu, und die Vorstellungen von »Sympathie« und »Empfindungsvermögen« waren seit langem aufs engste miteinander verknüpft, doch der Begriff »Empathie« fasste die Beziehung zwischen Selbst und Welt in einer ganz neuen Weise. Es überrascht auch, dass der Begriff nicht als Bezeichnung für »Altruismus« oder »Güte« eingeführt wurde, sondern um zu erklären, warum wir uns an einer Sonate oder einem Sonnenuntergang erfreuen. Für Vischer bedeutete »Empathie« kreatives Sehen, die Umformung der Welt mit dem Ziel, sich selbst darin widergespiegelt zu sehen.

In der englischen Tradition war wohl der romantische Dichter John Keats der beispielhafte Empathiker in diesem Sinn; er konnte sich selbst in Gegenstände hineinversetzen. In einem neueren Kommentar wird Keats' »Gabe, sich durch Vorstellungskraft in Naturgegenstände einzufühlen«, so beschrieben:

Die Art und Weise, wie er sich aufblähte und »stramm und dominant« aussah, als er erstmals auf Spensers Schilderung »meeresschulternder Wale« stieß; oder das Grapschen eines Tanzbären nachahmte; oder den wilden Wirbel von Boxhieben, die wie Finger auf einer Scheibe trommeln. Oder jene berühmten Augenblicke phantasievoller Aufmerksamkeit und Einfühlung. »Wenn ein Sperling an mein Fenster kommt, dann schlüpfe ich in seine Existenz und picke im Kies herum.« Oder einfach eine reife Nektarine essen. ... Oder aber sich in den Geist einer Billardkugel hineinversetzt, was ihm »ein Gefühl der Freude an der eigenen Rundheit, Glätte, Beweglichkeit und Schnelligkeit ihres Rollens« vermittelte.[3]

Diese Beispiele würden sich nahtlos in Rorschachs Erfahrungen einreihen. Keats hatte übrigens auch Medizin studiert; er verfolgte die neuesten Entwicklungen in der Neurologie und integrierte gelegentlich die Hirnforschung in seine Dichtkunst.[4] Der schweizerische Psychiater mochte weitaus weniger exaltiert gewesen sein als der englische Romantiker, doch hinter Rorschachs Zurückhaltung verbarg sich ein John Keats, der sich an der Beweglichkeit der Welt und der Schnelligkeit ihrer Bewegungen erfreute – am »goldenen Überfluss der Welt«, wie Rorschach es mit einem Zitat aus seinem Lieblingsgedicht häufig umschrieb.

Vischer machte die gleichen Erfahrungen, die jene von Rorschach vorwegnahmen. »Betrachte ich einen ruhigen, festen Gegenstand, so kann ich mich ganz folgsam an die Stelle seines inneren Aufbaus, seines Schwerpunktes setzen«, schrieb Vischer. »Ich bilde mich demselben ein, vermittle meinen Umfang mit dem seinigen, strecke und erweitere, biege und beschränke mich in demselben«, je nachdem ob ich etwas großes (Gebäude, Wasser, Luft) oder etwas kleines sehe (Stern, Blume). »Wir können häufig die merkwürdige Beobachtung an uns machen, dass eine Gesichtserregung [ein visueller Reiz; Anm. d. Übers.] in einer ganz anderen Provinz unseres Körpers, in einer ganz anderen Sinnessphäre verspürt wird. Wenn ich über eine heiße, von der Sonne grell beleuchtete Straße gehe und setze eine dunkelblaue Brille auf, so bekomme ich immer zugleich für einen Moment den Eindruck, als werde mir die Haut abgekühlt.« Es lässt sich nicht eindeutig nachweisen, dass Rorschach Vischers Werk gelesen hat, aber er war höchstwahrscheinlich damit vertraut und las zweifellos Schriften, die von Vischer beeinflusst waren; auf jeden Fall nahm er die Welt auf ähnliche Weise wahr.

Jahrzehnte vor Freuds *Traumdeutung* spürte Vischer derselben kreativen Tätigkeit des Geistes nach, die Freud später beschrieb, allerdings in umgekehrter Richtung. Da Freud an den psychologischen Inhalt, der den Träumen zugrunde lag, herankommen wollte und von deren bizarrer, scheinbar sinnloser Oberfläche ausging, musste er herausfinden, wie dieser tieferliegende Inhalt »verdichtet« oder anderweitig umgewandelt wurde. Dann konnte er dem Traum sozusagen stromaufwärts zur Quelle folgen.[5] Vischer hingegen würdigte diese Transformationen um ihrer selbst willen, als Grundlage von Empathie, Kreativität und Liebe. Freud interessierte sich dafür, wie der Prozess an sich funktionierte, Vischer ging es um die wunderbaren Formen, die daraus entstehen konnten: »Und so entlarvt sich uns jedes Kunstwerk als der an einem verwandten Objekte sich harmonisch erfühlende Mensch, als die in harmonischen Formen sich objektivierende Menschlichkeit.«

Aus diesem Grund führte Freuds Weg zur modernen Psychologie und Vischers zur modernen Kunst. Die Psychologie des Unbewussten und die abstrakte Kunst, zwei bahnbrechende Konzepte des frühen zwanzigsten Jahrhunderts, waren im Grunde enge Verwandte eines gemeinsamen Vorfahren, des Philosophen Karl Albert Scherner, den sowohl Vischer als auch Freud als Quelle ihrer zentralen Ideen würdigten. Vischer verwies auf Scherners Buch *Das Leben des Traums* von 1861 und lobte »dieses tiefsinnige, fieberhaft im Verborgenen wühlende Werk. ... Hieraus ergab sich mir der Begriff, den ich Einfühlung nenne«. Freud zitierte Scherner in seiner *Traumdeutung* umfassend und pflichtete dessen Ideen bei; für Freud war Scherners Buch »der originellste und weitgehendste Versuch, den Traum aus einer besonderen Tätigkeit der Seele ... zu erklären«.[6]

Der von Vischer gebahnte Weg zur abstrakten Kunst

führte weiter über Wilhelm Worringer (1881–1965), der in seiner kunsthistorischen Dissertation *Abstraktion und Einfühlung* von 1907 eine Argumentation vorbrachte, die genauso einfach war wie der Titel: Einfühlung sei nur eine Seite der Medaille.[7] Empathie im Sinne Vischers, so Worringer, bringe realistische Kunst hervor, denn sie entspringe dem Bestreben, mit der äußeren Welt übereinzustimmen. Ein Künstler mag sich in der Welt zu Hause fühlen, sich in Gegenstände einfühlen, sich in sie hineinversetzen, und findet sich dann durch seine Verbindung mit ihnen in der Welt wieder. Bestimmte dynamische, selbstbewusste Kulturen neigten laut Worringer besonders dazu, solche Künstler hervorzubringen, etwa das klassische antike Griechenland und Rom oder die Renaissance.

Andere Individuen oder Kulturen empfinden die Welt jedoch als gefährlich und furchterregend; ihr tiefes inneres Bedürfnis verlangt nach einem Ort der Zuflucht. Der Künstler spürt in diesem Fall den dringlichen Wunsch, den äußerlichen Gegenstand seiner natürlichen Umgebung, dem Chaos und der Verwirrung, zu entreißen. Er stellt eine Ziege möglicherweise als Dreieck mit zwei gekrümmten Linien als Hörnern dar und ignoriert ihre eigentliche komplexe Gestalt oder bildet eine Meereswelle in der zeitlosen Geometrie einer Zickzacklinie ab, ohne zu versuchen, die willkürlichen Details ihrer tatsächlichen Erscheinung nachzuahmen. Dies ist das Gegenteil des klassischen Realismus – die Abstraktion.

Für Worringer hatte Einfühlung also einen »Gegenpol« im Abstraktionsdrang des Menschen. Einfühlung beruhte »nur auf *einem* Pol menschlichen Kunstempfindens«, der nicht gültiger oder ästhetischer war als der andere.[8] Manche Künstler kreierten, indem sie mit der Welt in Kontakt traten, sich in die Welt einfühlten; andere hingegen schafften, indem sie sich zurückzogen (das Wort »Abstraktion« leitet sich vom lateinischen *abstrahere* ab, »wegziehen/losmachen«). Unterschiedliche Menschen spürten unterschiedliche Bedürfnisse, und ihre Kunst müsse diesen Bedürfnissen gerecht werden, beinahe per definitionem, denn sonst bestehe gar kein Grund, etwas zu kreieren.

Während Künstler des frühen zwanzigsten Jahrhunderts Worringers Gedanken als wichtige Rechtfertigung für ihre Arbeiten ansahen, erkannte Carl Gustav Jung die zentrale Erkenntnis in Worringers psychologischer Theorie. In seinem ersten Aufsatz, in dem er eine Theorie der psychologischen Typen darlegte, zitierte Jung Worringers Ansatz als wertvolle Parallele zu seiner eigenen Theorie der Introversion und Extraversion: Abstraktion sei introvertiert, wende sich von der Welt ab; Einfühlung sei extravertiert, trete in die Welt ein.[9] Es bedurfte jedoch eines Künstlers und Psychiaters wie Hermann Rorschach, der sich mit Wahrnehmungspsychologie befasste, um die Stränge ganz zusammenzubringen.

RORSCHACH KONNTE IN Münsterlingen als Arzt praktizieren, doch er musste noch eine Dissertation schreiben, um den Doktortitel zu erlangen. Den Studierenden wurden die Themen für Doktorarbeiten normalerweise von ihren Professoren zugeteilt, doch in Rorschachs Fall schlug der Kandidat seinem Mentor Eugen Bleuler fünf eigene Ideen vor.[10]

Die Themenauswahl war typisch für seinen Züricher Werdegang: Psychoanalyse, Kriminologie, Vererbung, Literatur. Rorschach dachte, er könnte vielleicht untersuchen, ob sich in der Familiengeschichte eines Patienten eine Veranlagung zur Psychose nachspüren ließe, und dabei Archivmaterial aus Münsterlingen oder seiner Vaterstadt Arbon verwenden. Er schlug eine psychoanalytische Studie eines Lehrers vor, der wegen Sittlichkeitsdelikten angeklagt war, und über einen katatonischen Patienten, der Stimmen hörte. Er war daran interessiert, über Dostojewski und Epilepsie zu arbeiten, und hoffte, das Thema in Moskau weiter vertiefen zu können. Letzten Endes entschied er sich für seine originellste Idee und teilte Bleuler mit, er wäre sehr erfreut, wenn etwas daraus werden würde.

In seiner Doktorarbeit, die er 1912 abschloss, nahm sich Rorschach vor, die physiologischen Bahnen zu definieren, die Einfühlung in Vischers Sinn ermöglichten. Der Titel, *Über »Reflexhalluzinationen« und verwandte Erscheinungen*, mochte sperrig klingen, doch es ging darin um nichts weniger als die Verbindung zwischen dem, was wir sehen, und der Art, wie wir empfinden.

Reflexhalluzination war ein psychiatrischer Fachbegriff, der in den 1860er Jahren für genau jene Gattung von Phänomenen eingeführt worden war, die Rorschach bei seinen Patienten und sich selbst so faszinierend fand,[11] neben Synästhesien oder Erinnerungen, die im Proust'schen Sinne durch bestimmte Gerüche freigesetzt werden, und allen möglichen anderen Fällen unwillkürlicher Wahrnehmung, die durch einen Reiz hervorgerufen werden. Bei dem Beispiel von John Keats, der sich selbst im Kies herumpicken fühlte, als er einen Sperling beobachtete, handelte es sich gewissermaßen um eine Reflexhalluzination; »synästhetische Wahrnehmung« oder »induzierte Halluzination« wären allerdings treffendere Bezeichnungen.

Nachdem Rorschach seine Doktorarbeit mit der obligatorischen nüchtern-kritischen Sichtung der Literatur eingeleitet hatte, schilderte er dreiundvierzig lehrreiche Beispiele für Überkreuzungen – zwischen Sehen und Hören, zwischen Sehen oder Hören und körperlichen Empfindungen sowie zwischen anderen Paarungen von Wahrnehmung, angefangen mit seinem Traum vom aufgeschnittenen Gehirn als erstem Beispiel. Rasch verwarf er die simplen Assoziationen, die ständig auftreten (wenn man die eigene Katze miauen hört, stellt man sie sich geistig vor), genauso wie Vischer Assoziationen ausgeklammert hatte. Reflexhalluzinationen schlossen zwar Assoziationen ein – Rorschach räumte ein, dass es einen Grund gab, warum B. G. die Sense des Mähers in ihrem Nacken spürte und nicht in einem weniger symbolträchtigen Teil ihres Körpers –, doch solche Assoziationen waren sekundär. Interessant wurde der Fall durch die Übertragung von einer Art der Wahrnehmung auf eine andere.

Rorschachs wichtigste Beispiele stammten nicht aus dem Bereich der Überkreuzungen zwischen Sehen und Hören, der bei den meisten Studien über Synästhesie im Mittelpunkt stand, sondern drehten sich um die Verknüpfung zwischen äußerer Wahrnehmung und innerer Körperwahrnehmung. Es ging dabei um Kinästhesie, unsere Empfindung von *Bewegung*. Er schilderte ein Beispiel aus dem normalen Wachzustand: »Wenn ich in vollkommener Dunkelheit in einiger Entfernung vor mir die Finger bewege, so glaube ich, wenn ich darauf achte, trotzdem das vollkommen unmöglich ist, meine Finger sich bewegen zu sehen.« Das kinästhetische Empfinden, das Spüren einer Bewegung, muss also eine schwache optische Wahrnehmung auslösen, parallel zu einer, die man von der Erfahrung her kennt. Das Lernen eines Wortes im Kleinkindalter, eines Liedes oder einer Fremdsprache im Erwachsenenalter beschrieb er ebenfalls als Schaffen einer Verbindung zwischen Laut und Bewegung, einer »akustisch-kinästhetischen Wechselbeziehung«. Der Lernende spricht das vorgesprochene Wort so lange nach, bis er das Gefühl hat, dass sein eigenes gesprochenes Wort mit dem vorgesprochenen die größtmögliche Ähnlichkeit hat, das heißt, bis die motorischen Empfindungen den akustischen entsprechen.

Diese Parallelen konnten in beide Richtungen wirken. Ein schizophrener Patient in Solothurn, A. von A., schaute einmal aus dem Fenster und sah sich selbst auf der Straße stehen, während sein Doppelgänger jede Bewegung, die er machte, »nachahmte« – das heißt, die Bewegungen des Patienten verwandelten sich in eine visuelle Wahrnehmung seines Doubles und stellten »den umgekehrten Vorgang auf demselben reflexhalluzinatorischen Wege« dar, wie bei der Schizophrenen, die die Bewegungen eines anderen in ihrem eigenen Körper spürte.

Bei seiner Verknüpfung von Sehen und Bewegung über den Weg der Einfühlung stützte sich Rorschach auf das Werk eines kaum bekannten norwegischen Psychophysikers namens John Mourly Vold, dessen Abhandlung über Träume Freud vollkommen entgangen war. Es ging darin vor allem um Kinästhesie. Mourly Vold schilderte zahllose Experimente, bei denen Körperteile des Schlafenden festgebunden waren und die dabei entstehenden Träume daraufhin analysiert wurden, welche und wie viel Bewegung sie enthielten.[12] Rorschach probierte einige dieser Versuche an sich selbst aus. (In einem der betreffenden Träume trat er einem Patienten, der den gleichen Nachnamen hatte wie sein Chef, auf den Fuß.[13]) Man kann sich kaum zwei divergierendere Theorien vorstellen als die von Freud und Mourly Vold, doch Rorschach verknüpfte beide: »Es kann keine Rede davon sein, dass die Vold'sche Traumanalyse die psychoanalytische Traumdeutung ausschließt. ... Die Vold'schen Momente sind ein Teil des Baumaterials, die Symbole die Arbeiter, die Komplexe die Bauführer, die Traumpsyche der Baumeister des Gebäudes, das wir Traum nennen.«

Rorschach war darum bemüht, diese Mechanismen als universell darzustellen. Erst am Ende seiner Dissertation räumte er ein, dass vielleicht nicht jeder die Eigenschaften aufwies, die er selbst besaß: »Vielleicht wird manchem Leser meine Beleuchtung der reflexhalluzinatorischen Vorgänge subjektiv erscheinen, zum Beispiel einem Akustiker, da diese Arbeit von einem in erster Linie motorischen, in zweiter optischen Typus geschrieben ist.« Er definierte nicht näher, was er mit diesen »Typen« meinte, stellte jedoch ganz klar fest, wenn auch mit Unbehagen, dass unterschiedliche Menschen dazu neigten, unterschiedliche Arten von »Parallelen« zu erleben. Weil sein eigenes Talent zur Nachahmung, realistische künstlerische Fähigkeiten und Einfühlung die Grundlage seiner neuen psychologischen Ideen bildeten, gab er nur ungern zu, dass sie ihn speziell auszeichneten.

Wie so viele Dissertationen war auch die von Rorschach letztendlich nicht wirklich wegweisend. Er war gezwungen, die Endfassung drastisch zu kürzen und räumte im eigentlichen Text zweimal ein, dass es aufgrund des relativ kleinen Bestands von Beispielen natürlich unmöglich gewesen sei, irgendwelche endgültigen Schlussfolgerungen zu ziehen.[14] Aber indem er spezifischen Wahrnehmungen in all ihren schwer zu fassenden Transformationen so große Aufmerksamkeit schenkte, erkannte er allmählich den Prozess, der ihnen zugrunde lag – und schuf damit das Fundament für eine viel tiefgründigere Synthese aus Psychologie und Sehen.

KAPITEL 8

Das verzwickteste und dunkelste Wahnleben

Im Jahr 1895 verbreiteten sich in Schwarzenburg, einem Bergdorf in der Zentralschweiz, beunruhigende Gerüchte. Ein verheirateter, 61-jähriger Mann namens Johannes Binggeli war der Anführer einer Glaubensgemeinschaft, die sich Waldbruderschaft nannte. Er war Mystiker, Prediger und Verfasser verschiedener Schriften, die ihm angeblich der Heilige Geist diktiert hatte. Der gelernte Schneider wurde manchmal von Einheimischen gerufen, aber nicht zum Nähen, sondern um ihnen gute Lotterienummern vorherzusagen. Die Bruderschaft mit ihren dreiundneunzig Mitgliedern lebte weitgehend abgesondert.[1]

Dann wurde eine Anhängerin der Gemeinschaft verhaftet, weil sie die Geburt eines Kindes verheimlicht hatte; sie nannte Binggeli als Vater. Zwei Jahre zuvor hatte die Frau acht Tage lang nicht urinieren können. Binggeli erklärte, ihr Wassertor stehe unter einem Bann, und heilte sie per Koitus. Die sexuelle Beziehung dauerte an. Auch andere Mitglieder der Bruderschaft berichteten davon, dass Binggeli durch Geschlechtsverkehr Frauen und Mädchen Dämonen austrieb. Die Behörden kamen dahinter, dass Binggeli innerhalb der Waldbruderschaft eine esoterische Sekte gegründet hatte, die den Stifter als »das wieder Fleisch gewordene Wort Gottes« verehrte. Binggelis Phallus galt als »Büchse Christi«. Seinem Urin wurden als »Himmelsbalsam« magische Heilkräfte zugeschrieben; seine Verehrer tranken ihn oder wendeten ihn äußerlich gegen Krankheiten oder Versuchungen an. Binggeli konnte angeblich nach Belieben roten, blauen oder grünen Urin ausscheiden; manchmal verwendete er diesen auch als Messwein.

Es stellte sich heraus, dass Binggeli zwischen 1892 und 1895 wiederholt Inzest mit seiner Tochter getrieben hatte; von ihren drei unehelichen Kindern stammte mindestens eines von ihm, vermutlich waren es sogar zwei. Nach seiner Festnahme behauptete er zu unterschiedlichen Zeiten, dass er es nicht gewesen sei; dass er es getan habe, aber nur im Traum, um sie vor Dämonen in Gestalt von Katzen und Mäusen zu schützen; dass das Gesetz nicht für ihn gelte, weil er nicht so beschaffen sei wie andere Menschen. Binggeli wurde für verrückt erklärt und in die nahe gelegene Irrenanstalt von Münsingen eingewiesen, wo er viereinhalb Jahre zubrachte, von Juli 1896 bis Februar 1901.

Im April 1913 wechselte Rorschach nach Münsingen. Ulrich Brauchli, sein Vorgesetzter in Münsterlingen, war zum Direktor der neuen, größeren und angeseheneren Anstalt nahe Bern berufen worden, und Brauchlis Nachfolger, ein gewisser Hermann Wille, war ein sehr unangenehmer Chef.[2] Rorschach folgte Brauchli nach Münsingen[3], während Olga, die Geld verdiente und ihre eigene Laufbahn als Ärztin verfolgte, noch drei Monate in Münsterlingen bleiben musste, bis ihr Anstellungsvertrag auslief. Die beiden waren wieder getrennt, diesmal aber nur durch eine Distanz von hundertfünfzig Kilometern.

In Münsingen stieß Rorschach auf Binggelis Patientenakte und war fasziniert.[4] Er forschte weiter nach und fand heraus, dass Binggelis Waldbruderschaft aus einer früheren, weiter verbreiteten Bewegung hervorgegangen war, der Sekte der Antonianer, die Anton Unternährer in der napoleonischen

Zeit gegründet hatte und die in Europa sowie in Amerika bis ins zwanzigste Jahrhundert bestehen blieb. Diese religiösen Gruppierungen dürften Rorschachs Interesse an der Sekte der Duchoboren wiedererweckt haben, die er durch Ivan Tregubov kennengelernt hatte. Rorschach machte Binggeli persönlich ausfindig und besuchte ihn in seiner Bergklause, in der er nun mit einem kleinen Kreis gläubiger Anhänger lebte, darunter seine zweite Frau, seine Tochter und der Sohn, der zugleich sein Enkel war. Binggeli »war damals schon in seinem achtzigsten Jahre«, schrieb Rorschach, »senil und asthmatisch. Er war ein zwerghaft kleines Männchen, mit großem Kopf, mit großem Rumpf und kurzen Armen und Beinen« und hat »immer nur die alte Schwarzenburger Tracht mit den glänzenden Metallknöpfen getragen, ... sieben auf jeder Seite«. Diese schimmernden Knöpfe und seine Uhrkette spielten eine zentrale Rolle in seinen Wahnvorstellungen. Rorschach konnte ihn »sogar ohne viel Mühe überreden, sich photographieren zu lassen«.

Dies war der Anfang einer Studie über schweizerisches Sektentum, von der Rorschach spätestens 1915 überzeugt war, dass sie sein Lebenswerk sein würde.[5] Er hatte seine physiologischen Studien über die Wahrnehmung so weit vorangetrieben, wie es ihm damals möglich war, und so weitete er sein Blickfeld auf kulturelle Sichtweisen aus – und ließ seinen breit gefächerten Interessen freien Lauf. Wenn er nicht Patienten behandelte, sammelte er Material über andere archaische Phalluskulte in der Schweiz und stellte allmählich erstaunliches Forschungsmaterial zusammen, in dem er Religionspsychologie mit Soziologie, Psychiatrie, Psychoanalyse, Volkskunde und Geschichte verknüpfte.

Rorschach stellte fest, dass Sektentätigkeiten immer in den gleichen Regionen auftraten, nämlich an den Grenzen unterschiedlicher ethnischer oder politischer Gruppierungen – das heißt, in früheren Kriegsgebieten. Er fertigte eine handkolorierte Tafel an, aus der hervorging, dass Sektenaktivität mit einer hohen Dichte von Webern einherging, und spekulierte über die Gründe dafür. Er verfolgte das Sektentum in diesen Regionen zurück über frühere protestantische Kulte bis zu den Waldensern im 12. Jahrhundert und den Brüdern des freien Geistes im 13. Jahrhundert und sogar weiter zu noch älteren Ketzerlehren und Separatistenbewegungen, die alle deutliche Spuren bis in die Gegenwart hinterlassen hatten. Aus psychologischer Sicht argumentierte er im Sinne Jungs, dass schizophrene Wahnvorstellungen die gleichen psychischen Quellen anzapften wie altertümliche Glaubenssysteme, und er bemerkte Ähnlichkeiten zwischen den Bildern und Vorstellungen dieser Sektengeschichte und jenen der Mythen und Philosophien, die bis zu den antiken Gnostikern zurückreichten. Er zeigte beispielsweise auf, dass die Lehren der Antonianer aus dem 18. Jahrhundert bis ins Detail denen der Adamiten im 1. Jahrhundert entsprachen.

Aus soziologischer Sicht argumentierte er, dass bei der Gründung einer Sekte ein charismatischer Anführer weniger wichtig sei als eine empfängliche Gruppe von Anhängern; eine Gemeinschaft könne beinahe aus jedem einen Führer machen, wenn das Bedürfnis stark genug sei. Und wenn Sekten von außen eingeführt wurden, gingen sie meist rasch wieder ein, wenn die Gemeinschaft nicht bereits eingeschworen war. Rorschach unterschied zwischen aktiven und passiven Anhängern sowie zwischen hysterischen Anführern, deren Botschaften durch persönliche Komplexe geprägt waren, und mächtigeren schizophrenen Führern, deren Lehren stark auf archetypische Mythologien zurückgriffen.

Rorschachs akademische sowie nichtakademische Aufsätze

und Vorträge zum Thema Sekten gehören mit zum Anschaulichsten, was er je geschrieben hat und sind gleichermaßen interessant als Biographie, Fallstudie sowie als Beitrag zur Geschichte, Theologie und Psychologie. Er hegte Pläne für ein »dickes Buch«, das sich einer Reihe von Fragen widmen sollte:

> Warum kann der eine Schizophrene eine Gemeinschaft gründen, der andere nicht? Warum folgt der Schizophrene den Urmenschheitsgedanken, der Neurotische dem Lokalaberglauben? Und wie hallt es auf diese verschiedenen Dinge aus ihrer Bevölkerung wider? Warum sind Textilindustrie und Sektiererei immer beisammen? Welche Länder, welche Rassen sind die Träger autochthoner Sekten, welche nur Träger importierter? Mit zahlreichen mythologischen, ethnologischen, religionsgeschichtlichen etc. Parallelen![6]

Hier begegnen wir Rorschach, dem Denker, und nicht Rorschach, dem Arzt. Genau wie Freud, Jung und andere Pioniere seiner Zeit wollte er mehr tun, als nur Patienten behandeln: Er wollte Kultur und Psychologie zusammenführen und das Wesen sowie die Bedeutung individueller wie auch gemeinschaftlicher Glaubenssysteme erforschen.

Als Vertreter der Züricher Schule war Rorschach davon überzeugt, dass eine Wechselwirkung zwischen der Psychologie des Einzelnen und der Kultur insgesamt bestand, und lehnte die Vorstellung ab, dass eine universelle Psychologie für alle Menschen gelte. Was wie ein radikaler Umweg in Rorschachs Laufbahn aussehen mag, war Teil seines lebenslangen Strebens, die besonderen Sichtweisen unterschiedlicher Menschen zu verstehen.

WÄHREND SICH DER Fokus seiner Arbeit weitete, spürte Rorschach abermals das Verlangen, aus der Schweiz auszubrechen. Er hatte sich erneut mit der Moskauer Bürokratie herumgeschlagen, diesmal aber mit mehr Erfolg: Die Botschaft bestätigte ihm, dass er zu den nächsten im Jahr 1914 stattfindenden medizinischen Staatsexamen zugelassen sei.[7] Im Dezember 1913 machten sich Hermann und Olga in Münsingen auf den Weg in ein kosmopolitisches Umfeld, in dem allgemein anerkannt war, dass Psychologie und Kunst untrennbar verknüpft waren.

Es war eine aufregende Zeit für einen Aufenthalt in Russland. Die russische Kultur erlebte ihr sogenanntes »Silbernes Zeitalter«, geprägt von wechselseitiger Befruchtung durch Kunst, Wissenschaft und Okkultismus.[8] Die Wissenschaften waren in dieser Ära revolutionärer Umbrüche und weitreichender kultureller Bewegungen in Russland weniger spezialisiert und isoliert als im Westen. Alexander Etkind, der wichtigste Historiker der Psychoanalyse in Russland, schrieb dazu: »An der Geschichte der Psychoanalyse in Russland sind beileibe nicht nur Ärzte und Psychologen, sondern auch dekadente Dichter, Religionsphilosophen und Berufsrevolutionäre beteiligt.« Und John Bowlt, ein führender Kulturhistoriker des modernistischen Russland, stellte fest: »Keine Würdigung dieser ›hysterischen, geistig zerrissenen Zeit‹ ist vollständig« ohne Verweis auf die Künstlergestalten – Tschechow und Achmatowa, Fabergé und Chagall, Djagilew und Nijinsky, Kandinsky und Malewitsch, Strawinsky und Majakowski – und auf die »außergewöhnliche Entwicklung in den russischen Naturwissenschaften«, von der Raketentechnik bis zu Pawlows behavioristischer Psychologie.

Rorschach erhielt ein Stellenangebot an einer elitären Privatklinik in Kryukovo außerhalb von Moskau, in der die führenden Psychoanalytiker Russlands tätig waren. Die meisten der Patienten waren Schriftsteller und Künstler. Dies war in vielerlei Hinsicht ein ideales Umfeld für Rorschach. Es handelte sich um eine Privatklinik für Nervenkranke, die sich freiwillig dort aufhielten, was typisch für Russland in jener Zeit war und in deutlichem Gegensatz zu den überfüllten Krankenanstalten stand, die Rorschach gewohnt war. Gegründet wurde die Klinik von Ärzten, die kein Salär von Universitäten oder staatlichen Krankenhäusern bezogen; solche Einrichtungen waren teilweise kommerzielle Unternehmen, was bedeutete, dass sie gut bezahlten und sich zumindest darauf konzentrierten, ihre Dienstleistungen den Patienten zu verkaufen, anders als etwa die englischen Irrenhäuser, die sich lediglich den Familien andienten, die einen Angehörigen wegsperren lassen wollten. Die Klinik lag in einer ländlichen Umgebung und nutzte die heilenden Eigenschaften eines »natürlichen, gesunden Lebens«, die Patienten wurden gut und menschenwürdig behandelt. Den Psychiatern stand es frei, verschiedene Theorien zu verknüpfen, neue Therapien zu erproben und einen ganzheitlichen Ansatz zu verfolgen: »Heilen durch die vertraute und unterstützende psychologische Atmosphäre und durch die ›Persönlichkeit‹ des Arztes, anstatt sich auf eine bestimmte Theorie zu stützen«, wie es einer der dortigen Ärzte, Nikolai Ossipow, ausdrückte.[9]

Die Ärzte von Kryukovo waren Generalisten und Geistesmenschen. Ossipow, beispielsweise, wurde später ein bekannter Tolstoi-Kenner und hielt auch Vorträge über Dostojewski und Turgenjew.[10] Unter den Patienten waren führende Gestalten des Geisteslebens, darunter der herausragende symbolistische Dichter Alexander Blok und der berühmte Schauspieler Michail Tschechow, ein Neffe des Dramatikers. In dem Sanatorium wurden vorrangig Schriftsteller, Ärzte und Verwandte des verstorbenen Anton Tschechow behandelt.[11] Nachdem Rorschach jahrelang Laienschauspiele in einem schweizerischen Kaff aufgezogen und in seiner Freizeit Andrejew übersetzt hatte, fand er sich nun in einem Zentrum der Kultur wieder.

Durch das Silberne Zeitalter Russlands zogen sich einige Themen, die auch Rorschach am Herzen lagen: Synästhesie, Wahnsinn, bildende Kunst als Selbstausdruck.[12] Bewegung, der zentrale Bestandteil in den Reflexhalluzinationen, die Rorschach analysiert hatte, wurde hier als »das grundlegende Element der Realität« verstanden, wie der symbolistische Dichter Andrei Bely es formulierte. Theoretiker des russischen Balletts bezeichneten Bewegung als den wichtigsten Aspekt jeder bedeutenden Kunst.

Innerhalb der Psychologie fielen die sektiererischen Abgrenzungen, die im fernen Westeuropa so wichtig erschienen, weitgehend weg. In einer Werbebroschüre für die Kryukovo-Klinik von 1909 hieß es, man behandle Patienten mit »Hypnose, Suggestion und Psychoanalyse« sowie »Psychotherapie im eigentlichen Sinn« – also sogenannte »rationale Therapie«, eine Technik, die ein weiterer Schweizer, Paul Dubois, entwickelt hatte und die eine Zeitlang bekannter und beliebter war als Freuds Methode (so wie es ein ähnlicher Ansatz, der inzwischen als kognitive Verhaltenstherapie bezeichnet wird, heutzutage ist). Zwischen den verschiedenen Lagern wurden keine Fronten abgesteckt.[13]

Die große Inspiration für die russische Psychiatrie war Tolstoi, der weise humanistische Seelenheiler, der auch Rorschach beflügelt hatte.[14] Ein Grund, warum die Psychoanalyse in Russland so gut aufgenommen wurde, bestand darin, dass sie sich mit den dortigen Traditionen der Selbstwahrnehmung verzahnte: »Seelenläuterung«, existenziellen Betrachtungen über die tiefen Fragen des menschlichen Lebens und Respekt vor der Innenwelt des Menschen. Wenn Rorschachs Mischung von Idealen und geistigen Interessen – fachübergreifend, nichtsektiererisch, weitgehend humanistisch, literarisch und visuell – in einem westeuropäischen Kontext eigentümlich erscheinen mochte, so war sie für russische Psychiater ganz normal.

Freud hatte 1912 in einem Brief an Jung darüber gewitzelt, dass in Russland eine lokale Epidemie von Psychoanalyse ausgebrochen zu sein schien, doch es war im Grunde keine einseitige Wirkung, keine »Seuche«, die sich von Europa auf das Hinterland ausbreitete.[15] Sowohl in Russland als auch im Westen gab es bedeutende Psychoanalytiker. Ossipow, Rorschachs Kollege in Kryukovo, verlegte die allererste Fachzeitschrift für Psychoanalyse überhaupt und gehörte auch der Redaktionsleitung von Freuds Fachblatt an. Selbst vermeintlich »europäische« Ideen waren in Russland nicht gänzlich unbekannt. Freud bezeichnete den psychischen Mechanismus der Unterdrückung beziehungsweise Verdrängung nicht annehmbaren psychischen Materials als »Zensur«, eine explizite Anspielung auf die politische Zensur in Russland: Er sprach von einer »unzulänglichen Einrichtung des zaristischen Regimes zur Fernhaltung von verderblichen Ideen aus dem Westen«.[16] Viele von Freuds Patienten waren Slawen, häufig Russen, darunter auch der »Wolfsmann«, der exemplarische Patient, über den er seine bedeutendste Fallstudie verfasste. Jungs erste Psychoanalysepatientin, die einen ungeheuer großen Einfluss auf sein eigenes Leben und sein Werk ausübte, war die Russin Sabina Spielrein. Die Liste geht noch weiter. Wenn die Geschichte der Psychiatrie nicht nur deren Theoretiker und Praktiker in den Blick nimmt, sondern auch deren Patienten, dann ist sie weitgehend eine Chronik der russischen Kultur.[17]

Rorschachs eigener psychoanalytischer Ansatz entwickelte sich aus seiner Erfahrung mit der Behandlung russischer Patienten, vor allem weil er in Kryukovo Patienten vorfand, die er psychoanalytisch behandeln *konnte* – im Gegensatz zu den Psychotikern in den schweizerischen Anstalten oder den Straftätern, die nur rasch begutachtet werden mussten, wie einst Johannes Neuwirth. Er erkannte aber auch, dass die Psychoanalyse ganz wesentlich mit Aspekten der russischen Kultur verknüpft war. In einem Vortrag, den er später über dieses Thema hielt, erklärte er, russische und schweizerische Neurosen wirkten mehr oder weniger gleich, wobei es gewisse »quantitative Unterschiede« zwischen den Populationen gebe, doch die Psychoanalyse sei bei slawischen Patienten wirksamer als bei »denen unserer Gegenden«. Nicht nur waren sie »meist gute Selbstbeobachter, Selbstfresser, wie sie selber sagen, denn oft wächst sich diese Selbstbeobachtungstendenz zu einer wahrhaft quälenden, fressenden Sucht aus«; sie konnten sich zudem freier ausdrücken, »nicht so sehr durch Vorurteile aller Art gehemmt. Und schließlich steht der Russe der Krankheit an sich überhaupt viel toleranter gegenüber als unsere Bevölkerung. Die gewisse Dosis Verachtung, die nebst dem Mitleid bei uns so oft die nervösen Erkrankungen verfolgt, fehlt in Russland fast ganz.« Wer an einer Nervenkrankheit litt, konnte sich in einer Einrichtung behandeln lassen, ohne nach der Entlassung ein »ominöses Stigma« fürchten zu müssen.[18] Die Vorstellung von Russland, in die er sich durch Olga verliebt hatte – die »russische« Fähigkeit, die eigenen Gefühle auszudrücken –, übertrug sich nun auch auf sein Gespür für seine Patienten und prägte seine psychiatrische Praxis.

Rorschachs Monate in Kryukovo Anfang 1914 fielen in einen Zeitraum, der den Wendepunkt in der russischen Kunst markierte und in dem die Kraft von Bildern ganz neu definiert wurde. Der russische Futurismus stand in voller Blüte, und Rorschach erlebte ihn ganz unmittelbar. Vermutlich 1915 arbeitete er an einem Aufsatz mit dem Titel »Zur Psychologie des Futurismus«, in dessen journalistischer Einleitung er den Rahmen plastisch absteckte: »Der Futurismus, wie er sich heute der erstaunten Welt präsentiert, erscheint zunächst als ein buntes Durcheinander von unverständlichen Bildern und Skulpturen, von hochtönenden Manifesten und unartikulierten Lauten, von Lärmkunst und erkünsteltem Lärm, von Wille zur Macht und Wille zur Unlogik; nur das Leitmotiv ist klar: eine schrankenlose Selbstüberhebung und womöglich noch schrankenlosere Verdammung alles Bisherigen, ein Kampfgeschrei gegen alle Begriffe, die bis heute den Gang der Kultur, der Kunst und des täglichen Lebens geleitet haben.«[19]

Der Futurismus glich einem modernistischen Dampfdrucktopf, in dem scheinbar alles auf einmal zerstückelt oder aufgelöst wurde. Er war eine Explosion der Energie in Literatur, Theater, Malerei und Musik. Die russische Variante umspannte allein in der Literatur zahlreiche Unterbewegungen, Cliquen und Ausformungen, darunter der Kubofuturismus, der Egofuturismus, das Vsechestvo (Everythingism), die »Zentrifuge« und der treffend benannte »Mezzanin der Poesie«.[20] Diese Strömungen wurden während Rorschachs Aufenthalt in Russland fast täglich in der Presse erörtert. Im Januar und Februar 1914 hielt der führende italienische Futurist, Filippo Tommaso Marinetti, groß angekündigte und gut besuchte Vorträge in Moskau. Die Bewegung ging auch auf die Straße und veranstaltete Paraden, bei denen die Künstler mit bemalten Gesichtern durch die Menge zogen und futuristische Gedichte rezitierten. Als ein kleines Mädchen einem Dichter eine Orange gab, begann er sie zu essen. »Er isst, er isst«, raunte die erstaunte Masse, so als wären die Futuristen Marsmenschen.[21] Eine landesweite Tour folgte kurz darauf.

Die Auslotungen der Futuristen standen in Einklang mit vielen von Rorschachs Interessen. Der Komponist und Maler Michail Matjuschin, ein Anhänger des Philosophen Ernst Haeckel, untersuchte zufällige Formen von Treibholz, verfasste Farbtheorien und versuchte die menschliche Sehfähigkeit zu erweitern, teils mithilfe von Übungen, die vermeintlich degenerierte Sehnerven am Hinterkopf und an den Fußsohlen erneuern sollten.[22] Nikolai Kulbin, dessen Vorträge Rorschach besuchte, war Künstler und Arzt zugleich; er veröffentlichte Bücher und wissenschaftliche Artikel über Sinneswahrnehmungen und psychologisches Testen. Sein Motto war der psychologische Slogan: »Das Selbst kennt nichts außer seinen eigenen Gefühlen, und indem es diese Gefühle projiziert, erschafft es seine eigene Welt.«[23] Der Dichter Alexei Krutschonych propagierte ein »Sehen von beiden Seiten« und eine »subjektive Objektivität«. Er argumentierte: »Ein Buch mag klein sein, sollte aber in allem des Autors Eigenes sein, bis zum letzten Tintenklecks.«[24] Futuristen veröffentlichten synästhetische Werke, wie etwa *Intuitive Farben* (Igor Sewerjanin), und Tabellen mit Entsprechungen zwischen Farben und Noten; Manifeste darüber, wie Wortneuschöpfungen und Fehler »Bewegung und eine Wahrnehmung des Wortes hervorbringen«[25]; ein Gedicht, in dem der Dichter in einem Kino versucht, das Bild auf den Kopf gestellt zu sehen.[26] Diese und andere zentrale Beispiele sind in Rorschachs Futurismus-Aufsatz erwähnt beziehungsweise zitiert.

Rorschach räumte ein, dass der Futurismus verrückt und unlogisch erscheinen möge, zugleich versicherte er jedoch: »Diese Zeit aber, wo irgendeine Bewegung, irgendeine Tat mit dem Etikett ›verrückt‹ ad acta gelegt werden konnte, ist heute vorbei. ... Es gibt keinen absoluten Unsinn. Auch im verzwicktesten und dunkelsten Wahnleben unserer Dementia-praecox-Kranken liegt ein verborgener Sinn.« Er zog eine Parallele zwischen Futurismus und Schizophrenie in den Begriffen der Züricher Schule und rechtfertigte die breitere Anwendbarkeit der psychoanalytischen Theorie: »Ungeahnte Zusammenhänge taten sich auf, als man die von Freud inaugurierte Tiefenpsychologie auszuarbeiten anfing. ... Nicht nur neurotische Symptome und Wahnsysteme und Träume, sondern auch Mythen, Märchen, Dichtungen, Musikwerke, Gemälde erwiesen sich einer analytischen Durchforschung zugänglich. ... Deshalb würde uns, wenn wir den Futurismus als Verrücktheit und Wahnsinn bezeichnen wollten, die Pflicht zufallen, im Unsinn den Sinn zu suchen.«[27]

Rorschach nahm den Futurismus ernst und hielt ihn für sinnträchtig genug, um ihn auch zu kritisieren. In seinem Futurismus-Aufsatz argumentierte er, die Futuristen hätten missverstanden, wie Bilder ein Gefühl der Bewegung erzeugten. Er verwies darauf, dass normalerweise nur Karikaturisten, wie etwa sein alter Lieblingszeichner Wilhelm Busch, Bewegung darzustellen versuchten, indem sie Objekte gleichzeitig in mehreren Zustandsphasen zeigten, beispielsweise einen eifrigen Pianisten mit mehreren Armen und Händen. Michelangelos Skulpturen und Gemälde seien dagegen in sich dynamisch – sie ließen den Betrachter die Bewegung *spüren*. Die Futuristen mit ihren vielbeinigen Hunden begingen den Fehler, einen Ansatz wie den von Busch zu versuchen. Hier äußerte sich Rorschach ungewöhnlich bestimmt: Für einen

Künstler, der nach mehr strebt als bloßen Karikaturen, gebe es keine andere Methode als die der alten italienischen Meister wie Michelangelo. Um »in ernsthafter Weise Bewegung an einem Objekt darzustellen, gibt es nur einen Weg: auf die kinästhetischen Gefühle des Beschauers zu wirken«. Die Herangehensweise der Futuristen sei »unmöglich«, denn sie missverstehe das Verhältnis zwischen Einfühlung und Sehen: Man brauche »nicht erst... die Philosophen und Psychologen zu konsultieren, sondern ganz einfach die Physiologie. Viele Beine nebeneinander erwecken nicht oder nur ganz abstrakt die Vorstellung der Bewegung; ebenso wenig als ein Mensch auf kinästhetischem Wege sich in einen Tausendfüßler hineinfühlen kann«.[28]

Visuelle Abbildungen, zumindest gute, rufen geistige Zustände hervor; sie »erwecken eine Vorstellung« im Betrachter. An einer Stelle fügte Rorschach zwischen Markierungen ohne weitere Erklärung ein russisches Zitat ein: »Bild-Geleise, auf denen die Phantasie/Vorstellungskraft des Betrachters bis zur Vorstellung/Idee des Künstlers rollen soll.«[29]

In der Schweiz hatten Rorschach und Gehring versucht, mithilfe von Tintenklecksen die Phantasie eines Betrachters zu beurteilen, die sie als messbare Größe ansahen. Hier ging es um eine Auffassung von Bildern, welche die Phantasie des Betrachters *verändern* und wie auf Schienen in eine neue Richtung lenken.

Ein Psychiater, der sich 1915 über »die Psychologie des Futurismus« äußerte und sich mit der Avantgardekunst in einer Weise beschäftigte, die sich vollkommen mit seiner psychiatrischen Theorie und Praxis deckte, war eindeutig seiner Zeit voraus, egal wie er im Einzelnen argumentieren mochte.[30] Freud gab offen zu, dass er in Sachen moderner Kunst ein Banause war.[31] Jung schrieb einen Aufsatz über Joyce und einen über Picasso, beide oberflächlich und abschätzend; er wurde dafür weithin verspottet und ließ fortan die Finger von dem Thema.[32] Es gab andere Psychiater, die der Kunst mehr Aufmerksamkeit schenkten, und Künstler, die Psychologie studierten, selbst außerhalb Russlands. Der Surrealist Max Ernst etwa hatte Psychologie und Philosophie studiert.[33] Rorschach war jedoch auf einzigartige Weise befähigt, die Kluft zwischen den Fachgebieten zu überbrücken.

Auch über den Futurismus hinaus verschmolzen in den Jahren zwischen 1910 und 1920 westeuropäische und russische Konzepte und beflügelten die Entwicklung einer abstrakten Kunst. Die Künstler, die üblicherweise als die ersten rein abstrakten modernen Maler genannt werden, sind der Niederländer Piet Mondrian, der Russe Kasimir Malewitsch, der russische Emigrant Wassily Kandinsky und die Schweizerin Sophie Taeuber. Worringers *Abstraktion und Einfühlung* war für sie alle ein gemeinsamer Bezugspunkt. Rorschach schrieb seinen Futurismus-Aufsatz kurz vor dem ausschlaggebenden Moment in der Entstehung der modernen Kunst in der Schweiz – der Gründung des Dadaismus in einem Züricher Cabaret im Februar 1916. Sophie Taeuber war daran beteiligt, ebenso ihr späterer Ehemann, Hans (Jean) Arp. Taeuber unterrichtete an der Züricher Kunstgewerbeschule, an der eine Generation zuvor Ulrich Rorschach studiert hatte. »Scharen junger Mädchen«, so formulierte es Arp, »eilten aus allen Kantonen der Schweiz nach Zürich mit dem brennenden Wunsch, unaufhörlich Blumenkränze auf Kissen zu sticken. Die grauenhaftesten Vorbilder spukten in diesen rosigen Jungfrauen, doch Sophie gelang es durch Sanftmut und Güte, die meisten zum Quadrat zu führen.«[34]

Ein unmittelbarer Kontakt zwischen Rorschach und den Dadaisten ist nicht belegt, doch der schweizerische Psychia-

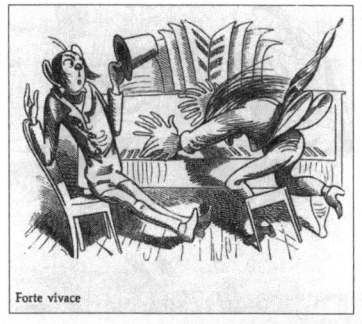
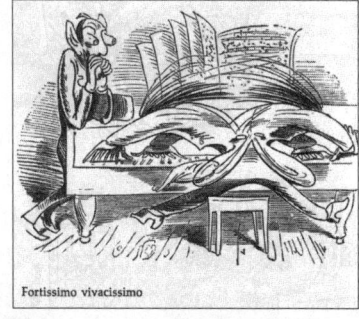
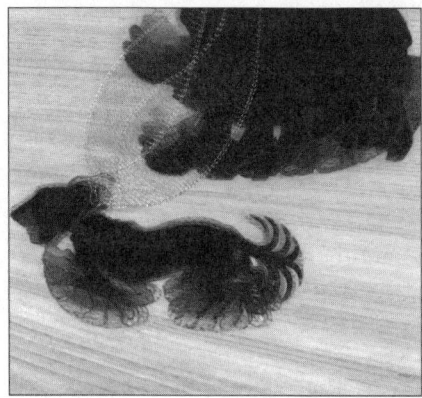
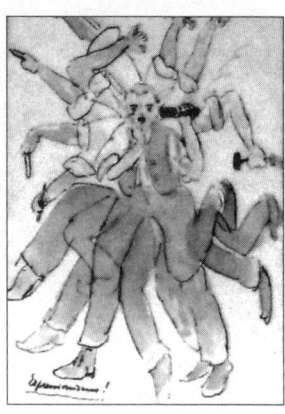
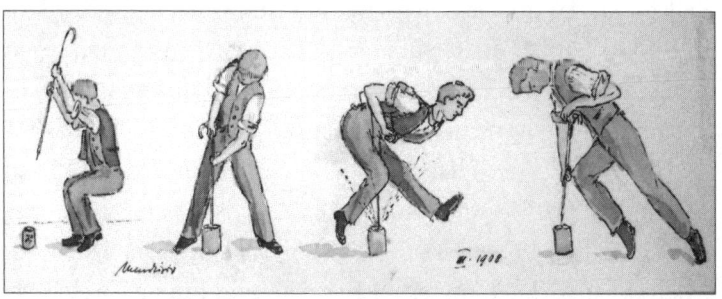

Wilhelm Busch, aus »Der Virtuos« (1865); Giacomo Ballas futuristisches Bild *Dynamik eines Hundes an der Leine* (1912) mit der Strategie, die Rorschach nur bei Karikaturen für geeignet hielt. Rorschach hatte sich bereits in einer Zeichnung für ein Schuljahrbuch über den »Expressionismus!« lustig gemacht. Später untersuchte er in dieser und anderen kleinen Bilderserien, wie Bewegung wirksamer eingefangen werden könnte.

ter verfolgte sehr genau die Entwicklungen in der modernen westeuropäischen Kunst. Bereits am Gymnasium hatte er in einer Karikatur den Expressionismus aufs Korn genommen. Später veranschaulichte er am Beispiel des österreichischen Expressionisten Alfred Kubin seine Theorien über Introversion und Extraversion.[35] Insgesamt brachte er seine Erkenntnisse über Kunst und Psychologie, die er in Russland gewonnen hatte, in seine weitere psychiatrische Praxis in der Schweiz ein.

HERMANNS UND OLGAS »chronische Frage«, wo sie sich dauerhaft niederlassen sollten, hatte die beiden schon seit längerem in unterschiedliche Richtungen gezogen.[36] Hermann hatte 1914, genau wie bereits 1909, den Eindruck, dass die Lebenswirklichkeit in Russland bei allen Reizen, die die russische Kultur auf ihn ausübte, eine ganz andere Sache war. Olga schätzte die Unvorhersehbarkeit des Lebens in Russland; Hermann empfand sie als chaotisch. Olga tat Hermanns Zielsetzungen als »europäische Sehnsucht nach ›Leistung‹« ab und erklärte, »halb unbewusst hatte er irgendwie Angst, dem Zauber Russlands zu unterliegen«.[37] Und was Olga als warmherzigen Gemeinschaftsgeist wahrnahm, fühlte sich für den introvertierten Hermann bisweilen äußerst störend und zudringlich an. Gegenüber Anna hatte er sich bereits über die allzu gesellige Lebensart der Russen beklagt: »Zu Hause zu arbeiten ist wirklich mühsam. Besuche und offene Türen tagaus tagein.«[38] Anna erinnerte sich später daran, dass die endlosen Konversationen, in die man sich in Russland verstrickt fand, bei Hermann »eine große Sehnsucht nach Alleinsein« auslösten. Die Patienten in Kryukovo mochten noch so interessant sein, doch sie nahmen »seine Kraft und Zeit derart in Anspruch, dass er keine Muße mehr hatte, um die gemachten

Erfahrungen niederzuschreiben oder zu verwerten. Er sagte mir, er stehe wie ein Maler vor einer wundervollen Landschaft – ohne Papier und ohne Farben.«[39] Sie glaubte nicht, dass Hermann nach dieser Erfahrung je nochmals daran dachte auszuwandern.

Eine Reihe spätabendlicher Familienstreite endete schließlich um zwei Uhr früh an einem Maimorgen im Jahr 1914. Hermann hatte sich durchgesetzt. Es war unmöglich, eine Anstellung an der weltberühmten Burghölzli-Klinik zu bekommen, doch er fand eine Stelle an der Klinik Waldau in Bollingen außerhalb von Bern, einer der beiden einzigen anderen psychiatrischen Universitätskliniken in der deutschsprachigen Schweiz. Aus Russland schrieb er einem künftigen Kollegen in Bollingen, nach der »ewigen Zigeunerei« sehne er sich nach einem richtigen Zuhause; er stellte besorgte Fragen über die Zimmer der in Aussicht gestellten Wohnung: »Wo liegen Sie? Wie groß – wie viel Schritte lang? Wie viel Fenster? Und wie steht es mit dem Zugang, wieviel Treppen und Korridore? Sind die Zimmer in einer Abteilung? Wäre… ein etwas gemütlicheres verheiratetes Leben möglich?«[40] Die Antwort, die er bekam, dürfte ihn einigermaßen beruhigt haben. Er verließ Russland am 24. Juni 1914 und kehrte nie mehr dorthin zurück.

Olga plante, ungefähr sechs Wochen lang in Kazan zu bleiben, bevor sie ihrem Mann folgte, aber nachdem Hermann in die Schweiz heimgereist war, wurde am 28. Juni der österreichische Thronfolger Erzherzog Franz Ferdinand in Sarajevo ermordet. Als Olgas sechs Wochen verstrichen waren, hatte der Große Krieg begonnen.[41] Olga blieb für weitere zehn Monate, bis ins Frühjahr 1915, in Russland. Diese lange Trennung – es war mindestens ihre vierte – war sowohl eine Willensentscheidung als auch durch die Umstände diktiert.[42]

Olga war noch nicht bereit, ihren Traum von einem Leben in Russland aufzugeben und ihr Vaterland zu verlassen, besonders in dieser Zeit der Not. Ohne sie war Hermanns Besorgnis um die Wohnung müßig. Die »kleine, aber nette neue Dreizimmerwohnung im dritten Stock des Mittelbaus der heutigen Klinik« war einwandfrei; Rorschach bezeichnete sie als seinen »Taubenschlag«. Hier konnte er sich zurückziehen und intensiv arbeiten.[43]

Der Kollege, dem Rorschach aus Russland geschrieben hatte, war Walter Morgenthaler (1882–1965), den Rorschach bereits aus seiner Zeit in Münsterlingen kannte. In der Klinik Waldau durchsuchte Morgenthaler die Fallgeschichten nach Zeichnungen von Patienten für seine wachsende Sammlung. Er regte die Patienten an, nach Lust und Laune zu zeichnen, und förderte ihre künstlerische Betätigung, indem er ihnen Materialien gab und besondere Aufgaben stellte, etwa einen Mann, eine Frau oder ein Kind zu zeichnen, ein Haus oder einen Garten. Morgenthaler erinnerte sich folgendermaßen an Rorschachs Verhältnis zu den Patienten: »Er, der Sohn eines Zeichenlehrers und selbst ein sehr guter Zeichner, interessierte sich lebhaft für das Zeichnen der Patienten. Er hatte ein außerordentliches Geschick, Patienten zum Zeichnen zu bringen.«

Rorschach fand beispielsweise heraus, dass ein katatonischer Patient, der die meiste Zeit nur reglos dalag oder steif in seinem Bett saß, vor seiner Erkrankung ein begabter Zeichner gewesen war. Rorschach legte ihm nicht nur einen Skizzenblock und eine Handvoll Buntstifte auf die Bettdecke, sondern auch ein großes Ahornblatt mit einem krabbelnden Maikäfer – nicht nur Zeichenmaterial, sondern auch etwas zum Anschauen, nicht bloß einen Gegenstand, sondern etwas Lebendiges, das sich bewegte. Am nächsten Tag zeigte Rorschach seinem Kollegen Morgenthaler und ihrem Vorgesetzten freudestrahlend die ausgesprochen akkurate Farbzeichnung, die der Patient von dem Käfer auf dem Blatt gefertigt hatte. Der Patient, der sich monatelang nicht gerührt hatte, fing nun allmählich an, häufiger zu zeichnen, nahm dann Zeichenunterricht, machte weitere Fortschritte und wurde schließlich entlassen.

Rorschach war begeistert über die Recherchen seines Kollegen, und mit gutem Grund: Morgenthaler arbeitete an einer bahnbrechenden Studie über Kunst und Geisteskrankheit.[44] Unter seinen Patienten war ein Schizophrener namens Adolf Wölfli, der sich seit 1895 in der Anstalt befand und sich bis 1914 zu einem bildenden Künstler, Schriftsteller und Komponisten entwickelt hatte.[45] Morgenthaler veröffentlichte 1921 das wegweisende Werk *Ein Geisteskranker als Künstler (Adolf Wölfli)*, das weite Kreise beeinflusste, von den Surrealisten bis zu den modernen Literaten. André Breton nannte Wölfli neben Picasso und dem russischen Esoteriker Georges Gurdjieff als wichtige Inspirationsquelle und bezeichnete Wölflis Kunst als »eines der drei oder vier bedeutendsten Oeuvres des zwanzigsten Jahrhunderts«.[46] Und Rainer Maria Rilke erklärte: »Der Fall Wölfli's wird dazu helfen, einmal über die Ursprünge des Produktiven neue Aufschlüsse zu gewinnen.«[47] Wölfli wurde zum paradigmatischen Außenseiterkünstler des Jahrhunderts.

Es ist davon auszugehen, dass Rorschach Wölfli bei seinen Visiten sah und Morgenthaler bei dessen Behandlung unterstützte. Er suchte in den Fallakten der Klinik Waldau nach interessantem Bildmaterial für Morgenthaler und nahm sich vor, nach seinem Ausscheiden aus der Klinik eine eigene Sammlung von Patientenzeichnungen anzulegen.[48] Dieser Abschied zeichnete sich ab. Als Olga schließlich in die

Schweiz zurückkehrte, befanden die Eheleute die Wohnung doch für zu klein, ebenso wie das Gehalt. Sie zogen abermals um, und zwar nach Herisau in der Nordostschweiz.

Hermanns Wanderjahre von 1913 bis 1915 hatten dazu beigetragen, dass er die Vision einer ganzheitlicheren, humanistischeren Psychologie entwickelte. Nachdem er auf den Fall Binggeli gestoßen war, hatte sich sein Interesse an Fragen der Wahrnehmung in eine anthropologische Richtung entwickelt und ihm einen Zugang zum innersten Kern individueller und kollektiver Glaubenssysteme aufgezeigt, in dem sich Psychologie und Kultur begegneten. Die russische Kultur lieferte ihm ein Modell für die Verknüpfung von Kunst und Wissenschaft. Und die Futuristen und Wölfli zeigten ihm, wie eng psychologische Erforschung mit Kunst verknüpft sein konnte. Dieses tiefere Verständnis von der Macht bildlicher Darstellungen sollte ihm bald zu seinem Durchbruch verhelfen.

KAPITEL 9

So rundgeschliffen wie Kiesel im Flussbett

Herisau liegt in einer alpinen Hügellandschaft. Sonnige Sommer mit Wildblumen auf den Almwiesen weichen früh dem Herbst; in den trüben kalten Wintermonaten fällt viel Schnee, der Frühling ist lang und feucht. Herisau ist eine der höchstgelegenen Städte der Schweiz, und selbst wenn St. Gallen – die acht Kilometer entfernte prachtvolle Klosterstadt – in dichtem Nebel liegt, genießt man dort oft Sonnenschein und klare Luft. Rorschachs Verwandte in Arbon waren nicht weit weg, knapp zwanzig Kilometer Richtung Norden. An klaren Tagen konnte Rorschach von dem Hügel, auf dem er wohnte, den Bodensee sehen. Der Säntis, der höchste Gipfel der Region und häufiges Wanderziel, lag genauso weit im Süden und war vom Fenster im zweiten Stock zu sehen. Rorschach schien immer Wohnungen in oberen Stockwerken zu bevorzugen. Besonders schön empfand er den Winter, das späte Frühjahr und den Spätherbst mit der klaren Luft und der weiten Sicht.[1]

Rorschach lebte in Herisau länger als an irgendeinem anderen Ort, außer Schaffhausen. Hier zog er seine Kinder groß, übte seinen Beruf aus und fand seine Berufung. Die kantonale Heil- und Pflegeanstalt Krombach lag auf einer Anhöhe im Westen der Stadt. Das Spital wurde 1908 gegründet, kurz bevor Rorschach 1915 dorthin kam, und war die erste schweizerische Anstalt im Pavillonstil; die Gebäude waren weitläufig in einer parkartigen Landschaft verteilt, um die Ausbreitung von Infektionen zu verhindern und die Therapie zu begünstigen. Hinter dem Verwaltungstrakt befanden sich drei Gebäude für Männer und drei für Frauen sowie eine Kapelle in der Mitte. Zu Rorschachs Zeit beherbergte die Anstalt, die für 250 Patienten eingerichtet worden war, rund 400 Kranke, vorwiegend schwer psychotische Fälle. Sie war hauptsächlich eine Verwahranstalt und weniger eine therapeutische Einrichtung.

Die Ärzte und Pfleger wohnten gemeinsam mit den Patienten in der Psychiatrischen Klinik, relativ isoliert in der malerischen Umgebung. Herisau zählte damals rund fünfzehntausend Einwohner; immer mehr Menschen, überwiegend Textilarbeiter, kamen von außerhalb des Kantons und des Landes. In St. Gallen wurden um 1910 die Hälfte der Stickarbeiten weltweit hergestellt. Herisau verfügte über ein Kino und ein paar andere Vergnügungsstätten, hatte aber ansonsten nicht viel zu bieten, besonders nach dem Einbruch der Textilindustrie infolge des Ersten Weltkriegs. Der Kanton, Appenzell-Außerrhoden, war ländlich geprägt und ausgesprochen konservativ; die Bevölkerung war bekanntermaßen reserviert gegenüber Auswärtigen.[2] Rorschach identifizierte sich mehr mit den stereotypisch langsamen und introvertierten Bernern als mit den Appenzellern, kam aber mit den Einheimischen gut zurecht; er respektierte sie, ohne zu versuchen, einer von ihnen zu sein.[3]

Hermann und Olga empfanden es als ungeheure Erleichterung, dass ihr »Zigeunerleben« zu Ende war. Sie hatten endlich eine große Wohnung mit vielen Fenstern an der Vorderseite des Verwaltungsgebäudes. Ein Gemälde, das Hermann später anfertigte, zeigte die luftigen Räume mit weitem Blick im Sommer (siehe farbiger Bildteil S. 7 oben). Der Umzugswagen war fast leer, aber Hermann konnte schon kurz darauf seinem Bruder schreiben: »Wir sitzen z. Teil auf eigenen Möbeln, das ist ein ziemliches Erlebnis. Kannst Du Dir das vorstellen?«[4]

Der Anstaltsdirektor, Arnold Koller, war ein wenig inspirierender Arzt, dafür aber ein eifriger Verwalter. Er hatte die Errichtung der Klinik effizient geleitet – im Rückblick die Krönung seiner Laufbahn. In seinen handgeschriebenen Erinnerungen schilderte er das dortige Leben. Sobald der Anstaltsbetrieb reibungslos lief, gestand er, erforderte die Leitung nicht allzu viel Arbeit. Auch Koller hatte einst bei Bleuler studiert und hielt daher ein persönliches Verständnis des körperlichen und geistigen Wohlbefindens der Patienten für wichtig, doch er war ein strenger Mensch, unnachgiebig und moralistisch. Als sein Sohn einmal eine Lügengeschichte erzählte, erwiderte der Vater streng, er würde seinen Sohn lieber sterben sehen als lügen hören.[5]

Koller achtete stets sehr auf Haushaltsmittel und Kosten. Rorschach bezeichnete ihn als »etwas kleinlich u. ein Statistiker von angeborener Neigung«.[6] Jedes Jahr trieb es Rorschach in den Wahnsinn, wenn er die Jahresstatistik aufstellen und auswerten musste – »die ›Statistische Woche‹«, wie er es nannte. Im Januar 1921 klagte er: »Ich bin noch in der vorhergesagten statistischen Verblödung befangen und antworte zunächst das Nötigste. ... Auf das Freudsche Buch bin ich gespannt. Jenseits vom Lustprinzip verlohnt sich's doch überhaupt nicht zu leben! Was wird da Freud draus machen? Jenseits vom Lustprinzip liegt vor allem die – Statistik!«[7]

Rorschach wahrte den Schein und schrieb kleine Begrüßungskarten, wenn der Direktor und seine Familie von ihren Reisen zurückkehrten – in bezaubernden Zeichnungen und kleinen Gedichten schilderte er, was in den vier Wochen ihrer Abwesenheit vorgefallen war. Kollers Sohn Rudi erinnerte sich noch vierzig Jahre später lebhaft an die Karten; seiner Erinnerung nach war Rorschach ein außergewöhnlich begabter, aber bescheidener Mensch, der sich nie in den Vordergrund drängte – die Seele der gesamten Einrichtung, so der Sohn des Direktors.[8] Als der Junge sechs oder sieben Jahre alt war, hatte er schlimme Blinddarmschmerzen, während sein Vater unterwegs war. Rorschach setzte sich neben ihn, nahm seinen Ehering ab und hypnotisierte Rudi damit. Er redete mit ihm und ließ ihn einschlafen; als der Junge aufwachte, waren die Schmerzen verschwunden.

Rorschachs Arbeitstage begannen mit einer morgendlichen Besprechung bei Koller, danach machte er seine Runden durch die Abteilungen und kümmerte sich um die akuten Fälle. Schreckliche Schreie hallten durch die Flure. Einmal tauchte Hermann mit völlig zerfetzter Kleidung in seiner Wohnung auf; ein Patient hatte sie von oben bis unten zerrissen.[9] Der Neujahrstag 1920 verhieß nichts Gutes: »Der Anfang war nicht eben gut. Ziemlich genau um 12 wollte sich einer erwürgen.«[10] Die Behandlungen bestanden hauptsächlich in ausgedehnten Bädern, die die Patienten genossen, und Beruhigungsmitteln sowie Arbeitstherapie wie etwa das Fertigen von Papiertüten oder das Aussortieren von Kaffeebohnen. Wenn ein Katatoniker die ihm zugewiesene Arbeit verlassen und »sich an die Wand stellen« wollte, so durfte er dies tun. Wer dazu imstande war, konnte auch andere Aufgaben übernehmen – in der Gärtnerei, Schreinerei oder Buchbinderei. Die Ärzte nahmen ihre Mahlzeiten mit ihren Familien ein. Olga blieb oft bis zwölf oder ein Uhr mittags lesend im Bett; manchmal bereitete sie das Essen zu. Sie kochte nicht mehr so häufig, als sie schließlich genug Geld hatten, um sich eine Haushaltshilfe zu leisten. Die Wäsche wurde vom Klinikpersonal gewaschen. Hermann arbeitete meist bis spät am Abend.

Sein Gehalt war immer noch gering, und die Anstalt brauchte dringend einen dritten Arzt. Im Jahr 1916 war Rorschach persönlich für 300 Patienten verantwortlich, später für 320.[11] Die Bewilligung für einen unbezahlten freiwilligen Assistenten wurde jedoch erst 1919 erteilt. Rorschach wäre selbst beinahe nicht eingestellt worden, weil Olga Ärztin war und Koller fürchtete, seine Vorgesetzten, die eine weitere Stelle stets abgelehnt hatten, könnten den Eindruck gewinnen, er wolle sie vor vollendete Tatsachen stellen.[12] Zweifellos verärgert schrieb Rorschach an den ehemaligen Kollegen Morgenthaler in Bern:

Wie Sie aus der langen Lesefrist, die die Bücher gebraucht haben, sehen, habe ich hier immer noch wenig für mich verfügbare Zeit. Jetzt habe ich einen großen Vers an die Aufsichtskommission und Regierung abgehen lassen, der auf Grund statistischen Materials und damit einen locus minoris resistentiae der Appenzeller anpackend beweist, dass Herisau punkto Ärztezahl weit und breit – vielleicht in ganz Europa – am schlechtesten gestellt sei, und dass ein dritter Arzt einfach herbeimüsse. Ich habe zwar mehrere zustimmende Stimmen; daneben aber leistete sich ein Regierungsrat die sonderbare Behauptung, »wir trieben *künstlich* die Patientenzahl so weit hinauf, um einen dritten Arzt zu *erpressen*«. So ein Menschenkenner![13]

Rorschach hatte wenig intellektuelle Anregung. Er wirkte mit bei der Gründung der Schweizerischen Gesellschaft für Psychoanalyse, zu deren Vizepräsident er ernannt wurde, doch die gelegentlichen Zusammenkünfte genügten ihm kaum.[14] »Schade, dass ich so weit weg wohne, sonst hätte ich längst einmal mit ihm gesprochen«, schrieb er an Morgenthaler in

Anspielung auf den Verleger Bircher. Einem anderen Freund und Kollegen in Zürich schrieb er: »Hier in meiner Provinz erfahre ich höchstens zufällig von Neuerscheinungen.«[15] Während seine Freunde ihn um die ländliche Ruhe in Herisau beneideten, beneidete Rorschach seine Kollegen, die es mit »interessanten Menschen« zu tun hatten, »anders als unsere Appenzeller, die so rundgeschliffen sind wie Kiesel im Flussbett«.[16]

Rorschach konnte an seinen früheren Projekten weiterarbeiten, insbesondere an seinen Sekten-Studien, und den Kontakt mit anderen Psychiatern und Psychoanalytikern in der Schweiz pflegen, zumindest per Post. Was aber verhieß die Zukunft? Rorschach hatte Morgenthaler versprochen, Patientenzeichnungen zu sammeln, doch nun erwies sich dies als unmöglich. Als Grund dafür sah er kulturelle Unterschiede zwischen den regionalen Mentalitäten. Gegenüber Morgenthaler erklärte er einmal: »Währenddem nämlich der Berner, wenn man ihm ein Blatt hinlegte, nach einiger Zeit, ohne ein Wort zu sagen, anfange zu zeichnen, sitze der Appenzeller vor dem leeren Blatt und schwatze das Blaue vom Himmel herunter, was man da alles drauf zeichnen könnte, zeichne aber in Wirklichkeit überhaupt nicht.«[17] Rorschachs neue Patienten verstanden sich besser darauf, über Bilder zu reden, als welche zu zeichnen.

DER ERSTE WELTKRIEG wütete, während die Rorschachs ihre ersten Jahre in Herisau verbrachten, und selbst die neutrale Schweiz spürte die Auswirkungen – nationalistische Spannungen zwischen Französischschweizern und Deutschschweizern, Militärdienst als Nichtkombattanten, galoppierende Inflation. Rorschach war gerade in die Schweiz zurückgekehrt, als der Krieg ausbrach, und hatte versucht, gemeinsam mit Morgenthaler als Freiwilliger in einem Lazarett in einem der kriegführenden Länder zu dienen. Vergeblich. »Was uns denn einfalle?«, hatte sie ihr Vorgesetzter in der Klinik Waldau angefahren. »Ob wir nicht wüssten, dass es unsere Pflicht sei, gerade jetzt hier am Ort zu bleiben!« Morgenthaler erinnerte sich an Rorschachs verstimmte Reaktion. Eine Zeitlang ließ er den Kopf hängen, war missmutig und noch stiller als sonst; dann stellte er schwermütig fest: »Es sei nun also Pflicht der Deutschen, möglichst viele Franzosen, und der Franzosen, möglichst viele Deutsche zu töten. Unsere Pflicht aber sei es, mitten dazwischen in der Waldau zu sitzen und unseren Praecox-Patienten alle Morgen ›Guten Tag‹ zu sagen.«[18]

Nach dem Umzug nach Herisau konnte Rorschach Dienst leisten. Er und Olga arbeiteten sechs Wochen lang als Freiwillige und halfen unter anderem bei der Verlegung von 2800 Geisteskranken aus französischen Anstalten in den deutschbesetzten Gebieten. Und er verfolgte die Kriegsereignisse mit gewohnt analytischer Distanz. Es war ihm zuwider, seinem Bruder auf Französisch schreiben zu müssen, bloß um den Anschein einer prodeutschen Einstellung zu vermeiden. Und er war gleichermaßen angewidert von den deutschlandfreundlichen Schweizern, die am Ende des Krieges ganz opportunistisch ein anderes Lied anstimmten: »Schon im Oktober [1918] geschah bei den Deutschen in der Schweiz ein plötzlicher Umschwung. So kaisertoll sie vorher waren, so sehr fingen sie über den Kaiser zu schimpfen an. ... Das war ekelhafter als alle frühere Überhebung. Den ekelhaften Eindruck von dieser Psychologie der Menge werde ich mein Leben lang nicht vergessen.«[19]

Mit größter Sorge verfolgte man die Ereignisse in Russland. Schockierende Berichte erreichten die Schweiz 1918:

Man erfuhr von Erschießungen, Hinrichtungen, Hungersnöten und der Vernichtung der gesamten Intelligenzija in Russland. Die Rorschachs warteten gespannt auf Nachricht von Anna, die immer noch in Moskau lebte, und von Olgas Verwandten. Anna kehrte im Juli in die Schweiz zurück, doch es dauerte zwei weitere Jahre, bis Olga etwas von ihrer Familie in Kazan hörte. Und es waren keine guten Nachrichten: Olgas Bruder hatte eine Typhusepidemie nur knapp überlebt. Danach hörte sie kein Wort mehr.

Die probolschewistische Propaganda, die jegliche Wahrhaftigkeit, Menschlichkeit und Vernunft missachtete, verabscheute Rorschach in der Schweiz wie in Russland gleichermaßen. Sein gelegentliches Schreiben für die Zeitung wurde nun politischer, in einigen Artikeln wetterte er gegen die prokommunistische Naivität im Westen. In seinen Briefen äußerte er sich noch rückhaltloser: »Haben Sie die Broschüre von Gorki gelesen? Er verflucht sowohl Tolstoi als [auch] Dostojewski; als Kleinbürger hätten sie mit kleinbürgerlichen Lehren das Volk ›nur dulden‹ gelehrt. Haben Sie jemals in einen solchen Sumpf hineingesehen? Judas Ischariot ging wenigstens hin, sich zu erhängen. Es wäre interessant zu wissen, was Gorki für Träume hat!«[20]

Wie immer richtete er seine Aufmerksamkeit am schärfsten auf Fragen der Wahrnehmung:

Es fängt mir nach und nach ein Licht an aufzugehen, wie es möglich ist, dass aus Russland so widersprechende Nachrichten von Augenzeugen kommen. ... Die Widersprüche erklären sich wahrscheinlich hauptsächlich dadurch, dass es eben einen großen Unterschied macht, ob ein Beobachter Russland heute zum ersten Mal sieht, oder ob er es in früheren Zeiten gekannt hat, dann auch dadurch, ob er in Kreise sehen kann, die ein Stück früheres Russland darstellen oder nur die amorphe Masse des Volkes, das eigentlich noch gar nicht Volk, sondern nur Masse ist. ... Wer nun heute nach Russland kommt u. das frühere Land nicht gekannt hat, der *sieht* das alles gar nicht, worauf es ankommt.[21]

Die Hervorhebung des zentralen Begriffs ist von Rorschach. Ein paar Monate später schrieb er: »Was sagen Sie eigentlich zu den überall neu aufspringenden kommunistischen Parteien? Ist da etwas drin, wofür ich blind bin, oder sind diejenigen die Blinden, die nicht sehen, dass im Lande des vollzogenen Kommunismus dieser Kommunismus nichts ist als eine Oligokratie mit neuem Kapitalismus u. also eine ungeheure Lüge ...? Sosehr ich mich bemühe, mit Psychologie u. Geschichte an die Frage heranzugehen, so plagt sie mich doch manchmal ...«[22]

Auch die finanzielle Lage der Rorschachs hatte sich während des Krieges verschlechtert.[23] Sie schickten weiterhin Pakete an die Verwandten in Russland, zumindest Unentbehrliches wie Seife. »Wir haben wenigstens alle die Jahre noch ordentlich Kohlen bekommen, und dies Jahr sollte es nicht schlechter sein«, schrieb er Paul 1919. »Jedenfalls haben wir, wenn wir im Winter in Schaffhausen waren, mehr gefroren als hier.«[24]

Wie bereits zu anderen Zeiten machte Rorschach das Beste aus seiner misslichen Lage. Er legte nicht viel Wert auf Kleidung und trank keinen Alkohol; sein einziges Laster waren Zigaretten. Weil er kein Geld für eine eigene Bibliothek hatte und auch von Koller nicht unterstützt wurde, lieh er sich die meisten Bücher und Zeitungen aus und verfasste davon umfangreiche Exzerpte und Notizen. Er kopierte auch Möbel;

wenn er beruflich nach Zürich musste, sah er sich gründlich in Möbel- und Spielzeuggeschäften um und baute dann in Herisau nach, was er gesehen hatte. »Damit wenigstens etwas Neues ins Haus herein kommt, schreinere ich immerzu«, schrieb er seinem Bruder. »Nach und nach gehe ich nun zu ansehnlicheren Dingen über«, wie zum Beispiel Bücherregalen, aber vorerst hatte er für seine Tochter »ein ganzes Mobiliar gemacht, Tisch u. 3 Stühle u. ein Waschtisch geschreinert und gemalt in der Art von Bauernmöbeln.«[25]

Rorschach war inzwischen nämlich Vater. Seine große Freude in Herisau war die Geburt seiner beiden Kinder, Elisabeth (Lisa) am 18. Juni 1917 und Ulrich Wadim am 1. Mai 1919. Der Junge »sollte einen echt schweizerischen und einen echt russischen Namen haben«, aus naheliegenden Gründen. Sein Geburtstag, der 1. Mai, war der Jahrestag der russischen Revolution, und so witzelte Hermann gegenüber seinem Bruder: »Hoffentlich wird er nicht ein gar zu rabiater Bolschewist, wenn wir uns schon sagen müssen, dass unsere Kinder unter ganz anderen Weltanschauungskämpfen werden denken lernen müssen, als wir es erlebt haben.«[26]

Anna schaffte es im August 1918, aus Russland herauszukommen, und heiratete kurz darauf.[27] Hermann sah Paul 1920 wieder, als dieser aus Brasilien kam, wohin er während des Krieges gegangen war. Paul war ein erfolgreicher Kaffeehändler geworden und brachte bei diesem Besuch seine Frau, eine Französin namens Reine Simonne, mit nach Herisau. Hermann war ausgesprochen froh, seine Geschwister mit Ehepartnern zu sehen, die sie liebten.[28]

Wie in den Münsterlinger Jahren fuhren Hermann und Olga zu den Verwandten nach Arbon, wenn sie konnten, und nach Schaffhausen, wenn sie mussten. Regineli lebte weiterhin bei ihrer Mutter in Schaffhausen, doch Hermann lud sie oft für längere Aufenthalte nach Herisau ein. Später erinnerte sie sich daran, dass Hermann ihr dort häufig vorlas. Und am Fuß des Säntis, bei einer Wanderung mit ihrem Bruder, hörte sie einmal den Klang von Kirchenglocken in der klaren Luft – ihre erste tiefgreifende Erfahrung, gestand sie Jahrzehnte später, und der einzige Moment in ihrem Leben, in dem sie sich mit dem Unendlichen, dem Ewigen verbunden fühlte.[29]

Rorschachs Arbeitsraum diente als Spielzimmer der Kinder, wenn er nicht schrieb oder Patienten empfing. Seiner Cousine zufolge war er ein ausgezeichneter Vater, der sich stark in die Erziehung der Kinder einbrachte, fast mehr als die Mutter.[30] Er überhäufte Lisa und Wadim mit den materiellen Dingen, die er sich selbst so selten gönnte. Er fertigte alle möglichen Spielzeuge, Bilder und Bilderbücher für sie. Lisa erinnerte sich später an die kleine Zeichnung einer Frucht, die ihr so echt vorkam, dass sie daran leckte, bis die Farben verschmierten.[31] In einem Jahr wollte Rorschach zu Weihnachten einiges für Lisa schnitzen oder basteln: »4 Hennen, 1 Hahn, 5 Kücklein, Truthahn u. -henne, Pfau, 4 Gänse, 4 Enten, 1 Stall und 2 Mädchen.« Und er fertigte Zeichnungen nicht nur für seine Kinder, sondern auch von seinen Kindern. Seinem Bruder versprach er, ihm einige Zeichnungen von Lisa zu schicken. »Von diesen mache ich eine ganze Biographie in Bildern«, schrieb er Paul.[32] (Siehe Farbtafel 5.)

ABER NICHT ALLES stand zum Besten in der Familie. Die Kollers wohnten mit ihren drei Jungen direkt unter ihnen. Der jüngste, Rudi, der nur vier Jahre älter war als Lisa, erinnerte sich später, dass die Ehe der Rorschachs »sehr, sehr explosiv« gewesen sei. Sophie Koller, die Frau des Direktors und eine gute Freundin Hermanns, hörte häufig laute Zankereien und fürchtete sich vor Olga. Sie glaubte, auch Hermann habe Angst vor seiner Frau. Immer wieder wurde gestritten, weil Hermann bis spät in die Nacht auf der Schreibmaschine tippte. »Jetzt klappert er schon wieder«, tobte Olga dann. Auch Regineli bekam so manches mit – Vorwürfe, Wutausbrüche, Tränen. Eines Tages, kurz nach Lisas Geburt, kam Hermann spät von der Arbeit nach Hause, und Olga verlor die Beherrschung. Es war schrecklich. Wenn die beiden stritten, pflegte Olga Teller, Tassen und Kaffeekannen zu zerdeppern, so dass die Küchenwand ständig voller Flecken war.[33]

Diese Eindrücke, die Außenstehende von Olga hatten, mögen überwiegend negativ gewesen sein, doch sie offenbaren ungleich mehr als Olgas eigene spätere Erinnerungen, in denen sie ihre Ehe durchweg idealisierte. In ihrem Umfeld nahm man sie als impulsive, ungestüme, sinnliche und dominante Frau wahr, und genau das liebte Hermann an ihr. Olga wurde als »halbasiatische« Russin bezeichnet, und eine gängige Redewendung lautete: »Kratze an einem Russen und du stößt auf einen Barbaren.« Dieses Bild wurde auch auf Olga projiziert. Hierin zeigte sich, dass die Schweizer größtenteils unfähig waren, die Außenseiterin zu respektieren, die Hermann geheiratet hatte und die er liebte. Als Ärztin, die in Herisau festsaß und nicht praktizieren durfte, musste sie sich weitaus isolierter vorgekommen sein als er. Und trotz ihrer vermeintlichen Sturheit war das Paar doch wieder in der Schweiz gelandet; ihre Kinder wurden protestantisch getauft, nicht russisch-orthodox, wie Olga es gewünscht hatte.

Falls Hermann je das Gefühl gehabt haben mochte, es sei keine gute Ehe, so ließ er sich dies nie anmerken. Er redete nie schlecht über seine Frau, beispielsweise gegenüber Regineli, und versuchte stets, Olgas Verhalten zu erklären, so wie einst das seiner Stiefmutter. Er liebte Olga dafür, dass sie ihn aus seinem Panzer befreite, dass sie ihm Kinder schenkte und ihn sein Leben intensiver leben ließ. Das Mauerblümchen aus Schaffhausen und der Veranstaltungsplaner von Münsterlingen und Herisau tanzte fast nie, selbst bei Feiern, bei denen Olga in ihrem schwarzen Kleid eng mit einem Patienten nach dem anderen tanzte. Wenn sich Hermann und Olga gestritten hatten, pflegten sie anschließend demonstrativ Arm in Arm durch die Anstalt zu spazieren.

Auch bei ihren Auseinandersetzungen über Hermanns Arbeitszeiten dürfte es zwei Seiten gegeben haben. Er arbeitete tatsächlich ungeheuer viel, was Olga als »westlichen« Ehrgeiz ansah und für unsozial und unsinnig hielt. Eines der Hausmädchen erklärte später, ihrem Eindruck nach habe Hermann Dinge *für* die Kinder getan – er baute ihnen Spielzeug und machte ihnen Geschenke – und weniger *mit* ihnen.

Rorschach empfand seine Arbeit in der Anstalt durchaus als befriedigend. Nachdem er bereits einige Jahre in Herisau tätig war, erklärte er auf einer Bootsfahrt mit der Familie, seinem Gefühl nach bedeute er seinen Patienten etwas – er sei nicht nur Arzt, sondern eine wahre emotionale und geistige Stütze für sie, und das sei eine dankbare Aufgabe. An Winterabenden hielten er und Olga Lichtbildervorträge über Russland und gaben den Mitarbeitern Fortbildungskurse in Persönlichkeitsentfaltung (Unterricht in Nähen und Sticken für die weiblichen Bediensteten und Holzarbeiten für die männlichen). Rorschach leistete 1916 auch Pionierarbeit mit medizinischen Lehrgängen für das Pflegepersonal, mit »Unterricht über Wesen und Behandlung der Geisteskrankheiten«.[34] Bis dahin hatte es in einer schweizerischen Klinik nichts Vergleichbares gegeben.

Er führte auch wieder Bühnenstücke auf, für die er Requisiten entwarf und fertigte, darunter vor allem rund 45 Puppen für ein Schattenspiel zu Fastnacht im Februar 1920.[35]

Diese skurrilen Figuren aus grauem Karton, ungefähr zwanzig bis fünfzig Zentimeter groß, stellten die Ärzte, Pfleger und Patienten dar, einschließlich Rorschach selbst. Wie Rorschach in seinem Tagebuch vermerkte, waren alle Zuschauer begeistert. Und mit den Figuren bewies er seine Fähigkeit, Bewegung zu sehen und einzufangen. Wie ein Freund sich später erinnerte, »konnte er manche charakteristische Bewegung, wie zum Beispiel die eines Violinspielers, eines arbeitenden Patienten und anderes sofort als Silhouette aus Karton ausschneiden und letztere mit beweglichen Gelenken versehen, die eine verblüffende Reproduktion der Bewegung ermöglichten«.[36] Aber nachdem Rorschach das Moskauer Theater erlebt und in Kryukovo einige der bedeutendsten Schauspieler des Jahrhunderts behandelt hatte, wusste er nur zu gut, dass die Anstaltsaufführungen kaum mithalten konnten. Anders als in Münsterlingen waren die meisten Patienten in Herisau viel zu eingeschränkt, um bei den Aufführungen überhaupt zuzuschauen, geschweige denn daran mitzuwirken. In einem Brief an einen Freund schrieb er: »Meine Frau möchte wieder einmal sehen, wie ein Theater aussieht, was sie nun nahezu gänzlich vergessen hat.«[37]

Rorschach versuchte, seine Überstundenarbeit positiv zu sehen, doch er ärgerte sich immer mehr darüber, wie viel von seiner Zeit sie beanspruchte und wie wenig künstlerische Befriedigung sie ihm gab. Im Jahr 1920 klagte er bereits im September in einem Brief an Paul: »Zur Zeit beginnt nun bald wieder die besondere Winterarbeit, Theater usw. Nicht eben erfreulich. Zur Kompensation werde ich natürlich schreinern gehen müssen.«

Aufgrund von Geldknappheit und Arbeitsbelastung konnten die Rorschachs keine Urlaube machen. Erst 1920 konnten Hermann, Olga und die Kinder ihren ersten wirklichen Familienurlaub genießen, und zwar in Risch am Zugersee. »In den Ferien habe ich viel gezeichnet«, schrieb Hermann seinem Bruder, »damit wenigstens Lisa die Rischer Erlebnisse besser im Gedächtnis bleiben.« Ansonsten unternahm er für ein paar Tage Wanderungen um den Säntis oder reiste beruflich nach Zürich und an andere Orte, um Vorträge zu halten. Eine dieser Fahrten sollte sich als schicksalhaft erweisen.

Als Rorschach Mitte 1917 die Universitätsklinik in Zürich besuchte, lernte er einen fünfundzwanzig Jahre alten polnischen Medizinstudenten namens Szymon Hens kennen und unterhielt sich ungefähr eine Viertelstunde lang mit ihm; später im selben Jahr begegneten sie einander ein weiteres Mal

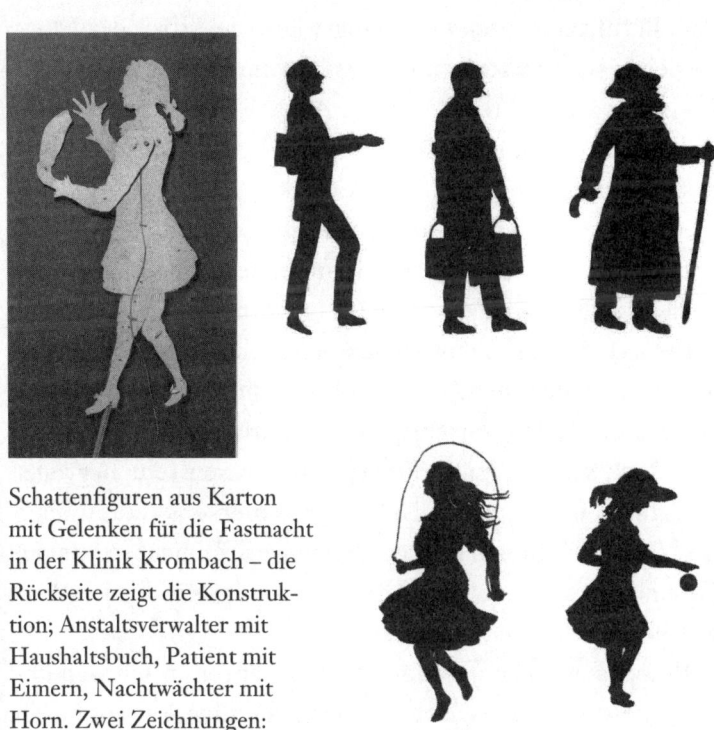

Schattenfiguren aus Karton mit Gelenken für die Fastnacht in der Klinik Krombach – die Rückseite zeigt die Konstruktion; Anstaltsverwalter mit Haushaltsbuch, Patient mit Eimern, Nachtwächter mit Horn. Zwei Zeichnungen: spielende Mädchen

kurz.[38] Eugen Bleuler war auch Hens' Doktorvater; er hatte dem Studenten dreißig Dissertationsthemen vorgelegt, von denen er sich eines aussuchen sollte. Hens hatte sich für Tintenkleckse entschieden.

Hens verwendete acht krude schwarze Flecken, um die Vorstellungskraft seiner Probanden zu messen – wie viel sie besaßen oder wie wenig.[39] Zwar verknüpfte er bestimmte Antworten mit der Herkunft der Person beziehungsweise ihrer individuellen Persönlichkeit, doch tat er dies sehr oberflächlich und rein auf den Inhalt bezogen: Für einen Friseur waren die Kleckse »ein Frauenkopf mit einer Perücke«, für einen elfjährigen Schneidersohn »eine Büste, wie sie die Schneider haben, um die Westen anzuprobieren«, und dies zeigte, dass Berufstätigkeiten beziehungsweise die Arbeit der Eltern »einen besonders starken Einfluss auf die Phantasie« haben.[40] Meistens zählte Hens bloß die Anzahl der Antworten, die der Proband selbst ausschreiben musste (zwanzig Kleckse mit einem Zeitlimit von einer Stunde). Viel mehr konnte er nicht tun, denn er testete eintausend Schulkinder, einhundert gesunde Erwachsene und einhundert Geisteskranke in der Klinik Burghölzli – ein gewaltiges Unterfangen. Hens erklärte später, seine Freundinnen hätten ihm geholfen, die Ergebnisse zu sammeln.[41] Seine Dissertation schloss zwar mit einigen sinnvollen Vorschlägen für künftige Forschungsarbeiten, doch seine eigenen Folgerungen waren sehr begrenzt. So schrieb er beispielsweise: »Sehr bemerkenswert ist auch, dass die Kranken sich bei der Deutung selbst nicht so von den Gesunden unterscheiden, dass man (wenigstens bis jetzt) auf Krankheit schließen könnte.«[42]

Rorschach war nun schon seit zwei Jahren in Herisau und betreute dort seine schwer zu behandelnden Patienten, die »so rundgeschliffen wie Kiesel im Flussbett« waren. Sein

Artikel über den Deserteur Johannes Neuwirth, den er 1914 untersucht hatte, erschien im August 1917 – mit dem klaren Fazit, dass ein idealer Test den Wortassoziationstest, Freuds freies Assoziieren und die Hypnose in sich vereinen und diese ablösen würde. Hens' Doktorarbeit mit dem Titel *Phantasieprüfung mit formlosen Klecksen bei Schulkindern, normalen Erwachsenen und Geisteskranken* wurde im Dezember 1917 veröffentlicht, wobei Rorschach sicherlich schon früher etwas von dem Text gesehen oder gehört haben dürfte, sei es von Bleuler oder von Hens selbst. Alles fügte sich zusammen.

KAPITEL 10

Ein sehr einfaches Experiment

Rorschach erkannte, wie viel tiefer ein Experiment mit Tintenklecksen gehen konnte, doch zunächst brauchte er bessere Bilder. Er wusste, dass es Abbildungen gab, in die man sich hineinfühlen konnte und die psychische oder sogar physische Reaktionen im Betrachter auslösten, was bei anderen Bildern nicht der Fall war. Er fing an, Dutzende, wahrscheinlich Hunderte eigener Tintenkleckse herzustellen, und probierte die besseren an jedem aus, den er finden konnte.

Selbst Rorschachs erste Versuche in Herisau waren weit ausgereifter, als sie auf den ersten Blick erscheinen mögen; sie wiesen vergleichsweise komplexe Kompositionen und eine jugendstilartige Gestaltung auf. In aufeinanderfolgenden Entwürfen (siehe Farbtafeln 2 und 3) wurden die Kleckse dann vereinfacht, gleichzeitig aber auch immer unbestimmbarer gemacht. Die Bilder schwebten zwischen Bedeutungslosigkeit und Sinnhaftigkeit, genau an der Grenze zwischen allzu offensichtlich und nicht offensichtlich genug.

Ein Vergleich mit den Klecksen von Hens und Kerner macht die Qualität von Rorschachs Fleckenbildern deutlich. Der Versuch, einen von Hens' Klecksen zu interpretieren, fühlt sich gezwungen an: Nun, man *könnte* sagen, er sieht wie eine Eule aus, aber eigentlich nicht... Hens selbst schrieb auf der ersten Seite seiner Dissertation: »Die normale Versuchsperson (VP) weiß so gut wie der Experimentator ohne weiteres, dass die Kleckse keinen anderen Anspruch machen können, als Kleckse zu sein, und dass die verlangten Antworten nur auf vagen Analogien und mehr oder weniger phantastischen ›Deutungen‹ der Bilder beruhen können.« Ein Rorschach-Klecks hingegen konnte *wirklich* wie zwei Kellner aussehen, die Suppe auftragen, mit einer Kragenschleife in der Mitte. Man konnte das Gefühl haben, das Bild flöße einem Antworten ein. Es steckte etwas darin.

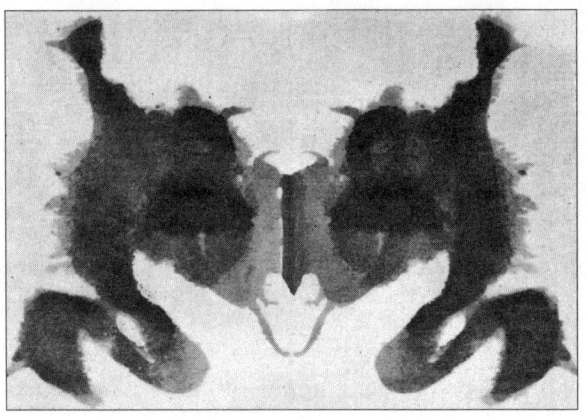

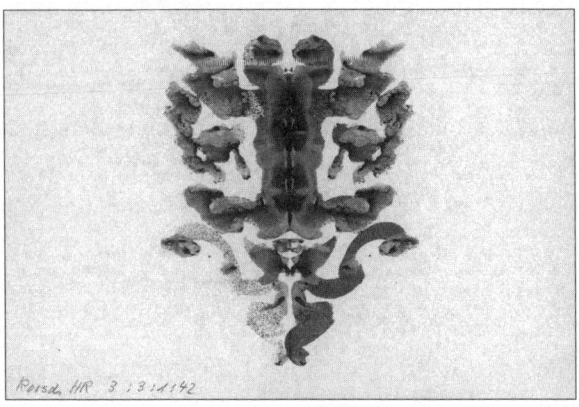

Oben: Tafel 8 aus Szymon Hens' Dissertation
Unten: Früher Tintenklecks von Rorschach, undatiert und möglicherweise bei keinem Test oder Experiment verwendet

Das andere Extrem bildeten Justinus Kerners Klecksographien mit ihren unzweideutigen Formen, denen sogar Bildunterschriften hinzugefügt wurden. Verglichen mit Kerners Klecksen sind die von Rorschach suggestiv – einige mehr, andere weniger – und ausgesprochen offen für Interpretationen. Sie weisen unklare Vordergrund-Hintergrund-Beziehungen auf, zeigen möglicherweise bedeutungsvolle weiße Stellen und eine fragliche Geschlossenheit, so dass der Betrachter das Bild zu einem Ganzen fügen muss (oder auch nicht). Man kann in den Formen Menschliches oder Nichtmenschliches sehen, Tierisches oder Nichttierisches, etwas Skeletthaftes, Organisches oder Nichtorganisches. Sie haben etwas Rätselhaftes an sich und überdehnen die Grenze des Wahrnehmbaren.

Während Rorschach die Kleckse entwarf, war er darauf bedacht, jedes Anzeichen von Kunstfertigkeit und Gekünsteltheit zu vermeiden. Die Kleckse sollten überhaupt nicht wie »gemacht« aussehen.[1] Ihr unpersönliches Erscheinungsbild war entscheidend dafür, wie sie funktionierten. In seinen frühen Entwürfen war noch klar zu erkennen gewesen, wo Rorschach einen Pinsel verwendet hatte und wie breit der Pinsel war, doch schon bald entwickelte er Formen, die sich scheinbar selbst erschaffen hatten. Seine Bilder waren eindeutig symmetrisch, aber zu detailliert, um bloß gefaltete Schmierflecken zu sein. Die Farben verstärkten das Rätselhafte noch: Wie waren *sie* in den Tintenklecks gelangt? Rorschachs Bilder unterschieden sich immer stärker von allem, was man bisher gesehen hatte. »Auch ich habe eine lange Zeit kompliziertere und gegliedertere, gefälligere und ästhetisch geläutertere Bilder verwandt, habe sie aber dann fallen lassen, um der Vergleichbarkeit aller Befunde willen, um der sichereren Berechnung willen.«[2]

Es war besonders wichtig, dass die Bilder nicht wie ein Puzzle oder ein Test aussahen, weil Rorschachs paranoide Patienten irritiert auf jedes Anzeichen eines möglichen Hintergedankens reagierten. Die Bilder durften auch keine Namen oder Zahlen enthalten, denn die Patienten würden sich zu sehr damit beschäftigen, was diese bedeuten könnten, und das eigentliche Bild ausblenden. Die Tafeln durften keinen Rahmen aufweisen, denn dieser hätte an eine Todesanzeige mit Trauerrand erinnern können. Rorschach wusste aus seiner Zeit in Münsterlingen, wie sich das Misstrauen von Patienten umgehen ließ. Wie ihm schon früh bewusst wurde, bestand ein großer Vorteil der Tintenklecksmethode darin, dass sie als Spiel oder als Experiment durchgeführt werden konnte, ohne die Ergebnisse zu beeinflussen. Häufig führten sogar unansprechbare Schizophrene, die sich allen anderen Versuchen versperrten, diese Aufgabe bereitwillig aus. Es machte einfach Spaß. Rorschach sah die Kleckse ursprünglich überhaupt nicht als »Test« an; für ihn dienten sie einem *Experiment*, einer wertfreien und ergebnisoffenen Erforschung der Art und Weise, wie Menschen sehen.[3]

Die Entscheidung, die Kleckse symmetrisch zu gestalten, mag unumgänglich erscheinen, doch sie entsprang einer von Rorschachs ausschlaggebenden Erkenntnissen oder Eingebungen und hatte weitreichende Folgen. Frühere von Psychologen eingesetzte Tintenkleckse waren nicht zwngsläufig symmetrisch. Die von Alfred Binet waren lediglich seltsam geformte Tintenflecken auf einem weißen Blatt Papier. Von Whipples fünfzehn Klecksen waren nur zwei symmetrisch, von Rybakovs acht ebenfalls nur zwei. Rorschachs Kleckse dagegen waren grundsätzlich symmetrisch angelegt, und er erklärte auch, warum: »Die Symmetrie gibt den Figuren einen Teil der notwendigen Rhythmik. Sie hat wohl den Nachteil, etwas stereotypisierend auf die Deutungen zu wirken. Andererseits aber werden durch die Symmetrie gleiche Bedingungen für Rechts- wie für Linkshänder geschaffen; durch sie scheint ferner manchen Gehemmten und Gesperrten die Reaktion erleichtert zu werden. Schließlich befördert die Symmetrie das Deuten ganzer Szenen.«[4]

Rorschach hätte sich auch für eine vertikale Symmetrie über eine horizontale Mittelachse entscheiden können, was an eine Landschaft mit Horizont oder eine Spiegelung auf einer Wasserfläche erinnert hätte, oder sogar für eine diagonal verlaufende Symmetrieachse quer durch das Bild. Stattdessen verwendete er eine horizontale beziehungsweise bilaterale Symmetrie. Vielleicht erinnerte er sich von Haeckels *Kunstformen der Natur* daran, dass dieses Formprinzip natürlich und organisch erscheint, oder wusste von Vischers Aufsatz über Einfühlung, dass »die horizontale Symmetrie mit Anschluss an unsere körperliche immer besser wirkt als die vertikale«.[5] Ob nun bewusst oder intuitiv – er arbeitete mit der Symmetrie all dessen, was uns am wichtigsten ist: andere Menschen, deren Gesichter und unsere eigene Gestalt. Bilaterale Symmetrie lässt Bilder entstehen, auf die wir emotional, psychisch reagieren.

Eine weitere grundlegende Entscheidung bestand darin, Rot zu verwenden.[6] Wie jeder Maler wusste Rorschach, dass Rot und andere warme Farben auf den Betrachter zugehen, während Blau und kalte Farben zurückweichen. In den Tintenklecksen tritt Rot dem Probanden offensiver entgegen als jede andere Farbe und verlangt, dass er reagiert beziehungsweise eine Reaktion unterdrückt. Rot erscheint dem menschlichen Auge heller als andere Farben mit der gleichen Sättigung – dies bezeichnet man als Helmholtz-Kohlrausch-Effekt; und Rot sieht zudem gesättigter aus als andere Farben mit derselben Helligkeit. Rot interagiert besser mit dem Hell-Dunkel-Gegensatz als jede andere Farbe; im Kontrast zu Weiß sieht es dunkel aus, im Kontrast zu Schwarz dagegen hell. (Anthropologen fanden 1969 heraus, dass einige Sprachen nur über zwei Farbbezeichnungen verfügen – Schwarz und Weiß –, aber dass jede Sprache mit einem dritten Farbbegriff »Rot« kennt. Rot stellt die Farbe schlechthin dar.[7]) Bei früheren Tintenklecksen für psychologische Zwecke waren überhaupt keine Farben verwendet worden, doch Rorschach bezog die Farbe mit dem stärksten Kolorit ein, wie auch die horizontale Symmetrie als die bedeutungsvollste Form von Spiegelbildlichkeit.

Rorschachs entschiedenster Bruch mit seinen Vorgängern bestand darin, dass er mithilfe seiner Tintenkleckse nicht mehr nur das Vorstellungsvermögen zu messen gedachte. Auf der ersten Seite von Hens' Doktorarbeit las er, »Die Deutungen verlangen eine gewisse Tätigkeit der Funktion, die man ›Phantasie‹ nennt«, und die Behauptung, »dass die Kleckse keinen anderen Anspruch machen können, als Kleckse zu sein« und »die Antworten nur auf vagen Analogien und mehr oder weniger phantastischen ›Deutungen‹ der Bilder beruhen können«. Doch seine ganze bisherige Erfahrung hatte ihn darauf vorbereitet, dem zu widersprechen. Ein Klecks ist nicht bloß ein Klecks, zumindest nicht, wenn er etwas taugt. Bilder bergen reale Bedeutungen. Das Bild selbst lenkt den Betrachter darin, wie er es sieht – gleichsam wie auf Schienen –, ohne ihm aber seine Freiheiten zu nehmen. Unterschiedliche Menschen sehen auf unterschiedliche Weise, und diese Unterschiede sind aufschlussreich. Rorschach hatte das von seinen Freunden im Züricher Kunstmuseum gelernt und aus all seinen Bemühungen, als Arzt und Mensch andere Menschen zu »lesen«.

Das offensichtlichste Problem des Messens von Phantasie durch das Zählen der Antworten – das aber sowohl Hens als auch Binet und seine Nachfolger übersehen hatten – bestand darin, dass einige Antworten einfallsreich sein konnten und andere nicht. Eine Antwort mochte scharfsichtig sein, wenn der Proband etwas sah, das in dem Bild wirklich enthalten war; sie mochte verrückt sein, aber das war nicht dasselbe wie einfallsreich. Wahnvorstellungen sind für denjenigen, der sie hat, durchaus real. Rorschach erkannte klar: Niemand schaute sich einen Klecks an und versuchte, darin etwas zu sehen, das nicht da war. Die Probanden versuchten, eine Antwort zu geben, die möglichst dem wahren Inhalt des Bildes entsprach. Dies galt für den Phantasiebegabten wie für jeden anderen. Er stellte fest, dass es für das Ergebnis keinen Unterschied machte, ob man die Probanden aufforderte, »der Phantasie ›die Zügel schießen zu lassen‹«, oder nicht. So konnte »ein Schizophrener, der vor der Erkrankung ein Phantasiemensch war, andere, reichere, buntere Wahnideen schaffen als ein Phantasieloser. ... Dass aber ... die Phantasie Wirklichkeit für ihn wird, hat wahrscheinlich mit der Funktion der Phantasie selbst gar nichts zu tun ...«[8]

Zwei Antworten, die Rorschach schon früh auf seine Tintenkleckse erhielt, bestätigten dies. In dem Bild, das im endgültigen Test die Tafel VIII werden sollte (siehe farbiger Bildteil S. 3), sah eine sechsunddreißigjährige Frau »*Ein stilisiertes Märchenmotiv. Ein Schatz in zwei blauen Kasten unter einer Baumwurzel vergraben, darunter ein Feuer, daneben zwei schatzhütende Tiere.*« Dasselbe Bild deutete ein Mann so: »*Zwei Bären und das Ganze ist rund, also der Bärengraben zu Bern.*«[9]

Die einfallsreiche Person hatte die Formen und Farben in ein vollständiges Bild eingebunden; ihre Antwort war verspielt und wurde mit Entzücken geäußert. Die zweite Reaktion war etwas ganz anderes; Rorschach bezeichnete sie als »Konfabulation«. Der Proband hängte sich an einem Detail des Bildes auf und überging den Rest. Der Mann sah die runde Form als Bärengrube an, nicht weil darin Bären waren – die Bärengestalten sah er in Wirklichkeit an den Rändern der Tafel –, sondern weil sich seine Gedanken an Bären festgehakt hatten und sich nun alles um Bären drehen musste. Er konnte die runde Form nicht mehr in einem anderen Zusammenhang sehen beziehungsweise mit irgendetwas anderem in dem Bild in Verbindung bringen. (Hier ein jüngeres Beispiel für Konfabulation beim Betrachten der Tafel V [siehe S. 231]: »*Barack Obama mit George Bush auf dem Rücken*«, denn »*Es ist eine Kollision zweier Kräfte, und das gesamte Bild könnte wie ein Adler aussehen, wobei der Adler das Symbol für das Land ist*«.[10] Die Symbolik des Adlers bedeutet allerdings nicht, dass Teile von Adlern wie Präsidenten aussehen.) Für Rorschach unterschied sich auch der Tonfall einer konfabulierten Antwort deutlich; es war nicht der eines kreativen Spiels, sondern einer Problembewältigung. Die dabei zugrunde gelegte Logik war auf seltsame Weise streng buchstäblich, obwohl sie im Grunde überhaupt keinen Sinn ergab. Die Märchenassoziationen der Frau dagegen waren narrativ und kreativ, ihre Antwort war einfallsreich, aber zugleich war ihre Wahrnehmung viel schlüssiger und klarer in dem Bild verankert als die des Konfabulators.

Kurzum: Ein zusätzlicher Gegenstand, der in einem Fleck entdeckt wurde, sollte nicht einfach nur als weiterer Punkt auf der Phantasieskala eines Menschen verrechnet werden. Was zählte, war die Art und Weise, *wie* ein Mensch das sah, was er sah – wie er visuelle Information aufnahm, wie er diese auslegte und was er dabei empfand. Entscheidend war, was er damit anfangen konnte und wie seine Phantasie beflügelt wurde.

Rorschach hatte sich in seiner Doktorarbeit auf die Funktionsweise der Wahrnehmung in einem relativ begrenzten physiologischen Sinn konzentriert und Wechselbeziehungen zwischen Leitungsbahnen des Sehens oder Hörens und körperlichen Empfindungen erforscht. Wahrnehmung schloss jedoch viel mehr ein, bis hin zur Interpretation dessen, was wahrgenommen wurde. »*Die Deutungen der Zufallsbilder fallen unter den Begriff der Wahrnehmung und Auffassung*«, hatte Rorschach betont.[11]

Während Rorschach die Tintenkleckse entwarf und anfertigte, musste er sich auch darüber klar werden, was sein Experiment leisten sollte. Er wollte Wahrnehmung im weitesten Sinn erforschen, aber was bedeutete dies in Bezug darauf, was er die Probanden fragen sollte? Und worauf sollte er bei deren Antworten achten?

Weil er seinen Schwerpunkt auf Wahrnehmung und nicht auf Vorstellungskraft legte, fragte er die Probanden nicht, was sie sich *vorstellten* oder *glaubten*, sehen zu können, sondern was sie *tatsächlich sahen*. Seine Frage lautete: »Was ist das?« oder »Was könnte das sein?« Da seine Bilder so suggestiv waren, gab es Dinge, die in den Klecksen wirklich dargestellt waren.

Die Antworten der Versuchsteilnehmer offenbarten bald schon mehr, als Rorschach für möglich gehalten hatte: höhere oder geringere Intelligenz, Charakter und Persönlichkeit, Denkstörungen und andere psychische Probleme. Mithilfe der Tintenkleckse konnte er zwischen bestimmten Arten von Geisteskrankheiten unterscheiden, die sich auf andere Weise nur schwer auseinanderhalten ließen. Was als *Experiment* begonnen hatte, entpuppte sich in der Tat als *Test*.

Rorschach beteuerte stets, dass er den Test »empirisch«

entwickelt hatte und schlichtweg auf die Tatsache gestoßen war, dass unterschiedliche Typen von Patienten sowie Gesunde mit unterschiedlichen Wesensarten jeweils auf bestimmte Weise zu reagieren pflegten. Natürlich konnte er nicht verstehen, was eine bestimmte Art von Antwort bedeutete, solange er diese nicht überhaupt erst als charakteristisch wahrgenommen hatte. Sobald er losgelegt hatte, musste er einige der Zusammenhänge, die er später erkannte, zumindest vermutet haben. Aber seine Gabe bestand darin, ein Muster zu erkennen, auf dieses zu achten und Grenzfälle zu berücksichtigen und vielleicht neue Kleckse zu kreieren, um die besonderen Merkmale hervorzukehren, und es dann von neuem zu versuchen.

Der voll entwickelte Test entstand binnen weniger Monate. Es sind keine Notizen oder datierte Entwürfe erhalten, keine Briefe von Rorschach aus der Zeit zwischen Anfang 1917 und Sommer 1918, so dass sich nicht genau sagen lässt, wie die Zwischenstufen aussahen. In seinem ersten erhaltenen Brief aus dem Jahr 1918, vom 5. August, teilte Rorschach einem Kollegen mit, er beschäftige sich bereits seit längerem mit einem Experiment zur »Klexographie«, von dem auch Bleuler wisse.[12] Im selben Monat arbeitete er das Experiment schriftlich aus; er beschrieb die endgültigen zehn Tintenkleckse in ihrer endgültigen Reihenfolge. Das Testverfahren und das grundlegende Schema zur Auswertung der Ergebnisse waren bereits ausgearbeitet. Dieser Text, den er in einer Fachzeitschrift zu veröffentlichen hoffte, umfasste 26 maschinengeschriebene Seiten sowie 28 exemplarische Testergebnisse. Später sollte er diese Gesamtanordnung erweitern, aber nie verändern.

Rorschach ging davon aus, dass sich bei den Antworten der Probanden vier wichtige Aspekte unterscheiden ließen. Als

Erstes notierte er die Gesamtzahl der gegebenen Antworten auf den Test insgesamt und vermerkte, ob der Proband irgendwelche Tafeln verworfen und Antworten darauf komplett verweigert hatte. Dies war ein grober Anhaltspunkt. Er stellte fest, dass gesunde Probanden nie irgendwelche Tafeln zurückwiesen. Allenfalls Neurotiker, die von bestimmten Komplexen blockiert waren, wichen aus. Die Anzahl der Antworten ließ bereits auf einiges schließen – die grundlegende Fähigkeit oder Unfähigkeit zur Lösung der Aufgabe, die Ausprägung einer Manie (zahlreiche Antworten) beziehungsweise einer Depression (wenige Antworten) –, doch sie offenbarte kaum etwas darüber, *wie* eine Person die Tafeln sah.

Als Zweites notierte Rorschach zu jeder Antwort, ob sie den ganzen Tintenklecks beschrieb oder sich auf einen Teil konzentrierte. Die Deutung der Tafel V als »Fledermaus« bildete eine Ganzantwort (G). Wer zu beiden Seiten der Tafel VIII »Bären« sah oder in der Mitte der Tafel I »eine Frau, die ihre Arme hebt«, gab eine Detailantwort (D). Davon unterschied sich die Kategorie kleines Detail (Dd): Der Proband sah etwas in einem besonders abgegrenzten Detail, das fast nie bemerkt oder gedeutet wurde, beispielsweise »Äpfel« in den obersten Ecken der Tafel I. Der seltene, aber aufschlussreiche Fall, dass die weiße Fläche auf einer Tafel interpretiert wurde, erhielt eine eigene Kodierung. Rorschach achtete auf die Reihenfolge, in der (G), (D) und (Dd) aufeinanderfolgten und die Aufschluss über die charakteristische Herangehensweise des Probanden gab: Ging er vom Ganzen zum Detail, vom Detail zum Ganzen oder verbiss er sich in dem einen oder dem anderen?

Als Drittes kategorisierte Rorschach jede Antwort danach, auf welche formale Eigenschaft des Bildes sie sich stützte. Die meisten Antworten bezogen sich natürlich auf den Aspekt der Form: In einem Klecks, der wie eine Fledermaus aussah, wurde eine Fledermaus gesehen, in einem bärenförmigen Teil eines Flecks ein Bär. Er kennzeichnete diese Antworten mit dem Kürzel (F) für Form.

Andere Antworten bezogen sich auf die Farbe (Fb): Ein blaues Rechteck wurde als »Vergissmeinnicht« gesehen, eine rote Form als »Alpenglühen«. Wurde ein blauer Bereich als »der Himmel« bezeichnet, galt dies als Farbantwort, auch wenn nicht ausdrücklich »der blaue Himmel« gesagt wurde, weil sich diese Antwort auf die Farbe des Kleckses und nicht auf dessen Form stützte. Solche reinen Farbdeutungen, bei denen die Form überhaupt keine Rolle spielte, waren unter normalen Testteilnehmern selten. Noch ungewöhnlicher war es, die Farbe gänzlich von der Form loszulösen und über einen roten Flecken zu sagen, »Das ist rot«. Häufiger wurden Antworten zu Farbe *und* Form gegeben. Da war zum einen die Kategorie (FbF), bei der die Farbe im Vordergrund stand, die Form aber ebenfalls mit einbezogen wurde. (Ein grauer Fleck wurde beispielsweise als »Gestein« gedeutet, auch wenn die Form nicht unbedingt wie ein »Stein« aussah, oder ein roter Spritzer als »Blut«.) Daneben tauchte die Kategorie (FFb) auf, bei der die Form ausschlaggebend war, die Farbe aber eine sekundäre Rolle spielte (»eine violette Spinne« oder »eine blaue Flagge« für eine blaue rechteckige Form).

Wurde bestimmten Formen eine Bewegung zugeschrieben – etwa »tanzende Bären«, »zwei Elefanten, die sich küssen« oder »zwei sich voreinander verneigende Kellner« –, so registrierte Rorschach eine Bewegungsantwort (B). Dies war die am wenigsten nachvollziehbare unter Rorschachs Kategorien. Warum sollte es einen Unterschied machen, ob die Bären tanzten oder nicht? In Rorschachs Doktorarbeit war es jedoch zentral um die Wechselwirkung zwischen Sehen und Bewegungswahrnehmung gegangen. Und als Künstler verstand er sich besonders darauf, Bewegung wahrzunehmen und einzufangen, von seinen beweglichen Schattenspielfiguren bis hin zu seinen Skizzen von Gesten in den Patientenakten. In der Fassung des Tests von 1918 schrieb Rorschach, dass er meist sah, wie sich ein Proband bewegte oder zu bewegen anfing, sobald er eine Bewegungsdeutung äußerte, indem er sich beispielsweise leicht vorbeugte, wenn er »zwei sich verbeugende Kellner« sah. Zu diesem Zeitpunkt waren die Bewegungsantworten für ihn im Grunde Reflexhalluzinationen.

Fast jede Äußerung über einen Tintenklecks bezog sich auf Form, Farbe oder Bewegung; allerdings erhielt Rorschach gelegentlich auch eine abstrakte Antwort, die in keine der obigen Kategorien passte, etwa *»Ich sehe eine böse Macht«*.

Und schließlich achtete Rorschach auf den Inhalt der Antworten – auf das, *was* die Menschen in den Tafeln sahen. Da kam natürlich alles Mögliche, was man sich vorstellen konnte, und bei Schizophrenen einiges, was man sich nicht vorstellen konnte.

Er war regelrecht erfreut und begeistert über die unerwarteten, kreativen und bisweilen wunderlichen Antworten, die sowohl von Patienten wie auch von gesunden Testteilnehmern geäußert wurden. Sein Hauptaugenmerk richtete er jedoch darauf, ob eine Antwort »gut« oder »schlecht« war – ob sie die tatsächliche Form eines Kleckses auf nachvollziehbare oder diffuse Weise beschrieb. Er schenkte dem Beachtung, *was* ein Proband sah, und begriff dies vor allem als Möglichkeit zu beurteilen, *wie gut* der Betreffende sah. Eine Formdeutung wurde mit (F+) gekennzeichnet, wenn eine Form gut erkannt wurde, im gegenteiligen Fall mit (F-).

Und gleich zu Beginn, in seinem Manuskript vom August

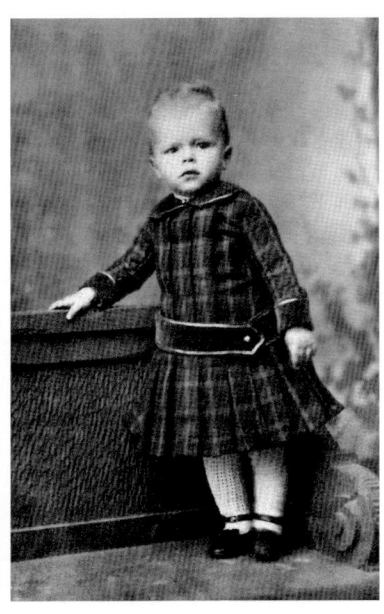

Hermann Rorschach im Alter von anderthalb Jahren, 1886

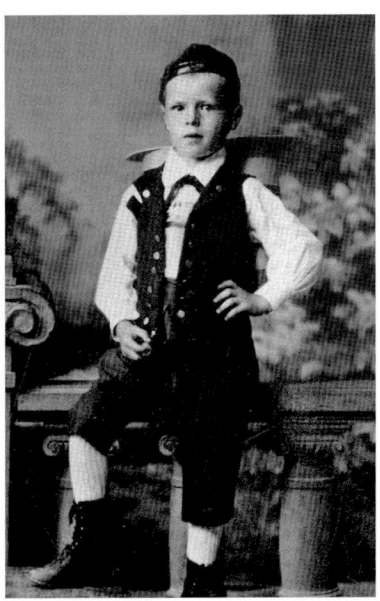

Mit sechs, 1891

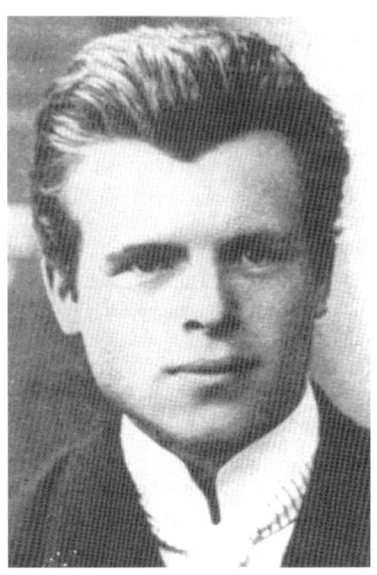

Mit 21 als Medizinstudent, 1905

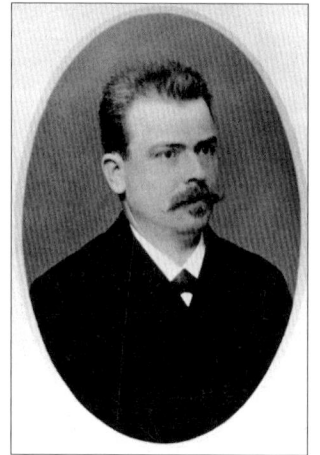
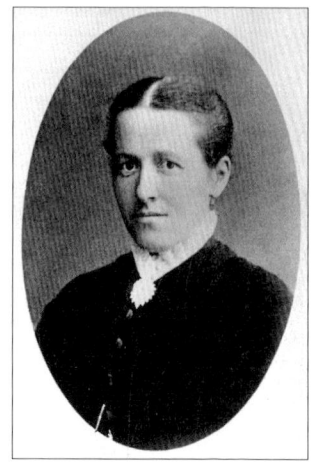

Hermanns Eltern Ulrich und Philippine

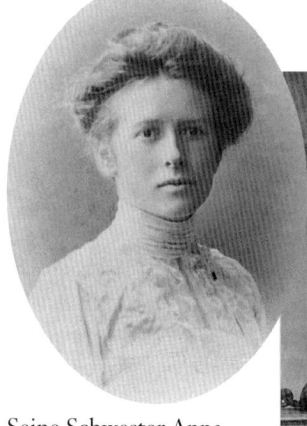

Seine Schwester Anna, 1911

Hermann, Anna, Paul, Ulrich und die Stiefmutter Regina um die Zeit der zweiten Heirat von Ulrich Rorschach, 1899

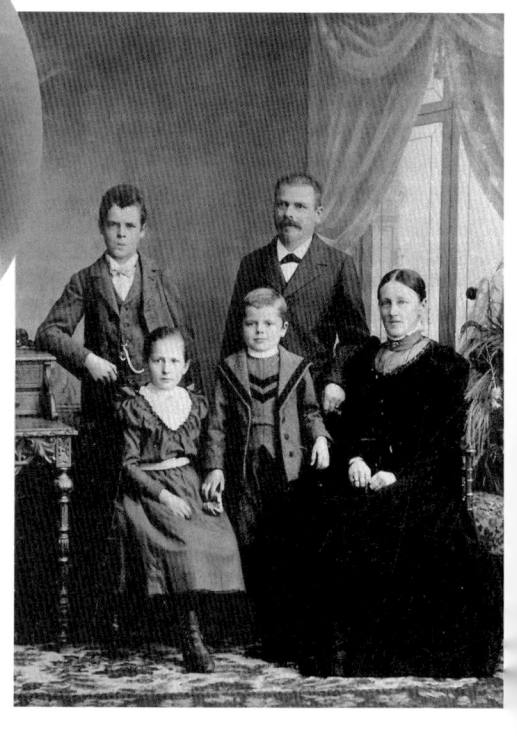

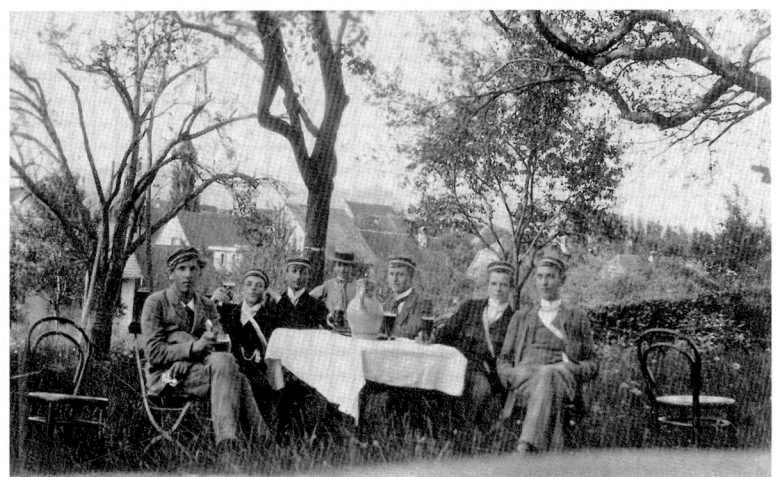

Burschenleben in der Scaphusia: Hermann ist der zweite von rechts, 1901

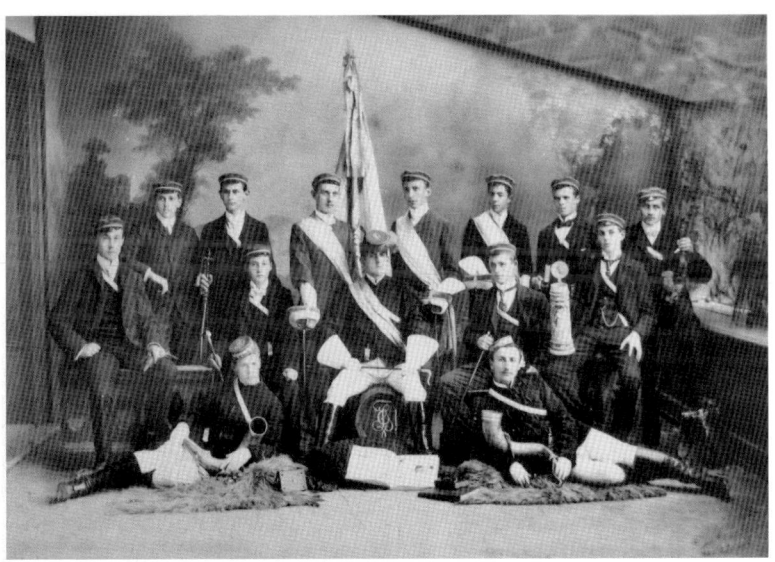

Hörner, Bierkrüge und Schärpen: Hermann ist der dritte von rechts mit dunkler Fliege und einem Buch in der Hand.

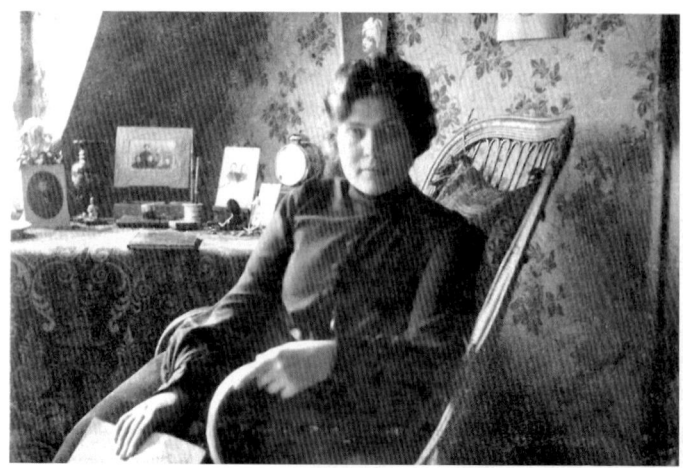

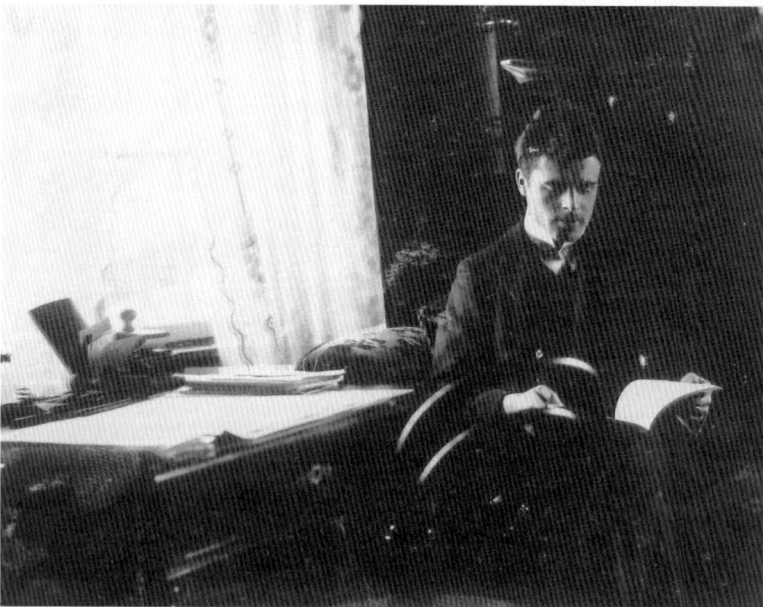

oben: Olga im Alter von 27 in Zürich, ca. 1905
unten: In Zürich (?), ca. 1906-1908

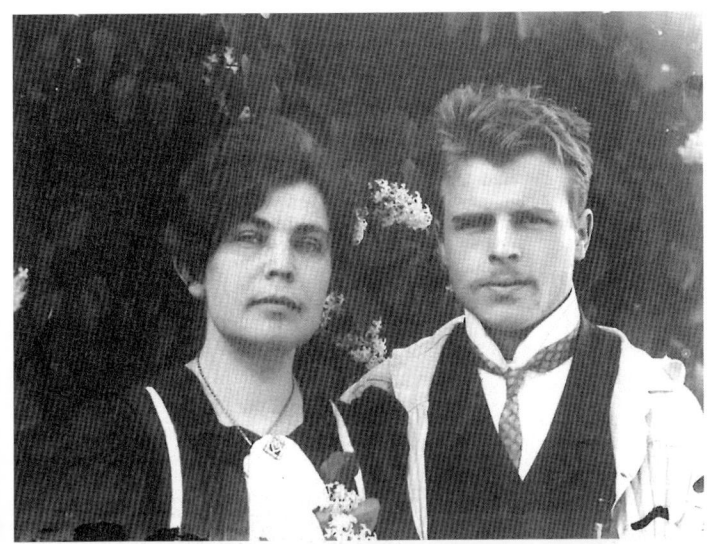
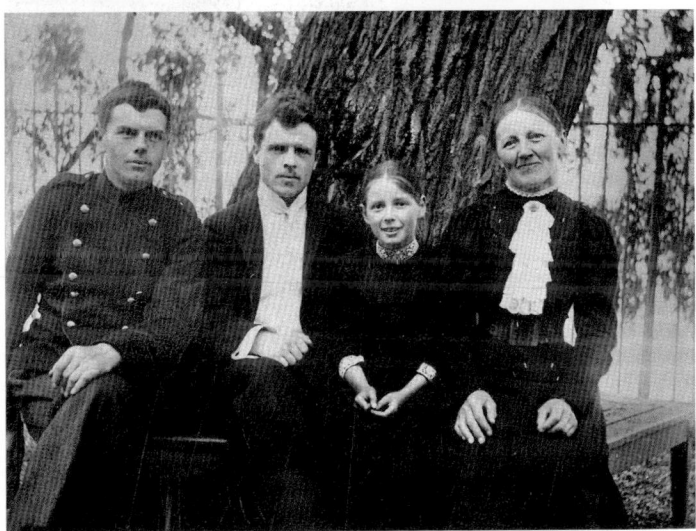

oben: Hochzeitsfoto, 1. Mai 1910
unten: Paul, Hermann, Regineli und Regina in Münsterlingen, ca. 1911

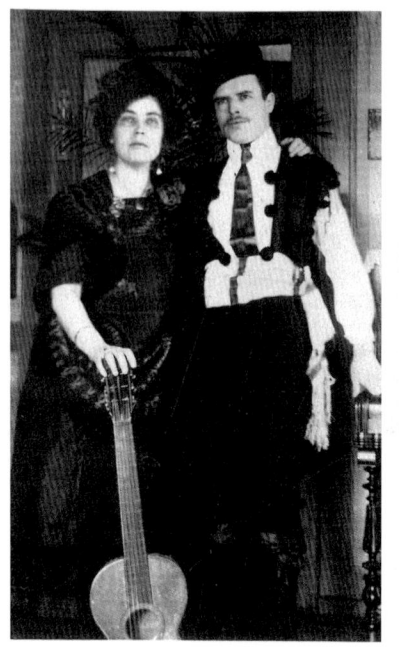

Olga und Hermann im Kostüm mit Olgas neuer Gitarre, Weihnachten 1910

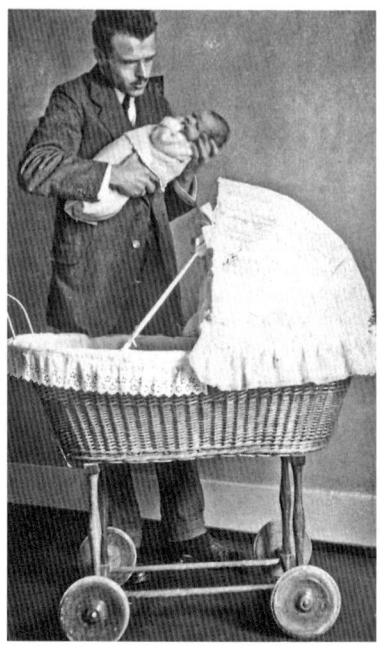

Hermann hält seine Tochter Lisa im Arm, 1918

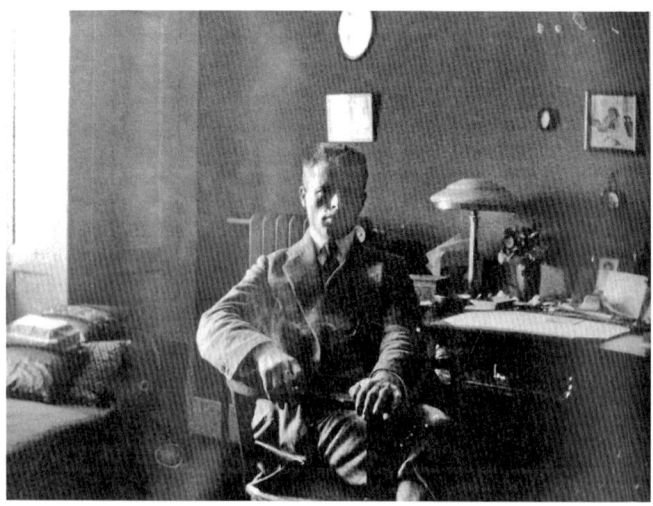

Hermann in seinem Büro in der Wohnung in Herisau mit Zigarette in der Hand, 1920

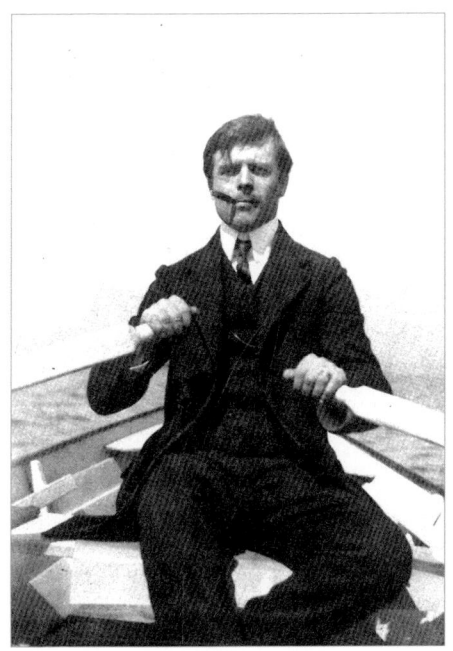

Im Ruderboot auf dem Bodensee, ca. 1920

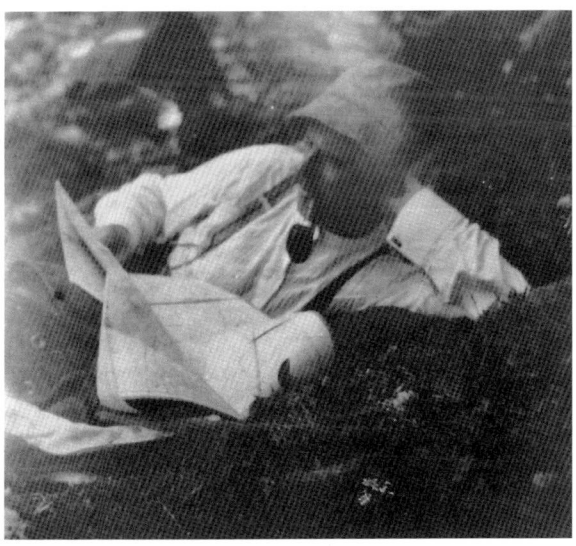

Auf einer Wanderung am Säntis, September 1918

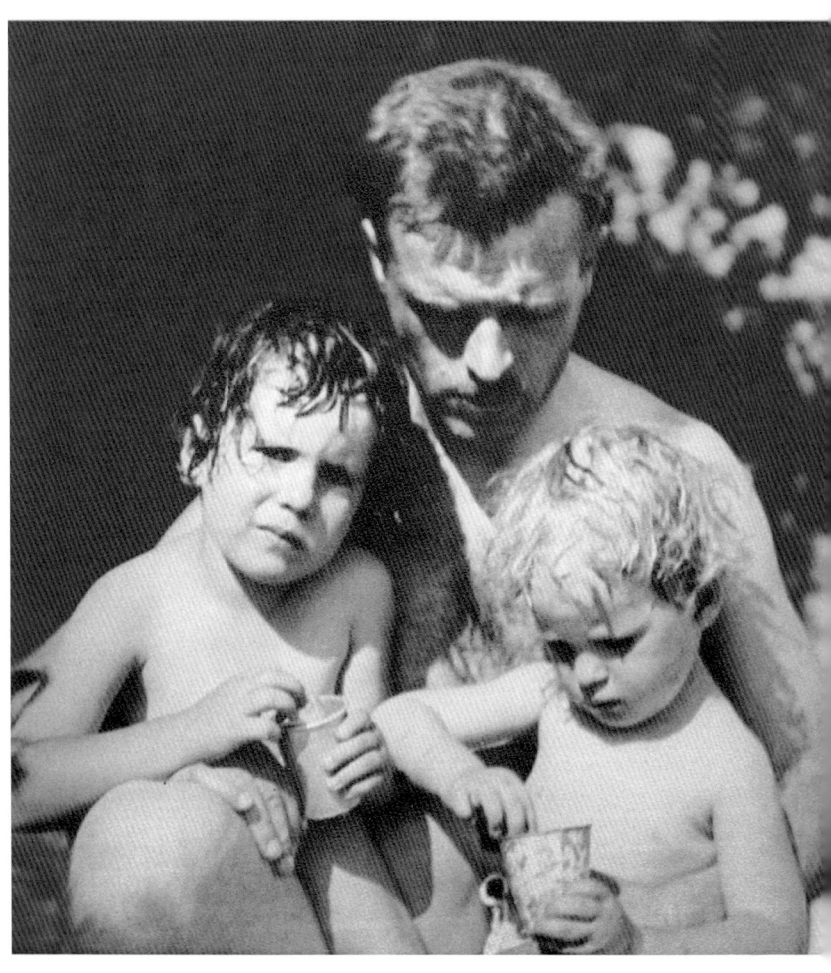

Hermann mit Lisa und Wadim, Sommer 1921

1918, warf dies eine Frage auf, die den Rorschachtest fortan belastete: Wer entschied, was »nachvollziehbar *gut* oder *schlecht*« ist? Natürlich, so räumte Rorschach ein, erfordere es zahlreiche Tests mit normalen Probanden unterschiedlich hoher Intelligenz, um jede persönliche Willkür bei der Beurteilung dessen zu vermeiden, was eine Formdeutung zu einer »guten« oder einer »schlechten« mache. Man müsse dann viele Antworten als objektiv »gut« einstufen, die man subjektiv als »schlecht« erachten würde. Nachdem Rorschach den Versuch gerade erst entwickelt hatte, verfügte er über keine Daten oder Standards, anhand derer er objektiv zwischen Gut und Schlecht unterscheiden konnte. Das Schaffen einer quantitativen Basis dafür, welche Antworten bei normalen Testteilnehmern häufig auftraten und welche ungewöhnlich oder einzigartig waren, stellte eines seiner ersten Ziele dar, denn die Prozentzahl gut oder schlecht gesehener Formen (F+% und F-%) eines Probanden bildete einen entscheidenden Maßstab für dessen kognitive Leistungen.

Es gab nur ein paar Inhaltskategorien, die Rorschach für sich genommen als signifikant erachtete, darunter menschliche Figuren, Tierfiguren oder leblose Gegenstände (gekennzeichnet als M, T, Obj.). Es spielte zwar eine Rolle, ob jemand bei einer bestimmten Form von Antwort hängenblieb oder ein breites Spektrum abdeckte. Im Allgemeinen war der Inhalt jedoch zweitrangig. Rorschach achtete hauptsächlich auf die formalen Aspekte der Kleckse, die eine Antwort hervorriefen: Detail und Ganzes, Form, Farbe und Bewegung.

In den schriftlichen »Protokollen« eines Tests wurden alle Antworten aufgelistet und bestimmten Codes zugeordnet. Ein Beispiel: Die Antwort »*Zwei Eisbären*« auf Tafel VIII erhielt die Codierung einer gut gesehenen Tierformdeutung, eines häufig interpretierten Details, nämlich der roten Figuren an der Seite, wobei die Farbe unerheblich blieb (DF+T). *»Die Flammen des Fegefeuers und zwei Teufel, die herauskommen«*, bildete eine Bewegungsdeutung eines Details (B+D). *»Ein Teppich«* war eine Ganzantwort zu einer schlecht gesehenen Form, denn der Klecks sah eigentlich nicht wie ein Teppich aus (GF-). *»Die Auferstehung der kolossalen kolorischen roten und bräunlichen und blauen Kopfadergeschwülste«*, war eine Antwort, die Rorschach von einem überspannten vierzigjährigen Schizophrenen in Herisau erhielt, der unter schweren

> Rorschach entwickelte 1917–18 auch andere visuelle Tests, mit denen er seine Befunde ergänzte oder bestätigte, doch er empfand sie mit der Zeit als unnötig und gab sie auf, während seine Expertise mit seinem klassischen Test zunahm.
> **Farbe (siehe Farbtafel 4):** Eine froschfarbene Katze – beziehungsweise ein katzenförmiger Frosch – und ein Hahn/Eichhörnchen zum testen, ob bei der Wahrnehmung eines Probanden Form oder Farbe eine größere Rolle spielte. Epileptiker, besonders mit Demenz, sahen in den Bildern »Frosch« und »Hahn«; dies bestätigte die Akzentsetzung auf Farbe, die sich beim Tintenkleckstest erkennen ließ.
> **Bewegung:** Rorschach kopierte, ohne Axt und Umgebung, Ferdinand Hodlers Bild eines Holzfällers, das seit 1911 die Fünfzig-Franken-Scheine zierte und in der Schweiz allgemein bekannt war. Dann hielt er das Blatt gegen eine Fensterscheibe und zeichnete es seitenverkehrt

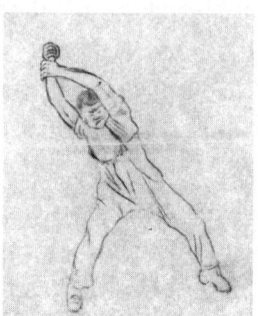 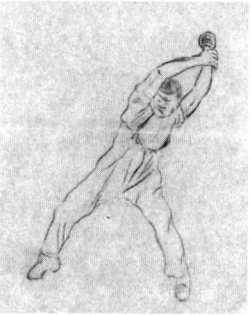

fluktuierenden Wahnvorstellungen litt; es war eine Ganzantwort mit Farbdeutung, die – unnötig zu erwähnen – auch andere Aspekte enthielt.[13]

Nachdem Rorschach die Antworten codiert hatte, errechnete er einige grundlegende Werte, darunter die Anzahl von F, Fb und B, den Prozentsatz schlechter Antworten (F-%) und den Anteil von Tierdeutungen (T%). Das war alles. Die Testergebnisse bestanden aus diesen rund ein Dutzend Buchstaben und Zahlen.

nach. Er zeigte den Probanden beide Bilder und fragte: »Was macht der Mann?« und »Welches der beiden, glauben Sie, ist richtig gezeichnet?« Menschen, die viele Bewegungsantworten lieferten, hatten keine Schwierigkeiten mit der ersten Frage, konnten aber die zweite nicht beantworten, weil sie sich anscheinend in jede der beiden Abbildungen gleich gut hineinversetzen konnten. Jene Probanden, die wenige oder gar keine Bewegungsdeutungen abgegeben hatten, beantworteten beide Fragen problemlos. Hodlers Bild zeigt einen linkshändigen Waldarbeiter, wie das Abbild rechts. Gesunde Rechtshänder erklärten, es entspreche ihnen, weil sie sich in die Handlung als Spiegelbild ihrer selbst hineinfühlen konnten (das Umgekehrte galt für Linkshänder).

Form: Laut Rorschach bezeichnete ein Schizophrener die Darstellung Australiens unten als »Afrika, aber nicht in der richtigen Form«, weil der Fleck schwarz ist und schwarze Menschen aus Afrika stammen. Rorschach fertigte auch einen Klecks in der Form Italiens, den Schizophrene als »*Russ*land« bezeichneten, weil der Fleck schwarz wie »Lampen*ruß*« war.

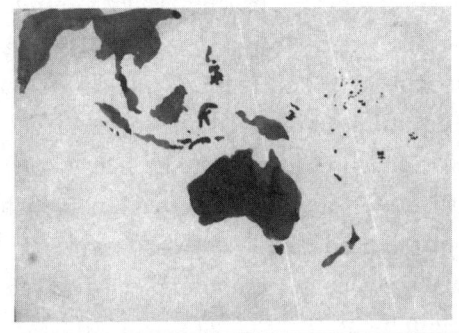

In seinem Aufsatz von 1918, in dem er seinen Versuch erläuterte, beschrieb Rorschach typische Ergebnisse für Dutzende verschiedener Unterformen psychischer Erkrankungen, wobei er stets vorsorglich darauf hinwies, wenn er in Herisau nicht über genügend Fälle verfügte, um gesicherte Verallgemeinerungen anstellen zu können. Er beteuerte, dass sich diese typischen Profile aus der Praxis ergeben hätten, auch wenn sie willkürlich erscheinen mochten. Ein Manisch-Depressiver in einer depressiven Phase, so schrieb er, gibt in der Regel keine Bewegungs- oder Farbdeutungen, sieht keine menschlichen Gestalten und fängt meist mit kleinen Details an, bevor er zum Ganzen übergeht (umgekehrt als beim normalen Muster), wobei er insgesamt nur wenige Ganzantworten gibt. Menschen mit schizophrener Depression hingegen verwerfen viel häufiger Tafeln, geben gelegentlich Farbantworten und sehr häufig Bewegungsdeutungen und sehen in einem viel geringeren Prozentsatz Tiere, aber signifikant mehr schlechte Formen (F–% = 30–40). Warum? Rorschach lehnte es ab zu spekulieren, wies aber darauf hin, dass diese Differentialdiagnose – in den meisten Fällen mit Gewissheit zwischen manisch-depressiver und schizophrener Depression unterscheiden zu können – einen echten medizinischen Durchbruch bedeutete.

Besonders bei psychotischen Befunden konnten die Testergebnisse triftig und überzeugend genug sein, um den Augenschein zu berichten. Wenn ein Patient ohne psychotische Symptome typisch psychotische Ergebnisse lieferte, bohrte Rorschach tiefer und stellte häufig fest, dass in der unmittelbaren Familie des Betreffenden erblich bedingte Psychosen auftraten oder dass er zuvor Symptome gezeigt hatte. Manchmal war der Betreffende über Jahre symptomfrei. Und selbst wenn nicht, ließ sich vielleicht eine latente Schizophrenie diagnostizieren. Rorschach war generell der Meinung, dass die Tintenkleckse Qualitäten offenbarten, nicht Quantitäten – die Art von psychischen Anlagen, die ein Mensch aufwies, und nicht den Grad, in dem sich diese Tendenzen ausdrückten. Der Test konnte eine schizophrene Veranlagung aufdecken, unabhängig davon, ob die Symptome stark, schwach oder gar nicht ausgeprägt waren. Schon nach kurzer Zeit rang Rorschach mit der ethischen Frage, wie einem Probanden mitgeteilt werden sollte, dass sein Test eine latente Schizophrenie oder Psychose anzeigte – eine unsichtbare, vielleicht völlig unvermutete Geisteskrankheit. Der Lohn war das Risiko jedoch wert: »Vielleicht kommt es doch bald so weit, dass man in jedem Falle wird unterscheiden können, ob eine latente Schizophrenie besteht oder nicht. Wieviel lebensverbitternde Angst vor Geisteskrankheit könnte man damit aus der Welt schaffen!«[14]

Zu keinem Zeitpunkt versuchte Rorschach, einem Probanden aufgrund einer einzigen Antwort ein psychologisches Profil überzustülpen. Er stellte beispielsweise fest, dass bestimmte Arten von Antworten fast ausschließlich entweder von Schizophrenen oder von begabten Zeichnern gegeben wurden, doch er ließ sich nicht zu der Schlussfolgerung verleiten, dass Zeichenkunst und Krankheit sich ähnelten oder miteinander verknüpft sein müssten. Er erkannte an, dass ähnlich erscheinende Antworten sich qualitativ deutlich unterschieden, wenn sie von unterschiedlichen Menschentypen stammten.

Der Formdeutversuch war von Anfang an mehrdimensional: Mit ihm konnten viele verschiedene Eigenschaften und Fähigkeiten gleichzeitig abgerufen und getestet werden. Dies brachte auch das beruhigende Wissen mit sich, dass der Test weitgehend selbstkorrigierend war. Rorschach stellte fest:

Wenn man einen Schizophrenen im Lauf der Zeit mehrfach testete, kam es zu ganz unterschiedlichen Deutungen, aber der Prozentsatz von F– sowie die Anzahl von B, F, Fb, G und Dd blieb mehr oder weniger konstant – vorausgesetzt natürlich, dass sich der Zustand des Patienten nicht erheblich verändert hatte. Bei zehn Tafeln und genügend Spielraum für mehrfache Antworten auf jede einzelne Frage stand nicht zu befürchten, dass ein oder zwei besonders kreative oder bizarre Deutungen das Gesamtergebnis veränderten. Eine balletttanzende Schlange mit Schnurrbart auf dem Mond bedeutete nicht, dass man verrückt war.

Erst in der Gesamtschau lieferten die Ergebnisse ein Bild von der Psyche des Versuchsteilnehmers. Eine Vielzahl ungewöhnlicher oder bizarrer Deutungen (F–) konnte auf hohe Intelligenz und ausgeprägte Kreativität hindeuten oder aber einfach auf gravierende Störungen und eine Unfähigkeit, das zu sehen, was jeder sehen konnte. Der Test als Ganzes konnte jedoch zwischen den beiden Möglichkeiten unterscheiden. Die erste Sorte von Proband gab in der Regel viele Ganzantworten, Bewegungsdeutungen und gut gesehene Formen (GBF+), die zweite Sorte nur wenige Antworten in allen drei Kategorien.

Auch Ganzantworten konnten ein gutes oder ein schlechtes Zeichen sein. Rorschach stieß auf einen intelligenten, hochgebildeten Mann in guter Stimmung, der jeden Tintenklecks kreativ einordnete; das Protokoll enthielt durchweg gut gesehene Ganzantworten (GF+), insgesamt zwölf. In Tafel II sah er »*tanzende Eichhörnchen auf einem Baumstumpf*«, in Tafel VIII »*einen phantastischen Kronleuchter*«. Das bedeutete etwas ganz anderes im Vergleich zu dem Protokoll mit durchgehenden Ganzantworten eines anderen Teilnehmers, einem 25-jährigen apathischen, chaotischen Schizophrenen, der jeweils nur eine Antwort pro Tafel gab, meist mit schlecht gesehener Form (F–): *Schmetterling. Phantasieschmetterling. Phantasieteppich. Tierteppich. Ebenfalls. Wildteppiche* ...[15]

Solche Wechselbezüge zwischen unterschiedlichen Arten von Antworten waren der Grund dafür, warum es nicht leicht war, den Test durchzuführen. Es ließ sich niemals einfach entschlüsseln, was eine bestimmte Antwort bedeutete. Erschwerend kam hinzu: Rorschach konnte keine Erklärung dafür abgeben, warum der Test überhaupt funktionierte. Er hatte seine Korrelationen empirisch oder instinktiv abgeleitet, während er seine Tintenkleckse fertigte, und stützte sich dabei auf keine bereits bestehende Theorie darüber, was Bewegungs- und Farbantworten bedeuteten beziehungsweise warum man überhaupt auf diese Kategorien achten sollte. Seine Auswertungen eines bestimmten Protokolls waren ganzheitlich und erschienen häufig idiosynkratisch. All dies machte entweder die Schwäche des Tests aus oder seine Stärke; es umschrieb das, was ihn subjektiv und willkürlich machte beziehungsweise facettenreich und voller Möglichkeiten.

Als Rorschach Kontakt mit einem Verleger aufnahm, drückte er sich so aus: »Es handelt sich um ein sehr einfaches Experiment, das – um diesmal gar nicht von den theoretischen Ergebnissen zu reden – eine sehr ausgedehnte Anwendbarkeit hat. Es erlaubt nicht nur einzelne Diagnosen psychischer Krankheitsbilder, sondern auch die Differentialdiagnose, ob Neurose oder Psychose oder Gesundheit vorliege. Bei Gesunden lässt es sehr weitgehende Schlüsse charakterologischer Art zu, wie auch bei Befunden Kranker der ehemalige Charakter meist noch hinter der Psychose hervorgesehen werden kann. Außerdem stellt es gleichzeitig eine Intelligenzprüfung dar, aber in ganz anderer Weise als die sonst üblichen Intelligenzprüfungsmethoden; es erlaubt

Schlüsse nicht auf die ›Intelligenz‹, sondern auf die zahlreichen einzelnen psychischen Komponenten, deren Gesamtheit die verschiedenen Intelligenzen, Anlagen, Talente ausmachen. (Besonders hier ist der theoretische Gewinn nicht unbedeutend.) ... Ich glaube ruhig behaupten zu dürfen, dass die Arbeit Interesse erwecken wird, vielleicht am allermeisten in pädagogischen Kreisen.«[16]

KAPITEL 11

Überall Interesse und Kopfschütteln

Am 26. Oktober 1919, es war ein Sonntag, kam eine lebhafte junge Frau namens Greti Brauchli bei den Rorschachs in Herisau zu Besuch. Sie war die Tochter von Ulrich Brauchli, Rorschachs ehemaligem Vorgesetzten, und Rorschach hatte seine früheren Tintenkleckse bereits 1911 und 1912 in Münsterlingen an Greti ausprobiert, als diese noch ein Backfisch war. Inzwischen war sie Mitte zwanzig, verlobt und »politisch zu sehr links« für den Geschmack ihres Vaters.[1] Auch der Formdeutversuch war gereift.

Rorschach hatte die Brauchlis Anfang Oktober 1919 in Münsingen besucht, Ulrich den Test gezeigt und anschließend erfreut in sein Tagebuch notiert: »Dir. Brauchli: Klexograph. gezeigt, verstanden! Nach Oberholzer der erste, der etwas davon versteht u. weiterdenkt.«[2] Als Greti nach Herisau kam, arbeitete Rorschach gerade an einem Vortrag über sein Experiment, den er in Freiburg im Breisgau vor der Schweizerischen Gesellschaft für Psychiatrie halten sollte. Er verabredete sich am 29. Oktober mit Greti im Museum von St. Gallen, um die Kleckse an ihr zu erproben. Es kam nicht oft vor, dass er solch aufmerksame Probanden für sein Experiment fand.

Er wertete den Test rasch aus und schickte ihr die Ergebnisse. Greti war verblüfft: »Vielen Dank für Ihren Bericht! Erschrocken bin ich ja nun zwar nicht darüber, aber erstaunt hat es mich doch zu sehen, wie richtig Sie im Ganzen geschaut haben, wenigstens so viel ich selbst beurteilen kann (bekanntlich ist ja die psychologische Selbstbeurteilung sehr oft grundfalsch).« Besonders erstaunt war sie darüber, dass er Seiten an ihr entdeckt hatte, die sie sonst so erfolgreich zu verbergen suchte, etwa ihren Hang zur Pedanterie. Sie wollte wissen, woran er diese Neigung erkannt habe? Und sie hatte viele weitere Fragen – zu ihren Resultaten und auch zu den tieferen Geheimnissen: »Halten Sie die psychologischen Gegebenheiten für unveränderliche Größen, mit denen man nun einfach zu rechnen hat, das ganze Leben hindurch, so wie sie sind? Bleibt man, psychologisch gesprochen, immer derselbe Mensch, oder kann man sich auch, durch Selbsterkenntnis und Willen, umformen und reiner bilden? Mir scheint dies notwendig, da sonst der Mensch etwas Totes, Gegebenes, nicht ein lebendig schaffendes Wesen wäre.«[3]

Rorschach antwortete freundlich und erklärte, wie er zu seinen Schlussfolgerungen gelangt war. Gretis Augenmerk auf kleine Details verrate eine Tendenz zur Pedanterie, die sie normalerweise sehr gut verberge. Ihre zahlreichen Bewegungsdeutungen zeugten von einer reichen Phantasie, die sie gar nicht von sich kannte. Empfindungen wie die »Leere und Gefühlsarmut«, die sie in ihrem Brief erwähnt hatte, rührten vermutlich daher, dass sie ihre Vorstellungskraft unterdrückte, und seien nicht auf eine Depression zurückzuführen. Sie fragte nach dem Unterschied zwischen ihrer »affektiven Anpassungsfähigkeit« und ihrer »starken Einfühlungsfähigkeit«, wie er es bezeichnet hatte. Seine Erklärung: Sich den Emotionen anderer anzupassen sei nicht dasselbe wie Einfühlung im starken Sinn, nämlich die Fähigkeit, sich in andere hineinzuversetzen und deren Erleben nachzuvollziehen. »Affektiv anpassungsfähig kann auch der Imbezille sein, selbst das Tier. Einfühlung hat nur der Intelligente mit eigenem Innenleben. ... Sie kann sich unter Umständen bis fast zum Identitätsgefühl mit demjenigen, in den man sich einfühlt, steigern, so bei guten Schauspielern, die viel von andern lernen.« Wie gewohnt fand er die Fähigkeit zu fühlen in der ausgeprägtesten Form bei Frauen. »Affektive Anpassungsfähigkeit *plus* Einfühlungsfähigkeit ist eine vor allem weibliche Eigenschaft. Das ergibt zusammen eine affektgeladene Einfühlung.« Noch intensiver wird die Mischung, wenn auch noch Introversion ins Spiel kommt. »Wenn die aufnehmende Psyche introversionsfähig ist, so bildet sie sowieso einen viel stärkeren Resonanzboden für alles Geschehen, als wenn sie nicht introversionsfähig ist.«[4] Greti hatte all das.

Auf Gretis große Frage antwortete er, psychische Verfassungen seien nicht dauerhaft. »Die psychologischen Gegebenheiten sind nicht unveränderliche Größen. Es muss eine Menge Möglichkeiten geben, sie zu modifizieren. Nur das Verhältnis von Intro- zu Extraversion wird wahrscheinlich nicht durch Arbeiten an sich selbst verändert werden können; wohl aber wird es sich im Laufe des Lebens durch eine Art Reifeprozess immer wieder etwas verschieben. Dieser Reifeprozess schließt sicher nicht etwa mit dem 20. Jahre ab, sondern dauert mit einzelnen Schüben (wiederholten Pubertäten) weiter bis – das Altern anfängt. Besonders die Jahre vom 30.-35. Jahr sind sicher eine zweite Pubertät.« Dies schrieb er wenige Tage vor seinem eigenen 35. Geburtstag.

Rorschach erkannte auch, dass Gretis Fragen nicht bloß theoretischer Natur waren: Ihr Verlobter brauchte Hilfe. Rorschach hatte ihn am 2. November, auf der Rückfahrt von der Konferenz, in Münsingen kennengelernt, und in seinem Tagebuch notiert: »Pfr. Burri, Gretis Bräutigam, unscheinbar, still, langsam, aber intelligent u. prompt bei aller Langsamkeit.« Da Rorschach Greti erklärt hatte, dass sich Menschen ändern könnten, redete sie ihrem künftigen Gatten zu, eine Psychoanalyse bei Rorschach zu machen. Und nach zwei bangen Briefen begann Hans Burri, der »Zwangsneurotiker« mit dem »zweistöckigen Unterbewusstsein«, wie Rorschach ihn vertraulich nannte, mit der Therapie.[5]

Rorschach beruhigte Burri, der befürchtete, in der Therapie »beeinflusst« oder »manipuliert« zu werden, indem er ihm erklärte, wie die Sache funktionierte: »Eine Analyse darf nie eine direkte Beeinflussung sein. Die indirekte Beeinflussung ist aber diejenige, die aus der eigenen Seele des Patienten hervorwächst, u. sie ist drum eigentlich nicht mehr Beeinflussung, sondern Schicksal.«[6] Burri war anfangs besorgt, zwischen seinem religiösen Glauben und der Psychoanalyse könne ein Konflikt entstehen, doch er spürte bald, dass Rorschach seine Ansichten und auch die Haltungen anderer Menschen respektierte; selbst als sie über die Sekten von Binggeli und Unternährer diskutierten, äußerte sich Rorschach nie abschätzig oder sarkastisch, wie Burri bemerkte.

In seiner Rolle als Therapeut war Rorschach verständnisvoll und einfühlsam. Er lehnte es jedoch ab, mit Burri in schriftlicher Form viel zu diskutieren; eine richtige Therapie, im Gegensatz zum Austausch von Erkenntnissen wie mit Greti, musste in persönlichem Kontakt erfolgen. Er riet Burri, fortan seine Träume aufzuschreiben, und konnte ihm aufgrund der Erkenntnisse seiner Doktorarbeit auch sagen, wie er dabei vorgehen sollte: »Für das Behalten von Träumen will ich Ihnen ein Mittel angeben, das Ihnen vielleicht etwas nützt: Im Moment des Erwachens völlig unbewegt liegen bleiben u. sich den Traum einprägen u. dann erst sofort aufschreiben. Träger der Träume sind wahrscheinlich Kinästhesieen, u. diese werden sofort durch Aktualinnervationsgefühle durchkreuzt, sobald Bewegungen gemacht werden.« Rorschachs Methoden waren nicht klassisch freudianisch. Die Sitzungen erfolgten bisweilen fünf Mal in der Woche, aber nicht immer; er redete oft und unterbrach auch und saß nicht nur stumm und scheinbar passiv da; nach jeder Sitzung blieb der Pastor zu einem Plausch bei Kaffee oder Tee, dem sich auch Olga anschloss, bei der sich Greti per Brief für ihre Gastfreundlichkeit bedankte. Die Grundprinzipien waren jedoch freudianisch. Der Hauptunterschied bestand in dem neuen Instrument, das Rorschach zur Verfügung stand.

Sobald Burri im Januar angefangen hatte, zur Therapie nach Herisau zu kommen, führte Rorschach einen Formdeutversuch mit ihm durch. Burris 71 Antworten – eine enorme Anzahl – ließen die vielen Probleme erkennen, unter denen er litt: »überscharfe Selbstkontrolle, ... pedantische Gründlichkeit, nörgeliges Nichtfertigwerdenkönnen, ... Zweifel, Grübeln und Gefühl des Mangels an Lebenswärme und Erlebnisfähigkeit«. Nach fünf Monaten absolvierte Burri den Test erneut, und die Ergebnisse zeigten »eine sehr weitgehende Verschiebung des Befundes. ... Die egozentrische Affektivität vor allem ist ganz bedeutend zurückgegangen, die altruistische, d.h. die anpassungsfähige, ist gestiegen. ... Zunahme der Einfühlungsfähigkeit, des normalen affektiven Rapportes«. Burri hatte mehr originelle, eigenschöpferische Antworten und mehr als doppelt so viele Bewegungsdeutungen als beim ersten Mal gegeben. Während Burris Intelligenz keinerlei Veränderung aufwies, wie Rorschach ihm zuvor auch versichert hatte, hatte sich seine zwanghafte Unterdrückung innerer Impulse »im Ganzen gegenüber früher stark verändert«.[7]

Gretis Frage war in einem konkreten Kontext beantwortet worden – Menschen können sich ändern, können froher und freier werden –, und Rorschach beendete die Behandlung, nachdem er nahezu wundersame Ergebnisse erzielt hatte, für die ihm Burri und Greti immer dankbar sein sollten. Greti schickte ihm einen Dankesbrief: »So zeigt denn der Erfolg, dass es das Beste war für ihn, die ganze Behandlung bei Ihnen, und Sie können sich denken, wie froh mich das macht!« Vier Monate später luden die Burris die Rorschachs zu ihrer Hochzeit ein.[8]

Während Rorschach die Tintenkleckse im Dienst der Psychoanalyse einsetzte, vertiefte auch seine therapeutische Praxis – und intelligente Fragen von Testteilnehmern wie den Burris – sein Verständnis des Tests. Rorschach gestand Hans Burri, er habe viel von ihm gelernt, als er ihm die Ergebnisse seines zweiten Tests mitteilte. Seine Ratschläge an Burri, wie man sich Träume merken könne, wurden später beinahe Wort für Wort in sein Buch über das Experiment aufgenommen. Dies war ihm möglich, weil er es bis dahin noch nicht hatte veröffentlichen können.

ALS RORSCHACH IM Februar 1920 sein Exposé über das »sehr einfache Experiment« schrieb, hatte er bereits seit einheinhalb Jahren versucht, den Test zu publizieren. Dieses Exposé war nicht sein erstes und sollte auch nicht das letzte sein. Es dauerte noch weitere eineinhalb Jahre, bis der Test gedruckt erschien.

Das Hauptproblem waren die Bilder. Und wie immer – das Geld. Es würde teuer werden, die Tintenkleckse abzudrucken, besonders die farbigen. Als Rorschach die Fassung von 1918 erstmals bei einer Fachzeitschrift einreichte,[9] schlug er vor, nur einen farbigen Klecks und mehrere schwarzweiße abzubilden, vielleicht sogar stark verkleinert. Der Herausgeber war zwar ein langjähriger Freund und Förderer Rorschachs, dennoch legte er dem Autor nahe, die Druckkosten selbst zu tragen, was Rorschach nicht möglich war. Dann nannte er Rorschach den Namen einer Stiftung, die eventuell bereit wäre, die Veröffentlichung zu finanzieren, doch auch daraus wurde nichts. Während sich die Verleger weiterhin sperrten, schlug Rorschach vor, die Größe der Abbildungen um bis zu einem Sechstel zu verringern oder sämtliche Kleckse ganz klein auf einer einzigen Seite abzudrucken beziehungsweise die Farben durch verschiedene Schraffuren zu ersetzen oder sogar eine Version zu drucken, in der die Käufer die Bilder selbst kolorieren könnten. »Auf so archaische Gedanken kommt man ja heutzutage«, schrieb er.[10]

Dieses zunehmend frustrierende Ringen um eine Veröffentlichung belastete Rorschachs Berufsleben drei Jahre lang. Gleichzeitig aber vertiefte und bereicherte es den Test auch. Während Rorschach einen Brief und ein Telegramm nach dem anderen an mögliche Verleger und besser vernetzte Kollegen schickte – zunächst professionell im Tonfall, dann bittend, schließlich drohend und zuletzt verzweifelt –, wuchs sein Verständnis der Tintenkleckse stetig weiter. Er wurde erfahrener in der neuen Methode und erkannte immer mehr, was dem Test zugrunde lag. Während er sich gezwungen sah, den Test in verschiedener Hinsicht zu ändern, wurde er sich darüber bewusst, wo er zu Kompromissen bereit war und wo er die Grenze ziehen musste. Im Januar 1920 schrieb er: »Ich bin indessen heute froh, dass nicht [der Entwurf von 1918] gedruckt wurde. Die ganze Arbeit hat sich heute viel mehr ausgewachsen, und wenn auch an dem Tatsächlichen des Entwurfes nichts zu verändern ist, so ist doch vieles hinzuzufügen. Die damalige Papierknappheit und der Wunsch, auf möglichst kleinem Raum möglichst viel zu sagen, haben dem Entwurf in mehrfacher Hinsicht geschadet.« Trotzdem war die Zeit gekommen. »Ich habe nun jahrelang an dem Versuch gearbeitet; nun muss endlich etwas heraus.«[11]

Aufgrund der Verzögerungen hatte Rorschach auch mehr Zeit gehabt, eine größere Auswahl an Ergebnissen zu sammeln. Bis zum Herbst 1919 hatte er 150 Schizophrene und 100 Gesunde mit identischen Bildern getestet, denn die Ergebnisse konnten natürlich nur tabellarisch geordnet werden, wenn dieselbe Testserie verwendet wurde, wie er betonte. Dies bildete eine genügend große Stichprobe, wodurch die Erkenntnisse in seinem späteren Buch überzeugender wurden und er die »originellen« Antworten quantitativ bestimmen konnte, nämlich als solche, die nicht mehr als einmal in einhundert Tests auftraten. Er wechselte allmählich von einer subjektiven Beurteilung »guter« und »schlechter« Antworten zu einem objektiveren Maßstab dafür, ob eine Antwort häufig oder ungewöhnlich war. In einem Vortrag formulierte er es einmal so – wobei er um der Wirkung willen wohl etwas übertrieb und für seine St. Gallener Zuhörer auf eine Appenzeller Tradition anspielte:

> Z. B. hier Tafel I – Subjektiv empfinde ich für gut nur: Zwei Kläuse zu beiden Seiten, in wehenden Mänteln, in der Mitte ein weiblicher Körper ohne Kopf, oder der Kopf vornübergebeugt. Die häufigsten Antworten sind aber: Ein Schmetterling, ein Adler, eine Krähe, eine Fledermaus, ein Käfer, ein Krebs, ein Brustkorb. Alle diese Antworten kann ich subjektiv nicht unter die gutgesehenen zählen, aber da sie vielfach von intelligenten Normalen gegeben worden sind, muss ich sie zu den guten, den Normantworten rechnen, ausgenommen allein den Krebs.[12]

Im Jahr 1919 begann Rorschach auch, die Genauigkeit der Testergebnisse in der einzig möglichen Weise zu überprüfen, indem er nämlich Blinddiagnosen durchführte. Es wird ihm sogar zugeschrieben, den Begriff *Blinddiagnose* (auch *Ferndiagnose*) für Testauswertungen ohne persönlichen Kontakt geprägt zu haben.[13] Rorschach fand Menschen, die den Formdeutversuch selbständig durchführen konnten, ihm die Protokolle zur Beurteilung und Auswertung schickten, ohne dass er sonst irgendetwas über den Probanden wusste, und ihm dann mitteilten, ob er mit seinen Auslegungen richtiglag oder nicht. Er begann mit seinem engsten Freund, Emil Oberholzer, einem ehemaligen Assistenten Bleulers, der inzwischen eine Privatpraxis in Zürich betrieb.[14] In seinem Buchexposé von 1920 erklärte er: »Die Kontrollversuche wurden in der Art gemacht, dass ich die Diagnosen nach den Experimentbefunden mir ganz unbekannter Menschen stellte, sowohl von gesunden wie von neurotischen und psychotischen. Es sind dabei weniger als 25 Prozent Fehler vorgekommen, und die weitaus meisten dieser Fehler wären vermieden worden, wenn ich z. B. Geschlecht und Alter der Versuchspersonen gekannt hätte, die ich mir absichtlich nicht sagen ließ.«[15]

Rorschachs Haltung gegenüber Blinddiagnosen war stets ein wenig ambivalent.[16] Ihren Nutzen sah er nur in Kontrollversuchen und in der Prüferschulung. Er zog zwar in Erwägung, einige Ferndiagnosen zu veröffentlichen, doch er war besorgt, »es sieht so etwas taschenspielermäßig aus«.[17] Zugleich war dies die einzige Möglichkeit, seine Bandbreite an Testpersonen über die Schizophrenen in seiner Anstalt hinaus zu erweitern. »Wo soll ich hier in Herisau das Material herbekommen, das ich zur Präzisierung der Faktoren und Korrelationen nötig habe«, klagte er einmal, »die großen Künstler und die großen Virtuosen, die großen Produktiven und die großen Reproduktiven, usw. bis zu den Equilibristen?!!? In Herisau!«[18] Diese Ferndiagnosen trugen mehr als alles andere dazu bei, seine Fachkollegen zu überzeugen, Eugen Bleuler eingerechnet. Rorschachs Vortrag vor der Schweizerischen Gesellschaft für Psychiatrie im November 1919 fand vor einem spärlichen und skeptischen Publikum statt. Etliche Anwesende warfen ihm dort »Schematismus« vor; allerdings notierte Rorschach in seinem Tagebuch, dass er viele umzustimmen vermochte, als er ihnen den Test persönlich erklären konnte.[19] Der Mann, der einst Haeckel bei der Berufswahl um Rat gebeten und Tolstoi nach einer Adresse gefragt hatte, übergab seine Kleckse unerschrocken dem führenden Psychiater Europas und brachte ihm bei, wie man sie verwendete.[20]

Bleuler war bereits mehr als angetan. Er hatte mindestens seit 1918 von Rorschachs Tintenklecksen gewusst, und auf der Rückfahrt von der Konferenz im Zug mit Rorschach darüber gesprochen, wie jener in seinem Tagebuch notierte: »Bleuler behauptet, Hens hätte eigentlich auch solche Dinge untersuchen sollen, habe sich aber auf Phantasie festgelegt.«[21] Fünfzehn Jahre nachdem Bleuler an allen Patienten der Klinik Burghölzli Freuds Methode ausprobiert hatte, machte er wie wild Tintenkleckstests, schickte Rorschach Dutzende Protokolle für Ferndiagnosen und staunte über Rorschachs Auswertungen. Im Juli 1921 testete er auch alle seine Kinder; sein Sohn Manfred, der später selbst Psychiater wurde, veröffentlichte 1929 einen Aufsatz, in dem er der Frage nachging, ob Geschwister ähnlichere Ergebnisse vorlegten als Nichtverwandte (was tatsächlich der Fall war).[22] Einem Kollegen schrieb Rorschach: »Sie können sich leicht vorstellen, dass ich sehr gespannt auf [Bleulers Befundprotokolle zu den

Blinddiagnosen] warte.«[23] Und Bleulers Postkarte zehn Tage später hätte nicht ermutigender klingen können. Das Experiment war ein Erfolg. »In Bezug auf die Diagnosen bewundernswert positiv, in Bezug auf die psychologischen Ausführungen und Begriffe vielleicht noch wertvoller«, schrieb Bleuler. »Die Darlegungen behielten ihren Wert, auch wenn die Diagnostik nicht da oder falsch wäre.« Der große Mentor hatte »die Rorschachschen Aufstellungen in allem Wesentlichen bestätigt«.[24]

Blinddiagnosen waren fast das Einzige, womit Rorschach – von den Tests mit seinen Anstaltspatienten abgesehen – arbeiten konnte, denn obwohl er eifrig bestrebt war, in eine Privatpraxis zu wechseln, fürchtete er sich vor solch einem Schritt, weil er eine immer größer werdende Familie ernähren musste. Gegenüber seinem Bruder in Brasilien machte er Andeutungen: »Ich habe auch einen gewissen Plan, aber er ist leider noch so vag, dass ich keinesfalls riskiere, ihn jetzt schon zu äußern, vielleicht wird auch nichts draus.«[25] Im Jahr 1919, nach seinen beiden wichtigen Vorträgen über Sekten, schrieb er einem Kollegen: »Die Klexographiegeschichte hat sich weiterentwickelt. ... Über meine Sektierer habe ich kürzlich in Zürich zwei Vorträge gehalten. Sie sehen, laute dunkle Dinge! Schwarze Flecken und Seelen. Aber das Dunkelste ist trotz allem nach und nach das Leben im Anstaltsjoch. Vielleicht werfe ich's auch mal ab.«[26] Ein paar Monate später vermerkte er in seinem Tagebuch: »8. XI. Der Geburtstag. 35 Jahre alt. Hoffentlich bald der letzte Geburtstag in der Anstalt.«

Als hauptberuflicher Psychoanalytiker konnte er mehr Geld verdienen und über mehr freie Zeit verfügen, ganz abgesehen von dem, was er als die eigentlichen Vorteile ansah. »Eine gutgehende Analyse ist etwas so Reizvolles, Interessantes, Lebendiges, dass nicht schnell ein größerer geistiger Genuss zu erdenken ist. Hingegen ist eine schlecht-gehende etwas, was man nur den Plagen des Hades an die Seite stellen kann.« Er wollte aber auch um des Formdeutversuchs willen ein breiteres Spektrum von Patienten behandeln.[27]

WÄHREND RORSCHACH ALLMÄHLICH Zugang zu einem größeren Probandenkreis erhielt, faszinierte es ihn immer mehr zu sehen, wie die Tintenkleckse nicht bloß Krankheiten diagnostizierten, sondern auch die Persönlichkeit aufdeckten. In seinem Manuskript von 1918 hatte nur eines der 28 vorgestellten Protokolle von einem Nichtpatienten gestammt; in seinem späteren Buch waren dreizehn der 28 Fälle gesunde Probanden.[28] Themen wie Introversion und Extraversion, Einfühlung und Anpassung traten immer stärker in den Vordergrund, wie seine Briefe an Greti zeigen. Der Schlüssel zur Persönlichkeit, so befand Rorschach, waren Bewegung und Farbe.

Im Februar 1919 war es ihm gelungen, Bewegungsantworten mit dem Wesenskern des Ichs zu verknüpfen: Je mehr Bewegungsantworten, desto umfassender das »psychische Innenleben« einer Person. »Im Allgemeinen steht fest, dass die Zahl der Bewegungsantworten im direkten Verhältnis steht zu dem Maße der introvertierten Energie«, das heißt, »je mehr Bewegungsmomente, umso introvertierter ist die Versuchsperson, je mehr Farbmomente, desto extravertierter«.[29]

Menschen, die mehr Bewegungsantworten gaben, bewegten sich nicht im wörtlichen Sinne schneller und leichter. Im Gegenteil, sie verinnerlichten die Bewegung, sie bewegten sich im Inneren; die äußeren Bewegungen waren meist langsam, schwerfällig oder ungelenk. Rorschach erklärte, die größte Anzahl von Bewegungsantworten, die er je erhalten hatte, stammte von einem Katatoniker. »Am meisten Bewegungsbilder sah von allen meinen Versuchspersonen mit Einschluss der Gesunden ein Katatoniker, der sich vollständig in seinen Autismus, in sein Nirwana der Introversion versenkt hat. Er liegt den ganzen Tag, das Gesicht verborgen am Tisch, Tag für Tag, den ganzen Tag unbeweglich; in den mehr als drei Jahren, die ich ihn kenne, hatte er im ganzen zwei Tage, an denen er zugänglich war, sonst spricht er jahraus jahrein kein Wort. Für ihn waren alle diese Bilder voll Bewegung.« In seiner Doktorarbeit hatte Rorschach die Bewegungsempfindung aufgrund visueller Wahrnehmung als natürliche menschliche Fähigkeit beschrieben, die beim Einzelnen allerdings unterschiedlich ausgeprägt war. Nun hatte er entdeckt, dass diese Unterschiede aussagefähig und messbar waren.

Nachdem Bewegungsantworten für Rorschach an Bedeutung gewonnen hatten, musste er feststellen, dass deren Bestimmung »der heikelste [Punkt] des gesamten Versuchs« war. Das Problem bestand darin, dass »*ein fliegender Vogel*« oder »*ein feuerspeiender Berg*« keine wirklichen Bewegungsantworten darstellten, weil ein Vogel naturgemäß als fliegend und ein Vulkan als feuerspeiend beschrieben wird. Dies waren schlichtweg Redewendungen, eine »oratorische Ausschmückung der Antwort, eine sekundäre Assoziation« und keine tatsächlich nachgefühlte Bewegung. Und so wie »*Himmel*« eine Farbantwort sein konnte, auch wenn kein »blau« erwähnt wurde, so konnte eine Antwort als (B) codiert werden, auch wenn darin nicht von Bewegung die Rede war, solange Rorschach davon ausgehen konnte, dass die Antwort ein Fühlen von Bewegung einbezog. Später gab er ein Beispiel: Basierend auf seiner Erfahrung handelte es sich um eine Bewegungsantwort, wenn in Tafel I *zwei Silvesterkläuse mit Besen unter den Armen* gesehen wurden. Die Form sehe eigentlich nicht wie diese Figuren aus, erklärte Rorschach, und so gebe ein Proband diese Antwort nur, wenn er sich in die Form einfühlte, was immer mit einem Empfinden von Bewegung einhergehe. Zur Bewegungsantwort wurde eine Deutung durch empathische Identifikation, Einfühlung. »Die Frage ist immer:… Handelt es sich wirklich um ein Erfühlen der Bewegung?«[30]

Um aber diese Frage zu beantworten, musste der Prüfer über die Worte des Probanden hinausgehen und heraushören, was dieser im Inneren empfand. Rorschachs ursprünglicher Eindruck, dass sich ein Proband tatsächlich bewegte, wenn er eine Bewegungsantwort gab, war viel zu vereinfachend, wie er jetzt erkannte. Ein Kollege Rorschachs schilderte einmal, wie er stundenlang mit ihm darüber diskutierte, ob eine bestimmte Antwort auf eine bestimmte Tafel als (B) codiert werden sollte.[31]

Rorschach begann zudem, auch Farbantworten eine tiefere psychologische Bedeutung beizumessen. In seinem Manuskript von 1918 hatte er erwähnt, dass mehr (B) typischerweise mit weniger (Fb) einhergingen und umgekehrt, doch den entscheidenden Unterschied machte er zwischen Bewegungsantworten und solchen über statische Formen. Zu diesem Zeitpunkt hatte er sehr wenig über Farbantworten zu sagen, außer in seinen Listen typischer Testergebnisse bei unterschiedlichen Arten geistiger Störung. In seinen früheren Arbeiten hatte er der Farbe überhaupt keine besondere Aufmerksamkeit geschenkt. Nun erkannte er, dass die Beziehungen zwischen Form, Bewegung und Farbe viel komplexer waren.

Farbantworten schienen mit Emotion oder Gefühl verknüpft zu sein. Rorschach verwendete den Begriff »Affekt« für seelische Regungen, sowohl Empfindungen als auch Gefühlsäußerungen. Die »Affektivität« eines Menschen spiegelte dessen Empfindungsmodus und zeigte, wie er von Eindrücken tangiert wurde. Rorschach stellte fest, dass Menschen mit »stabileren Affekten« – also Ausgeglichene und Besonnene oder Empfindungslose oder, in pathologischen Fällen, Depressive – durchweg wenige oder gar keine Farbantworten gaben. Menschen mit »labilen Affekten« – also solche mit stark ausgeprägten, ja hysterischen Reaktionen oder Überempfindliche, möglicherweise auch Manische oder Demente – gaben hingegen viele Farbantworten.

Auch diese Erkenntnis gründete Rorschach nicht auf irgendeine Theorie jenseits der beinahe universellen Volksweisheit, wonach wir emotional auf Farben reagieren. Er erklärte nur, dass er die Korrelation in der Praxis beobachtet habe. Er fand auch überraschend viele Testteilnehmer, die sich verwundert oder irritiert über die Farbe in den Tintenklecksen zeigten, besonders wenn nach mehreren schwarzweißen Klecksen plötzlich ein farbiger auftauchte. Manche Menschen erlitten einen »förmlichen Schock, einen kürzeren oder längeren affektiven und assoziativen Stupor« und konnten manchmal gar keine Antwort geben. Rorschach bezeichnete dies als »Farbenschock« und behauptete, dies weise auf eine Neurose hin – eine Tendenz, äußere Reize oder innere Affekte zu unterdrücken, die andernfalls zu massiv wären.

Die meisten Menschen gaben trotzdem überwiegend Formantworten; die Beschreibung der Form eines Tintenkleckses war die Standardreaktion und somit nicht von sonderlich großem diagnostischem Wert. Aber auch diese Antworten standen in Bezug zu den anderen Reaktionsarten. Bei allen Bewegungsantworten handelte es sich schließlich um Formen in Bewegung. Rorschach fand ferner heraus, dass vermehrte Farbantworten mit einer schlechteren Formwahrnehmung (mehr F–, weniger F+) einhergingen und umgekehrt. Dies erschien ihm plausibel: Je mehr einem Menschen seine Emotionen in die Quere kamen, desto weniger rational konnte er sehen, was wirklich da war. »Die Farbe ist der Feind der Form«, notierte er zugespitzt in seinem Tagebuch. Nur eine einzige Gruppe von Normalen verbinde gute Formwahrnehmung mit instabilen Emotionen, stellte er fest: »Nervöse und Künstler«.[32]

Natürlich integrierten die Menschen ihre emotionalen Reaktionen im Allgemeinen mehr oder weniger gut in ihr bewusstes Leben, und der Test gab auch darüber Aufschluss, nämlich anhand der Differenz zwischen (Fb), (FbF) und (FFb). Die seltenen reinen Farbdeutungen seien Anzeichen für unbeherrschte Affekte, behauptete Rorschach; solche Antworten gaben in der Regel nur Geisteskranke »und nur notorisch jähzornige, draufgängerische, hitzköpfige, unberechenbare ›Normale‹«. Farbformdeutungen (FbF), bei denen die Farbe schwerer wog als die Form, bedeuteten das Gleiche in geringerem Maß: emotionale Instabilität, Reizbarkeit, Sensibilität und Beeinflussbarkeit. Formfarbantworten (FFb) – die sich überwiegend auf die Form stützten, aber auch die Farbe einbezogen, etwa »*eine violette Spinne*« oder »*eine blaue Flagge*« – bildeten gewissermaßen eine kombinierte intellektuelle und emotionale Reaktion. Eine Formfarbantwort reagierte auf die Farbe, allerdings unter Wahrung der Gefühlskontrolle.

Die Farbantworten normaler Menschen schlossen meist gut gesehene Formdeutungen (F+) ein. Eine schlecht gesehene Form in einer Formfarbantwort verwies andererseits darauf, dass der Betreffende möglicherweise emotional eine

Verbindung herzustellen versuchte, intellektuell aber nicht dazu imstande war. »Wenn ein Normaler uns etwas schenken will, so sucht er zu erfahren, was uns gefällt; wenn uns ein Manischer etwas schenkt, so gibt er uns, was *ihm* gefällt. Wenn ein Normaler uns etwas erzählt, so richtet er sich nach unseren Interessen; wenn ein Epileptiker erzählt, so erzählt er huldvoll, was eigentlich nur *ihn* interessiert. Beide erscheinen egozentrisch, weil beide der richtigen assoziativen Anpassung ermangeln.«

Ende 1919 hatte Rorschach Bewegung, Farbe und Form in einem einzigen psychologischen System zusammengefasst. Wenn Farbantworten auf emotionale Instabilität hinwiesen, dann waren Bewegungsdeutungen Anzeichen von Stabilität – von aufmerksamer, reflektierter Verankerung. Und wenn Bewegungsantworten Introversion bedeuteten, dann drückten Farbantworten Extraversion aus. Ein Mensch zeigte eine Reaktion beziehungsweise eine Überreaktion auf die Außenwelt – wie eine Farbantwort bewies –, wenn er sich für die Außenwelt interessierte.

So ließen sich also bewegungsdominante Typen von farbdominanten Typen unterscheiden. Den B-Typus kennzeichnete: »Differenziertere Intelligenz, mehr Eigenproduktivität, mehr Leben nach innen, stabilisiertere Affektivität, weniger Anpassungsfähigkeit an die Realität, mehr intensiver als extensiver Rapport, gemessene Motilität, linkisches Wesen, Ungeschicklichkeit.« Charakteristisch für den Fb-Typus waren: »Stereotypisiertere Intelligenz, mehr Reproduktivität, mehr Leben nach außen, labile Affektivität, mehr Anpassungsfähigkeit an die Realität, mehr extensiver als intensiver Rapport, erregte, labile Motilität, Gewandtheit und Geschicklichkeit.« Dies entsprach im Grunde dem Unterschied zwischen Introvertierten und Extravertierten. Ein Mensch, der fast nur Formantworten gab und ungewöhnlich wenige (B) oder (Fb), wies hingegen keines der beiden Fähigkeitsspektren auf; hier handelte es sich um eine angespannte, pedantische, möglicherweise zwanghafte Persönlichkeit. Sehr viele (B) und auch (Fb) bedeuteten eine expansive, ausgeglichene Persönlichkeit, die Rorschach als »ambiäqual« bezeichnete.

Rorschach besaß nun eine Formel: Das Verhältnis zwischen (B)- und (Fb)-Antworten kennzeichnete den »Erlebnistyp« eines Menschen – die übergreifende Weise, in der er die Welt erlebte. Absolvierte man den Test jedoch in guter oder aber in schlechter Stimmung, so änderte sich vielleicht die Anzahl der (B)- und (Fb)-Antworten, nicht aber das Verhältnis zwischen beiden, das die in einer bestimmten Person vereinte Mischung aus introvertierten und extravertierten Neigungen unmittelbar ausdrückte. Diese Quote war weitgehend festgelegt, aber natürlich änderte sie sich im Lauf eines Lebens, wie Rorschach gegenüber Greti erklärt hatte. Wenn die Tintenkleckse zum Testen der Persönlichkeit und nicht zum Diagnostizieren einer Geisteskrankheit eingesetzt wurden, besaß der »Erlebnistyp« die größte Aussagekraft innerhalb des Testergebnisses.

Trotzdem zielte Rorschach nicht darauf ab, Menschen zu klassifizieren. Jung hatte sich zuvor schon mit Introversion und Extraversion auseinandergesetzt, doch Rorschach änderte Jungs Begrifflichkeit ab, denn ihm ging es um unterschiedliche Funktionen der Psyche, nicht um unterschiedliche Typen der Persönlichkeit. Rorschach sprach von »introversiven« und »extratensiven« Tendenzen, nicht von introvertierten oder extravertierten Persönlichkeiten. Der Bewegungstyp war nicht unbedingt introvertiert, besaß aber die Fähigkeit, introvertiert zu sein. Der Farbtyp spürte den Drang, in der

Welt außerhalb von sich selbst zu leben, ob er diesem Drang nun folgte oder nicht. Diese Anlagen hoben sich nicht gegenseitig auf – fast jeder Mensch konnte sich sowohl nach innen als auch nach außen wenden, auch wenn die meisten Menschen in den meisten Situationen die eine oder die andere Haltung wählten. Rorschach wies wiederholt darauf hin, dass die Mittellinie seiner verschiedenen Tabellen, die mehr (B) von mehr (Fb) trennte, keine scharfe Grenze zwischen zwei völlig unterschiedlichen Typen darstelle; es sei vielmehr eine graduelle Abstufung. Psychologisch gesehen könne man die Typen ebenso wenig als kontrastierend bezeichnen wie Bewegung und Farbe. Trotzdem definierte der Erlebnistyp eines Menschen »... nicht etwa sein Generalpsychogramm. Er zeigt nur an, wie der Mensch *erlebt*, nicht aber wie er *lebt*, wohin er strebt«.

Rorschach mochte sich vielleicht nicht bewusst an den Brief erinnert haben, den er als Jugendlicher an Tolstoi geschrieben hatte, doch er hatte den darin formulierten Traum erfüllt: »Die Welt sehen u. bilden, wie die Romanen, die Welt denken, wie die Germanen, aber die Welt fühlen wie die Slawen, lässt sich wohl das einst in der Menschheit vereinigt finden?« Bewegungsantworten ließen erkennen, wie wir den Tintenklecksen Leben einflößten (in ihnen sahen, was wir in sie hineinlegten); Formantworten zeigten, wie wir die Tintenkleckse begriffen (sie intellektuell verarbeiteten); und Farbantworten machten deutlich, wie wir die Tintenkleckse fühlten (emotional auf sie reagierten). Rorschach hatte mit seinen zehn Tafeln eine Methode entdeckt, diese Fähigkeiten zusammenzubringen.

Er räumte zwar ein, es sei stets gewagt, aus den Ergebnissen eines Experiments Schlussfolgerungen darüber zu ziehen, wie ein Mensch das Leben erfahre, doch er entwickelte immer mehr Selbstvertrauen und Ehrgeiz. Und während sich die Veröffentlichung über die Jahre 1919 und 1920 weiter hinzog, wurde er immer wagemutiger. Er verallgemeinerte: Introversive sind kultiviert, Extratensive sind zivilisiert. Er bezeichnete seine gesamte Epoche als extravertiert (wissenschaftlich und empiristisch), hatte aber das Gefühl, das Pendel schwinge zurück und man beschreite wieder »alte gnostische Introversionswege«, kehre dem »disziplinierten Denken den Rücken« und wende sich der Anthroposophie und Mystik zu. Die mittelalterlichen Tiergeschichten, die er in seiner Freizeit las, erschienen ihm wie wunderbare Beispiele introvertierten Denkens ohne Berücksichtigung der Realität; aber so wie die Menschen damals über Tiere sprachen, so äußerten sie sich inzwischen über Politik.[33]

Und er witzelte: »Wenn man den Erlebnistypus einer gebildeten Versuchsperson kennt, lässt sich mit einiger Sicherheit ihr Lieblingsphilosoph erraten: Die stark Introversiven schwören auf Schopenhauer, die Dilatiert-ambiaequalen etwa auf Nietzsche, die Koartierten auf Kant, die Extratensiven auf ihre derzeitige Autorität oder etwa auf die Christian Science und ähnliches.« Er mutmaßte, Bewegungsempfindungen seien mit frühesten Kindheitserinnerungen verknüpft, auch bei ihm selbst.[34] Er brachte unterschiedliche Erlebnistypen mit bestimmten Psychosen in Verbindung und behauptete, introvertierte Psychotiker halluzinierten körperliche Empfindungen oder Stimmen von innen, während Extravertierte Stimmen von außen hörten. Nachdem ein Missionar von der afrikanischen Goldküste[35] in Herisau einen Lichtbildervortrag gehalten hatte, luden die Rorschachs den Mann ein, und Hermann legte ihm nahe, man könne mithilfe der Tintenkleckse die Psychologie der Primitiven erforschen. Er sinnierte über die Philosophie der Farbe und behauptete, Blau sei »die Vorzugsfarbe des Leidenschaftsbeherrschers« und »Affektscheuen«. (Seine eigene Lieblingsfarbe war Enzianblau.) Und er wagte es, bildende Kunst zu analysieren.

Rorschach hatte sich mit Oberholzers Cousin Emil Lüthy angefreundet, einem Psychiater, der Kunst studiert hatte und am Wochenende regelmäßig von Basel nach Herisau kam. Lüthy war schon bald derjenige, dem Rorschach in Sachen Kunst am meisten vertraute. Schon bevor sich Lüthy 1927 von der Medizin abwandte und wieder ganz der Kunst widmete, gab er mehr als fünfzig Künstlern den Tintenkleckstest und schickte Rorschach einige der interessantesten Protokolle, die dieser je erhielt. Gemeinsam erstellten sie eine Tabelle verschiedener künstlerischer Schulen und der Erlebnistypen, die diese repräsentierten – wobei Rorschach seinen typischen Vorbehalt geltend machte: »Schließlich bildet jeder Künstler eine Nuance für sich.« Rorschach und Lüthy tauschten sich später brieflich darüber aus, einen diagnostischen Test zu entwickeln, der sich allein auf Farbe stützte.[36]

WÄHREND SICH RORSCHACH mehr und mehr in die Bedeutung der Tintenkleckse vertiefte, sprachen sich seine Entdeckungen allmählich immer weiter herum. Rorschach war kein Professor, doch Studenten – meist von Bleuler – kamen als unbezahlte Praktikanten nach Herisau, weniger wegen Kollers Anstalt, sondern in der Hoffnung, mit Dr. Rorschach arbeiten zu können. Insgesamt waren sie Rorschach zwar eine weniger große Hilfe als er ihnen.[37] Doch fortan trugen auch die Interessen und Anliegen der Studenten zu seiner Gestaltung und Darstellung des Tests bei.

Hans Behn-Eschenburg fing im August 1919 als freiwilliger Assistenzarzt an.[38] Rorschach machte Behn sowohl mit Freuds als auch mit seinen eigenen Ideen vertraut. »Jeder, der mit Rorschach an seinem wahrnehmungsdiagnostischen Experiment arbeiten wollte, musste sich zuerst selbst der ›Prozedur‹ unterziehen«, erinnerte sich Behn-Eschenburgs Frau. »Rorschach erarbeitete ein Psychogramm, das er einem vorlegte und sehr offen erörterte. Erst dann weihte er einen in die Arbeit mit seinem Experiment ein.«[39] Daraufhin begann Behn, die Tintenkleckse für seine eigene Dissertation zu verwenden.

Behn machte mit Hunderten Kindern und Erwachsenen den Rorschachtest, der faszinierende vorläufige Ergebnisse lieferte, sobald er nach Alter und Geschlecht ausgewertet worden war.[40] »Das 14. Lebensjahr ist ein merkwürdiges Krisenjahr«, schrieb Rorschach in einer Zusammenfassung von Behns Erkenntnissen. Die Persönlichkeiten von Jugendlichen wurden extremer, Mädchen entwickelten sich in der Regel mehr zur extratensiven und Jungen zur introversiven Seite hin; im nächsten Lebensjahr verengte sich ihre Persönlichkeit dann dramatisch, bei Jungen stärker als bei Mädchen; »das Ganze sieht aus wie eine physiologische Neurose, halb Indolenz, halb Depression, zu indolent, um Depression zu sein, zu ängstlich, um eigentlich indolent zu sein.« Dennoch blieb er vorsichtig: »Aber wenn die Sachen auch nach 250 Befunden gerechnet sind: die individuelle Mannigfaltigkeit ist schon in diesem Alter so groß, dass das Material noch viel größer sein sollte, um solche Schlüsse als Tatsachen hinstellen zu können.«[41]

Die Verzögerungen rund um Rorschachs Publikation und die weniger komplexen Fragestellungen, die Behn zu beantworten suchte, hatten zur Folge, dass Behns Doktorarbeit der erste veröffentlichte Bericht über Rorschachs Entdeckung sein sollte. Rorschach war daher darauf bedacht, dass diese Schrift unanfechtbar war und einen guten Eindruck machte.

Als sich zeigte, dass Behn seiner Aufgabe nicht ganz gewachsen war, schrieb Rorschach ganze Abschnitte der Dissertation selbst.[42] Trotz der Frustration und des Zeitaufwands, den dies bedeutete, brachte Rorschachs Zusammenarbeit mit Behn überzeugendere Argumente zum wissenschaftlichen und menschlichen Wert seiner Leistung hervor, als er sie an irgendeiner anderen Stelle formuliert hat. In einem langen Brief führte er aus, wie Behn das Formdeutexperiment abhandeln sollte:

> Der Versuch ist sehr einfach, so einfach, dass er zuerst überall Kopfschütteln erregt; Interesse und Kopfschütteln, das haben Sie selbst ja mehrmals sehen können. Die Einfachheit steht im krassesten Gegensatz zu den unglaublich weiten Perspektiven, die der Versuch eröffnet. Das ist zunächst ein weiterer Grund zum Kopfschütteln, und man kann das Kopfschütteln niemandem übel nehmen. Folglich muss die Arbeit in viel höherem Maße vollkommen, präzis, bestimmt, durchsichtig sein als irgendeine Arbeit über etwas anderes, was allen diesen Gefahren nicht ausgesetzt ist. … [Ich] möchte Ihnen ans Herz legen, dass es doch zu den allerbesten Bewusstseinsinhalten eines Menschen gehört, dem wissenschaftlichen Arsenal etwas wesentliches Neues gegeben zu haben.[43]

Über diesen Umweg legte Rorschach dar, wie er zu seiner eigenen Arbeit stand.

Eine andere Art von Druck übte auch Georg Roemer aus, der Rorschach im Dezember 1918 in Herisau kennengelernt und von Februar bis Mai 1919 als Volontärarzt in der Anstalt Krombach gearbeitet hatte. Roemer war im Schulwesen in Deutschland tätig und setzte sich dafür ein, den Test zur

Messung akademischer Eignung einzuführen.[44] Rorschach erkannte, dass dies einen gewaltigen geistigen Triumph bedeuten und möglicherweise finanzielle Vorteile mit sich bringen würde, doch er reagierte verhalten:

> Ich glaube selbst auch, dass der Formdeutversuch – so habe ich ihn schließlich genannt, um die hässliche »Klexographie« zu ersetzen – sich bis zu einem hohen Grade als Eignungsprüfung bewähren kann. Freilich, wenn ich mir vorstelle, dass irgendein junger Mensch infolge des Versuchsausfalls am Studieren verhindert wird, von dem er vielleicht von Kindsbeinen an geträumt hat, so wird mir etwas schwül, und darum vor allem muss ich sagen: vielleicht wird der Versuch dazu taugen. Ob er aber taugt, sollte man zunächst durch Untersuchung eines sehr großen Materials von Akademikern feststellen, systematisch, statistisch, nach allen Regeln der Variations- und Korrelationsforschung. Dann aber glaube ich, kommt sehr vieles heraus, und der Versuch wird wahrscheinlich eine sehr differenzierte Eignungsprüfung möglich machen. Nicht: ob Mediziner, ob Jurist etc. Aber, wenn der Explorand Mediziner wird, wird er vor allem Theoretiker oder Praktiker, wenn er Jurist wird, wird er Organisator oder Verteidiger etc. etc. sein. Solche Fragen sollte der Versuch in reichem Maße zu beantworten ermöglichen. …
>
> Dann aber müsste der Versuch doch ziemlich sicher mit andern Prüfungen kombiniert werden. …
>
> Vor allem müsste die Theorie des Versuchs noch ganz bedeutend gründlicher festgestellt werden. Denn eine theoretisch nicht ganz fest fundierte Prüfung darf sich doch wohl nicht so einschneidende Maßnahmen herausnehmen. …

Die Arbeit Dr. Behns kann nichts dazu leisten als die Erkenntnis, dass man diese Prüfung wahrscheinlich nicht zu frühe machen darf. Im 15. und 16. Jahre z. B. hat der Knabe ganz auffallend arme Befunde. ... Dazu wären also zuerst noch Untersuchungen 17- bis 20-Jähriger, vielleicht auch noch Älterer in größerem Maßstabe notwendig. ... Jedenfalls ist da sehr viel zu machen.[45]

Da Roemer ungeduldig mit den Hufen scharrte – und im Geheimen bereits eigene Klexographieversuche machte[46] –, beharrte Rorschach hier auf der gebührenden Sorgfalt und sah dabei die meisten Einwände voraus, die in den folgenden hundert Jahren gegen seinen Test erhoben werden sollten. An anderer Stelle räumte er ein, »Ein ernsthafteres Bedenken liegt darin, dass die Versuchsperson *überrumpelt* wird«, besonders wenn der Test reale Konsequenzen hatte; das wäre so, als würde man Menschen dazu überlisten, gegen sich selbst auszusagen. Trotzdem hoffte er, dass der Test für gute Zwecke eingesetzt würde. »Möchte der Versuch mehr wirkliche Talentdispositionen aufdecken als verfehlte Berufe und Illusionen, mehr Menschen von Psychosenfurcht befreien als mit Psychosenfurcht beladen, mehr Erleichterung als Erschwerung schaffen!«[47]

Roemer überschwemmte Rorschach jahrelang mit Briefen und evozierte lange Antworten über die Theorie hinter dem Formdeutversuch und seiner Beziehung zu Jung, Freud, Bleuler und verschiedenen anderen Denkern. Rorschach formulierte sowohl neue Ideen als auch solche, die er der Einfachheit halber nicht in sein Buch aufgenommen hatte oder weil sie noch nicht vollständig ausgearbeitet waren. Roemer behauptete später, er selbst habe diese Ideen entwickelt. Wenn Hermann bis spät in die Nacht tippte und damit Olga in Rage brachte, so geschah dies häufig, weil er sehr ausführlich auf Roemers Fragen antwortete. Doch Rorschach ermunterte ihn sogar: »Ihre Fragen interessieren mich immer im höchsten Grade, und ich bitte Sie ruhig weiterzufragen.«[48]

Eine jüngere Kollegin, mit der er bald aufs Engste verbunden war, kam nicht von der Psychiatrie. Martha Schwarz arbeitete sieben Monate lang als freiwillige Ärztin in der Anstalt Herisau.[49] In ihrer Doktorarbeit hatte sie sich mit dem Thema Feuerbestattung befasst, was nun ganz und gar nichts mit Psychiatrie zu tun hatte, doch Schwarz war sehr kultiviert und konnte sich lange Zeit nicht zwischen Medizin und Literatur entscheiden. Rorschach erkannte ihre weitgespannten Interessen und gab ihr nicht nur Ratschläge, wie sie sich in Herisau eingewöhnen konnte, sondern übertrug ihr bald auch psychiatrische Aufgaben. Er ließ sie den Tintenkleckstest absolvieren, und schon bald führte sie für ihn Tests durch. Eines der Protokolle bezeichnete er als das interessanteste, das er je gesehen habe, und nahm es wohl als Fall 1 in sein Buch auf. Martha Schwarz unterzog die Patienten auch sehr gründlichen körperlichen Untersuchungen, was damals normalerweise vernachlässigt wurde, und erklärte Rorschach, ein Arzt habe ein ganz anderes Verhältnis zu seinem Patienten, wenn er dessen Körper kenne.

Ein weiterer Student, Albert Furrer, der im Frühjahr 1921 von Rorschach in den Test eingewiesen wurde, fing an, Scharfschützen der Schweizer Armee zu testen. Rorschach erkannte die Komik des Unterfangens: »Zur Zeit macht hier in der Kaserne ein Bekannter Versuche mit sehr guten und sehr schlechten Schützen!!! So eine testhungrige Zeit.« Doch es war plausibel, Scharfschützen auf ihre Wahrnehmung hin zu untersuchen – wie sie Details sahen, wie sie ein unklares Sichtfeld absuchten und in welchem Maße sie dem Wahrgenommenen eine Deutung beimaßen. Ein Eliteschütze musste imstande sein, seine Affekte zu beherrschen und jede körperliche Reaktion auf Empfindungen oder Gefühle zu unterdrücken. Als Furrer den erfolgreichen Sportschützen Konrad Stäheli testete (der 44 Einzelmedaillen und insgesamt 69 Medaillen bei Weltmeisterschaften gewonnen hatte, darunter drei Medaillen in Gold und eine in Bronze bei den Olympischen Spielen im Jahr 1900), zeigten die Ergebnisse diese Selbstbeherrschung in einem überdeutlichen Maß. Es wurden auch andere Erkenntnisse gewonnen. »Seit ich hier Soldatenbefunde untersuchen konnte, ... habe ich wieder gesehen, wie gerade der Militärdienst den Erlebnistypus verschiebt, die B unterdrückt, die FbF und Fb befördert.« Und dies weckte Bedenken an seiner bisherigen Auffassung, dass der Erlebnistypus relativ konstant sei. Trotzdem stöhnte Rorschach: »Dass von allen Talenten nun gerade das Gutschießen zuerst untersucht werden konnte, ist allerdings etwas komisch.«[50]

Keiner dieser Nebenschauplätze wäre von besonderer Bedeutung gewesen, wenn er den Test endlich hätte veröffentlichen können. Doch gerade während die Verleger zauderten, erkannte Rorschach den einzigartigen Wert seiner eigenen Bilderserie und wurde sich bewusst, dass er auf deren Abdruck bestehen musste, in Farbe und in voller Größe. »Es handelt sich ja nicht darum, die Arbeit zu illustrieren, sondern darum, dass ein jeder, der die Arbeit überhaupt versteht, mit diesen Tafeln Versuche machen kann«, und zwar mit seinen Tafeln.[51]

Zuvor hatte er Leser bescheiden aufgefordert, eigene Kleckse zu entwerfen, und hatte sowohl Behn-Eschenburg als auch Roemer angeregt, eigene Tintenklecksserien anzufertigen, doch diese funktionierten nicht. Emil Lüthy war der Einzige, den er weiterhin anspornte, aber Lüthy gab auf – als echter Künstler erkannte er, dass es viel schwieriger war, als es aussah, die Klecksographien hinsichtlich Form wie auch Bewegung wirklich suggestiv erscheinen zu lassen. Rorschach hatte etwas zustande gebracht, das sich unmöglich nachmachen ließ, und schließlich bekannte er sich zu dieser Tatsache: »Vielleicht braucht der Versuch mit neuen Tafeln wieder sehr viel Arbeit; offenbar ist das Verhältnis zwischen Bewegungs- und Farbreaktionen, wie die gegenwärtige Serie sie enthält, ein besonders günstiges, das nicht so leicht wieder zusammenzustellen ist.«[52]

Selbst nach seinem Aufsatz von 1918 und seinen Vorträgen von 1919 konnte er kein endgültiges Manuskript schreiben, solange er nicht wusste, ob das Buch für eine Leserschaft aus Psychiatern und Pädagogen oder für die Allgemeinheit sein würde und ob er es mit Abbildungen publizieren konnte – in voller Größe oder verkleinert – oder ohne.

Hilfesuchend wandte er sich an den Pfarrer und Psychoanalytiker Oskar Pfister, den Mitbegründer der Schweizerischen Gesellschaft für Psychoanalyse, der Rorschach auch darin bestärkte, eine kurze, allgemeinverständliche Fassung seiner Sektenstudien zu veröffentlichen.[53] Als der Verleger, den Pfister vorschlug, ebenfalls absprang, war es Rorschachs Kollege von der Anstalt Waldau, Walter Morgenthaler,[54] der das Manuskript endlich an den Mann brachte, nämlich bei Morgenthalers eigenem Verleger, Ernst Bircher.

Inzwischen war der Stausee bis zum Bersten gefüllt. Rorschach hatte noch kurz zuvor die Gliederung des Buchs in einem Brief an Morgenthaler umrissen, und dann schrieb er es schnell. Die 267 handgeschriebenen Seiten, als getipptes Manuskript 280 Seiten, entstanden zwischen April und Juni 1920, während des langen nassen Herisauer Frühlings.

Ende 1919 hatte er noch darüber sinniert, die Jahre im

Alter von 33 bis 35 seien »ziemlich [sicher] Dispositionsjahre für tiefere Introversion« – eine Zeit im Leben, in der man sich nach innen wendet und tief gräbt. Er nannte Christus, Buddha und Augustinus, die sich alle mit 33 Jahren von der Welt abgewandt hatten, ebenso wie die schweizerischen Sektengründer Binggeli und Unternährer, die beide ihre mystischen Visionen in genau jenem Alter erlebt hatten. Nach der gnostischen Tradition, so ergänzte er, sei der Mensch erst mit 33 Jahren zur richtigen Introversion fähig.[55] Es dürfte ihm nicht entgangen sein, dass seine eigenen Lebensjahre zwischen 33 und 35 genau die Zeit (von Ende 1917 bis 1920) abdeckten, in denen er den Formdeutversuch entwickelt hatte. Diese Phase ging nun zu Ende, und es war an der Zeit, ein sichtbares Zeichen in der Welt zu setzen.

Es vergingen jedoch Monate, ohne dass Rorschach hörte, ob Bircher die Bildtafeln schließlich doch drucken konnte, dann noch mehr Monate, in denen über den Vertrag verhandelt wurde, und weitere Monate des Wartens, nachdem der Vertrag unterzeichnet war, in denen Rorschach jeden Tag damit rechnete, dass das Buch erscheinen würde. Birchers erster Brief an Rorschach war an »Dr. O. Rohrbach« adressiert gewesen – kein gutes Omen.[56] Rorschach schrieb an seinen Bruder in Brasilien und erklärte, er brauche unbedingt den praktischen Rat eines Geschäftsmanns, aber es fruchtete nichts.[57]

Lange nach dem vertraglich vereinbarten Erscheinungstermin ließ Bircher schriftlich wissen, dass Rorschachs Buch möglicherweise in einer anderen Schrifttype gedruckt werden müsse als die übrigen Bücher der Reihe, da Morgenthalers Band noch gedruckt werde und der metallene Zeichensatz noch in Gebrauch sei. Mit anderen Worten: Bircher hatte noch nicht einmal angefangen. Rorschach hätte prozessieren können, doch das hätte alles nur noch weiter verzögert. Zwei Monate später erklärte Bircher, Rorschachs Manuskript enthalte so viele große »F«, dass den Setzern die Type ausgegangen sei. In dem Buch wimmelte es tatsächlich von großen »F«, zumal »Form« mit »F« und »Farbe« mit »Fb« abgekürzt wurde. Der erste Abschnitt von Rorschachs Buch musste allein aus diesem Grund zuletzt gedruckt werden – um Typen verfügbar zu machen.[58]

All dies verzögerte auch Rorschachs Forschungsarbeit, denn während die Tintenkleckse beim Verlag, beim Lithographen und beim Drucker waren, hatten weder er noch seine Kollegen Bilder, die sie verwenden konnten. Gerade als er Zugang zu einem größeren Kreis von Privatpatienten bekam und Kollegen vermehrt Protokolle für Ferndiagnosen liefern konnten, war seine Datensammlung völlig auf Eis gelegt. Wenn möglich behalf er sich mit »Parallelserien«, doch in den meisten Fällen musste er die echten Tintenkleckse einsetzen. Daher enthielten seine Briefe aus jener Zeit zahlreiche flehentliche Bitten, seinen einzigen Tafelsatz zurückzubekommen. Obwohl Rorschach den Verleger bat, die Bilder schneller zu drucken oder ihm zumindest Druckfahnen zu schicken, erhielt er die Fahnen erst im April 1921, und zwar mit Fehlern. Erst im Mai 1921 kamen brauchbare Bilder.

Die Briefe, die Rorschach während der Drucklegung an Bircher schrieb, verweisen auf viele Aspekte des Tests, die der Autor für wichtig hielt. In einem Brief erklärte er, falls die Bildformate verkleinert werden sollten, müsse die Anordnung der Formen auf der Gesamtfläche der Tafeln genau mit den Verhältnissen der Originaltafeln übereinstimmen: »Tafeln, die diese flächenrhythmischen Bedingungen nicht erfüllen, werden von einer großen Zahl von Versuchspersonen abgelehnt.« Selbst die winzigen Tintenspritzer an den Rändern der Formen mussten klar wiedergegeben werden: »Es gibt Versuchspersonen, die mit Vorliebe gerade diese winzigsten Bildteile deuten, eine Eigenschaft, die diagnostisch recht

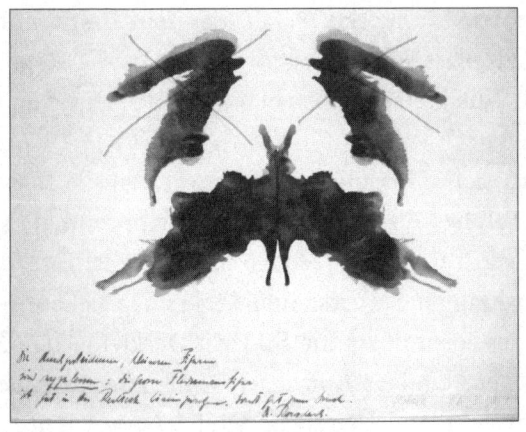

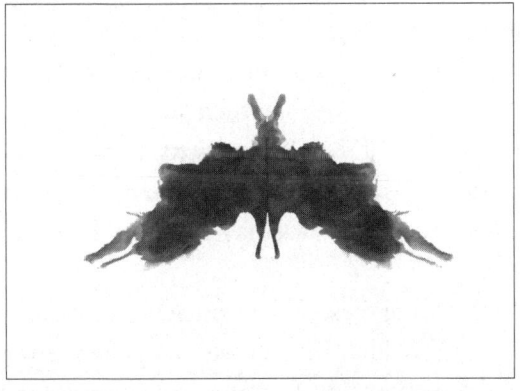

Oben: Nachbearbeitung: Rorschachs Anmerkungen auf den Druckfahnen zum Herausstreichen der zusätzlichen Formen, damit die »Fledermaus« von Tafel V entsteht – »Die durchgestrichenen, kleineren Figuren sind wegzulassen. Die große Fledermausfigur ist gut in das Rechteck hineinzusetzen. Sonst gut zum Druck. Dr. Rorschach.«
Unten: Die endgültige Tafel V

wichtig ist.« In diesem Zusammenhang bestand Rorschach auch darauf, dass auf den Vorderseiten der Tafeln keine Zahlen auftauchten: »Das mindeste Anzeichen von Absichtlichkeit, so auch eine allfällige Nummer, genügt, um viele geisteskranke Versuchspersonen abgeneigt zu machen.« Bei der Fahnenkorrektur merkte er an, dass ein bestimmtes Blauschwarz zu blass sei, und er forderte, dass die Reproduktionen auch »die kleinsten Zerfließungen der Farbe und Tinte« wiedergaben.[59]

Es lässt sich unmöglich sagen, inwieweit die Verzögerungen bei Bircher direkt oder indirekt Morgenthalers Schuld waren. Er gab Rorschach jedoch häufig Ratschläge, die einen gewissen Mangel an Verständnis erkennen ließen; beispielsweise redete er ihm zu, die Bilder in verkleinertem Maßstab abzudrucken. Und als Rorschach seinem bedeutenden Werk den nicht gerade eingängigen Titel *Methodik und Ergebnisse eines wahrnehmungsdiagnostischen Experiments (Deutenlassen von Zufallsformen)* geben wollte, redete ihm Morgenthaler dies aus – was man so oder so sehen kann. Die Tintenkleckse seien mehr als ein bloßes Experiment, argumentierte Morgenthaler im August 1920, und weit mehr als nur Wahrnehmungsdiagnostik. Sein Vorschlag für den Haupttitel lautete *Psychodiagnostik*.[60]

Rorschach lehnte diesen Titel zunächst ab. Solch ein weitgefasster Begriff schien ihm zu weit zu gehen; ein Diagnostizieren der Psyche klang fast mystisch, besonders in dieser frühen Phase, bevor umfassende Kontrolluntersuchungen mit normalen Probanden durchgeführt worden waren. »Ich möchte für den Anfang lieber zu wenig als zuviel sagen«, wandte er ein, »nicht bloß [aus] Bescheidenheit«. Als Morgenthaler darauf beharrte, dass er den Titel aufpeppte – niemand würde Geld für »ein wahrnehmungsdiagnostisches

Experiment« ausgeben –, gab Rorschach wider Willen nach, obwohl er weiterhin das Gefühl hatte, der neue Titel klinge »reichlich arrogant«.[61] Seine ursprünglich lange, nüchterne Umschreibung diente jedenfalls als Untertitel. Vielleicht hatte Morgenthaler recht, und das Buch brauchte eine bessere Vermarktung, doch Rorschach wollte nicht wie ein Marktschreier klingen.

PSYCHODIAGNOSTIK ERSCHIEN MITTE Juni 1921 in einer Auflage von 1200 Exemplaren.[62] Rorschachs Freund Emil Oberholzer hatte als Erster das Manuskript gelesen, und seine Rückmeldung klang ausgesprochen ermutigend, besonders für jemanden, der ohne Anbindung an eine Universität und ohne offizielle Unterstützung arbeitete. Für Oberholzer stand fest, »dass diese Untersuchungen mit ihren Ergebnissen ... seit Freuds Veröffentlichungen das Bedeutendste sind. ... In der Psychoanalyse sind die formalen Kategorien lange Zeit nicht zu ihrem Recht gekommen, was zum Teil in deren Natur begründet liegt. Wie immer ist es die Methode, die den Fortschritt bringt, und jede fruchtbare Methode war noch stets überraschend einfach.«[63] Oskar Pfister, der versucht hatte, sowohl für Rorschachs Buch als auch für dessen Sektenstudien einen Verleger zu finden, äußerte sich ebenfalls positiv. Er bezeichnete Rorschachs Werke metaphorisch als dessen Kinder und äußerte sich mit der leicht schnaufenden Jovialität, die kennzeichnend für den guten Pfarrer war, doch sein Brief war voller Bewunderung: Das neugeborene »Kind«, bei dem der Pfarrer gleichsam Geburtshilfe hatte leisten dürfen, betrachte die Dinge mit originellem und zugleich profundem Blick. Pfister zufolge beruhte das Werk auf Fakten und nicht auf zwangsneurotischen Theorien, war von wahrer Menschlichkeit geprägt und kam ganz ohne aufgeblasene Manierismen oder hochtrabende Selbstgefälligkeit aus. Die akademische Welt werde dem geistigen Vater des Buchs große Aufmerksamkeit zuteilwerden lassen, die dieser längst verdiente.[64]

Nach all den Verzögerungen waren die Tintenkleckse nun draußen in der Welt. Roemer, der inzwischen an der Universitätspoliklinik in Göttingen arbeitete, war auch als Studienberater tätig und konnte den Test bei Eignungsprüfungen in der akademischen Berufsberatung einsetzen; er schickte Rorschach Berge von Protokollen, deren Gleichförmigkeit Rorschach amüsierte: »…sozusagen alles Minister in spe, Politiker u. Organisatoren. Alle Nuancen vom deutlichsten Bureaukraten bis zum napoleonischen Stürmer. U. – die ganze Gesellschaft – extravertiert. Das wird nun wohl in der Politik so sein müssen?!« Unermüdlich testete Roemer auch Veteranen mit Kriegsneurosen und Pensionäre, die sich mit dem Ruhestand schwertaten. Er hatte vor, in jenem Winter Albert Einstein zu testen, ebenso General Erich Ludendorff, ja sogar führende Köpfe der Weimarer Republik.[65]

Die ersten Reaktionen auf den veröffentlichten Test fielen überwiegend positiv aus. Als Rorschach seinen Test im November 1921 erstmals nach Drucklegung bei einer Konferenz vorstellte, erhob sich Bleuler in einer Diskussionssitzung und erklärte, er habe Rorschachs Ansatz sowohl bei Patienten als auch bei Gesunden bestätigen können. Rorschach ging anschließend strahlend auf Morgenthaler zu und frohlockte: »So, jetzt ist die Sache durch!« Er war zufrieden. »Prof. Bleuler hat sich nun ›definitiv überzeugt‹ erklärt.«[66] Inzwischen waren auch einige Rezensionen erschienen, bislang ausschließlich positive. Rorschach wünschte sich eine Kontroverse, weil er so selten Gelegenheit zum verbalen Austausch hatte. Alles erschien ihm besser als seine abgeschottete Arbeit in Herisau.

Die Kontroverse ließ nicht lang auf sich warten. Nach einigen Rezensionen in psychologischen Fachzeitschriften, die sich weitgehend auf Zusammenfassungen beschränkten, war die erste Besprechung, die sehr ins Detail ging, ausgesprochen zweischneidig. Für Arthur Kronfeld war Rorschach »ein findiger Geist, ein Psychologe von feiner Intuition, aber recht geringer experimentell-methodischer Genauigkeit«.[67] Er fand Rorschachs Erkenntnisse zu Persönlichkeit und Wahrnehmung absolut überzeugend. Aber Rorschachs numerischer Ansatz beim Auswerten des Tests sei »notwendigerweise zu krude und annähernd«, während Rorschachs Deutungen weit über die eigentlichen Testergebnisse hinausgingen, so sehr er sich auch bemühte, seine Erkenntnisse den Antworten der Probanden »zu entpressen«. Der Test sei zugleich zu quantitativ und zu subjektiv. Ludwig Binswanger, ein wichtiger Pionier der sogenannten »Existentialpsychologie«, der Rorschach kannte, lobte dessen Arbeit unverhohlen – als klar, erkenntnisreich, objektiv, gründlich und eigenständig. Er kritisierte aber auch ganz deutlich deren Mangel an theoretischer Untermauerung, dessen sich Rorschach selbst durchaus bewusst war. Letztlich genügte es nicht zu argumentieren, die Tintenkleckse funktionierten, ohne zu erklären, wie und warum.[68]

In den Kreisen der deutschen akademischen Psychologie war der Test bereits auf pauschale Ablehnung gestoßen. Im April 1921, bei der ersten Konferenz der Deutschen Gesellschaft für Experimentelle Psychologie nach dem Krieg, hatte Roemer einen Vortrag über den Formdeutversuch gehalten – in seiner Abwandlung mit eigenen Klecksen, die für Tests im schulischen Bereich dienten. Der weithin bekannte und einflussreiche William Stern, der eine Generation zuvor als einer der ersten akademischen Psychologen Freuds *Traum-*

deutung rezensiert hatte (in einem klaren Verriss), erhob sich und erklärte, kein einzelner Test könne je die menschliche Persönlichkeit erfassen oder erklären. Rorschachs – eigentlich Roemers – Ansatz sei »künstlich und einseitig, die Deutung willkürlich, die vorausgehende Vor- und Überprüfung des Tests an Normalen ungenügend«.[69] Rorschach selbst hatte nie behauptet, dass sein Test isoliert eingesetzt werden solle, wie Roemer aus ihrer Korrespondenz wusste. Er war zutiefst verärgert, dass Roemer als sein Sprachrohr aufgetreten war und »ganz unnötig Modifikationen« vorgeschlagen hatte, bevor das Buch überhaupt vorlag. Er forderte Roemer auf, sich zurückzuhalten, besonders mit seinen eigenen Klexographien, weil »vielerlei Tafeln nur Verwirrung machen können! Ganz besonders Stern gegenüber!!!«[70] Selbst Stern wurde »zugänglicher«, nachdem er ein Exemplar von Rorschachs eigentlichem Buch gelesen hatte, so war jedenfalls Rorschachs Eindruck, doch der Schaden war angerichtet, und der Formdeutversuch stieß in Deutschland nie auf breite Akzeptanz.[71]

Aber Rorschach richtete seinen Blick bereits über Europa hinaus. Ein chilenischer Volontär in Herisau wollte die *Psychodiagnostik* ins Spanische übersetzen, doch Rorschach wusste: »Selbstverständlich wäre die Verbreitung in Nordamerika viel wichtiger. Das Interesse für Tiefenpsychologie ist dort jetzt bald ebenso groß wie das für Berufseignungsprüfungen. Freud in Wien tut fast nichts anderes mehr als an Amerikanern ›didaktische Analysen‹ vorzunehmen«, so Rorschach weiter. »Natürlich wäre es sehr vorteilhaft, wenn die Amerikaner sich tatsächlich der Sachen annähmen.« Amerikanische Fachzeitschriften für Psychoanalyse hatten ebenso wie das englische *Psychoanalytical Journal* bereits ausführliche Besprechungen in Aussicht gestellt.[72]

Letztendlich wollte Rorschach seinen Versuch im Dienst jener anthropologischen Interessen einsetzen, die in seinen Sektenstudien am deutlichsten zutage getreten waren. In seiner *Psychodiagnostik* fand sich nur wenig Material, um allgemeine Aussagen über ethnische Unterschiede zu machen, nämlich die zwischen den introvertierten Bernern, die langsam sprachen und gut zeichneten, und den extravertierten Appenzellern, die witzig und körperlich aktiver waren (weniger Bewegungsantworten, mehr Farbantworten).[73] Aber er verfolgte weiterhin ethnographische und sektenbezogene Forschungsarbeiten, rezensierte sie für Freuds Fachzeitschrift und diskutierte mit Oberholzer über die Möglichkeit, chinesische Bevölkerungsgruppen zu testen.[74] Nach einem Vortrag verschaffte er sich Zugang zu Albert Schweitzer in dessen Hotelzimmer und testete den berühmten Arzt – ein »Rationalist durch und durch« und der »wildeste Farbenverdränger«. Schweitzer willigte anscheinend ein, Afrikaner in seinen Missionsgemeinden von einem afrikanischen Kollegen mit dem Rorschachtest untersuchen zu lassen.[75]

»Der Versuch selbst ist noch lange nicht ausgeschöpft (von einer einigermaßen akzeptablen theoretischen Unterlegung gar nicht zu reden)«, schrieb Rorschach in einem langen Brief an Roemer an dem Tag, als der Verleger ihm endlich sein Buch geschickt hatte, »und sicher sind auch jetzt noch in den Befunden Faktoren verborgen, die ebenfalls ihren strikten Wert haben. Man muss sie nur noch finden.«[76]

Als Rorschachs *Psychodiagnostik* 1921 erschien, war das Buch nicht nur bloß vorläufig, sondern auch bereits ein Jahr überholt – eine spezielle Momentaufnahme von Rorschachs Denkweise im Frühjahr 1920. Es wäre ein ganz anderes Werk gewesen, wenn es ein oder zwei Jahre früher oder später geschrieben worden wäre. Ein Aspekt sollte jedoch zweifellos von Dauer sein. Die Druckfassung bestand aus zwei Teilen – dem Buch und einer separaten Schachtel mit den Tafelserien. Anfangs wurden die Abbildungen auf Papierbögen geliefert, die der Käufer selbst auf Karton aufkleben konnte; bei späteren Auflagen wurden die Bilder direkt auf Pappkartons gedruckt. Es waren dieselben zehn Klecksbilder, die auch heute noch verwendet werden.

KAPITEL 12

Die Psychologie, die er sieht, ist *seine* Psychologie

Rorschach baute sich in Herisau allmählich eine Privatpraxis auf und bot Klienten mit unterschiedlichen Problemen und Komplexen ein oder zwei Stunden Psychoanalyse pro Tag. Ein Patient, der zugleich »Triebmensch« und infantil war, »und dazu über 40«, ließ Rorschach fast daran zweifeln, ob sich das Ganze überhaupt lohnte. »Ich werde nie mehr so einen nehmen, … denn der Mann kann einen fast auffressen.«

Dies war ein Kollege, der den Kleckstest absolviert hatte und von dem Experiment so überzeugt war, dass er Rorschach bat, ihn zur Therapie anzunehmen. Widerstrebend willigte Rorschach in eine vierwöchige Probezeit ein, aber »eigentlich hätte ich dem Formdeutversuch mehr gehorchen sollen«, wie er schrieb.

> Der Betreffende deutete das rote Tier in meinem VIII. Bild als: Europa, auf dem Stier, der über den Bosporus setzt. Dass er die Europa hinzukonfabulierte, ist ja allein schon stark, dass zwei Farbenantworten darin sind, noch stärker – denn »Stier« ist für ihn röteste Leidenschaft, dass aber in dieser Deutung noch eine ganze Anzahl inhaltliche Determinanten wichtig sind, ahnte ich damals noch nicht, und sah es erst später. Der Stier ist er selbst, und es spielen da masochistische Phantasien, Opfergedanken, und die allertollsten Größenideen: »Träger von ganz Europa« – all

das spielt mit. Wenigstens in der Beziehung habe ich von der Sache gelernt.

Während Rorschach den Formdeutversuch bei einer größeren Bandbreite von Menschen einsetzte, entfernte er sich allmählich von dem, was er ursprünglich in seiner *Psychodiagnostik* geschrieben hatte: »Als Methode, um ins Unbewusste einzudringen, kommt der Test somit nicht in Betracht.« Er gelangte zu der Einsicht, dass es aufschlussreich sei, *was* die Menschen in den Klecksen sahen, nicht nur *wie* sie die Bilder sahen. Die Erfahrung hatte gezeigt, »dass auch die Inhalte von Deutungen im Formdeutversuch bedeutungsvoll sein können.«[1]

Rorschach schien eines begriffen zu haben: Wenn seine Erkenntnisse in die Hauptströmung des Denkens über Psychologie seiner Zeit eingehen sollten, musste er die Verbindung zwischen dem Formdeutversuch und der Psychoanalyse darlegen. Verknüpfte man die beiden Bereiche, konnte man den Test zumindest in gewisser Weise theoretisch untermauern und seine Aussagekraft über die idiosynkratische »Psychodiagnostik« hinaus ausweiten und so das freudianische Denken mit neuen Erkenntnissen aus der Formwahrnehmung bereichern.

Modelle der Psyche wie das von Freud wurden als »dynamische Psychiatrie« bezeichnet, denn sie konzentrierten sich auf emotionale Prozesse und mentale Mechanismen, die der Psyche zugrundeliegenden »Regungen«, und nicht auf beobachtbare Symptome und Verhaltensformen.[2] Im Jahr 1922 praktizierte Hermann Rorschach eine wahrlich dynamische Psychiatrie, indem er den subtilen Dynamiken eines wahrnehmenden Geistes nachspürte. Er hatte sein Instrument gemeistert.

In jenem Jahr brachte Rorschach eine dieser virtuosen Leistungen zu Papier. Oberholzer hatte ihm ein Protokoll für eine Ferndiagnose geschickt und ihm nur Geschlecht und Alter des Patienten mitgeteilt (männlich, 40). In seiner Analyse, die Rorschach unter dem Titel »Zur Auswertung des Formdeutversuchs für die Psychoanalyse« als Vortrag vor der Schweizerischen Gesellschaft für Psychoanalyse ausarbeitete, sichtete er zunächst auf zwanzig Seiten das Protokoll des Patienten bis ins kleinste Detail und erläuterte dabei, wie jede Antwort zu codieren sei und wie man schließlich zu einer Deutung gelangte. Diese Ratschläge ließen sich nicht ganz leicht befolgen, denn Rorschach war bestens darauf eingespielt, wie die Rhythmen in den Antworten eines Probanden dessen Zugang zur Welt offenbarten – worauf er achtete, was er ausklammerte, was er verdrängte und welche Regungen er zeigte. Er bestand auch in seiner eigenen Analyse auf einem gewissen ausgewogenen Rhythmus. Bisher waren die introvertierten Züge des Patienten zu stark beachtet und die extravertierte Seite vernachlässigt worden.[3]

Oberholzers Patient hatte in der Abfolge der zehn Tafeln später als üblich Bewegungsantworten gegeben. Daher folgerte Rorschach, dass der Mann zur Empathie fähig sei (er konnte Bewegungsantworten geben), diese aber neurotisch unterdrücke (er mied anfangs Bewegungsantworten, selbst bei Tafeln, die diese nahelegten). Auf die zunächst kühnen und lebhaften Farbantworten des Patienten folgten dann vage Deutungen, was laut Rorschach auf ein bewusstes Bemühen hindeutete, die eigenen Gefühlsreaktionen zu kontrollieren, und nicht auf eine unbewusste Verdrängung der Emotionen. Rorschach bemerkte zudem, dass die jeweils ersten Antworten auf jede Tafel häufig vage und wenig originell waren und dass der Mann aber schließlich äußerst originelle, definitive und überzeugende Antworten lieferte. In Tafel II sah er »*Zwei Clowns*«, dann eine »*Parkstraße, durch schöne dunkle Bäume eingefasst*«, und schließlich *Rot*, eine »*Feuerquelle, die Rauch entwickelt…*«. Daraus ließ sich schließen, dass der Patient »besser indizierend als deduzierend denkt, besser synthetisch als analytisch, … besser konkret als abstrakt«, und es immer weiter versuchte, bis er etwas fand, mit dem er zufrieden war. Zugleich schien der Mann nie gewöhnliche, normale Details wahrzunehmen, was darauf hindeutete, dass es ihm an grundlegender Anpassungsfähigkeit mangelte; ihm fehlte die »Schlagfertigkeit… des Praktikers, [der] die Situation an richtiger Stelle packt und beherrscht…«

Der Schlüssel zur Psyche des Mannes war die Tatsache, dass er stets die Mitte der Tafeln ins Auge fasste. In Tafel III sah er etwas, das viele Menschen sahen – zwei Männer mit Zylindern, die sich voreinander verbeugen –, doch dann fügte er hinzu: »*Wie wenn das rote Ding in der Mitte eine Kraft wäre, die die beiden auseinanderspringen oder nicht zusammenkommen lässt.*« Bei einer anderen Tafel entstand »*Im ganzen der Eindruck des Mächtigen in der Mitte, an dem alles hält*«. Bei einer weiteren kommentierte er »*Die weiße Linie in der Mitte, die Kraftlinie, um die sich alles reiht*«. Diese Antworten ließen sich zwar unmöglich einordnen, bildeten aber den Kern von Rorschachs Auswertung. Er registrierte das Muster nicht nur, sondern bohrte tiefer – worin bestand die *Verknüpfung* mit der Mittellinie in jeder Antwort? Hielt die Mitte die äußeren Teile zusammen oder umklammerten die umliegenden Teile die Mitte?

Der Patient war ein introvertierter Neurotiker, so folgerte Rorschach, vermutlich mit zwangsgestörten Verhaltensweisen und gequält von Gedanken der Unzulänglichkeit und von Selbstmisstrauen; diese Empfindungen veranlassten ihn, seine Emotionen sehr stark zu kontrollieren. Rorschach konstatierte:

> Grübeln und Nagen an sich selbst, … Misstrauen gegen die eigene Leistungsfähigkeit, … Schwanken von großzügigen und kleinlichen Eigenheiten, Impulsivität und Leidenschaftlichkeit, unterbrochen von Bedenklichkeit und ängstlich-depressiv betonter Anpassung…
> Gute Intelligenz, originelles Denken, vor allem Konkretdenken, eher Schwäche des Abstrakdenkens. … Neigung, an Praktisch-Wesentlichem vorbeizugehen, um… an Kleinigkeiten hängenzubleiben. Im ganzen eine reduzierte Fähigkeit der Anteilnahme, … viel Eigenart und Neigung zu Eigenbrödelei, … Reduktion der freien affektiven Anpassungsfähigkeit…; die Affekte schwankend zwischen egozentrischen Verstimmungen und Verklemmungen, Depressionen und Ängstlichkeiten.[4]

All das ergaben die Tintenkleckse. Oberholzer bestätigte sowohl Rorschachs konkrete Beschreibungen der Persönlichkeit des Patienten als auch seine weitergehenden Mutmaßungen; das Verhältnis des Patienten zum »Mächtigen in der Mitte«, der »weißen Kraftlinie«, deckte sich beispielsweise mit dem, was die Psychoanalyse über seine Beziehung zum Vater aufgedeckt hatte. Oberholzer gestand: »Ich [hätte] die Persönlichkeit des Patienten, nachdem ich ihn über Monate in Analyse hatte, nicht besser… charakterisieren können.«

In seinem Aufsatz von 1922 erläuterte Rorschach ferner, wie seine Dreiheit aus Form, Bewegung und Farbe in die Freud'sche Theorie integriert werden könne. Welche Arten von Antworten lieferten Aufschluss über das Unbewusste? Rorschach argumentierte, dass Formantworten das Wirken bewusster Kräfte zeigten: Genauigkeit, Klarheit, Aufmerksamkeit, Konzentration. Bewegungsantworten hingegen lieferten tiefe Einblicke in das Unbewusste, so wie auch Farbantworten, allerdings auf andere Weise. Abstrakte Antworten wie »*etwas Mächtiges in der Mitte*« kamen aus den Tiefen der Psyche, genau wie der manifeste Inhalt von Träumen, der die inneren Prozesse des Geistes offenbaren konnte, wenn er richtig interpretiert und analysiert wurde.

Mit anderen Worten: Es spielte *doch* eine Rolle, »ob jemand den roten Fleck einer Tafel als eine offene Wunde deutet oder ob er in ihm Rosenblätter sieht oder etwa Syrup oder Schinkenschnitten«. Aber es gab keine Formel dafür, welchen Unterschied dies ausmachte. Es ließ sich nicht genau sagen, »wieweit die Inhalte solcher Deutungen dem Bewussten, wieweit dem Unbewussten angehören«. Manchmal war ein Blutspritzer eben einfach nur ein Blutspritzer. Und manchmal war Europa auf dem Rücken eines Stiers nicht bloß Europa auf einem Stier. Rorschach erklärte nachdrücklich, die Aussagekraft des Inhalts werde hauptsächlich durch Beziehungen zwischen *formalen Eigenschaften* und Inhalt bestimmt – das Übergewicht von Bewegung oder Farbe, Ganzes oder Detail beziehungsweise Antworten, die sich auf einen bestimmten Teil des Gesichtsfeldes bezogen. Bei einem anderen Patienten hatte Rorschach den Eindruck, er wolle »die Erde neu aufbauen«, nicht nur, weil der Mann in den Tintenklecksen gigantische Götter sah, sondern weil er etliche abstrakte Deutungen gab, in denen die Mittellinie und die Mitte des Bildes Antworten hervorbrachten, die Variationen desselben Themas waren.

Kein anderer, der den Test verwendete, brachte Form und Inhalt so zusammen wie Rorschach. Georg Roemer meinte beispielsweise: »Der Rorschachtest musste aus seiner formalen Erstarrung herausgelöst und als inhaltlich-symbolischer Test neu aufgebaut werden.«[5] Er fertigte mehrere Serien eigener Klecksbilder – jene »komplizertere und gegliedertere, gefälligere und ästhetisch geläutertere« Art, die Rorschach ausdrücklich verwarf[6] (siehe farbiger Bildteil S. 9). Rorschach räumte zwar ein, sie seien bis zu einem gewissen Grad brauchbar, betonte jedoch, sie seien kein Ersatz für seine Originaltafeln: »Neben Ihrer Serie sieht meine klotzig aus. Ich habe sie aber schließlich so machen müssen, nachdem ich viele frühere Bilder, die anders waren, hatte weglegen müssen.« Wenn man beide Serien verwenden wollte, dann die von Rorschach zuerst:

> Es ginge nicht anders, als dass der Versuch mit der meinigen zuerst gemacht würde. Dann erhielte man eine ziemlich sichere Basis für den Erlebnistypus und die Zahl der B und Fb, und im weiteren Verlauf würde ein Versuch mit Ihrer Serie sozusagen als ästhetische Erholung empfunden... werden. Wahrscheinlich wären auch die Komplexdeutungen dann häufiger, weil durch die B meiner Serie das Unbewusste... sozusagen wachgerüttelt wäre.[7]

Anders gesagt: Roemers »inhaltlich-symbolischer Test« käme weitgehend dem Freud'schen freien Assoziieren gleich, bei dem der Psychiater auf das achtet, was der Patient sagt, unabhängig von den visuellen, formalen Eigenschaften der Tintenkleckse. Auf Roemers Bilder konnte man genauso frei assoziieren wie auf alles andere. Aber wenn Rorschach wollte, dass seine Patienten frei assoziierten, konnte er einfach mit ihnen reden. Wenn er unbewusste Komplexe aufdecken wollte, konnte er einen Wortassoziationstest durchführen. Die zehn Tintenkleckse mit ihrer einzigartigen Ausgewogenheit in puncto Form, Bewegung und Farbe leisteten jedoch mehr. Roemers Kleckse, denen es insbesondere an Bewegung mangelte, konnten nicht mithalten.

Worauf es in Rorschachs dynamischer Psychiatrie vor allen Dingen ankam, war der Aspekt der Bewegung. In seinem Aufsatz von 1922 beschrieb er sein Idealbild geistiger Gesundheit in explizit dynamischen Begriffen: Ein freies *Mischen* von Bewegungs-, Form- und Farbantworten scheine für Menschen charakteristisch zu sein, die frei von Komplexen sind. In einem Brief betonte er erneut: »Im Befund ist das Wesentliche: Schnelles Übergehen von [Bewegung zu Farbe], möglichst bunte Mischung von intuitiven, kombinatorischen, konstruktorischen, abstraktiven [Ganzantworten], leichtes Pflücken schon des ersten Rot, möglichst schnelles Wiederauftauchen der B... Gleichsam spielerische oder mindestens leichte Diktion, die diese Dinge alle gleichsam mit gewandten Armen einfängt.«[8]

Rorschach wies sogar darauf hin, dass selbst Erkenntnisse dynamisch seien. Um eine Form zu erfassen, müsse man imstande sein, die »gewonnene Intuition schnell als Gesamtheitsform zu erfassen und festzuhalten«. Andernfalls »bleibt die Intuition Skizze, Aphorismus, Luftschloss oder anpassungsunfähige Utopie«. Eine allzu rationale oder rigide Persönlichkeit lähme jegliche Intuition vollkommen. Natürlich sei dies nichts Neues, räumte Rorschach ein, neu daran sei nur, dass sich durch den Versuch verfolgen lässt, »wie in dem Patienten das verdrängende Bewusste und das verdrängte Unbewusste miteinander im Zwiespalt stehen« und wie die zwanghafte Hyperkritik jede schöpferische Eingebung und ein freies Innenleben erdrückt. Der Formdeutversuch lieferte mehr als nur statische Ergebnisse. Er ließ Rorschach die dynamischen Prozesse des Geistes verfolgen.

Angesichts seiner eigenen unnachahmlichen Deutungen und der eher grobschlächtigen Versuche von Nachfolgern wie Behn-Eschenburg und Roemer muss Rorschach sich gefragt haben, ob irgendein anderer die Tintenklecke überhaupt richtig einsetzen könne. Gleichzeitig wurde er durch ein wichtiges neues Werk von Carl Gustav Jung gezwungen, sich direkt mit der Frage auseinanderzusetzen, ob und wie seine eigene Sichtweise je zu einem universell anwendbaren Test standardisiert werden könne.

Jungs *Psychologische Typen* erschien 1921, einen Monat vor Rorschachs *Psychodiagnostik*.[9] Jung unterschied darin zwei grundlegende menschliche Einstellungstypen, den Introvertierten und den Extravertierten. Außerdem definierte er vier sogenannte Bewusstseinsfunktionen, also Haltungen gegenüber der Welt: Denken, Fühlen, Empfinden und Intuieren. (Jungs Typenlehre wurde später zum sogenannten Myers-Briggs-Typenindikator weiterentwickelt und so populär gemacht.) Die Frage, wie wir die Welt wahrnehmen und beurteilen, stand natürlich auch im Mittelpunkt des Formdeutversuchs. Jungs Werk über *Psychologische Typen* hatte für Rorschach jedoch noch eine tiefere Bedeutung.

Jung hatte seit 1911 über Introversion und Extraversion geschrieben, und während Rorschach die Begriffe für seinen Formdeutversuch adaptierte und modifizierte, hatten sich auch Jungs Sichtweisen geändert. Nachdem Rorschach Jungs *Psychologische Typen* gelesen hatte, klagte er: »Jung ist nun beim vierten Begriff ›introvertiert‹ angelangt; sooft er etwas schreibt, ist der Begriff wieder verschoben.«[10] Am Ende glichen sich ihre Definitionen einander an, und Rorschachs Behauptung in *Psychodiagnostik*, sein Konzept der Introversion habe »mit dem Jungschen Introversionsbegriff eigentlich fast nur noch den Namen gemeinsam«[11], war irreführend, weil sie sich nur auf die Versionen von Jungs Theorie bezog, die vor 1920 veröffentlicht worden waren, als Rorschach sein Buch schrieb.

Genau wie Rorschach lehnte auch Jung statisches Schubladendenken ab und betonte, reale Menschen verkörperten immer eine Mischung verschiedener Typen. Jung beschrieb, wie bestimmte Anteile des Selbst andere Teile kompensierten – bewusst introvertierte oder denkende Typen wiesen beispielsweise ein Unbewusstes auf, das von Extraversion oder Fühlen gekennzeichnet sei. In langen, aufschlussreichen Schilderungen realer Interaktionen legte er dar, wie Menschen eines bestimmten Typs Verhaltensweisen zeigten, die von anderen durch die Linse ihres eigenen Typus gedeutet oder missverstanden wurden. Jungs Kategorien sollten nicht Verhaltensformen etikettieren, sondern die Komplexität realer menschlicher Lebenslagen verständlich machen.[12]

Die Quintessenz lautete jedoch, dass sich die Menschen unterschieden. Als Jung gefragt wurde, warum er vier Typen und gerade diese vier postuliert hatte, wovon jeder Typus in extravertierter oder introvertierter Form auftreten könne, erklärte er, das Schema sei das Ergebnis vieler Jahre persönlicher und psychiatrischer Erfahrung.[13]

Jung beschrieb das Grundproblem im Schlusswort seiner *Psychologischen Typen* folgendermaßen: »Jede Theorie komplexer psychischer Vorgänge setzt eine gleichartige menschliche Psychologie voraus, nach Analogie jeder naturwissenschaftlichen Theorie, welche als Grundlage auch ein und dieselbe Natur voraussetzt.« In der Psychologie sei jedoch zu berücksichtigen, dass »der psychische Vorgang nicht bloß Objekt, sondern zugleich auch Subjekt ist«.[14] Es gebe keine einheitliche menschliche Psychologie. Nachdem Jung auf »Liberté, Égalité, Fraternité« sowie auf den Sozialismus und die kommunistische Revolution in Russland verwies – Anspielungen, die sicherlich Rorschachs Aufmerksamkeit weckten –, machte er den entscheidenden Einwand geltend, dass Chancengleichheit für alle, gleiche Freiheiten, gleiches Einkommen, selbst absolute Gerechtigkeit in jeder Hinsicht, manche Menschen glücklich und andere unglücklich machten. Wenn ich die Welt regieren würde, sollte ich Herrn X doppelt so viel Geld geben wie Herrn Y, weil jenem Geld so viel mehr bedeutet? Oder nicht, weil Herr Z auf den Gleichheitsgrundsatz pocht? Wie steht es mit Menschen, die andere niedermachen müssen, um sich gut zu fühlen – wie sollten deren Bedürfnisse befriedigt werden? »Über die psychologische Verschiedenheit der Menschen, diesen notwendigsten Faktor der Lebensenergie einer menschlichen Gesellschaft, wird keine soziale Gesetzgebung hinwegkommen.« Dasselbe gelte für die Naturwissenschaften und jede unterschiedliche Meinung: »In der Regel bekämpfen sich die Parteien rein äußerlich, indem sie auf Lücken in der individuellen Rüstung des Gegners zielen. Ein solcher Streit ist in der Regel von geringer Fruchtbarkeit. Von erheblich höherem Wert wäre es, wenn der Gegensatz auf das psychologische Gebiet verschoben würde, woher er auch ursprünglich stammt. Die Verschiebung ließe bald erkennen, dass es verschiedenartige psychologische Einstellungen gibt, von denen jede ein Anrecht auf Existenz besitzt.« Jede Weltsicht, jede Philosophie beruhe »auf einer persönlichen psychologischen Vorbedingung«. Kein Theoretiker berücksichtige, »dass die Psychologie, die er sieht, seine Psychologie und höchstens noch die Psychologie seines Typus ist. Er erwartet daher, dass es für den psychischen Vorgang, der ihm Objekt des Erkennens und Erklärens ist, nur eine wahre Erklärung geben könne, nämlich eben die, die seinem Typus zusagt. Alle anderen Auffassungen – ich möchte fast sagen, alle sieben anderen Auffassungen, die in ihrer Art ebenso wahr sind wie die seine, gelten ihm als Irrtum«, wofür er »einen lebhaften und menschlich verstehbaren Widerwillen« empfinden wird.

Das Projekt der *Psychologischen Typen* hatte mit einem Fallbeispiel unvereinbarer Anschauungen begonnen. Während Sigmund Freud davon ausging, dass sich letztlich alles aus dem Sexualinstinkt entwickele, und Alfred Adler alles auf den Begriff des Machttriebs zurückführte, entsprang Jungs Werk ursprünglich der Notwendigkeit zu definieren, in welcher Weise sich sein Ansatz von dem der beiden Genannten unterschied. Bei der Suche nach der Antwort auf diese Frage stieß er auf das Problem der Typen, denn eben dieser psychologische Typus bestimmte und begrenzte von Anfang an das Urteilsvermögen eines Menschen.[15] In seinem Buch gelang es Jung, seine eigenen Begrenzungen locker zu umtanzen. Auch wenn sein gesamtes Projekt eine Art olympischen Einblick in all die verschiedenen Typen voraussetzte, gestand er immer wieder seine eigene Befangenheit. Er räumte unverblümt ein, dass sein Wunsch nach einer allumfassenden Theorie ein Faktum seiner eigenen Psychologie sei; dass Freud auf seine Weise genauso recht hatte wie Jung auf seine; dass Jung jahrelang gebraucht habe, um die Existenz und den Wert von Typen zu erkennen, die sich von seinem eigenen Typus unterschieden; und dass seine Erörterung andersartiger Typen unzureichend sei.[16]

Jung wusste sehr genau, dass es beinahe unmöglich ist, mit den Augen eines anderen Menschen zu sehen. Er schrieb: »Es ist eine Tatsache, die mir in meiner praktischen Arbeit immer wieder überwältigend entgegentritt, dass der Mensch nahezu unfähig ist, einen anderen Standpunkt als seinen eigenen zu begreifen und gelten zu lassen.« (Dieses Faktum, könnte man hinzufügen, wird inzwischen durch die Kommentarspalte jeder Website bestätigt.) Die Bedeutung seiner *Psychologischen Typen* resultierte aus Jungs intuitiven und analytischen Fähigkeiten in Verbindung mit seinem jahrzehntelangen Streben, sich trotz allem aus sich selbst heraus zu versetzen.

Rorschach erkannte die grundlegenden Zielsetzungen des Buches, das ihn beschäftigte wie kaum etwas zuvor. Aufgrund seines Jung'schen Backgrounds wurde er natürlich aufgefordert, das Buch zu rezensieren, und im April 1921 willigte er ein. Doch je mehr er sich darin vertiefte, desto weniger sicher war er sich, wie er Jungs Erkenntnisse in sein eigenes Werk einbinden sollte.

Das Buch ist zugegebenermaßen ein Ungetüm: buchstäblich Hunderte Seiten drehen sich um indische Veden, schweizerische Heldendichtung, mittelalterliche Scholastik, Goethe und Schiller und was sonst noch vorgebracht werden konnte, um die beiden Pole der menschlichen Erfahrung zu veranschaulichen. »Jung lese ich mit gemischten Gefühlen«, schrieb Rorschach im Juni. »Es ist sicher vieles, sehr vieles richtig, aber in eine ganz quere Architektur eingebaut.«[17] Fünf Monate später erklärte er:

> Ich lese Jungs Typen nun zum 3. Male u. kann mich noch immer nicht entschließen, das Referat, das ich darüber schreiben sollte, anzufangen. ... Ich muss also mein damaliges Urteil über Jung bedeutend berichtigen. Es liegt doch fabelhaft viel in dem Buche... Den deduktiven Aufbau, den er im Gegensatz zu dem in seinen Gedanken so klar verfolgbaren Freud übt, zu bemäkeln, das ist mir vorläufig vergangen.[18]

Eine seiner Klagen über die Abgeschiedenheit in Herisau ging dahin, dass er sich nicht intensiv genug mit Kollegen austauschen konnte.

> Über Jung sollte ich einmal gründlich mit jemandem reden können. Das Buch hat sehr viel Gutes, und es ist verteufelt schwer zu sagen, wo die Spekulation ins Blaue abschweift. ... Ich nage an dem Buch, und sooft ich bis jetzt anfangen wollte, etwas zusammenzufassen, beschlich mich Verdacht gegen mich selbst.[19]

Im Januar 1922 rang er immer noch damit: »Ich muss mich in diesen Fragen Jung annähern, der eine Einstellung des Bewussten und eine Einstellung des Unbewussten unterscheidet und sagt: Wenn die Einstellung des Bewussten extravertiert ist, so ist kompensatorisch die Einstellung des Unbewussten introvertiert. Das sind natürlich greuliche Begriffe, förmliche Zusammenballungen von Gewaltsamkeiten, aber der Begriff der Kompensation ist offenbar doch sehr bedeutsam.« Nicht zuletzt hatte Jung bereits das postuliert, was Rorschach für seine eigene Gegenposition gehalten hatte: »In den meisten Fällen findet man ja introversive und extratensive Momente, und jeder Typus ist ja eigentlich aus beiderlei individuell gemischt.«[20]

Jungs *Psychologische Typen* zwangen Rorschach, seine eigenen Ideen zu überdenken – und seine eigene Psychologie. »Die Typen hielt ich zuerst für rein spekulative Gebilde«, vertraute er seinem ehemaligen Patienten, Pfarrer Burri, an. »Aber schließlich versuchte ich, aus meinen Versuchsbefunden Diagnosen Jungscher Typen zu ziehen, u. siehe da, es ging. Woraus hervorgeht, dass mein eigener Typus mich doch vorher wesentlich mehr gestört hatte, als ich geglaubt hatte.«[21]

Indem Rorschach erkannte, dass seine Reaktionen etwas über ihn selbst offenbarten, stieß er nicht nur auf den Kern von Jungs Theorie, sondern knüpfte an seine eigenen früheren Erkenntnisse an. In seiner Doktorarbeit hatte er eingeräumt: »Vielleicht wird manchem Leser meine Beleuchtung der reflexhalluzinatorischen Vorgänge subjektiv erscheinen, zum Beispiel einem Akustiker, da diese Arbeit von einem in erster Linie motorischen, in zweiter Linie optischen Typus geschrieben ist.« In seinem Tagebuch notierte er am 28. Januar 1920: »Immer u. immer stößt man darauf: Der Introvertierte kann die Arbeits- u. Denkweise des Extravertierten nicht verstehen u. umgekehrt. U. dabei wissen sie nicht, dass sie verschiedene Menschen sind.« Nun hatte Jung das Problem auf die Spitze getrieben. War irgendeine universelle Theorie überhaupt möglich, wenn jede Idee der persönlichen Psychologie eines Theoretikers entsprang?

Jung hatte acht eigenständige Weltsichten unterschieden, doch Rorschachs System riskierte einen sogar noch kompromissloseren Relativismus, der ein großes ganzes Wahres in eine beinahe endlose Vielzahl von Wahrnehmungsweisen aufsplitterte. Bevor Jungs *Psychologische Typen* erschienen, half Rorschach die Ausgewogenheit seiner unterschiedlichen Eigenschaften, die beunruhigenden Implikationen des Formdeutversuchs zu übertünchen. Er war ein hochgradig intuitiver Leser von Testprotokollen und bemühte sich zudem, die Ergebnisse auf eine solide numerische Basis zu stellen. Er hatte darauf hingewiesen, dass ein Prüfer, der selbst eine »allzu starke oder allzu schwache kinästhetische Veranlagung« habe, Tests nur schwer ausgewogen auswerten könne. Er selbst sah sich in der Lage, das richtige Gleichgewicht zu finden, denn er wusste, dass ein Typus nicht absolut erschien, sondern in jedem Einzelnen immer »als Gemisch« vorkam.

Er lehnt es stets ab, Bewegungs- oder aber Farbtypen als besser oder schlechter zu bezeichnen.[22] Jungs Buch konfrontierte ihn mit seiner eigenen Befangenheit, ja sogar mit der Parteilichkeit der Unvoreingenommenheit.

In seiner Doktorarbeit hatte Rorschach einräumen müssen, dass die Psychologie, die er beschrieb, seine eigene Psychologie war; später glaubte er, seine Tintenkleckse hätten ihm Zugang zu jedermanns Art des Sehens verschafft. Aber ernsthaft anzuerkennen, dass jeder Mensch anders war, machte es umso schwerer zu behaupten, er könne diese Unterschiede trotzdem überbrücken.

Während Rorschach sich mit Jung und auch mit seinen neurotischen Patienten abplagte, entwickelten sich seine Ideen weiter, auch in Bezug auf viele der Punkte, in denen sich der Test im 20. Jahrhundert entfalten sollte. Er rückte ab vom Erlebnistypus und dem Verhältnis zwischen Introversion und Extraversion als Haupterkenntnis des Tests. Er achtete fortan mehr auf die Sprechweise des Probanden – hektisch und zwanghaft oder ruhig und entspannt. Er warf Fragen auf, die ein Jahrhundert lang die Debatten prägen sollten: Beeinflusste der Prüfer die Ergebnisse? Ermittelte der Test dauerhafte Persönlichkeitsmerkmale oder spiegelte er die momentane Situation und eine vorübergehende Stimmung des Probanden wider? Wurde der Test durch eine Standardisierung verlässlicher oder nur rigider? Sollten die Antworten isoliert ausgewertet werden oder im Kontext des gesamten Protokolls gesehen werden? »Schließlich steckt meine Methode noch in den Anfängen,« schrieb Rorschach am 22. März 1922. »Ich bin sehr davon überzeugt, dass nach genügender Erfahrung mit der Normaltafelserie sich Wege auftun werden, um zu andern Tafeln zu gelangen, die spezialisierter ausgearbeitet werden und dann auch wesentlich differentieller schließen lassen müssen.«[23]

Sein Ansatz blieb weiterhin von Behutsamkeit geprägt. Die Testleiter, schrieb er, schienen den Inhalt der Antworten viel stärker beeinflussen zu können als formale Aspekte des Protokolls, »aber natürlich wären systematische Beobachtungen darüber sehr wichtig«.[24] Selbst bei einem ganzheitlichen Ansatz war es wichtig, quantifizierbare Daten zu erheben:

»Alle diese Zahlen, die aus der Befundverrechnung resultieren, darf man indessen in keinem Falle allzu absolut hinnehmen und muss sich stets einen Überblick über den Gesamtbefund vor Augen halten, um nicht an der Zahl eines Einzelfaktors wie an einer Klippe zu straucheln. Andererseits bieten die so erhaltenen Zahlen die Grundlage für die Interpretation, die ich in ihrer Gesamtheit als Psychogramm bezeichnet habe, und ich halte es für ganz ausgeschlossen, dass es auch bei größter Übung und Erfahrung gelingen könnte, aus dem Versuchsprotokoll allein, ohne vorausgegangene Verrechnung, zu einer sicheren und verlässlichen Interpretation zu gelangen.«[25]

In der Frage, ob die Ergebnisse ganz frei oder nach mehr oder weniger groben Formeln zu interpretieren waren – ein Dilemma, das bei dem Test recht häufig auftrat –, stellte sich Rorschach auf die Seite wissenschaftlicher Objektivität. »Es ist auch da, das Dilemma, das im ganzen Versuch leider häufig ist: entweder Willkür oder dann rohe Systematisierung. Mir haben aber all meine Versuche gezeigt, dass die rohe Systematisierung besser ist als die Willkür, wenn nicht die Situation an sich klar genug ist.«[26]

Neue Entdeckungen überraschten ihn weiterhin. Als der neueste freiwillige Assistent in Herisau den Formdeutversuch mit Patienten der Taubstummenklinik in St. Gallen durchführte, erwartete Rorschach, dass diese Probanden viele kinästhetische Antworten lieferten, doch »nun stimmt das ganz und gar nicht, die Taubstummen sind rein visuelle Dd-Deuter, die fast gar keine B haben!« Rückblickend war dies »eine unerwartete und doch im Grunde wieder sehr plausible Ergänzung zum Bisherigen«. Er schloss aus diesen und ähnlichen Befunden, dass es viel zu früh sei, eine Theorie zur Erklärung des Formdeutversuchs konstruieren zu wollen. »Erst aus vielen solchen Erfahrungen wird sich die Theorie ergeben.«[27]

Roemer organisierte eine Konferenz in Frankfurt, bei der Rorschach als Hauptredner auftreten sollte. Dies sollte Rorschach die Gelegenheit bieten, ausländischen Kollegen zu begegnen und mit sich mit ihnen über seine neuen Ideen auszutauschen. Geplant war die Konferenz für die Osterzeit, Anfang April 1922.

Am 27. Januar teilte Rorschach Roemer allerdings brieflich mit, er werde nicht teilnehmen: »Ich habe es mir wieder und wieder überlegt, und ich bin doch zu dem Entschluss gekommen, dass ich diesmal besser zu Hause bleibe, ... es lockt mich mächtig, ... aber ich möchte zuerst noch etwas mehr eigene Sicherheit über manche Punkte. Zur Zeit ist wieder Verschiedenes im Fluss. ... Natürlich kann schließlich immer etwas ›unterwegs‹ sein, und wenn ich auch noch 100 Jahre dran sitzen würde, aber es plagt mich etwas in einigen Punkten, und ich werde diese introversiven Bedenklichkeiten nicht loswerden können, trotz aller Einsicht in ihre Natur.« Er wollte sich weiterhin mit den Arbeiten anderer Forscher vertraut machen und zeigte sich vor allem zögerlich,

Thesen über Berufseignungstests aufzustellen, auf die Roemer drängte. »Entschuldigen Sie mich«, schrieb Rorschach, »und lassen Sie mich hoffen, dass die Gelegenheit in absehbarer Zeit wiederkehre.«

KAPITEL 13

Das Versprechen einer glänzenden Zukunft

Der März des Jahres 1922 begann kalt und endete frostig. Bis in den Frühling hinein überzogen Schneestürme die Schweiz, besonders die Bergregion um Herisau. Am Sonntag, den 26. März, hatte Rorschach frei und sah sich mit Olga im St. Gallener Theater Ibsens *Peer Gynt* an. Am nächsten Morgen wachte er mit Bauchschmerzen und leichtem Fieber auf. Eine Woche später war er tot.[1]

Olga hatte gemeint, die Bauchschmerzen hätten nichts zu bedeuten – Hermanns Freunde hielten ihr dies noch Jahrzehnte später vor. Der schusselige Dr. Koller erklärte, es bestehe kein Grund zur Sorge, das seien nur harmlose Bauchschmerzen, die von selbst wieder abklingen würden. Der Arzt, der aus St. Gallen gerufen wurde, Dr. Zollikofer, vermutete Gallensteine und empfahl, viel zu trinken. Die Behn-Eschenburgs sahen Rorschach in jener Woche zusammengekrümmt durch die Flure gehen und befürchteten Schlimmes; sie machten Olga eine Szene, doch diese weigerte sich, etwas zu unternehmen. Sie glaubte, es sei eine Nikotinvergiftung, wie Hermann sie schon zuvor erlebt hatte – unter so starken Schmerzen, dass er sich am Treppengeländer festhalten musste, um nicht zu stürzen. Das Hausmädchen der Rorschachs hatte kurz zuvor einen entzündeten Finger gehabt, weswegen sie nicht arbeiten konnte, und Olga hatte Hermann gezwungen, den Eiterherd aufzuschneiden; die Magd bekam eine Infektion und musste ins Krankenhaus gebracht werden. Der Arzt machte Hermann deswegen Vorwürfe, daher wollte Hermann den Arzt nun nicht erneut belästigen. Martha Schwarz, die fachkundige Krankenschwester, mit der Rorschach befreundet war, wohnte nicht mehr in Herisau; noch mehr als vierzig Jahre später war sie immer noch erzürnt und beteuerte, Hermann wäre nicht gestorben, wenn sie vor Ort gewesen wäre.

Olga verständigte schließlich Emil Oberholzer in Zürich, der mit einem Arzt nach Herisau eilte: Paul von Monakow, dem Sohn jenes Dr. Constantin von Monakow, der schon Hermanns Vater nicht hatte retten können. Oberholzer erkannte sofort, dass es sich um eine Blinddarmentzündung handelte, und ließ einen Arzt aus Zürich rufen, doch alles war eingeschneit, und der Arzt verfuhr sich und landete in einem ganz anderen Ort. Er kam reichlich verspätet und erschöpft in Herisau an, während es immer noch schneite. Hermann hockte stöhnend im Badezimmer. Der Krankenwagen lieferte ihn erst um halb drei Uhr früh in der Klinik ab. Hermann Rorschach erlag am 2. April 1922 um zehn Uhr im Operationsraum einer Bauchfellentzündung infolge eines Blinddarmdurchbruchs.

Olga schrieb Paul nach Brasilien und teilte ihm die schreckliche Nachricht und Einzelheiten über Hermanns letzte Tage mit:

… etwa um 5 Uhr hat Hermann plötzlich zu mir gesagt: »Du, Lola, ich glaube, ich überhaue es nicht.«… Er hat von seiner Arbeit gesprochen, von seinen Privat-Patienten, vom Tode, von mir, von unserer Liebe, von Euch, seinen Lieben! Er hat gesagt: »und grüße mir Paul, den hätte ich so gern gesehen«, und geschluchzt dazu. Und dann: »es ist eigentlich schön, von der Mitte des Lebens zu scheiden, aber *bitter*« »ich habe das Meine getan, es sollen nun die andern das Ihrige tun« (er hat gemeint, seine wissenschaftliche Arbeit).

Wie aus Olgas Brief klar hervorgeht, schien Hermann selbst am Ende den Ansichten anderer Menschen mehr vertraut zu haben als seinem eigenen Urteil:

> Und dann sagte er mir: Sag, sag was für ein Mensch bin ich gewesen, weißt, wenn man lebt, denkt man wenig an Seele, an sich, aber wenn man stirbt, will man das wissen. Darauf habe ich ihm gesagt: »Du bist ein edler, treuer, schlichter, begabter Mensch gewesen«, dann er: »Kannst Du es mir schwören?« »Ich schwöre es«, habe ich gesagt, und darauf er: »Wenn Du es mir schwörst, dann glaube ich es.« Dann habe ich die Kinder gebracht, und er hat sie geküsst, versuchte noch zu lachen mit ihnen, dann habe ich sie weg getan.

Sie schrieb von seinen Vaterfreuden und seinem Wunsch, nach so viel Entbehrung in der eigenen Jugend seinen Kindern eine goldene Kindheit zu bescheren, was ihm auch gelungen wäre, dank seines goldenen Charakters. Und entgegen ihrer früheren Einstellung gegenüber Hermanns Arbeit entwarf sie nun – gequält von Schuldgefühlen, weil sie ihn nicht genügend gewürdigt hatte, als sie dies noch konnte – jenes Bild von ihrem Mann, an dem sie bis zu ihrem eigenen Tod vierzig Jahre später festhielt:

> Die Anerkennung von seinem Buche – und allerlei Dokumente, Äußerungen großer Männer ihm gegenüber haben ihn freier, bewusster gemacht! Aber er blieb immer

schlicht und bescheiden! Und äußerlich sah er besser aus! Frisch – munter! Ich habe immer ihm gesagt »Du, mein schöner Mann, Du, weißt Du, dass Du schön bist?« er hat nur gelacht dazu und erwidert »es macht mir Freude, wenn ich es in *Deinen* Augen bin um andere kümmere ich mich nicht«.

Er war eine aufsteigende Größe in der Wissenschaft. Sein Buch hat Aufsehen gemacht, man arbeitete bereits mit »Rorschach'scher Methode« und man sprach vom »Rorschach'schem Versuch«, ... von großartigen, glänzenden Ideen, von neuer Psychologie, die er gegründet hat. ... Die hiesigen wissenschaftlichen Freunde reden von ihm wie von einem unersetzlichen Verlust; er sei der begabteste Psychiater der Schweiz gewesen! Ich weiß, er war wirklich höchst begabt, in der letzten Zeit sprudelte es nur so aus ihm heraus, allerlei neue Ideen, Gedankengänge, alles wollte er überschauen. ... Man versprach ihm eine glänzende Zukunft, und nun ist nichts daraus...[2]

Oskar Pfister, der ein Freund und Förderer geblieben war und Rorschachs Begabungen bewunderte, teilte Sigmund Freud am 3. April per Brief mit: »Wir haben gestern unsern tüchtigsten Analytiker verloren: Dr. Rorschach. ... Er war ein wundervoll klarer, schöpferischer Kopf und der Analyse mit glühender Seele zugetan. ... Seine ›Wahrnehmungsdiagnostik‹, die man besser Formdeutungsanalyse nennte, hat er prachtvoll ausgearbeitet.« Er beschrieb Rorschach persönlich und bemühte sich ein letztes Mal, sich für den Test einzusetzen: »Zeitlebens war er arm, dabei ein stolzer, aufrechter Mann von größter Herzensgüte. Wir verlieren sehr viel an ihm. ... Könnten Sie für die Nachprüfung des wirklich großartigen Verfahrens, das der Psychoanalyse sicherlich sehr bedeutende Dienste leisten wird, nicht auch etwas tun?«[3]

Am 5. April um vierzehn Uhr, ebenfalls bei abscheulichem Wetter, wurde Hermann Rorschach in aller Eile auf dem Friedhof Nordheim in Zürich beigesetzt. Olga an Paul: »Ich wollte ihn nicht in Herisau lassen. Zürich war ›unsere Stadt‹, in allen Beziehungen. Stadt unserer Liebe, nun soll er auch hier ruhen!« Den Trauergottesdienst leitete Pfister. Bleuler, der nie ein Mann der großen Worte war, bezeichnete Rorschach als »die Hoffnung der schweizerischer Psychiatrie für eine ganze Generation«. Jahre später erinnerte sich Emil Lüthy, wie er durch das Fenster in dem Sarg auf Hermanns schmerzerfülltes, gequältes Gesicht blickte. »Die Beerdigung war sehr schön«, schrieb Olga ihrem Schwager, »eine Menge Kränze, viele, viele Ärzte, Reden«. Rorschachs Studienfreund Walter von Wyss hielt eine ergreifende Grabrede: »Ich fand [in ihm] ein Suchen nach dem Höchsten, einen tiefen Trieb, die Menschenseele voll zu erkennen und sich mit der Welt in Einklang zu bringen. Auffallend die wunderbare Fähigkeit, sich in verschiedene Menschen versetzen zu können. Er war Individualist, und das darum, weil er wie selten jemand etwas Eigenes zu geben hatte.«[4] Als Ludwig Binswanger 1923 einen Aufsatz über *Psychodiagnostik* veröffentlichte, beklagte er: »Mit dem... allzufrüh verstorbenen Hermann Rorschach hat die jüngere Schweizer Psychiatergeneration ihren schöpferischsten Kopf verloren.« Man vermisse Rorschachs »ausgesprochene naturwissenschaftliche Experimentierkunst, sein geniales Menschenverständnis, seine glänzende psychologische Dialektik und seinen scharfen logischen Verstand gleichermaßen.« Wo andere nur Zahlen oder Symptome sahen, hatte er sofort innere seelische Verbindungen vor Augen gehabt.[5]

Diese Lobreden und Olgas Briefe sind nicht das Einzige, was uns Einblick in Rorschachs Lebensende gibt. Andere Sichtweisen vermitteln ein düstereres Bild. Als Behn-Eschenburg aus dem Operationsraum kam und Olga sowie seiner eigenen Frau, Gertrud, mitteilte, dass Hermann gestorben sei, verlor Olga vollkommen die Beherrschung. Das Hausmädchen erzählte, Olga habe sich auf den Boden geworfen und wie am Spieß geschrien. Olga versuchte, ihre Kinder aus dem Fenster zu werfen, und musste mit aller Kraft zurückgehalten werden: Sie ertrage es nicht, sie zu sehen, schrie sie. Sie hasse die Kinder, weil sie sie an ihn erinnerten. Lisa war vier Jahre alt, Wadim fast drei. Olga konnte nicht allein gelassen werden, und so blieb Gertrud Behn-Eschenburg ganze zwei Wochen bei ihr und schlief in der Wohnung der Familie. Sie war es, die Olga später mit der Redewendung beschrieb, »Kratze an einem Russen, und du stößt auf einen Barbaren«. Olga zeigte sich auch äußerst herzlos gegenüber Hermanns Halbschwester Regineli, die bei der Beerdigung über Bauchschmerzen klagte und wegen Verdachts auf Blinddarmentzündung operiert wurde. Die Sache ging gut aus, doch Olga warf ihr vor, sie hätte eine Appendizitis haben wollen, nur weil Hermann eine hatte. Sie weigerte sich zu glauben, dass Regineli wirklich hatte operiert werden müssen.

RORSCHACHS LIEBLINGSZITAT STAMMTE aus der Feder des Züricher Schriftstellers Gottfried Keller, dessen wunderbarer Roman *Der grüne Heinrich* der wohl bildreichste unter den klassischen Bildungsromanen des 19. Jahrhunderts ist. Rorschach zitierte häufig die letzten beiden Zeilen aus Kellers berühmtestem Gedicht »Abendlied« von 1879. Er schrieb sie auf die letzte Seite der Rorschach'schen Familienchronik, die er für Paul zusammengestellt hatte, und auf Geschenke an die Söhne der Familie Koller. Er setzte die Zeilen auf die Geburtsanzeige für seinen Sohn und flüsterte sie auf seinem Sterbebett.

Das Gedicht preist die Herrlichkeit der sichtbaren Welt und den menschlichen Drang, so viel davon wie möglich aufzunehmen, auch wenn diese Freude dem Schicksal unterliegt und dem Tod geweiht ist.

Augen, meine lieben Fensterlein,
Gebt mir schon so lange holden Schein,
Lasset freundlich Bild um Bild herein:
Einmal werdet ihr verdunkelt sein!

Fallen einst die müden Lider zu,
Löscht ihr aus, dann hat die Seele Ruh;
Tastend streift sie ab die Wanderschuh',
Legt sich auch in ihre finstre Truh.

Noch zwei Fünklein sieht sie glimmend stehn,
Wie zwei Sternlein innerlich zu sehn,
Bis sie schwanken und dann auch vergehn,
Wie von eines Falters Flügelwehn.

Doch noch wandl' ich auf dem Abendfeld,
Nur dem sinkenden Gestirn gesellt;
Trinkt, o Augen, was die Wimper hält,
Von dem goldnen Überfluß der Welt!

Die Gedichtzeilen, die Rorschach so liebte, enden mit einer Hymne auf das Sehen.

In seinen siebenunddreißig Lebensjahren hatte Rorschach

vom goldenen Überfluss der Welt getrunken. Er hatte ein Fenster zur Seele geöffnet, durch das wir seit einhundert Jahren blicken, und konnte durch seinen frühen Tod nicht mehr auf die größte Herausforderung antworten, vor die sein Vermächtnis gestellt wurde. War der Test nur aufgrund von Rorschachs eigener Psychologie wirksam? Waren seine Auswertungen eine einzigartige persönliche Kunst oder konnte der Test über ihn hinaus bestehen? Unabhängig davon, wie die Antworten auf diese Fragen lauten mochten – die Tintenkleckse wurden nun in die Welt getragen, ohne seine führende Hand und sein leitendes Auge.

KAPITEL 14

Der Rorschachtest erreicht Amerika

Im Jahr 1923 war der 31-jährige Psychiater und Psychoanalytiker David Mordecai Levy Direktor der ersten heilpädagogischen Klinik in den Vereinigten Staaten.[1] Das Juvenile Psychopathic Institute (Institut für psychopathische Jugendliche) in Chicago öffnete seine Pforten 1909 mit Unterstützung von Jane Addams, der Begründerin der Sozialarbeit in Amerika und späteren Friedensnobelpreisträgerin. Das Programm der Heilpädagogik zielte darauf ab, körperliche und geistige Beschwerden von Kindern anzugehen, indem man sich die Lebensgeschichte des Kindes aus dessen eigener Sicht anhörte und sein soziales und familiäres Umfeld unter die Lupe nahm. Dies war genau das richtige Arbeitsfeld für Levy, einen scharfen Beobachter und einfühlsamen Zuhörer.

Damals ließ Levy sich für ein Sabbatjahr im Ausland beurlauben; er plante, mit einem Psychiater in der Schweiz am Thema Kinderpsychoanalyse zu arbeiten. Jener Kollege war Rorschachs Freund Emil Oberholzer. Levy machte sich daran, Rorschachs virtuosen Vortrag von 1922 posthum zu veröffentlichen.[2] Als er 1924 nach Chicago zurückkehrte, um die Leitung der Psychiatrischen Klinik am dortigen Michael Reese Hospital zu übernehmen, hatte er ein Exemplar von Rorschachs Vortrag, dessen Buch und die Tintenkleckse im Gepäck. Und so kam es, dass zwei Jahre nach Rorschachs Tod – entweder am Michael Reese Hospital oder am Insitute for Juvenile Research des Illinois Departments for Criminology erstmals in Amerika einem Menschen die zehn Tintenkleckse vorgelegt und die Frage gestellt wurde »Was könnte das sein?«. Zu Beginn seiner langen und erfolgreichen Laufbahn, in der er die Spieltherapie entwickelte und den Begriff »Geschwisterrivalität« prägte, veröffentlichte Levy Rorschachs Aufsatz auf Englisch, hielt das erste Seminar über den Rorschachtest in den Vereinigten Staaten und lehrte eine Generation von Studenten, was es mit dem Test auf sich hatte und wie man ihn verwendete.[3]

Hermann Rorschach war zu seinen Lebzeiten in der Schweiz verwurzelt gewesen, mit Bezügen zu Frankreich, Deutschland, Österreich und Russland. Nach seinem Tod wurde sein Vermächtnis von globaler Bedeutung, denn der Test fand auf der ganzen Welt Verbreitung. In verschiedenen Ländern wurde er durch ganz unterschiedliche Umstände und Verkettungen populär gemacht. Der Mann, der in der Mitte des Jahrhunderts in der Schweiz für den Test warb, entdeckte Antidepressiva. In England machte sich für den Test ein Kinderpsychologe stark, der während der deutschen Bombenangriffe einen Aufsatz mit dem Titel »Das ausgebombte Kind und der Rorschachtest« veröffentlichte. Auch Japan zählte zu den ersten Ländern, in denen der Test eingeführt wurde; bekannt gemacht wurde er dort vom Erfinder eines Konzentrationstests, der nach wie vor für nahezu eine Million Angestellte öffentlicher Transportunternehmer vorgeschrieben ist. Der Rorschachtest ist bis heute der populärste psychologische Test in Japan, wohingegen er in Großbritannien vollkommen in Vergessenheit geriet. In Argentinien spielt er eine große Rolle, in Russland und Australien ist er von marginaler Bedeutung und in der Türkei auf dem Vormarsch. All diese Entwicklungen haben ihre eigene Geschichte.[4]

Es war jedoch in den Vereinigten Staaten, dass der Test

erstmals Ruhm erlangte, zu größtem Ansehen aufstieg und anschließend unter heftigsten Kontroversen abstürzte, am tiefsten in die Alltagskultur vordrang und viele der historischen Meilensteine des Jahrhunderts markierte.[5]

In Amerika war der Test von Beginn an gleichsam Prüfstein für unterschiedlichste Fragestellungen: Was ist glaubwürdiger: belastbare Zahlen oder ein Expertenurteil? Oder vielleicht sollte die Frage lauten: Wem sollten wir weniger misstrauen? Dies war schon immer die zentrale Debatte in den amerikanischen Sozialwissenschaften, ja sogar in weiten Bereichen des amerikanischen Lebens. Der Mainstream vertrat bereits zu Beginn des zwanzigsten Jahrhunderts die Position, dass Zahlen glaubwürdiger seien.

In der amerikanischen Psychologie herrschte eine weit verbreitete Skepsis gegenüber allem jenseits dessen, was sich mit harten Daten beweisen ließ. Besonders nach umstrittenen Aufrufen, Menschen zu isolieren oder zu sterilisieren, die für »schwachsinnig« befunden wurden, hielten es Psychologen für wichtiger denn je, nicht waghalsige Schlussfolgerungen aus Tests zu ziehen, sondern sich auf die »Psychometrie« zu stützen, die Wissenschaft quantitativer, objektiv gültiger Messverfahren. Die führenden Theorien in der Psychologie waren behavioristisch; sie nahmen das konkrete menschliche Verhalten ins Visier und nicht den rätselhaften Geist, der angeblich hinter allem Handeln steckte.

Es herrschte aber auch eine entgegengesetzte Tradition, die von freudianischem Gedankengut und anderen aus Europa eingeführten Denkschulen bestärkt wurde und dem misstraute, was sie als kalte, hyperrationale Naturwissenschaft ansah. Vielen Psychotherapeuten, die mit realen Menschen in komplexen Lebenslagen gearbeitet hatten, erschien die Wahrhaftigkeit der Psychoanalyse, so irrational diese auch sein mochte, häufig überzeugender als die übliche Argumentation der Logik. Sie erkannten, dass objektives Messen auf Grenzen stieß, wenn es um die menschliche Psyche ging.[6]

Heute sind es die Psychiater, die sich meist auf »harte wissenschaftliche Fakten« stützen, während Psychologen »weichere« Therapien einsetzen, doch zu Beginn des zwanzigsten Jahrhunderts waren die Pole umgekehrt. Freudianische Psychiater taten forschende Psychologen als Erbsenzähler ab, während akademische Psychologen ihren dogmatischen Wissenschaftsbackground gegen freudianische Mystik und andere Ansätze ins Feld führten, die sich einer objektiven Messung entzogen.

Und nun traten die zehn Tintenkleckse auf den Plan. War ein Rorschachtest wissenschaftlich und quantitativ, wie ein Bluttest, oder waren seine Ergebnisse offen für schöpferische, humanistische Deutungen, wie eine Gesprächstherapie? Handelte es sich um Wissenschaft oder Kunst? Rorschach selbst hatte 1921 erkannt, dass sich der Formdeutversuch gleichsam zwischen zwei Stühlen befand; er war zu gefühlsbetont für die Wissenschaftler und zu strukturiert für die Psychoanalytiker:

> Die Arbeit ist aus zweierlei psychologischem Denken entstanden, analytischem und fachpsychologischem. Nun ist die Folge, dass der Fachpsychologe sie als zu analytisch empfindet, und der Analytiker vielfach darum nichts davon versteht, weil er am Inhalt der Deutungen kleben bleibt und keinen Sinn für das Formale hat.[7]

Und so fürchtete Rorschach fortgesetzte Anfeindungen. Er verstand das Problem sehr wohl, denn der Einsatz des Tests in der Psychiatrie – zur Diagnose von Patienten – stützte sich in keiner Weise auf die Psychologie oder irgendeine Theorie, die beispielsweise erklärte, warum Introversion oder Extraversion Bewegungs- oder Farbantworten hervorbrachten. Psychologen kamen nicht umhin, vom scheinbar wirksamen Einsatz des Tests durch Psychiater verblüfft zu sein. Doch mit seiner Befürchtung, der Test werde zwangsläufig Kontroversen, ja sogar regelrechte Aversionen auslösen, hatte Rorschach recht.

DIE BEIDEN EINFLUSSREICHSTEN frühen Rorschach-Anhänger in Amerika verkörperten diese Kluft höchst augenfällig.[8] Im Herbst 1927 übernahm David Levy nach einem weiteren Jahr Rorschach-Forschung in der Schweiz zeitweise die Leitung des New York Institute for Child Guidance.[9] Dort begegnete er einem entmutigten älteren Studenten, der verzweifelt nach einem Dissertationsthema suchte. Levy lieh ihm ein Exemplar der *Psychodiagnostik* und des Rorschach-Aufsatzes von 1922. Dies war eine gute Empfehlung.

Der Student hieß Samuel Beck (1896–1980), stammte aus Rumänien, war 1903 nach Amerika gekommen und zeigte so gute schulische Leistungen, dass er bereits mit sechzehn Jahren ein Stipendium erhielt, um an der Harvard University Altphilologie zu studieren. Als sein Vater erkrankte, ging er zurück nach Cleveland in Ohio, um seine Familie zu unterstützen; er arbeitete als Reporter – ein Psychologiestudium ganz eigener Art: »Ich bekam einige der besten Mörder zu sehen, die es in einer großen Stadt gibt, die besten Räuber, Schwarzhändler und Hehler.« Nach zehn Jahren im realen Leben kehrte er nach Harvard zurück, wo er sein Studium 1926 abschloss. Anschließend studierte er an der New Yorker Columbia University Psychologie, um »mit wissenschaftlicher Methode herauszufinden, wie das menschliche Wesen geartet ist«.[10]

Der Formdeutversuch sollte zu seinem Lebenswerk werden. Beck veröffentlichte die ersten amerikanischen Artikel über den Rorschachtest, zunächst »The Rorschach Test and Personality Diagnosis« (1930); er schrieb die erste amerikanische Dissertation über den Rorschachtest (1932) und ging von 1934 bis 1935 selbst in die Schweiz, wo auch er sich mit Oberholzer anfreundete und beruflich austauschte. Nach seiner Rückkehr folgte er Levy nach Chicago.

Der Psychoanalytiker neben dem Fachpsychologen Beck war Bruno Klopfer (1900–1971), ein deutscher Jude und rebellischer Sohn eines Bankiers. Klopfer war antiautoritär eingestellt und verstand sich aufs Improvisieren. Aufgrund einer unerkannten Erkrankung war sein Sehvermögen schon von frühester Jugend an stark eingeschränkt gewesen, und so musste er »durch sein scharfes Denken das ausgleichen, was er nicht mit der Klarsicht der anderen Schuljungen sehen konnte«.[11] Dies war ein perfektes Symbol für den Mann, der Amerikas berühmtester und zugleich fragwürdigster Rorschach-Interpret werden sollte; er mochte ein Detail nicht selbst gesehen haben, aber er konnte jeden Probanden überzeugen, dass er verstand, was jener gesehen hatte.

Nachdem Klopfer bereits mit zweiundzwanzig den Doktortitel erworben hatte, arbeitete er mehr als zehn Jahre im Berliner Pendant zum Chicagoer Child Guidance Institut und hatte eine umfassende Ausbildung in psychoanalytischer Theorie und Phänomenologie, einer philosophischen Strömung, die sich mit subjektiver Erfahrung und Erkenntnisgewinnung befasst. Fünf Jahre lang leitete er eine beliebte wöchentliche Radiosendung, in der er den Hörern Ratschläge zur Kindererziehung gab – ein bahnbrechendes Programm, das nicht Vorträge ausstrahlte, sondern Probleme von Zuhörern erörterte.[12] Im Jahr 1933 kam sein achtjähriger Sohn von der Schule nach Hause und fragte, »Was ist ein Jude?« Ein Junge war verprügelt worden, und der Rektor hatte gemeint, es wäre falsch, dem Knaben beizustehen, denn er sei ein Jude. Klopfer antwortete: »Das erkläre ich dir nächste Woche.« Bis dahin hatte die Familie Deutschland verlassen.[13]

Als sein Sohn sicher in einem englischen Internat war, erhielt Klopfer mit Unterstützung von Carl Gustav Jung ein Visum für die Schweiz und arbeitete schließlich am Psychotechnischen Institut in Zürich. Dort brachte ihm eine Assistentin namens Alice Grabarski den Rorschachtest bei, den er zweimal am Tag mit Stellenbewerbern durchführen sollte. In der geschäftsfreundlichen Schweiz wurde der Test viel häufiger in der Berufsberatung und der Industrie eingesetzt als in der eigentlichen Psychologie.[14] Klopfer fand die Arbeit langweilig. Im Juli 1934 ging er nach Amerika und wurde an der Columbia University Forschungsassistent des Anthropologen Franz Boas. Trotz all seiner Expertise und Erfahrung betrug sein Jahresgehalt nur 556 Dollar, rund 10.000 Dollar nach heutigem Wert. Da er aber den Eindruck hatte, die Menschen in New York gierten danach, mehr über den Rorschachtest zu erfahren, sah er eine Chance.

Auch Klopfer hatte *Psychodiagnostik* und die Tintenkleckse mitgebracht. Der Leiter der Psychologischen Fakultät, bei dem Beck promoviert hatte, interessierte sich für den Rorschachtest, doch er stand fest auf der Seite der Psychometrie und des Behaviorismus und betrachtete Klopfers psychoanalytischen und philosophischen Background mit Argwohn. Er ließ Klopfer wissen, dass er nur dann an der Columbia University lehren könne, wenn er ein Empfehlungsschreiben der vertrauenswürdigeren Kollegen Beck oder Oberholzer vorlegte. Weil es Klopfer nicht gelang, über offizielle Kanäle aufzusteigen, machte er sich aus eigener Kraft zum führenden Rorschach-Experten Amerikas.

In jenen Jahren sprühte New York vor Intellektualität. Viele Forscher und Gelehrte aus dem nationalsozialistischen Deutschland lebten dort im Exil und wurden von Hochschulen wie der Columbia University und der New School for Social Research aufgenommen. Man traf sich in zwanglosen Zirkeln wie etwa dem Kultursalon des berühmten Neurologen Kurt Goldstein im Keller des Montefiore Hospital in der Bronx, wo man sich wortgewandt zugleich auf Französisch, Deutsch und Italienisch unterhielt. In diesen Kreisen fühlte sich Klopfer willkommen, und hier fand er Zugang zu unterschiedlichsten Kontakten in allen Fachgebieten.[15]

Trotz seines schlechten Englisch unterwies er interessierte Doktoranden und Dozenten in der Anwendung des Rorschachtests – anfangs sieben Studenten an zwei Abenden in der Woche, über sieben Wochen. Dabei nutzte er alle nur möglichen Räumlichkeiten, die verfügbar waren, von leeren Hörsälen bis zu Privatwohnungen in Brooklyn. Im Jahr 1936 gab er drei Seminare pro Woche; 1937 wurde er Dozent an der Fakultät für Kindererziehung und gab ein Seminar pro Semester. Er bot weiterhin Privatunterricht für Studenten an, die nicht an der Columbia University studierten. Im Rahmen dieser lockeren Verbindung zwischen Klopfer und seinen Studenten entstand die erste Rorschach-Fachzeitschrift, *Rorschach Research Exchange*. Die erste Ausgabe, die 1936 erschien und sechzehn vervielfältigte Seiten umfasste, wurde von vierzehn Personen finanziert, von denen jeder drei Dollar beisteuerte. Innerhalb eines Jahres wurde daraus ein ansehnliches Fachblatt mit einhundert Abonnenten im In- und Ausland.[16] Bald folgte die Gründung eines Rorschach-Instituts mit genau geregelter Mitgliedschaft und Zulassung. Auch

Beck veröffentlichte Arbeiten in Klopfers Zeitschrift, aber nur für kurze Zeit.

Beide sahen den Rorschachtest als unglaublich wirksames Instrument an. Klopfer benutzte eine Metapher, die in der Geschichte des Tests immer wieder auftauchte: Er »offenbart nicht ein Verhaltensbild, sondern zeigt vielmehr – wie eine Röntgenaufnahme – die zugrundeliegende Struktur, die das Verhalten verständlich macht«. Beck sprach gleichzeitig von einem »Fluoroskop der Psyche« und einem »äußerst sensiblen und objektiven Instrument, mit dem man in die ganze Person eindringen kann«.[17]

Trotzdem sahen die Tester ganz unterschiedliche Dinge, wenn sie durch ihr Instrument blickten. Klopfer, der – anders als Beck mit seinem amerikanischen Behaviorismus-Background – in einer europäischen philosophischen Tradition verwurzelt war, verfolgte einen ganzheitlichen Ansatz: Die Antworten einer Testperson ergaben eine »Konfiguration«, die als Ganzes gedeutet werden musste, und nicht Einzelwerte, die addiert wurden. Für Beck hingegen waren solche Konfigurationen bestenfalls zweitrangig, es zählte allein Objektivität. So meinte Beck beispielsweise, die Entscheidung darüber, ob eine Formantwort als gut oder schlecht (F+ oder F–) bewertet werden solle, dürfe sich niemals auf ein rein persönliches Urteil stützen, egal wie erfahren der Testleiter sein mochte: »Sobald die Antwort endgültig mit Plus oder Minus bewertet wurde, muss sie immer als Plus oder Minus gezählt werden«, unabhängig von ganzheitlichen Überlegungen zu allem anderen, was der Testteilnehmer gesagt haben mochte. Klopfer pflichtete zwar darin bei, dass Listen guter und schlechter Antworten notwendig seien, um häufig auftretende Antworten als F+ oder F– zu beurteilen, doch er argumentierte, seltene und auffällige Antworten sollten anders eingestuft werden als schlechte – und das bedeutete, dass man sie individuell beurteilen müsse, denn keine Liste könne jede denkbare Antwort enthalten.[18]

Rorschach selbst war zugleich subjektiv und objektiv gewesen; seine Persönlichkeit war ebenso symmetrisch wie seine Tintenkleckse. Das wussten Beck und Klopfer. In Klopfers Worten verband Rorschach »in hohem Maße den gesunden empirischen Realismus eines Klinikers mit dem spekulativen Scharfsinn eines intuitiven Denkers«. Beck war der Meinung, als Psychoanalytiker verstand Rorschach die Tiefenpsychologie und »wusste um den Wert der freien Assoziation. Erfreulicherweise besaß er auch einen experimentellen Hang, schätzte die Vorteile der Objektivität und war zudem mit kreativer Erkenntnisgabe gesegnet«.[19]

Spätestens 1937 waren die Fronten abgesteckt. Klopfer, der mit wissbegierigen Studenten improvisierte, zögerte nicht, den Test abzuändern und neue Techniken zu entwickeln, die auf klinischer Erfahrung und Instinkt beruhten und nicht unbedingt auf empirischer Forschung. Er fügte einen neuen Code für Antworten hinzu, die beispielsweise die Bewegung nichtmenschlicher Objekte beschrieben, obwohl Rorschach betont hatte, dass sich B-Antworten auf die Identifikation des Probanden mit menschlicher oder menschenähnlicher Bewegung bezogen. Im Grunde erfand Klopfer hemmungslos neue Codes. Und so klagte Beck: »Während Rorschach sein Testmaterial mit den simplen Codes B, F, FbF, FFb und F(Fb) bewältigen konnte, ist Klopfers Repertoire mit B, FB, b, bF, Fb, k, kF, Fk, K, KF, FK, FFb, f, fF, FFb', Fb'F, F/Fb, Fb/F, Fb, Ff, Fbdes, Fbsym verwirrend.«[20]

Beck war Traditionalist, ganz auf die Dogmen seiner Lehrer eingeschworen. Er sah sich als »Schüler der Rorschach-Oberholzer-Disziplin«. Jede Veränderung des autorisierten

Tests müsse unbedingt auf empirische Forschung gegründet sein. Er schrieb, dass beispielsweise Klopfers Begriff der nichtmenschlichen Bewegung »nicht mit dem übereinzustimmen scheint, was Rorschach, Oberholzer, Levy beziehungsweise deren direkte Schüler unter dem Wert B verstanden. ... Wenn diese Auslegung von B auf [Klopfers] Erfahrung beruht, ist man natürlich an Beweismitteln interessiert«. Beck war stolz darauf, dass seine Arbeit »wenig Einfluss von jenem neuen Idiom zeigte, das in den letzten Jahren aufkam, und zwar nur in Amerika, nämlich den Berichten über Studien, bei denen die Rorschach'schen Tintenklecksbilder verwendet wurden«. Er lehnte es sogar ab, Klopfers Studien unter Verwendung der Tintenklecksbilder überhaupt als Rorschach-Forschung zu bezeichnen.[21]

Schon bald redeten Beck und Klopfer nicht mehr miteinander. Das Verhältnis zwischen den beiden berühmtesten Rorschach-Anhängern in Amerika war und blieb zerrüttet. Studenten in Klopfers Seminaren, die bei Beck studiert hatten, wurden von ihren voreingenommenen Kommilitonen mit Argwohn betrachtet. Im Sommer 1954 kam ein vielversprechender Doktorand namens John Exner nach Chicago, um als Becks Assistent zu arbeiten. Er freundete sich rasch mit Beck und dessen Frau an. Als er eines Tages in Becks Haus auftauchte und völlig arglos ein Exemplar von Klopfers Rorschach-Buch dabeihatte, fragte Beck, plötzlich frostig: »Was ist das? Woher haben Sie dieses Buch?

»Aus der Bibliothek«, antwortete Exner nervös.

»Aus *unserer* Bibliothek?«, erwiderte Beck, so als sei die University of Chicago sein Revier und tabu für den Eindringling.[22]

In Wahrheit waren Klopfer und Beck keineswegs so engstirnig und unnachgiebig wie ihre Rollen als Vertreter der beiden gegensätzlichen Herangehensweisen an den Rorschachtest es zu verlangen schienen. Klopfer schrieb sein erstes Buch zusammen mit einem exakt wissenschaftlichen Psychiater, Dr. Douglas Kelley, und relativierte seine Position in späteren Jahren, allerdings nie so weit, um sich mit seinem Rivalen versöhnen zu können. Beck seinerseits überraschte häufig mit brillanten Interpretationen, die weit über die verfügbaren Daten hinausgingen; Kollegen erinnerten sich, wie »der Phänomenologe, der irgendwo hinter seinem unerschütterlichen empiristischen Äußeren lauerte, herauskam und die volle Expertise des genialen Klinikers offenbarte«.[23] Trotzdem hielt der Zwist an.

Jede wissenschaftliche Disziplin kennt ihre Fehden, doch die Geschichte des Rorschachtests war ungewöhnlich stark von Kontroversen belastet, und Streitereien waren außerordentlich gehässig. Auf der einen Seite standen objektive Wissenschaftler, die von charismatischen Scharlatanen abgelehnt wurden; auf der anderen feinsinnige Erforscher des Geistes, die nicht vor dem Altar der Standardisierung niederknien wollten. Das Balancieren des Tests – zwischen bewusster Problemlösung und unbewussten Reaktionen, zwischen Struktur und Freiheit, Subjektivität und Objektivität – machte es besonders leicht, ihn nur von einer Seite zu sehen und die andere Perspektive zu verwerfen.

DIE FEHDE ZWISCHEN Klopfer und Beck erstickte dabei gemäßigtere Stimmen, vor allem die von Marguerite Hertz (1899–1992). Hertz hatte die Tintenkleckse erstmals bei Sam Beck gesehen, den sie bereits aus Cleveland kannte, und sich 1930 von David Levy schulen lassen. Ihre Doktorarbeit von 1932 zu Fragen der Standardisierung war die zweite Dissertation über den Rorschachtest, nach der von Beck; und 1934 veröffentlichte sie ihren ersten Fachartikel, bei dem sie ebenfalls eine psychometrische Sichtweise einnahm: »Die Zuverlässigkeit des Rorschachtests«. Auch sie schloss sich 1936 Klopfers Gruppe an.

Inhaltlich stand Hertz zwar Beck näher, doch von ihrem Temperament her beharrte sie weniger auf Originalität und war eher bereit als Beck, das System des Meisters kritisch zu betrachten oder zu erweitern. Eine ihrer Neuerungen bestand darin, den Probanden vor dem eigentlichen Test einen Probeklecks vorzulegen und das Prozedere durchzusprechen. Wenn nötig, äußerte sie sich über beide Seiten kritisch; sie wurde seither als das Gewissen der ersten Rorschach-Pioniere bezeichnet. In ihrem ersten Aufsatz in Klopfers *Rorschach Research Exchange* argumentierte sie, dass eine Detailantwort anhand von empirischen Statistiken als »normal« oder »abweichend« bewertet werden müsse, entgegen Klopfers »qualitativem Ansatz«, wonach die Frage nach eigenem Ermessen entschieden wurde. Hertz trat zwar für Standardisierung ein, doch sie warnte Beck und dessen Anhänger, das System dürfe nie »starr« oder »unflexibel« sein. An anderer Stelle lobte sie Klopfer – er sei »weitaus flexibler als viele seiner Schüler«, die ihm und seinem System »beinahe wahnhaft ergeben« waren.[24]

Ihren energischsten Versuch, die beiden Lager zu vereinen, unternahm Hertz 1939. Sie argumentierte folgendermaßen: Unabhängig davon, ob man den subjektiven Faktor bei der Auswertung eines Rorschachtests schätze oder nicht, sei der Test wertlos, wenn unterschiedliche Testleiter und Auswerter nicht zuverlässig zu den mehr oder weniger gleichen Ergebnissen kommen konnten, die sich mehr oder weniger mit den Resultaten anderer Tests oder Begutachtungen deckten. Aber »weil sich die Rorschach-Methode von den meisten psychologischen Tests unterscheidet«, schrieb sie, lasse sich seine Verlässlichkeit nur schwer auf standardisierte Weise testen. Man könne ihn nicht mit anderen Tintenklecksreihen vergleichen, weil es keine andere Serie von Klecksen gebe, die funktioniere. Man könne auch nicht auf die Testhalbierungsmethode zurückgreifen, denn die Ergebnisse der ersten fünf Tafeln und die der letzten fünf seien bedeutungslos, wenn man sie getrennt betrachte. Wenn man einen Probanden nach einer Weile erneut teste, könne sich seine Psyche verändert haben; daher deuteten unterschiedliche Ergebnisse nicht unbedingt auf einen mangelhaften Test hin. Wie ließ sich der Test also testen?

Angeregt durch Rorschachs eigene Ferndiagnosen organisierte Hertz die erste Mehrfach-Blinddiagnose mithilfe des Rorschachtests: Ein und dasselbe Testprotokoll sollte von Klopfer, Beck und ihr selbst ausgewertet werden. Der Test bestand den Test: Alle drei Analysen stimmten überein – untereinander und mit den klinischen Befunden der Ärzte des betreffenden Patienten; sie ergaben »dasselbe Persönlichkeitsbild« in Bezug auf Intelligenz, Kognition, Affekte, Komplexe und Neurosen. Es zeigten sich keine wesentlichen Unterschiede, nur leicht abweichende Schwerpunkte. Hertz sprach von einem »bemerkenswerten Ausmaß an Übereinstimmung«. Der Zwist endete mit einem Ergebnis, bei dem alle Seiten gewonnen hatten.[25]

Hertz forschte jahrelang für die Brush Foundation an der Western Reserve University (inzwischen Case Western) in Cleveland; dabei sammelte sie Daten für eine umfangreiche normative Studie – mehr als dreitausend Rorschach-Protokolle aus diversen Gruppierungen, darunter Kinder und Erwachsene unterschiedlicher Ethnien, Gesunde, Geisteskranke und Straftäter. Ende der 1930er Jahre hatte sie ihr

Manuskript für ein umfassendes Lehrbuch abgeschlossen, das wahrscheinlich die Geschichte des Rorschachtests in Amerika verändert hätte, wäre es je veröffentlicht worden. Das Projekt der Brush Foundation wurde jedoch eingestellt: »Eines Tages wurde beschlossen, das Material zu entsorgen, das nicht mehr verwendet wurde und das die obersten Instanzen für wertlos hielten. Man rief mich an und teilte mir mit, ich könne mein Material haben. Ich fuhr sofort mit Doktoranden in einem Lastwagen hin, aber zu meinem Entsetzen erfuhr ich, dass mein Material bereits verbrannt worden war, ›aus Versehen‹. Es war mit anderen Sachen, die ausrangiert wurden, ›verwechselt‹ worden. Alle Rorschach-Protokolle, alle psychologischen Daten, alle Arbeitsblätter sowie mein Manuskript waren in Rauch und Flammen aufgegangen.« Die Datensammlung war nicht wiederzubeschaffen, der Verlust war »unersetzlich«, und Hertz »wollte kein Buch schreiben, ohne die Aussagen mit den eigenen Recherchen zu verknüpfen«.[26] Mit dieser Katastrophe verstummte die führende gemäßigte Stimme der Rorschach-Forschung – die im Geist und Tonfall Rorschachs eigener Stimme am nächsten stand – oder wurde zumindest den Positionen Klopfers und Becks untergeordnet.

Hertz schrieb in den folgenden Jahren Dutzende wichtige Artikel, trug diese aber nie zu einem Buch zusammen; anscheinend wollte sie Klopfer die Führung überlassen, der 1942 ein eigenes Lehrbuch herausgebracht hatte, und vor allem auch, weil ihre frühe psychometrische Methodik immer stärker von einem Ansatz verdrängt wurde, der eher Klopfers Position entsprach.[27] Ein halbes Jahrhundert lang verfasste sie regelmäßig Überblicksarbeiten, in denen sie den Forschungsstand des Fachgebiets insgesamt bewertete und andere Positionen kombinierte oder kritisierte, ohne aber eigene Thesen vorzubringen. Ihre frühen Arbeiten hatten sich stark auf Kinder und Jugendliche bezogen, ohne den Schwerpunkt auf medizinischer Diagnose, der die ersten Jahrzehnte des Tests in Amerika außerhalb Chicagos kennzeichnete. Es spielte zweifellos eine Rolle, dass sie eine Frau war, auch wenn sich natürlich schwer sagen lässt, wie sich der Geschlechtsunterschied genau niedergeschlagen haben mag: direkt oder indirekt, dadurch dass sie eher »feminin besetzte« Forschungsthemen wählte oder indem sie darauf verzichtete zu publizieren. Eines steht fest: Auch wenn sich ihr Ansatz in der Testdurchführung und Auswertung sowohl von Becks als auch von Klopfers Position maßgeblich unterschied, stellte sie ihre Methodik nie als eigenständiges Gesamtsystem dar.

KLOPFERS INTUITIVE AUSWERTUNGEN und sein überwiegend subjektiver Ansatz lösten in der Regel stärkere Reaktionen aus als Becks Betonung auf Objektivität. Beck war im schlimmsten Fall steif und trocken, wohingegen Klopfer in seiner gesamten Laufbahn entweder als Magier bejubelt oder als Schwindler beschimpft wurde. Aber niemand bestritt damals oder auch später, dass Klopfers Organisationstalent für die Verbreitung des Rorschachtests unentbehrlich war.

Im Jahr 1940 unterrichtete Klopfer drei Kurse am Teachers College der Columbia University und einen weiteren am New York State Psychiatric Institute; er betreute acht Doktoranden an der Columbia und der New York University und gab Seminare im ganzen Land, von Philadelphia und Cleveland über Minneapolis und Denver bis San Francisco und Los Angeles. Schulungszentren in Texas, Maine, Wisconsin, Kanada, Australien, England und Südamerika folgten binnen eines Jahres.[28] Auch Hertz gab seit 1937 jedes Jahr zwei Hauptseminare sowie einen sechsmonatigen Kurs zur Durchführung und Auswertung des Rorschachtests. Beck betätigte sich in Chicago. Sogar Emil Oberholzer, der 1938 nach New York ausgewandert war, hielt 1938–39 eine Reihe von Vorträgen vor der Psychoanalytischen Gesellschaft von New York. Interessenten konnten überall im Land Kurse für Anfänger oder Fortgeschrittene belegen.

Am Sarah Lawrence College, einer privaten Elitehochschule in der Nähe von New York, an dem der Lehrplan für jeden einzelnen Studierenden flexibel zugeschnitten wurde, war der Lehrkörper 1937 unzufrieden mit dem, was man aus »Beobachtungen und den üblichen objektiven Tests« über die Studenten erfahren konnte. Und so wandte sich eine Psychologin namens Ruth Munroe dem Rorschachtest zu. Klopfer analysierte sechs Protokolle von Studienanfängern und übergab die Profile, ohne Namen, an die Dozenten, die jeden einzelnen Studenten richtig bestimmen konnten. Weitere Blindauswertungen und »verschiedene andere Kontrollverfahren« erwiesen sich als ebenso überzeugend.[29]

Munroe und ihre Kollegen vom Sarah Lawrence College waren hocherfreut, dass der Test funktionierte; schon bald setzten sie ihn so intensiv ein, dass die geplante rein wissenschaftliche Analyse liegenblieb. Der Rorschachtest schien besser zu sein als alles andere, was zur Verfügung stand. Was blieb noch zu wünschen übrig, wenn die Lehrer mit all ihren detaillierten persönlichen Informationen über jeden Studenten die Testergebnisse bestätigten und umgekehrt das Gefühl hatten, der Test seinerseits erhärte ihre Vermutungen? Der Rorschachtest sei »nicht unfehlbar«, schrieb Munroe. »Beurteilungen durch Lehrer sind es aber auch nicht. Die allgemeine Übereinstimmung ist jedoch hinreichend groß, dass wir uns berechtigt sehen, den Rorschachtest als zweckdienliches Mittel in der pädagogischen Planung anzuerkennen. Es ist kaum nötig, einschränkend zu erwähnen, dass wir den Test niemals als einziges oder sogar als vorrangiges Beurteilungskriterium bei wichtigen Entscheidungen über einen Studenten einsetzen.« Innerhalb von drei Jahren unterzog Munroes Team mehr als einhundert Studenten sowie sechzehn Lehrer dem Rorschachtest, um zu untersuchen, wie weit sich der Schüler-Lehrer-Rapport voraussagen ließ.

Die Ergebnisse des Rorschachtests wurden schon bald genutzt, um Unterrichtsmethoden auf die Bedürfnisse jedes einzelnen Studenten zuzuschneiden oder um Hinweise zu erhalten, ob ein Student, der sich schwertat, Besserung erwarten ließ. Eine Studentin, die Tochter eines Anwalts, hatte begrenzte Interessen, außergewöhnlich eigensinnige Ideen und einen starken Widerwillen gegen alles Neue. Als unklar war, ob es sich dabei um »eine oberflächliche adoleszente Reaktion« handelte, an der weiter gearbeitet werden sollte, oder vielmehr um »eine tiefsitzende Getriebenheit«, die sich vermutlich nicht änderte, wies ihr rigides und intellektuell mittelmäßiges Rorschach-Ergebnis auf Letzteres hin. »Es ist schwer zu sagen, wie wir diesem Mädchen am besten helfen können«, aber sie selbst über ihre Studienfächer entscheiden zu lassen, war bestimmt nicht die beste Methode. Eine andere Studentin, die ängstlich und übermäßig pflichtbewusst war, zeigte bei ihrem Rorschachtest eine originelle und lebhafte Vorstellungskraft. Es führte zu ausgezeichneten Ergebnissen, als man ihren straff organisierten Studienplan lockerte und ihr mehr Freiheiten bot, eigene Interessen zu verfolgen.

Mithilfe der Tintenkleckse ließen sich auch Probleme frühzeitig erkennen. Eine Erstsemesterstudentin schien sich gut zu machen; sie zeigte »ein lebhaftes Verhalten, eine gewisse Forschheit und Humor, gesunden Menschenverstand und Konventionalität« und entsprach in Kleidung und Erscheinung vollkommen dem Collegemilieu. Ihre schwachen akademischen Leistungen waren, so glaubten ihre Dozenten, hauptsächlich auf »ein etwas ausschweifendes Gesellschaftsleben« zurückzuführen; sie »machte anscheinend mit großem Vergnügen ihre Runden durch die Männer-Colleges«, und ein kürzliches Zerwürfnis mit einem Mann in Princeton hatte »den Radius ihrer Abschlussballtournee« nur geringfügig eingeschränkt.

Den Rorschachtest absolvierte sie im Rahmen einer Kontrollgruppe und nicht, weil irgendetwas an ihr verdächtig erschien. Dem Ergebnis zufolge war sie »die am auffälligsten gestörte« Studentin ihres Jahrgangs: »Aus irgendeinem Grund fürchtet sie sich zu Tode.« Sie war extrem rechthaberisch und zeigte Hinweise auf negatives und aggressives Verhalten (eine ihrer Antworten lautete: »Leute, die sich anspucken und sich die Zunge herausstrecken oder so etwas«) sowie starke emotionale Blockaden, die die intellektuellen Anlagen, welche in ihren wenigen lebhaften und scharfsinnigen Antworten erkennbar wurden, fast vollständig unterdrückten. In einer anschließenden Besprechung mit all ihren Dozenten bestätigte sich, was ihr Testergebnis hatte erkennen lassen: Ihre Leistungen in sämtlichen Kursen waren kaum ausreichend; anfangs zeigte sie Interesse, doch sie verharrte auf einem oberflächlichen Niveau, bevor sie plötzlich desinteressiert oder widerspenstig wurde. Einmal war sie mit dem Messer auf ihre Schwester losgegangen, »aber darüber war sie nun natürlich hinweg«. Ihrem Studienberater erzählte sie, sie habe »den ganzen Tag an Selbstmord gedacht«, tat dies später aber als Witz ab.

Die Probleme waren ausgeprägt, doch niemand hatte sie bemerkt, bevor der Rorschachtest durchgeführt wurde. Ab 1940 legte man jedem neuen Studenten des Sarah Lawrence College den Rorschachtest vor; die Ergebnisse wurden rasch nach auffälligen Problemen abgesucht und dann zu den Akten genommen, für den Fall dass später Fragen zu dem Studenten auftauchten; und sie dienten als »dauerhaftes Archiv für Forschungsmaterial«.[30]

Kaum ein Dutzend Jahre nach seiner Einführung in den Vereinigten Staaten wurde der Rorschachtest im ganzen Land wie wild gelehrt, studiert und angewandt. Die Auswertungen wurden verfeinert und neu bestimmt, Daten gesammelt und analysiert, Techniken verbessert und erweitert, Ergebnisse wurden blind ausgewertet sowie mit anderen Testresultaten und jedem nur denkbaren soziokulturellen Faktor in Beziehung gesetzt. Es stellt sich die Frage, was der Test an sich hatte, das ihn so populär machte. Sinnvoll ist aber auch die Frage, warum das Land so aufnahmebereit war. Auch Amerika lebte in einer »testhungrigen Zeit«, wie Rorschach sie 1921 für die Schweiz bescheinigt hatte, aber das war nicht alles. Die Amerikaner hatten immer mehr das Gefühl, im Inneren etwas Besonderes zu bergen, das nicht mit irgendwelchen Standardtests zugänglich gemacht werden konnte, und nur der Rorschachtest sei als Einziger dazu in der Lage.

KAPITEL 15

Faszinierend, umwerfend, kreativ, dominant

Alles, was ein Mensch tut, drückt aus, was er ist. Sein Handeln offenbart nicht so sehr den Wesensinhalt seines Charakters, sondern seiner Persönlichkeit, nicht die Übereinstimmung mit anerkannten moralischen Tugenden, sondern die Art und Weise, wie er sich abhebt, indem er etwas Besonderes, etwas Einmaliges ist.

Diese vertrauten Vorstellungen resultierten aus einer Verschiebung im Amerika des frühen zwanzigsten Jahrhunderts – einer Verschiebung von einer Kultur des Charakters hin zu einer Kultur der Persönlichkeit.[1] »Charakter« umschrieb ein Ideal, das einer höheren moralischen und gesellschaftlichen Ordnung dienstbar war; es wurde um die Wende zum zwanzigsten Jahrhundert regelmäßig heraufbeschworen, neben Begriffen und Werten wie *Bürgerrecht, Pflicht, Demokratie, Arbeit, Bauen, edle Taten, Freiluftaktivitäten, Eroberung, Ehre, Ansehen, Moral, Manieren, Integrität* und vor allem *Männlichkeit*. »Persönlichkeit« hingegen wurde in den folgenden Jahrzehnten zusammen mit anderen Begriffen angeführt, etwa *faszinierend, umwerfend, anziehend, unwiderstehlich, strahlend, fordernd, kreativ, dominant, energisch*; dies waren keine Substantive, sondern Adjektive, keine Bezeichnungen für bestimmte Verhaltensweisen, sondern für eine Art der Präsentation, die auf Wirkung abzielt.

Diese neuen Wertbegriffe waren frei von jeder moralischen Komponente; der Charakter eines Menschen war gut oder schlecht, seine Persönlichkeit hingegen anziehend oder unsympathisch. Ein »schlechter« Charakter war womöglich sogar besser; ein toller Rebell schlug den aufrechten Spießer allemal. Einnehmender Charme und unwiderstehliches Charisma galten von nun an mehr als Integrität oder ehrenhaftes Verhalten, das vielleicht Respekt einbrachte; Selbstsicherheit zählte mehr als Tugendhaftigkeit, Schein mehr als Sein. Wen kümmerte es, wie es im Inneren eines Menschen aussah, wenn er viel zu langweilig daherkam, um in der gesichtslosen Masse überhaupt wahrgenommen zu werden?

Die kulturelle Verschiebung vom Charakter zur Persönlichkeit lässt sich überall verfolgen, in Selbsthilfebüchern, Literatur, Predigten, Bildung, Werbung und Politik – in allem, was ein Ideal der Lebensführung propagierte. Dr. Orison Swett Marden, eine Art Dale Carnegie seiner Zeit, der überaus erfolgreiche Lebensratgeber veröffentlichte, schloss sein 1899 veröffentlichtes Buch *Character: The Greatest Thing in the World* (Charakter: Das Großartigste in der Welt) mit einem Zitat des US-amerikanischen Präsidenten James Garfield: »Es muss mir gelingen, ein Mann zu werden.« Als Marden 1921 das Buch *Masterful Personality* (Meisterhafte Persönlichkeit) schrieb, hielt er mit der Zeit Schritt: »Unser Erfolg im Leben hängt davon ab, was andere von uns denken.« Auch Filmstars waren ein Teil dieser Veränderung. Anfangs hielten die Studios die Identitäten ihrer Schauspieler und Schauspielerinnen geheim, aber um 1910 wurde der »Star« geboren, und die Persönlichkeit des Stars wurde zum wichtigsten Verkaufsargument eines Films. Douglas Fairbanks, der erste Filmstar dieser Art, wurde 1907 folgendermaßen beschrieben: »Er sieht nicht gut aus, aber er besitzt wahnsinnig viel Persönlichkeit.« Eine der Größten des Kinos, Katharine Hepburn, prägte den Slogan: »Eine Schauspielerin ohne Persönlichkeit ist eine Frau ohne Starformat.« Der Archetyp des knalligen neuen Zeitalters war nicht Gatsby, der »gute Mensch«, sondern der unvergleichlich »Große Gatsby«; und wie er sein Geld verdiente, zählte unendlich viel weniger als seine unbeschreiblichen Eigenschaften, sein Funkeln und seine strahlenden Hemden.

Weil der Mensch durchaus beeinflussen kann, wie er bei anderen ankommt, kann er sein Schicksal formen, indem er seine Selbstdarstellung optimiert; die klassische amerikanische Verheißung nahm Anfang des zwanzigsten Jahrhunderts diese Form an und wurde in den Jahrzehnten seither von Lifestyle-Magazinen und Business-Gurus endlos wiederholt. Die Kehrseite der unbegrenzten Möglichkeiten, einen gewinnenden Eindruck zu machen, bestand natürlich in dem unermesslichen Risiko, einen schlechten Eindruck zu machen. In einer Welt permanenten gesellschaftlichen Überwachens und Vergleichens nahmen die Anforderungen an die Selbstvermarktung nie ein Ende; wachsame, urteilende Augen konnten jederzeit mehr über den Einzelnen herausfinden, als dieser vielleicht selber wusste.

In einer klassischen Studie, Roland Marchands *Advertising the American Dream* (Das Werben für den amerikanischen Traum), ist eine wahrlich erschreckende Reihe von Annoncen des frühen zwanzigsten Jahrhunderts abgedruckt, in denen gewarnt wurde, dass man Mundgeruch, eine nachlässige Rasur, unvorteilhafte Kleidung oder herabhängende Socken bemerken würde, was die Chancen auf Liebesglück, beruflichen Erfolg und ein anständiges Leben insgesamt vereitle. »Kritische Augen taxieren dich genau in diesem Augenblick«, erklärte die Stimme der Williams-Rasiercreme. Und nur weil eine Frau eine Zahnbürste von Dr. West besaß, bestand sie den »Smile-Test«, als sie vom Schlitten fiel und ein attraktiver Fremder ihr auf die Beine half. Die Werbung der früheren Generation hatte meist die Produkte an sich beschrieben, anstatt diese Mischung aus Verheißung und Drohung zu vermitteln.[2]

Doch auch wenn die neue Werbung ein wenig übertrieb, so spiegelte sie gesellschaftliche Realitäten wider. Oberflächliches war, in Marchands Worten, »in einer mobilen, urbanen, gesichtslosen Gesellschaft tatsächlich bedeutsamer« als in einer früheren Zeit mit stabileren Beziehungen. Besonders im Liebes- und Geschäftsleben brauchte man eine dominante Persönlichkeit, aber das bedeutete eben auch, das richtige Lächeln zu zeigen und den richtigen Strumpfhalter zu tragen. Ohne solche äußeren Attribute war einem kein Glück beschieden.

Weil so viel auf dem Spiel stand, wurden Glamour und Flair der »Persönlichkeit« paradoxerweise unabdinglich; Stil war gleichbedeutend mit Substanz, Wirkung mit Wesen. »Bis ins Jahr 1915«, schrieb ein führender Anthropologe, »hatte das Wort noch überwiegend den Beigeschmack von Pikanterie, Unberechenbarkeit, intellektuellem Wagemut: die Persönlichkeit eines Mannes entsprach weitgehend dem ›gewissen Etwas‹ einer Frau« – dem Sexappeal, der ihr gemäß dem Klischee jener Zeit Charisma verlieh und sie zum »It-Girl« machte.[3] In den 1930er Jahren, nachdem Freuds Ideen Verbreitung gefunden hatten, waren die Amerikaner indes der Meinung, eine unerklärliche innere Kraft bestimme ihr Leben, und sie setzten diese Kraft mit Persönlichkeit gleich. Jungs »psychologische Typen«, die eher so etwas wie Charakter als Stil beschrieben hatten, wurden in Amerika in »Persönlichkeitstypen« umgemünzt. Dies begann mit den Arbeiten von Myers und Briggs in den 1920er Jahren. Und während die siedende Energie des Freud'schen Unbewussten als hoffnungslos chaotisch angesehen wurde, galt die Persönlichkeit als strukturiert; man konnte sie analysieren, kategorisieren und sich mit ihr auseinandersetzen. Wenn man diese innere Kraft als »Persönlichkeit« bezeichnete, ließ sich viel mehr darüber sagen.

Dieses sich entwickelnde Ich-Gefühl ließ sich durch den Rorschachtest erschließen und sorgte seinerseits für eine Neubestimmung des Tests. Ein Aufsatz, den Lawrence Frank 1939 unter dem Titel »Projective Methods for the Study of Personality« schrieb, war nichts weniger als eine neue Vision von der Stellung des Individuums in der Welt und eine Neudefinition der Psychologie für das zwanzigste Jahrhundert, in deren Zentrum der Rorschachtest als »Persönlichkeitstest« gestellt wurde.[4]

Lawrence K. Frank (1890–1968) wurde wegen seiner überaus fruchtbaren Arbeit als Autor, Dozent, Mentor und Leiter verschiedener philanthropischer Stiftungen von den 1920er bis 1940er Jahren als »Pionier und Held der Sozialwissenschaften« bezeichnet. Margaret Mead schrieb in einem Nachruf, er habe »mehr oder weniger die Sozialwissenschaften erfunden« und sei einer der wenigen gewesen, die Stiftungen so nutzten, »wie sie nach dem Willen Gottes genutzt werden sollten«.[5] Sein größter Beitrag bestand darin, dass er die Erforschung kindlicher Entwicklung förderte und deren Ergebnisse in Kindergärten, Grundschulen und Behandlungseinrichtungen verbreitete. Seine Arbeiten prägten zahlreiche Fachgebiete für Jahrzehnte, darunter die Entwicklungspsychologie des Kindes, Kleinkindpädagogik und Kinderheilkunde.

In einem Aufsatz von 1939 definierte Frank »Persönlichkeit« im weitestmöglichen Sinn als die Art und Weise, wie wir dem Leben Sinn geben. »Der Persönlichkeitsprozess«, schrieb er, »kann als eine Art Stempel angesehen werden, den das Individuum jeder Situation aufdrückt.« Der Mensch »ignoriert oder vernachlässigt notwendigerweise viele Aspekte der Situation, die für ihn belanglos und bedeutungslos sind, und spricht selektiv auf jene Aspekte an, die für ihn persönlich wichtig sind«. Wir formen unsere Welt, das heißt, wir sind keine passiven Wesen, die nur auf Stimuli oder Fakten der Außenwelt reagieren. Nach Franks Ansicht gibt es im Grunde überhaupt keine Fakten, keine Außenwelt, keine äußeren Stimuli, außer insofern als eine Person »diese selektiv konstituiert und auf sie reagiert«. In dieser Sichtweise zeigten sich Anklänge an den Futuristen Nikolai Kulbin, den Rorschach in Russland gehört hatte: »Das Selbst kennt nichts außer seinen eigenen Gefühlen, und indem es diese Gefühle projiziert, erschafft es seine eigene Welt.«

Solche Subjektivität stellte den Wissenschaftler vor ein Problem. Experimente ließen sich nicht wiederholen, nicht kontrollieren, wenn es nur die einmalige Interaktion gab, die immer dann stattfand, wenn »eine Person etwas wahrnimmt und diesem Wahrgenommenen die Bedeutung zuschreibt, die sie selbst auf das Wahrgenommene projiziert, und dann in bestimmter Weise darauf reagiert«. Jedes Handeln eines Menschen war bedeutsam, aber man konnte es nicht einfach nur tabellieren, sondern musste es interpretieren. Standardisierte Tests konnten nicht funktionieren. Der Wissenschaftler brauchte ein Verfahren, um zu messen, *wie* die Persönlichkeit eines Probanden die eigene Erfahrung organisierte.

Lawrence Frank hatte eine Lösung und einen neuen Begriff dafür: »projektive Methoden«. Für Frank handelte es sich hierbei nicht um »Tests«, auch wenn sie manchmal so bezeichnet wurden. Projektive Verfahren konfrontierten den Probanden stattdessen mit etwas Ergebnisoffenem, das

»nicht das bedeutete, was der Testleiter willkürlich als Bedeutung festgelegt hat (wie bei den meisten psychologischen Experimenten, die standardisierte Stimuli einsetzen, um ›objektiv‹ zu sein), sondern vielmehr mit dem, was es für die Persönlichkeit bedeuten muss, die ihm seine ganz eigene Bedeutung und Gestalt verleiht beziehungsweise auferlegt«. Die Versuchspersonen reagierten dann in einer Weise, die ihre Persönlichkeit zum Ausdruck brachte. Anstatt eine »objektiv« richtige oder falsche Antwort zu geben, »projizierte« der Proband seine Persönlichkeit nach außen und machte sie für den Versuchsleiter sichtbar. Die ultimative projektive Methode für Frank war der Rorschachtest.

Im Jahr 1939 existierten bereits andere derartige Methoden zum Aufdecken der Persönlichkeit, Frank erwähnte Spieltherapie und Kunsttherapie, Satzergänzung und Bildbetitelung, die »Wolkenbild-Methode« und vieles mehr. Auf dem zweiten Platz sah Frank ganz klar den Thematischen Apperzeptionstest (TAT), der in den 1930er Jahren von zwei Jung-Anhängern in Harvard entwickelt worden war.[6] Beim TAT zeigte man den Probanden Bilder – ein Junge betrachtet eine Geige auf einem Tisch; ein angezogener Mann hält sich den Arm vor die Augen, während hinter ihm eine nackte Frau im Bett liegt – und forderte sie auf, eine »dramatische Geschichte« zu erzählen, die das Szenarium erklärte. Dramatische Geschichten lieferten jedoch keine festen Daten, die sich messen und bewerten ließen, wie etwa die ausschlaggebenden formalen Merkmale Form, Farbe, Bewegung, Ganzes und Detail bei standardisierten Tintenklecksen. TAT-Ergebnisse konnten nur impressionistisch gedeutet werden. Für Psychologen, die nach einer objektiven Möglichkeit suchten, um Persönlichkeit zu messen, gab es nichts Vergleichbares neben dem Rorschachtest.

Siebzehn Jahre nach Hermann Rorschachs Tod wurden dessen Tintenkleckse zur ultimativen projektiven Methode und zu einem neuen Paradigma der modernen Persönlichkeit, sowohl in der Psychologie als auch in der Kultur insgesamt. Der Rorschachtest und die Vorstellung von unserer eigenen Identität verbanden sich in einem einzigen sinnbildlichen Szenarium, das etwa so aussah: Die Welt ist ein düsterer, chaotischer Ort. Sie hat nur die Bedeutung, die wir ihr geben. Aber nehme ich die Gestalt der Dinge wahr oder erschaffe ich diese Gestalt? Finde ich in einem Tintenklecks einen Wolf vor oder deute ich ihn dort hinein? (Entdecke ich den Traummann in einem attraktiven Fremden oder phantasiere ich ihn nur in jenen hinein?) Auch ich bin eine düstere, chaotische Sphäre, die von unbewussten Kräften in Unruhe versetzt wird, und andere Menschen gehen mit mir genauso um wie ich mit ihnen. Genau wie die »kritischen Augen« aus der Rasiercreme-Werbung, »die dich in diesem Augenblick taxieren«, nimmt dich jeder ins Visier und deckt deine Geheimnisse auf. Forscher, Werbeleute, attraktive Fremde, ja sogar die Tintenkleckse selbst spähen in mich hinein, so wie ich in die Kleckse spähe. (Ich sehe einen Wolf in einem Klecks; umgekehrt sichtet der Klecks Verstand oder Wahnsinn in mir.)[7]

Der Rorschachtest, so wie er 1939 als projektive Methode neu definiert wurde, ging davon aus, dass wir es mit einem kreativen individuellen Selbst zu tun haben, das unser Sehen prägt, und stellte dann eine Technik bereit, um dieses Selbst aufzudecken und zu messen, und lieferte zudem ein wunderschönes visuelles Symbol dafür.[8]

Rorschach selbst hatte seinen Test nicht in diesen Begriffen beschrieben, zumindest nicht explizit. Er bezeichnete die Tintenkleckse nicht als »projektive Methode« und sprach überhaupt nur selten von »Projektion«, und wenn, dann im engeren Freud'schen Sinn als Übertragungsmechanismus (ein wütender Mensch denkt, alle anderen seien wütend auf ihn; ein verkappter Homosexueller leugnet und verdrängt seine eigenen Triebe und verabscheut alles, was er bei anderen als Anzeichen von Schwulsein wahrnimmt).

Franks neues Verständnis des Tests entsprach jedoch genau dem, was Rorschachs Vorstellungen zugrunde lag. Projektion in Franks Sinn war letztlich eine andere Form von Einfühlung; der Mensch versetzt sich in etwas hinein, bevor er auf das reagiert, was er dort vorfindet. Die Bewegungsantwort und Franks Projektionsbegriff beruhten auf den gleichen wechselseitigen Übertragungen zwischen Ich und Außenwelt.

Nach 1939 sah man sowohl in Klopfers als auch in Becks Lager den Rorschachtest als »projektive Methode zum Studium der Persönlichkeit« in Franks Sinn. Wenn der Rorschachtest dem Röntgen glich, dann war die versteckte, aber überaus bedeutsame Persönlichkeit das unsichtbare Skelett, das man sehen wollte, und die Projektion machte dieses sichtbar.

Auch die weiter reichenden Implikationen von Franks Theorie waren bereits bei Rorschach angelegt. Frank wies darauf hin, dass wir unsere Persönlichkeit nicht aus einem unbegrenzten Menü von Optionen auswählen; wir sind vielmehr in einen gesellschaftlichen Rahmen eingebunden. Die »Realität« ist eine Größe, auf die sich die Gemeinschaft mehr oder weniger öffentlich einigt und die jedes einzelne Mitglied einer bestimmten Gesellschaft innerhalb eines zulässigen Spielraums von Abweichungen akzeptieren und interpretieren muss; andernfalls riskiert der Einzelne, ausgeschlossen oder für krank erklärt zu werden. Jede Gesellschaft lebt in einer eigenen Realität; was in einer als »verrückt« gilt, mag in einer anderen als »normal« erscheinen. Franks Position war genauso relativistisch wie die von Jung; Kulturen und Individuen innerhalb einer Kultur nehmen Dinge auf ganz eigene Weise wahr.

Die Psychologie, die nun auf Persönlichkeitsunterschiede anstatt auf feste Allgemeinbegriffe des menschlichen Charakters abhob, wechselte hinüber in die Anthropologie, das Studium kultureller Unterschiede. Rorschach hatte gehofft, mit seinen Sektenstudien und den geplanten kulturübergreifenden Tintenklecksexperimenten diesen Schritt selbst vollziehen zu können, doch er konnte ihn nicht mehr vollbringen.

AUCH DIE ANTHROPOLOGIE erreichte zu jener Zeit in den USA ein breites Publikum. Bis 1920 war die Wissenschaft vom Menschen ein vergleichsweise trockenes Unterfangen gewesen; so exotisch das Fachgebiet auch erscheinen mochte, man hatte es überwiegend mit beschreibenden und historischen Katalogen von Artefakten und Verwandtschaftssystemen zu tun. Anthropologen erforschten gesellschaftliche Institutionen und komplette Populationen; der einzelne Mensch wurde lediglich als »Träger« der Kultur angesehen. In dem 1928 veröffentlichten Register für die ersten vierzig Bände der Fachzeitschrift *American Anthropologist* erschien kein einziges Mal der Begriff »Persönlichkeit«. Soweit sich diese frühe Anthropologie auf irgendeinen psychologischen Ansatz stützte, war dies der Behaviorismus, der universelle Instinkte verneinte und darauf beharrte, dass jegliche Kultur erworben und jedes Verhalten durch soziale Konditionierung geprägt sei.[9]

Die Psychoanalyse hingegen befasste sich mit bestimmten Menschen als Individuen, nicht als Vertretern einer Kultur. Analytiker konnten kulturelle Unterschiede mehr oder weniger ignorieren, solange ihre Patienten aus vergleichsweise ähnlichen gesellschaftlichen und kulturellen Milieus stammten. Als sich die Psychoanalyse auch auf andere Kulturen ausweitete, wurde jedoch klar, dass psychologische Profile genau genommen kulturell bedingt waren. Um die Persönlichkeit zu verstehen, musste man den Einzelnen also vor dem Hintergrund dessen betrachten, was von seiner Kultur gefördert oder unterdrückt wurde.

Die beiden Felder erkannten, dass sie Gemeinsamkeiten aufwiesen: Anthropologen hatten schon immer unbeabsichtigt Aufschlüsse über die Psyche der Menschen gesammelt, und Psychologen Daten über die Kultur. In gewisser Weise war die Psychoanalyse eine Anthropologie im Kleinen – Lebensgeschichten einzelner Patienten. Es hatte bereits Vorreiter dieser gegenseitigen Annäherung gegeben: Bei James Frazers *Der goldene Zweig. Das Geheimnis von Glauben und Sitten der Völker* (1890) handelte es sich im Grunde um eine Psychologie-orientierte Anthropologie; William Stern hatte um 1900 argumentiert, individuelle, ethnische und kulturelle Unterschiede sollten im Rahmen einer »differentiellen Psychologie« studiert werden, die faktisch auf eine Anthropologie hinauslief. Als Freuds Ansatz sich durchsetzte, fügten sich die Mosaiksteine schließlich zusammen. Die Anthropologen mochten Freud dafür kritisieren, dass er die Kindererziehung im Wiener Stil fälschlicherweise zu einem »natürlichen« und »universellen« Familienmuster verallgemeinerte, aber viele erkannten gleichzeitig, dass die Ausgangspunkte dieser Wiener Psychologie oder jeder anderen speziellen Psychologie genau den gesellschaftlichen Mustern entsprachen, die sie untersuchten.

Von den 1930er Jahren an wurde die Anthropologie von der »psychologischen Anthropologie« beherrscht; man sprach auch von der Kulturanthropologie. Deren Hauptvertreter waren Franz Boas, Ruth Benedict, Margaret Mead und Edward Sapir. Für Boas, den sogenannten Vater der amerikanischen Anthropologie, bestand eines der zentralen Probleme des Fachgebiets in der »Beziehung zwischen der objektiven Welt und der subjektiven Welt des Menschen in ihrer spezifischen kulturellen Ausprägung«.[10] Boas hatte Bruno Klopfer als Forschungsassistenten nach Amerika geholt – den Entwicklungen in allen Bereichen der Sozialwissenschaften lag ein enges Netz persönlicher Beziehungen zugrunde.

Der Kulturrelativismus, ein Kernbegriff der Culture and Personality School, entsprach innerhalb der Anthropologie den Erkenntnissen von Frank und Jung innerhalb der Psychologie; jede Kultur muss aus sich selbst heraus betrachtet werden und darf nicht nach den Standards einer anderen Kultur beurteilt werden. Dies war das Modell der Anthropologie, das in den 1930er Jahren ein ebenso breites Publikum erreichte wie Freud. Ruth Benedict definierte Jung in einem amerikanischen Kontext neu (»Psychologische Typen in den Kulturen des Südwesten«, 1930); ihr Bestseller von 1934, *Patterns of Culture (Kulturen primitiver Völker / Urformen der Kultur)*, vermittelte einer ganzen Generation, dass Werte relativ sind und dass Kultur »Persönlichkeit im Großen« ist. So wie sich die Psychologie der Anthropologie zuwandte, näherte sich die Anthropologie der Psychologie an, und beide liefen im Studium der Persönlichkeit zusammen.

Der Rorschachtest hielt sein Versprechen in beiden Fachgebieten – als wirkungsvoller neuer Schlüssel zum Verständnis des Individuums. Die Ursprünge des Tests in der psychiatrischen Diagnostik bedeuteten, dass er einseitig verwendet worden war, um Geisteskrankheiten festzustellen, aber je mehr er in der Anthropologie eingesetzt wurde, um wertneutrale kulturelle Unterschiede zu erforschen, desto mehr rückte er von einer Ausrichtung auf das Pathologische ab. So wie Hermann Rorschach sein Anwendungsspektrum von der Patientendiagnose zur Persönlichkeitsanalyse erweitert hatte, setzten die Anthropologen den Test jetzt auf der ganzen Welt ein, um die unterschiedlichen Arten des Menschseins zu erforschen.

IN DEN JAHREN 1933 und 1934 hielten sich zwei von Eugen Bleulers Söhnen in Marokko auf. Manfred Bleuler war in die Fußstapfen seines Vaters getreten und Psychiater geworden; als Assistenzarzt am Boston Psychopathic Hospital 1927 bis 1928 war er der Zweite gewesen, der den Rorschachtest nach Amerika gebracht hatte.[11] Richard Bleuler war Agrarwissenschaftler, aber auch er erinnerte sich an die Tintenkleckse, die sein Vater ihm 1921 gezeigt hatte. Gemeinsam legten sie die Klecksbilder 29 marokkanischen Bauern vor, »um nachzuweisen, dass der Rorschachtest jenseits der Grenzen der europäischen Zivilisation anwendbar ist«.

Der Aufsatz der Bleuler-Brüder von 1935 weist zwar bisweilen einen Ton auf, der einen peinlich zusammenzucken lässt (»Für den Europäer, der unter den Einheimischen Marokkos lebt, haben diese menschlichen Gestalten etwas Seltsames und Geheimnisvolles an sich, wenn sie mit ihren weiten im Wind flatternden Gewändern unermüdlich auf Eseln oder Kamelen traben oder zu Fuß trotten ...«), doch er unterstreicht letztlich, dass Kulturen unterschiedlich sind und diese Unterschiede sowohl Faszination als auch Missverständnis hervorrufen. Die Bleulers oszillierten zwischen einem Befremden und einem »plötzlichen Gefühl warmen Verständnisses«. Sie zitierten Lawrence von Arabien:

> In seinem Buch *Aufstand in der Wüste* schreibt T. E. Lawrence, der Charakter der Araber zeige »Höhen und Tiefen, die wir nicht verstehen, auch wenn wir sie sehen«... Nationen nehmen die Unterschiede in ihren Mentalitäten wahr, begreifen sie aber nicht. Die beobachteten, aber unverständlichen Unterschiede im Charakter von Völkern sind ein faszinierendes Rätsel, das immer wieder Anziehung ausübt, einzelne Menschen und ganze Nationen aus der Heimat lockt und dazu drängt, Freundschaften zu schließen, oder zu Hass und Krieg treibt.[12]

Es war also möglich zu sehen, ohne zu verstehen, und Unterschiede zu würdigen, die man beobachten konnte, auch ohne sie ganz zu begreifen. Die Unterschiede waren auf jeden Fall real.

Als die Gebrüder Bleuler Marokkanern den Rorschachtest vorlegten, deckten sich die Ergebnisse mit denen europäischer Probanden, allerdings mit zwei Ausnahmen. Es wurden viel mehr Kleindetailantworten gegeben; so wurden beispielsweise nahezu unsichtbare zahnförmige Ausbuchtungen zu beiden Seiten eines Kleckses als zwei Lager feindlicher Schützen gesehen. Und es wurden häufig Deutungen geäußert, bei denen unterschiedliche Teile einer Tafel einbezogen wurden, ohne diese zu verbinden. Ein Europäer mochte an beiden Rändern einer Tafel je einen Kopf und ein Bein erkennen und diese Teile mental zu kompletten Körpern zusammenfügen und darin »zwei Kellner« sehen. Ein Marokkaner hingegen sah in den Details eher ein »Schlachtfeld« oder einen »Friedhof«, einen Haufen separater Köpfe und Beine (siehe farbiger Bildteil S. 8).

Die Brüder Bleuler betonten, dies seien absolut annehmbare Antworten, und erklärten sie unter Verweis auf ausschweifende arabische Literatur wie die *Märchen aus 1001 Nacht*, auf zerstückelte und kleinteilige Mosaike und andere kulturelle Vorlieben, im Gegensatz zu dem, was sie als europäisches Faible für weite Verallgemeinerungen, als »landläufigen Hang zu Ordnung und Sauberkeit« und so weiter bezeichneten. Sie führten auch konkretere kulturelle Unterschiede an, etwa den Umstand, dass Marokkaner es viel weniger gewohnt waren als Europäer, sich Fotografien oder andere Bilder anzusehen, und die Konventionen solcher Abbildungen nicht verinnerlicht hatten. Während ein Europäer in der Regel davon ausging, dass jeder Gegenstand in einem Bild im selben Maßstab dargestellt war, aber möglicherweise in unterschiedlicher Entfernung, wobei Objekte im Vordergrund größer erschienen und auch von größerer Bedeutung waren, wurden in marokkanischen Deutungen häufig unterschiedlich groß dargestellte Formen direkt nebeneinander gestellt (eine Frau hält das Bein eines Schakals, das so groß ist wie sie) oder winzigen Details wurde große Bedeutung beigemessen.

Den Brüdern Bleuler ging es darum, »den Charakter eines fremden Volkes auszuloten«, und nicht etwa darum, diesen zu beurteilen oder in eine Rangordnung einzustufen. Sich an extrem kleinen Details der Tintenkleckse aufzuhängen, mochte bei einem Europäer auf Schizophrenie hindeuten, aber bei den Marokkanern war dies ganz und gar nicht so. Die Bleulers betonten, dass der Test keinerlei geistige Unterlegenheit bei den Marokkanern erkennen ließ und dass er nicht differenziert genug war, alles Wesentliche in Bezug auf kulturelle Unterschiede zu erfassen. Sie erklärten, es sei wichtig, die einheimische Sprache und Kultur zu kennen, und sie forderten Einfühlung: Der Testleiter »darf sich nicht bloß von einer stereotypen Unterteilung von Antworten leiten lassen, sondern sollte sich in jede einzelne ›hineinfühlen‹« – das ist natürlich leichter gesagt als getan, aber häufig nicht einmal gesagt.[13] Rorschach hatte versucht zu beurteilen, ob ein Testteilnehmer in einem Bild Bewegung nachfühlte; die Bleulers machten klar, dass sich der Testleiter gleichermaßen in den Probanden einfühlen musste.

Im Jahr 1938 landete die damals vierunddreißigjährige Cora Du Bois[14] mit ihren eigenen Rorschach-Tafeln auf der Vulkaninsel Alor nördlich von Timor, die zu den Kleinen Sundainseln gehörte und damals von den Niederlanden verwaltet wurde. Man brauchte fünf Tage, um die rund fünfzig Meilen lange und dreißig Meilen breite Insel zu überqueren, die hauptsächlich aus steilen Felsen und tiefen Schluchten bestand. Auf dem wenigen urbaren Land wurde Reis angebaut, in der Trockenzeit Maniok. Die siebzigtausend Einwohner lebten aufgrund der unwirtlichen Landschaft in relativ abgesonderten Gemeinschaften und sprachen acht verschiedene Sprachen und zahllose Dialekte. Nach einigen Ausflügen zu Pferde ins zerklüftete Inselinnere und langwierigen Verhandlungen mit dem Radscha von Alor entschied Du Bois, in welchem Ort sie arbeiten wollte: in dem Dorf Atimelang mit sechshundert Einwohnern in einem Radius von einer Meile.

Sie kam mit zwei grundlegenden Annahmen: Kulturelle Unterschiede sind bedeutsam und die Menschen sind im wesentlichen alle gleich. Wir alle müssen essen, schrieb sie, und einige Menschen befriedigen dieses Bedürfnis mit Kaffee und Toast um acht Uhr, Salat und Dessert zu Mittag sowie einem ausgewogenen Dreigängemenü um sieben Uhr abends, andere mit zwei Handvoll gekochtem Mais und Grünzeug nach Sonnenaufgang, einer Schale voll Reis und Fleisch am späten Nachmittag und kleinen Happen über den Tag verteilt. Diese Essgewohnheiten sind in gleicher Weise angemessen.

Alle Menschen wiesen »grundlegende Ähnlichkeiten« auf, aber sie passten sich auch an die »wiederkehrenden und vereinheitlichten Erfahrungen, Beziehungen und Werte [an], die in vielen Zusammenhängen auftreten und denen die meisten Individuen [in einer gegebenen Kultur] ausgesetzt sind«. Die Wechselwirkung zwischen dem kulturellen Umfeld und der Grundausstattung des menschlichen Körpers und Gehirns resultiere in einer »kulturell bedingten Persönlichkeitsstrukturierung«, die bei den meisten, aber nicht allen Angehörigen einer Kultur gleich sei, wenn auch nicht gänzlich.

Du Bois war nicht in das entlegene Atimelang gekommen, um sich einer »Übung im Esoterischen« hinzugeben, sondern um zu verstehen, was den Menschen zu dem macht, was er ist: »In ihrer einfachsten Form lautet die Frage: Warum ist ein Amerikaner anders als ein Alorer? Dass sie sich unterscheiden, lässt sich mit gesundem Menschenverstand erkennen, aber etwaige Erklärungen, vom Klimatischen bis hin zum Ethnischen, haben sich in der Vergangenheit als beklagenswert unzulänglich erwiesen.« Überzeugendere Antworten erforderten eine differenzierte Herangehensweise, die auf das Wechselspiel zwischen kulturellen Einrichtungen und psychologischem Charakter ausgerichtet war.

Du Bois blieb achtzehn Monate lang in Atimelang. Sie lernte die einheimische Sprache und fasste sie als Erste in Schriftform. Sie befragte die Dorfbewohner, sammelte Informationen über Kinderaufzucht, Initiationsriten sowie Familiendynamik und zeichnete lange Lebensberichte zahlreicher Menschen auf. Sie fand die Alorer in ihrer Dorfgemeinschaft emotional labil und leicht unbeherrscht; es kam häufig zu verbalen und körperlichen Attacken innerhalb und außerhalb der Familie. Diese und andere Eigenschaften machten ihre »kulturell bedingte Persönlichkeitsstruktur« aus.

Du Bois musste ihre Eindrücke jedoch auf eine solidere, objektive Grundlage stellen. Daher übergab sie nach ihrer Rückkehr die gesammelten Daten an Abram Kardiner von der Columbia University, der damals als führender Theoretiker der Psychoanalyse galt (er hatte 1939 *The Individual and His Society* [Das Individuum und seine Gesellschaft] veröffentlicht). Außerdem schickte sie die Rorschach-Protokolle von siebzehn Alor-Männern und zwanzig Alor-Frauen – ohne Kardiners Analyse und ihre eigenen Beobachtungen – einem weiteren Kollegen: Emil Oberholzer.

Alle drei kamen bezüglich der Alorer zu den gleichen Schlussfolgerungen. Oberholzer erkannte beispielsweise, »die Alorer sind misstrauisch und argwöhnisch. ... Diese Furchtsamkeit ist ein wesentlicher Bestandteil ihrer natürlichen und normalen Gemütslage. ... Sie sind nicht nur leicht verdutzt, erregt und verängstigt, ... sondern geraten auch schnell in Wut. Sie brauchen Gefühlsausbrüche und Launen, Ärger und Rage, was bisweilen zu Gewalttätigkeiten führt«, genau wie es Du Bois persönlich erlebt hatte. Ebenso deckten sich die Analysen einzelner Personen, deren Lebensgeschichten Du Bois aufgezeichnet hatte, die Kardiner auf der Grundlage der Dokumente fernanalysierte und deren Rorschachtests Oberholzer auswertete.

In einem Brief an Ruth Benedict vom Februar 1940 bezeichnete Du Bois die Überschneidung als schlichtweg verblüffend: »Der Knackpunkt ist der, ob individuelle Daten Kardiners Analyse von Institutionen stützen. Die Rorschachtests scheinen ihn voll zu bestätigen. ... Oberholzer und ich arbeiten noch daran, und O. ist erfreulich vorsichtig. Wenn das individuelle Material tatsächlich Kardiners Analyse bestätigt, bin ich baff. Das wäre einfach zu verdammt gut, um wahr zu sein.« Sie erkannte, dass Kardiners Prüfung verdächtig eng mit ihren eigenen Eindrücken übereinstimmte; vielleicht hatte sie die Daten, die sie ihm übergeben hatte, unbewusst aussortiert oder verzerrt. »Aber die Rorschachtests kann ich nicht manipuliert haben. Oberholzer, der gar nicht um die anderen Folgerungen wissen kann, ist genauso begeistert wie ich. Er weiß nichts über die Kultur, außer was nötig ist, um die Antworten zu deuten. Er betrachtet es als Triumph für Rorschach und ich für das ganze Geschäft mit dem Deuten, von der Soziologie bis zur Psychologie. Aufregend, nicht wahr?«[15]

Inzwischen lehrte Du Bois am Sarah Lawrence College, wo die Anwendung des Rorschachtests bereits in vollem Gang war. Im Jahr 1941 schloss sie ihr Manuskript ab, *The People of Alor* (Die Menschen von Alor), das sie 1944, einschließlich umfangreicher Essays von Kardiner und Oberholzer, veröffentlichte. Sie hatte Anthropologie und Psychologie vereint.

Und wie schon die Brüder Bleuler stellte auch Oberholzer den Test auf den Prüfstand. Konnte man irgendetwas Brauchbares aus dem Rorschachtest erfahren, ohne dass man sich bereits mit der besonderen Kultur der Alorer auskannte? Welche Antworten waren gängig beziehungsweise originell, gut oder schlecht, welche Detailantworten waren alltäglich oder eher selten? Wie stand es mit all den numerischen Normen, die ein Auswerten überhaupt ermöglichten? Die Antworten der Alorer muteten auf den ersten Blick sicherlich fremdartig an. Die Antworten einer Frau zu Tafel V (die »Fledermaus«) sahen so aus:

(1) wie Schweinebeine (seitliche Ausbuchtungen)
(2) wie Ziegenhörner (oben Mitte, die Ohren der »Fledermaus«)
(3) wie Ziegenhörner (unten Mitte)

(4) wie eine Krähe (dunkler Fleck im großen Teil)
(5) wie schwarzes Tuch (eine Hälfte des großen Teils)

Trotzdem zog Oberholzer die Schlussfolgerung, der Test könne über diese oberflächlichen kulturellen Unterschiede hinweg die verschiedenen Persönlichkeitsprofile ausmachen, über die er sich dann mit Du Bois austauschte.[16]

Für Du Bois stand mehr auf dem Spiel. Sie wollte herausfinden, ob es überhaupt möglich sei zu argumentieren, dass die Kultur die Persönlichkeit präge. Jede derartige Behauptung wäre ein Zirkelschluss, solange es keine Informationsquelle über die Persönlichkeit gab, die unabhängig von dem Verhalten war, das Anthropologen untersuchten, wenn sie Kulturen beschrieben.[17] Genau diesen direkten Zugang zur Persönlichkeit versprach der Rorschachtest. Ein EEG hatte 1934 erstmals menschliche Gehirnwellen als Linien auf einer Papierrolle aufgezeichnet, doch es war noch ein weiter Weg, bis die Neurotechnologie voll ausgereift war.[18] Über kulturelle Unterschiede hinweg tatsächlich in das Innere des Menschen blicken zu können, indem man Tintenkleckse verwendete, war Du Bois zufolge »einfach zu verdammt gut, um wahr zu sein«.

Genau aus diesem Grund rückte A. Irving Hallowell (1892–1974) Lawrence Franks projektive Methoden ins Zentrum der amerikanischen Anthropologie. Nachdem Hallowell 1922 gemeinsam mit Ruth Benedict bei Boas studiert hatte, wandte er sich Fragen der Kultur und der Persönlichkeit zu. Von 1932 bis 1940 verbrachte er die Sommermonate am Berens River, einem kleinen kanadischen Fluss, der im östlichen Manitoba entsprang und nach rund dreihundert Meilen in den Winnipegsee mündete.[19]

Dies war eine der Regionen Nordamerikas, die von den

Europäern als letzte erkundet wurde, »ein Landstrich mit labyrinthischen Wasserläufen, Sümpfen, von Gletschern geglätteten Felsen und endlosen Wäldern«.[20] Da der Berens River keine größeren Seen oder Flüsse mit dem Winnipegsee verband, war das Gebiet abgeschieden geblieben. Nomadische Fallensteller und Fischer, die dem Volksstamm der Ojibwe beziehungsweise Chippewa angehörten, lebten in drei separaten Gemeinschaften, die sich nach Osten in die Wildnis erstreckten: eine an der Mündung des Flusses in den Winnipegsee, eine ungefähr einhundert mühsame Meilen landeinwärts – ohne Straßen und über fünfzig Portagen mit dem Kanu – und eine dritte noch weiter entfernt.

Aufgrund dieser geographischen Verhältnisse standen die drei Gemeinschaften auf ganz unterschiedlichen kulturellen Entwicklungsstufen, von »Vorkontakt« bis vollständig assimiliert. In der Gemeinschaft am Seeufer lebten auch Weiße, und im Sommer kam zweimal in der Woche ein Dampfer aus der Stadt Winnipeg. Man bewohnte Blockhäuser im europäischen Stil. Nur wenig deutete auf die indigene Kultur hin; es gab keine indianischen Zeremonien oder Tänze, keine Trommelklänge. Weiter landeinwärts, wohin sich nur wenige Händler oder Missionare vorgewagt hatten, sah man dagegen »Tipis, die mit Birkenrinde abgedeckt waren und sich scharf vor den dunklen und stattlichen Fichten rings entlang des Horizonts abhoben«. Einiges erinnerte an das alte Indianerleben. Die dortigen Ojibwe trugen vielleicht gewebte Kleider aus dem Laden, kochten mit eisernen Töpfen und Pfannen, tranken Tee, kauten Kaugummi und knabberten Schokoriegel, doch die Männer brachten immer noch Elchkadaver in ihren Kanus an Land, und die Frauen nähten Mokassins, steckten Birkenrinde mit Fichtenwurzeln an oder hackten Holz, während sie ihre Kleinen auf dem Rücken trugen. Man begegnete Medizinmännern und Schamanenhütten; zu Mittsommer wurde getanzt. »In dieser Atmosphäre«, schrieb Hallowell, »hatte man das starke Gefühl, dass trotz vieler äußerlicher Erscheinungen der Kern des ursprünglichen Denkens und Glaubens weitgehend erhalten geblieben war.«[21] Man hatte das starke Gefühl – aber wie konnte man sich sicher sein?

Hallowell hörte »das seltsame Wort Rorschach« erstmals Mitte der 1930er Jahre, und zwar aus dem Munde von Ruth Benedict bei einer Sitzung des »Ausschusses für Persönlichkeit in Bezug zu Kultur« beim National Research Council. Seine Feldforschung in Winnipeg hatte ihn zu dem »neu entstehenden Forschungsgebiet in der Anthropologie [geführt]: den psychologischen Wechselbeziehungen zwischen Individuen und ihrer Kultur«, wie er es nannte.[22] Und dieses neue Verfahren zum Aufdecken der individuellen Psyche unterhalb der Kultur war genau das, wonach Hallowell suchte. Er sammelte gerade so viel Information, um sich selbst daran versuchen zu können; dabei verband er Bestandteile der Ansätze von Beck, Klopfer und Hertz und improvisierte eine Vorgehensweise, um den Test mithilfe eines Dolmetschers durchführen zu können:

> »Ich werde Ihnen nacheinander einige Tafeln zeigen. Darauf befinden sich Zeichen« – hier setzten die Dolmetscher einen Ojibwe-Begriff ein, *ocipiegátewin*, der »Bild« bedeutete – »etwa so, wie Sie es auf diesem Blatt sehen (Probeklecks gezeigt). Ich bitte Sie, jede Tafel in die Hand zu nehmen (Probeklecks dem Probanden gereicht). Sehen Sie sich die Tafel sorgfältig an und deuten Sie mit diesem Stock auf das, was Sie dort sehen. (Dem Probanden einen Holzstock gegeben.) Erzählen Sie mir alles, woran die Zei-

chen auf der Tafel Sie erinnern oder wie diese aussehen. Sie sehen vielleicht nicht so aus wie irgendetwas, das Sie schon einmal gesehen haben, aber wenn sie irgendetwas ähneln, sagen Sie es mir.«[23]

Nach seinem nächsten Sommer in Kanada kehrte er mit Dutzenden Rorschach-Protokollen von den Ojibwe zurück.[24]
Hallowell glaubte, die unterschiedlichen Grade der Anpassung der Ojibwe an die Kultur der weißen Kanadier böten eine ideale Möglichkeit, die Wechselbeziehungen zwischen individueller Psyche und Kultur zu studieren, denn diese Stufen bedeuteten per Definition, dass ein und dieselbe Psyche unterschiedlichen kulturellen Kräften ausgesetzt worden war. »Wenn es, wie vermutet wurde, enge Verbindungen zwischen der Persönlichkeitsorganisation und kulturellen Mustern gibt«, schrieb Hallowell, »dann ist folglich zu erwarten, dass Veränderungen in der Kultur zu Veränderungen in der Persönlichkeit führen.«[25]
Wie bereits Oberholzer im Fall der Alorer, so behauptete Hallowell, in seinen Rorschachtest-Ergebnissen »eine Ojibwe-typische Persönlichkeits-Konstellation« zu entdecken, die »durch alle bisher beobachteten Stufen kultureller Anpassung klar erkennbar« ist. Während äußere Kulturpraktiken von weißen Kanadiern übernommen worden sein mochten, gab es »keinerlei Anzeichen« von Veränderungen im »Wesenskern der indigenen Psyche«. Weiter argumentierte er: Da die drei Gruppen entlang des Berens River denselben erblichen und kulturellen Hintergrund besaßen und den Rorschachtest unter den gleichen Bedingungen durchgeführt hatten, ließen sich etwaige Unterschiede zwischen den Ergebnissen der Gruppen auf deren unterschiedlichen Grad der Anpassung zurückführen. Der Rorschachtest könne auf-

zeigen, wie sich einzelne Ojibwe-Individuen an die neuen kulturellen Zwänge anpassten oder nicht.

Hallowell stellte fest, dass die Ojibwe-Persönlichkeit »an die Grenzen gedrängt« wurde. Die Testergebnisse der Inland-Ojibwe ließen überwiegend auf introvertierte Typen schließen und zeigten eine ausgeprägte Unterdrückung jedweder extravertierten Neigungen. Dies erschien plausibel in einer Kultur, in der Ereignisse stets in Bezug auf ein inneres Glaubenssystem verstanden wurden, in der Träume als die wichtigsten Erfahrungen galten und im Stillen verarbeitet wurden (es war häufig tabu, über Träume zu sprechen) und soziale Beziehungen stark vorgegeben waren. Die Indianer am Seeufer hingegen, »die in engerem Austausch mit anderen Menschen und Dingen in ihrer Umgebung lebten«, wiesen eine größere Bandbreite an Persönlichkeitstypen auf, besonders unter den Frauen, auch deutlich mehr extravertierte. Ein Einzelner konnte sich extravertiert verhalten, wenn er dazu neigte, anstatt diese Seite zu unterdrücken.

Diese größere Freiheit, anders zu sein, die Hallowell insbesondere bei Frauen antraf, konnte etwas Positives sein: einundachtzig Prozent der am erfolgreichsten angepassten Personen stammten aus der Seegruppe. Gleichzeitig kamen fünfundsiebzig Prozent der am schlechtesten angepassten ebenfalls aus der Seegruppe. Hallowell schloss daraus, dass die weiße Kultur psychisch schwieriger zu bewältigen war und die Anpassung nicht nur mehr Möglichkeit zur Selbstentfaltung bot, sondern auch höhere Risiken des Scheiterns barg. »Einige dieser Schlussfolgerungen könnte man auch ohne Einbezug des Rorschach-Verfahrens ziehen«, schrieb Hallowell, »aber sie ließen sich nur schwer beweisen ohne eine Untersuchungsmethode, mit der die tatsächliche persönliche Anpassung konkreter Einzelpersonen beurteilt werden kann.«

Wie bei Du Bois gingen Hallowells Erkenntnisse über die konkreten Befunde hinaus: Wenn der Rorschachtest kulturelle Normen von Individuen ermitteln könne, dann ließe sich damit auch untersuchen, wie die Kultur die Persönlichkeit im Allgemeinen prägt. Die einzigartigen Vorzüge des Tests legte Hallowell in zwei bahnbrechenden Aufsätzen dar: »The Rorschach Method as an Aid in the Study of Personalities in Primitive Societies«, geschrieben für Psychologen, und »The Rorschach Technique in the Study of Personality and Culture«, geschrieben für Anthropologen. Der Test sammelte quantifizierbare, objektive Daten, er war nicht ortsgebunden, die Probanden nahmen ihn bereitwillig an, der Testteilnehmer musste nicht lesen und schreiben können und der Prüfer musste kein professioneller Psychologe sein, da das Protokoll von einem anderen interpretiert und ausgewertet werden konnte. Außerdem bestand nicht die Gefahr, dass Testabsolventen ihren Freunden die »richtigen« Antworten verrieten.[26]

Das Wichtigste aber war, wie Hallowell schrieb, dass der Rorschachtest nicht kulturabhängig war. Die Normen blieben quer durch unterschiedliche Bevölkerungsgruppen überraschend konstant. So waren etwa häufige Antworten bei europäischen Amerikanern und Ojibwe beinahe identisch, außer bei einer Tafel, welche die Ersteren oft als »Tierhaut« deuteten, während viele Ojibwe darin eine »Schildkröte« sahen. Eines kam hinzu: »Da die Rorschach-Interpretation häufig auf psychologischer Bedeutung und nicht auf statistischen Normen beruht«, hielt Hallowell wertvolle Erkenntnisse auch ohne umfangreiche Beispieldaten für möglich. Als er seinen ersten Aufsatz schrieb, waren weniger als dreihundert Protokolle aus schriftlosen Kulturen gesammelt worden, einschließlich jener der Bleulers, Du Bois' und Hallowells eigene. Ein paar Jahre später waren es bereits mehr als zwölfhundert; und die Möglichkeit, dass eine künftig entdeckte analphabetische Gruppe nicht mit dem Rorschachtest getestet werden könne, erschien Hallowell zwar »denkbar«, aber »recht unwahrscheinlich«.[27]

Auch wenn der Rorschachtest »nicht kulturbedingte« Aufschlüsse über die Persönlichkeit geben konnte, standen die Anthropologen, die ihn einsetzten, vor einem weiteren Problem. Jede Kultur wies ihre »typische Persönlichkeitsstruktur« auf, ließ aber Spielraum für individuelle Abweichungen; Kulturen hingegen galten als verschieden, auch wenn deren einzelne Vertreter grundsätzlich gleich waren. Dies bedeutete, dass jedes konkrete Ergebnis entweder als Ausdruck von Idiosynkrasie innerhalb einer Gesellschaft oder aber als Beweis einer Verallgemeinerung über kulturelle Unterschiede angeführt werden konnte, je nachdem was der Anthropologe aufzeigen wollte.

Im Rahmen einer Studie mit Samoanern, die 1942 auf Anregung von Hallowell durchgeführt wurde, erkannte man dieses Dilemma. Die Samoaner gaben ungewöhnlich viele reine Farbantworten, was laut Testauswertung bedeutete, dass sie im Allgemeinen extravertiert waren. Der Autor der Studie, Philip Cook, argumentierte jedoch, Grund dafür sei das Farbvokabular der Samoaner: Ihre Sprache kannte abstrakte Bezeichnungen nur für Schwarz, Weiß und Rot (*mumu*, »wie Feuer, wie Flamme«, fast immer mit Blut assoziiert). Seltenere Farbbezeichnungen waren dagegen eng mit bestimmten Gegenständen verknüpft (das Wort für »Blau« bedeutete »die Farbe der tiefen See« und bezeichnete auch Grün oder Grau, weil sich die Farbe des Meeres änderte; das Wort für »Grün« bedeutete »die Farbe von allem, was wächst«). Daher war es unwahrscheinlich, dass die Samoaner Gegenstände mit Farbattributen nannten – weniger häufig FFb-Antworten gaben. Sie lieferten auch viel öfter anatomische Deutungen, was bei Europäern und Amerikanern auf »sexuelle Verdrängung oder krankhafte Fixierung auf das Körperliche« hindeutete. Aber da die Samoaner bereits ab einem jungen Alter sexuell aktiv waren und in ihrer Kultur keine oder fast keine sexuelle Verdrängung kannten, waren ihre anatomischen Antworten wahrscheinlich vollkommen normal. Cook erkannte an, dass der Rorschachtest zwar Aspekte der samoanischen Kultur aufzudecken schien, aber nicht imstande war, individuelle Persönlichkeiten zu unterscheiden oder zu diagnostizieren. Für Cook bedeutete dies jedoch nur, dass bei jeder einzelnen Kultur massive weitere Forschungsarbeit betrieben werden müsse, denn »der Rorschachtest ist zweifellos ein ausgezeichnetes Instrument zur Untersuchung kultureller Psychodynamiken«.[28]

Diese Annahmen teilte man in der Psychologie und der Anthropologie. Hallowell war für eine vollständige theoretische Zusammenlegung der beiden Fachgebiete eingetreten und hatte den Rorschachtest als »eines der besten verfügbaren Mittel« zu diesem Zweck gepriesen.[29] Im Jahr 1948 war Hallowell sowohl Präsident des Amerikanischen Anthropologenverbands als auch Vorsitzender von Klopfers Rorschach-Institut – ein klares Anzeichen für die gegenseitige Annäherung der beiden Disziplinen.[30] Auch nach gängigem Verständnis konnte der Rorschachtest die Persönlichkeitsstruktur eines jeden aufdecken, sei es in Amerika oder in der fremdartigsten Kultur.

Der Rorschachtest war »wie ein Röntgengerät für die Psyche«, erinnerte sich ein damaliger Doktorand. »Man konnte in einen Menschen hineinschauen, indem man ihm ein Bild zeigte.«[31]

KAPITEL 16

Die Königin aller Tests

Am 7. Dezember 1941 griffen die Japaner Pearl Harbor an. Innerhalb von drei Wochen organisierte Bruno Klopfer eine »freiwillige Rorschach-Einheit« zur Koordination zwischen dem Institut zu Hause und den vielen Mitgliedern, die sich freiwillig zum Kriegsdienst gemeldet hatten. Er bot sich auch als zentraler Anlaufpunkt für Informationen und Ratschläge zu dem Test an. Anfang 1942 kamen vom Militär Fragen und Ansuchen, erst tröpfchenweise, dann in Strömen, und schon bald arbeitete Klopfer mit den Rekrutierungsstellen der Armee zusammen, um festzustellen, wie der Rorschachtest zu den Kriegsanstrengungen der Vereinigten Staaten beitragen konnte.[1]

Dieser Rorschachtest unterschied sich deutlich von dem fein nuancierten Werkzeug an der Speerspitze der Anthropologie und der Persönlichkeitsforschung. Das Militär brauchte vor allem effiziente Auswertungen, im Stil des allgemeinen Einstufungstests der Armee, der 1940 entwickelt und in den folgenden fünf Jahren zwölf Millionen Soldaten und Angehörigen der Marine vorgelegt worden war. Ruth Munroe, die am Sarah Lawrence College Studienanfänger testete, hatte ihre *Inspection Technique* (Prüfungsmethode) veröffentlicht, damit Testleiter Rorschach-Protokolle rasch nach auffallenden Problemen absuchen konnten. Solch eine Schnellsichtung war zwar weniger differenziert, doch sie lieferte schnellere und vergleichbarere Auswertungen.[2]

Um die Durchführung wie auch die Auswertung des Tests zu rationalisieren, führte Molly Harrower die Rorschachtest-Gruppenmethode ein: Dabei wurden in einem halbdunklen Raum Dias gezeigt, und die Testteilnehmer schrieben ihre Antworten selbst auf. Zwanzig Minuten genügten, um mehr als zweihundert Probanden in einem Saal zu testen. Das Anfertigen von Lichtbildern war allerdings genauso schwierig, wie es das Drucken von Rorschachs Klecksbildern gewesen war, besonders angesichts »der großen Schwierigkeiten, während der Kriegsjahre brauchbaren Film zu beschaffen«, doch schließlich wurde ein Fotograf gefunden, der die Dias anfertigen konnte.[3]

Trotz dieser Verbesserungen erschwerten zwei größere Hindernisse den Masseneinsatz des Rorschachtests. Zwar konnte weniger sachkundiges Personal den Test durchführen, doch die Protokolle mussten nach wie vor von ausgebildeten Rorschach-Testern ausgewertet werden. Schlimmer noch, die Ergebnisse ließen sich noch immer nicht auf eine einfache Zahl für Bürokraten, Lochkarten oder Auswertungsformulare reduzieren. Daher ging Harrower einen Schritt weiter und »entfernte sich so weit von dem Kern dessen, was Rorschach beabsichtigt hatte«, dass sie, wie sie selbst gestand, im Grunde »eine vollkommen andere Vorgehensweise« entwickelte, die sie als »Multiple-Choice-Test für den Einsatz mit Rorschach-Tafeln oder Dias« bezeichnete.

Die Testteilnehmer sollten aus einer Liste von zehn Antworten zu jeder Tafel ein Kästchen ankreuzen, jeweils für »den Vorschlag, den Sie für die beste Beschreibung des Kleckses halten,« und (nach Wunsch) eine »2« in das Kästchen ihrer zweiten Wahl setzen. Zu Tafel I (siehe farbiger Bildteil S. 1) wurden beispielsweise folgende Antwortmöglichkeiten vorgegeben:

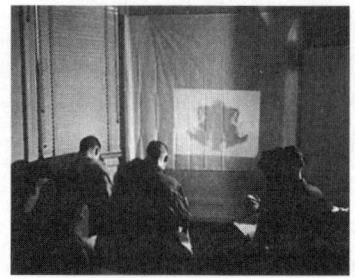

Rorschach-Gruppentest, wie ihn das *Office of Strategic Services* während des Zweiten Weltkriegs zur Rekrutierung einsetzte

- ☐ Verbandsabzeichen der Armee oder Marine
- ☐ Schmutz oder Dreck
- ☐ Fledermaus
- ☐ Überhaupt nichts
- ☐ Zwei Menschen
- ☐ Menschliches Becken
- ☐ Röntgenbild
- ☐ Scheren eines Krebses
- ☐ Schmutziges Durcheinander
- ☐ Teil meines Körpers

Etwas anderes als oben genannt: _____

Nach einem streng geheimen Schlüssel wurden gute von schlechten Antworten unterschieden. Harrower beschrieb diesen in ihrem zu Kriegszeiten erschienenen Artikel über das Verfahren in einer Sprache, die an einen Spionagethriller erinnerte: »Da es von größter Wichtigkeit ist, dass dieser einfache Schlüssel nicht in die falschen Hände fällt, wurde er hier nicht abgedruckt. Eine Kopie wird auf Anfrage jedoch umgehend an Psychiater und Psychologen in den Streitkräften geschickt.« Bei drei oder weniger schlechten Antworten galt der Test als bestanden, bei vier und mehr als nicht bestanden.

Nicht wenigen Zeitgenossen kam dies durchaus fragwürdig vor. »Die Rorschach-Gruppenmethode stieß auf große Skepsis«, erklärte Harrower später, doch »die Einführung des Multiple-Choice-Tests wurde sogar noch kühler aufgenommen.« Die Notwendigkeit, Millionen zu testen, verlangte jedoch nach neuen Ansätzen. Ein Testprogramm, so hatte sie ursprünglich betont, »ist letzten Endes viel weniger darauf ausgelegt, im Detail zu erfahren, WARUM der Einzelne untauglich ist, vorausgesetzt wir können ihn ausmachen«, und soll weniger »ein hochsensibles Instrument sein, mit dem nur wenige umgehen können, als vielmehr ein einfaches Werkzeug, das jeder überall einsetzen kann«.[4]

Harrowers Test schien zu funktionieren, zumindest bis zu einem gewissen Grad. Anhand der Ergebnisse von 329 »willkürlich ausgewählten Normalen« – 225 männlichen Häftlingen, 30 Studenten in Behandlung bei einem College-Psychiater (»darunter einige mit recht schwerwiegenden Diagnosen und andere, denen es nach einer Psychotherapie anscheinend deutlich besser ging«) sowie 143 Geisteskranken in Pflegeheimen – ließen sich die einzelnen Gruppen klar unterscheiden. In den letzteren Gruppen fielen die meisten durch, während volle 55 Prozent der getesteten »überlegenen Erwachsenen« gar keine schlechten Antworten gegeben hatten, und der Einzige mit mehr als vier war, wie sich herausstellte, bereits zweimal wegen manischer Depression stationär behandelt worden. Harrower nahm umgehend einige grundlegende Änderungen vor; beispielsweise kalkulierte sie ein, dass Ärzte und Pflegekräfte mehr anatomische Antworten gaben, die andernfalls als schlecht bewertet worden wären. Zudem erkannte sie, dass ein ausgebildeter Rorschach-Tester, der sich die Ergebnisse der Probanden anschaute, bessere Beurteilungen abgeben konnte, besonders bei den Grenzfällen mit drei oder vier schlechten Antworten. Aber selbst »ein penibles Festhalten an rein quantitativen Bedingungen« lieferte reale Ergebnisse. Harrower argumentierte, ihr unschöner Schnelltest habe »unabweisbare Vorteile, nicht gegenüber dem Rorschachtest, sondern als eigenständiges Verfahren«.

In Pädagogik und Business wurde der Multiple-Choice-Test positiv aufgenommen, doch für die militärische Auslese war er etlichen Studien zufolge zu unzuverlässig, und so kam es nie zu einem Masseneinsatz durch das Militär.[5] Dennoch – nachdem der Rorschachtest 1939 als ultimative projektive Methode zur Entschlüsselung der Persönlichkeit neu gefasst worden war, wurde er nun abermals neu erfunden, als Test, der schnell ein Ja oder Nein ergab. Während der eigentliche Rorschachtest »als *Methode* bestehen blieb, die ihre eigenen Fachleute erforderte«, schrieb Harrower, hatte sie aus den Tintenklecksen »einen psychologischen *Test* im üblichen Sinn des Wortes« gemacht (Hervorhebung durch den Autor). Das war es, was die Armee brauchte und was die Amerikaner wollten.

Allein im Jahr 1944 absolvierten zwanzig Millionen Amerikaner sechzig Millionen standardisierte Tests – pädagogische und psychologische. Im *Mental Measurements Yearbook* (Jahrbuch für Psychometrie) von 1940 wurden 325 verschiedene Tests besprochen und 200 weitere aufgelistet. Die meisten wurden nur von ganz wenigen Psychologen eingesetzt, und nur einer wurde als »die Königin der Tests« bekannt. Die Gründe dafür hatten weniger mit den Tintenklecksen selbst zu tun als mit den Umwälzungen der amerikanischen Psychologie.[6]

DER ZWEITE WELTKRIEG markierte einen Wendepunkt in der Geschichte der Psychologie und Psychiatrie in den Vereinigten Staaten. Vor dem Krieg hatten Psychiater in Nervenkliniken gearbeitet; Psychologen – damals noch »harte« Forscher und nicht »weiche« Therapeuten – blieben weitgehend auf Universitätslaboratorien beschränkt, und die wenigen klinischen Psychologen, die es gab, befassten sich meist mit Kindern und pädagogischen Themen. Die Psychiater in den Vereinigten Staaten hatten sich freudianisches Gedankengut so sehr zu eigen gemacht, dass die Psychoanalyse fast ausschließlich als Methode zur Behandlung von Geisteskrankheiten angesehen wurde – und nicht etwa als Mittel zur wissenschaftlichen Forschung oder Persönlichkeitsergründung.[7]

Die meisten Amerikaner waren nie wegen psychischer Krankheiten behandelt worden und wussten auch nicht, was es damit auf sich hatte. Auch wenn ein psychoanalytischer Ansatz einige Psychiater veranlasste, von der Nervenklinik in eine Privatpraxis oder ein Erziehungsheim in einer der größeren Städten zu wechseln, war die Psychotherapie in der Gesellschaft insgesamt nach wie vor randständig. Psychiater behandelten Patienten, Psychologen beobachteten Probanden, und die meisten Menschen wurden ihrem unmittelbaren Umfeld überlassen, das diese so gut wie möglich auffing.

Bedingt durch den Krieg und die erstmalige Einführung der allgemeinen Wehrpflicht wurde jeder körperlich gesunde Mann im Land neben Intelligenztests und medizinischen Untersuchungen auch einem psychologischen Test unterzogen. Die Zahl potenzieller Soldaten, die aufgrund von »nicht vertretbaren psychischen Risikoprofilen« ausgemustert wurden, war erstaunlich hoch: rund 1.875.000 Männer allein im Heer beziehungsweise zwölf Prozent der in den Jahren 1942 bis 1945 Getesteten. Trotz dieser Ausschlussrate (die sechsmal so hoch war wie im Ersten Weltkrieg) traten in den US-Streitkräften im Zweiten Weltkrieg mehr als doppelt so viele

Kriegsneurosen auf wie im Ersten. Mehr als eine Million neuropsychiatrische Fälle wurden an die Sanitätsdienste des Heeres überwiesen, weitere 150.000 bei der Marine. Und dies waren Soldaten, die ursprünglich alle Tests bestanden hatten. Rund 380.000 Männer wurden wegen psychiatrischer Diagnosen entlassen (mehr als ein Drittel aller medizinisch bedingten Ausmusterungen), weitere 137.000 aufgrund von »Persönlichkeitsstörungen«. 120.000 Psychiatriepatienten mussten aus dem Kampfgebiet evakuiert werden, 28.000 auf dem Luftweg.[8]

Ob diese Zahlen nun deutlich machten, wie dringend nötig das Testen war, oder ob sie belegten, dass es nicht funktionierte – die Krise lag auf der Hand. General George C. Marshall ordnete 1944 den Abbruch der Testreihen an. Einige Leute simulierten, aber die überwiegende Mehrzahl der Fälle war real, und das bedeutete zweierlei: Ein ungeahnt großer Bevölkerungsanteil war von psychischen Krankheiten betroffen, und auch »Gesunde« mussten psychologisch behandelt werden. Nur wenige Nervenzusammenbrüche im Militär ereigneten sich an der Front oder in Übersee. Die meisten wurden durch unterschiedlichste Faktoren ausgelöst, die auch die Menschen zu Hause beeinträchtigten, beispielsweise »Stress« – ein Phänomen, das sich rasch von der Militärpsychiatrie auf die Allgemeinheit ausweitete.

Die gesamte Nation war betroffen. In einer Chronik der Psychotherapie in den Vereinigten Staaten hieß es, die »beklagenswerte« körperliche Verfassung junger Männer in Amerika sei so schon schlimm genug gewesen – »Zahnlücken, unbehandelte Abszesse und Wunden, nicht korrigierte Sehstörungen und Skelettverformungen sowie unbehandelte chronische Infektionen« – und mache es unabdingbar, im ganzen Land für mehr Ärzte zu sorgen. Aber »die Ausmusterungsquote von zwölf Prozent wegen psychischer Erkrankungen hatte eine einzigartige Schockwirkung«.[9]

Als der Krieg begann, verfügte die US-Army über insgesamt fünfunddreißig Psychiater. Der »äußerst große Mangel an ausgebildeten Fachkräften, nicht nur an Psychiatern und Neurologen, sondern auch an Psychologen und Sozialpädagogen hatte einen Missstand offenbart«, so der Verantwortliche, Brigadegeneral William C. Menninger. Zu Kriegsende war die Zahl von fünfunddreißig auf eintausend in der Armee und weitere siebenhundert bei den übrigen Streitkräften gestiegen; dazu zählte »praktisch jedes Mitglied« der American Psychiatric Association, das »nicht aufgrund von Alter oder Invalidität ausgeschlossen oder als unabdingbar für die zivile Psychiatrie freigestellt war«, und so mancher Neurekrutierte.[10]

Diese Fachleute wurden überall gebraucht, in Hunderten Einberufungszentren, Grundausbildungslagern, Disziplinarkasernen, Reha-Zentren sowie Kliniken zu Hause und im Ausland. Neben Psychiatern arbeiteten auch Militärpsychologen daran, komplexe Gerätearmaturen zu entwerfen, die den geistigen Leistungsfähigkeiten und den Wahrnehmungsbegrenzungen der Menschen angepasst waren, die damit umgingen. »Erst als der Krieg schon fast zu Ende war«, resümierte Menninger später, »hatten wir annähernd genug Personal, um diese Aufgabe zu bewältigen.«[11]

Im Grunde gab es nirgendwo im Land genügend Personal. Kaum ein Drittel der Sanitätsoffiziere, die für die Neuropsychiatrie abgestellt worden waren, hatten vor dem Krieg irgendwelche Erfahrungen in der Psychiatrie gesammelt. Als nach Kriegsende sechzehn Millionen heimkehrende Soldaten betreut werden mussten, war der Bedarf sogar noch größer; mehr als die Hälfte derer, die nach dem Krieg von der Veteranenbehörde in Kliniken eingewiesen wurden, litten unter psychischen Störungen. Auch Zivilisten erfuhren immer mehr über den Nutzen einer psychologischen Behandlung. General Menninger erklärte nach dem Krieg: »Vorsichtig geschätzt gibt es mindestens zwei Millionen Menschen, die infolge von psychischen Erkrankungen oder Persönlichkeitsstörungen, die bei Soldaten im Krieg auftraten, direkt mit der Psychiatrie in Berührung kamen. Für eine große Mehrheit ist dies der erste derartige Kontakt. Sie lernen dazu.« Auch Menninger hatte seine Lektion gelernt: Er setzte sich energisch dafür ein, die psychiatrische Ausbildung, Vorsorge und Behandlung im ganzen Land zu fördern. Die Zivilgesellschaft musste ihre psychiatrische Versorgung nun genauso massiv voranbringen, wie es das Militär getan hatte.

Der Kongress verabschiedete 1946 das Nationale Psychiatriegesetz; 1949 gründete man das National Institute of Mental Health mit einem breit angelegten Auftrag. Das NIMH schuf neue Standards für das Fachgebiet, wonach klinische Psychologen sowohl Forscher als auch Praktiker sein sollten, die nicht nur im Labor arbeiteten, sondern auch am Patienten. Die Veteranenbehörde führte duale Programme in ihren Kliniken und an nahe gelegenen medizinischen Hochschulen ein, damit die nötigen Psychotherapeuten ausgebildet wurden, und beschäftigte schon bald dreimal so viele klinische Psychologen wie man 1940 im ganzen Land gezählt hatte. Die klinische Psychologie erlebte einen ungeahnten Aufschwung, nicht zuletzt aufgrund staatlicher Fördermittel.

Der Rorschachtest profitierte dabei an allen Fronten, als diagnostisches Werkzeug mit greifbaren Vorteilen für praktizierende Psychiater wie auch als Test, der mit dem Drang nach quantifizierbarer Auswertung in der akademischen Psychologie vereinbar war. Im Zuge des stärker auf die Praxis ausgerichteten Studiums der klinischen Psychologen orientierte sich die Psychologie ohnehin mehr an der Psychoanalyse als an quantitativen Messverfahren. Zeitlich bedingt gab es bis zum Ende der 1940er Jahre keine konkurrierenden Lehrbücher der psychologischen Beurteilung, und so blieb all den neu entstehenden Fakultäten für klinische Psychologie nichts anderes übrig, als die Handbücher über den Rorschachtest zu verwenden. Im Jahr 1946 war der Rorschachtest der am zweithäufigsten eingesetzte Persönlichkeitstest, nach dem einfacheren »Mann-Zeichen-Test« von Florence Goodenough, und der vierthäufigste Test insgesamt, hinter zwei unterschiedlichen Intelligenztests. Der Rorschachtest war über Jahre das beliebteste Dissertationsthema in der klinischen Psychologie.[12]

Innerhalb des Militärs hatte der Rorschachtest weiterhin nur eingeschränkt Verwendung gefunden. Die Durchführung dauerte länger als bei anderen Tests, und es gab nicht genügend Ärzte mit der erforderlichen Spezialausbildung, um ihn an all den Millionen Soldaten anzuwenden. Und es mangelte auch an Tintenkleckstafeln: Ein Oberleutnant, der während des Krieges einer psychiatrischen Einheit in Paris zugewiesen wurde, konnte nirgendwo einen Satz von Tafeln auftreiben; er ließ seine Frau bei Bruno Klopfer in New York ein Set besorgen und mit der Post schicken. (Ein paar Wochen später stieß er im Keller des Eisenhower-Hauptquartiers zufällig auf einhundert Sets Rorschachtest- und TAT-Tafeln, welche die Armee geordert und dann vergessen hatte.)[13] Auch wenn sich der Multiple-Choice-Rorschachtest nicht für eine Massenuntersuchung eignete, fand der eigentliche Rorschachtest viele weitere Anwendungsbereiche beim Militär, sowohl in der Psychiatrie – zur Diagnose und Behandlung von Patienten – als auch in der Psychologie, beispielsweise zur Untersuchung von Kampfmüdigkeit bei Fliegern der Luftwaffe.[14]

In einem breiteren Kontext kam der neue Stellenwert des Testens und das Stellengerangel zwischen Psychiatern und Psychologen dem Rorschachtest zugute. In Fallbesprechungen, die in Erziehungsheimen aufgekommen waren und immer häufiger zur gängigen Praxis wurden, kamen verschiedene Fachleute zusammen: ein Psychiater, der für die Behandlung verantwortlich war, ein Psychologe, der Tests durchführte, und ein psychiatrischer Sozialpädagoge, der die Therapie begleitete.[15] In der Vergangenheit pflegte der Psychologe den IQ des Patienten und vielleicht ein paar weitere numerische Ergebnisse zu vermelden; damit war seine Arbeit erledigt. Wenn er sich aber mit dem verzwickten und geheimnisvollen Rorschachtest auskannte, konnte er sich in der Diskussion mit Begriffen wie Farbenschock, Erlebnistyp oder starrem Problemlöseverhalten hervortun, während seine Kollegen rund um den Tisch nickten und in der Beschreibung ihren Patienten wiedererkannten.

Tausende Psychiater und Psychologen hatten Blinddiagnosen erlebt, die ihnen schockierend zügig und zutreffend erschienen, oder andere Erkenntnisse mithilfe des Rorschachtests, die kein anderer Ansatz liefern konnte. Vor allem psychoanalytische Psychiater, die Selbsteinschätzungstests in Form von Fragebogen misstrauten, weil diese ihrer Meinung nach die Macht des Unbewussten unterschätzten, hatten den Eindruck, der Rorschachtest spreche ihre Sprache. Diese Psychiater bezeichneten den Rorschachtest, genauso wie die Psychologen, als »die Königin aller Tests«.

Psychologen wie auch Psychiater rangen darum, ihre professionellen Rollen gegen eine gemeinsame Bedrohung zu verteidigen. Die Sanitätsoffiziere, die in aller Eile für den

Militärdienst ausgebildet worden waren, ohne ein Studium der Psychologie oder Psychiatrie zu absolvieren, hatten ziemlich gute Arbeit geleistet. Und wie stand es mit den Sozialpädagogen? Wenn sie nach weniger strenger Schulung und für weniger Geld den Menschen ebenso gut helfen konnten – und ihre Tätigkeit statt »Psychotherapie« als »Lebenshilfe« oder »Beratung« bezeichneten –, stellte sich die Frage, welchen Sinn Psychiater und klinische Psychologen überhaupt noch hatten. Als Argument führten diese Berufsstände ihr Studium und ihre Kompetenz ins Feld, und der Rorschachtest war ein anerkanntes und einschüchterndes Zeichen dieser Expertise. Die zehn Tintenkleckstafeln wurden ein wichtiges und anschauliches Statussymbol, das der Beschäftigungssicherheit und dem Selbstbild des Klinikers zugutekam.[16]

KLOPFERS LEHRBUCH *THE Rorschach Technique: A Manual for a Projective Method of Personality Diagnosis* (Die Rorschach-Technik: Ein Handbuch für eine projektive Methode der Persönlichkeitsdiagnose) erschien 1942, genau der richtige Zeitpunkt, um als die Bibel der psychologischen Tester und Standardlehrwerk an Hochschulen angenommen zu werden und die nächste Generation zu prägen. Klopfer merkte in seinem Vorwort an, das Buch erscheine »in einer Zeit der Not, in der wir alle dazu aufgerufen sind, unsere Ressourcen möglichst wirksam einzusetzen, egal ob es sich um Menschen oder Materialien handelt. Die Rorschach-Methode erweist sich als wertvoll, indem sie die Verschwendung von Humanressourcen zu vermeiden hilft«, sowohl in der Armee als auch in der zivilen Verteidigung, und er sei dankbar für die Chance, seinen Beitrag leisten zu können. Da er ein geflohener deutscher Jude war, wurde sein Patriotismus sicherlich als aufrichtig empfunden – und er kam außerdem der Vermarktung zugute. Ein führender Bildungspsychologe namens Lee J. Cronbach erklärte Ende der Fünfzigerjahre, kein Buch »hatte mehr Einfluss auf die amerikanische Rorschach-Technik – und somit auf die klinische Diagnosepraxis – als das Klopfer-Kelley-Buch von 1942«.[17]

Zwei Frauen, die nach einem Magisterabschluss in Psychologie am New Yorker Bellevue Hospital arbeiteten, Ruth Bochner und Florence Halpern, sollten nie zu Ruhm gelangen, doch sie veröffentlichten im selben Jahr ein Werk, das real gesehen das einflussreichste Rorschach-Buch von allen gewesen sein dürfte. *The Clinical Application of the Rorschach Test* (Die klinische Anwendung des Rorschachtests) war unter dem Druck und den Zwängen der Kriegszeit verfasst worden und wurde von den damaligen Rorschach-Experten verächtlich abgetan (»ein nachlässig geschriebenes Buch voll von wackeligen Thesen, Widersprüchen und irreführenden Schlussfolgerungen«), aber es kam an. Es wurde im *Time Magazine* besprochen und erschien 1945 in zweiter Auflage. Es diente zur Schulung all jener neuen Armeepsychologen, die im Laufschritt Rorschach-Tester aus sich machen mussten, nachdem sie zuvor nur Ratten in Universitätslabors beobachtet hatten und überhaupt nicht wussten, was es mit dem Test auf sich hatte.[18]

Die Autorinnen mochten den Sachverhalt vielleicht allzu stark vereinfacht haben, aber sie brachten es auf den Punkt. Mit einer ausfaltbaren Tabelle am Ende konnte man sämtliche Ergebnisse als Prozentzahlen errechnen, ohne viel Zeit für das Umrechnen von Brüchen in Prozente zu vergeuden oder den Rechenschieber hervorholen zu müssen (z. B. 13/29 = 44,7 %). Die Kapitel trugen Überschriften wie diese: »Was die Symbole in Spalte I bedeuten«. Auf diese Ebene praktischer Klarheit ließen sich die führenden Rorschach-Experten selten herab. Klopfer behandelte dasselbe Material in »Bewertungskategorien für die Position der Antworten« erst nach rund hundert Seiten. Beck erörterte es in seinem Lehrbuch von 1944 in sechs separaten Kapiteln, darunter »Bewertungsprobleme« sowie »Ansatz und Sequenz: Ans., Seq.«. Welches dürfte wohl die bessere Lernhilfe gewesen sein?

Bochner und Halpern waren sich der Debatten zwischen Klopfer und Beck durchaus bewusst. Sie wussten auch um die Nuancen und Vorbehalte in Rorschachs eigenem Werk und um die komplexen Wechselbeziehungen zwischen einzelnen Teilen des Tests – aber sie brachten die Sache auf eine einfache Formel. Wer eine bestimmte Art von Antwort gab, war »offensichtlich ein fähiger Mensch, aber gesellschaftliche Bindungen dürften ihm schwererfallen«. Eine andere Art von Antwort verriet »einen egozentrischen Menschen voller Ansprüche und mit einem Hang zur Reizbarkeit. Da er die nötige Anpassung nicht leisten kann, erwartet er, dass sich der Rest der Welt ihm anpasst«. Testteilnehmer, die eine bestimmte Tafel als »unheimlich« empfanden, waren »leicht irritiert durch geballte Dunkelheit und tendenziell ängstlich und bedrückt«. Die Abwehrhaltung einer Frau gegenüber einer bestimmten Tafel war »offenkundig sexueller Natur, und schien nach einer Analyse der Inhalte ihrer Antworten mit der Frage der Schwangerschaft verknüpft zu sein«, der sie aus dem Weg zu gehen versuchte, indem sie »die Symbole der männlichen Genitalien [in dem Tintenklecks] missdeutete oder leugnete«. Und siehe da: Ihre Fallgeschichte offenbarte, dass sie und ihr Freund sechs Wochen zuvor »über das übliche Petting hinausgegangen« waren und die Periode ausgeblieben war. Ein ausführlicher Bericht für eine Therapie oder Analyse ließ sich ebenso gut durch einige kurze Anmerkungen ersetzen, die der Einstufung dienten. Der Rorschachtest war vielleicht schwerer zu bewältigen als die meisten Tests, aber das bedeutete nicht, dass er nicht standardisiert werden konnte.

Diese und ähnliche Pauschalaussagen bereiteten das Fundament für die fortan gängige Sichtweise vom Wesen und der Bedeutung des Rorschachtests. Bochner und Halpern definierten ihn ganz klar als projektives Verfahren, nicht als Wahrnehmungsexperiment, und spielten die objektiven Eigenschaften der konkreten Bilder herunter: »Da die Kleckse im Wesentlichen ohne Inhalt sind, muss der Proband sich gezwungenermaßen in sie hineinprojizieren.« Die Autorinnen erklärten, man müsse den Probanden »glauben lassen, dass jede Antwort, die er gibt, eine gute Antwort« sei; alles andere sei »unvereinbar mit der Grundidee des Experiments«, auch wenn die Antworten in Wirklichkeit als »gut« oder »schlecht« bewertet wurden und Rorschach selbst es für unethisch gehalten hatte, die Probanden irrezuführen, wenn die Testergebnisse praktische Konsequenzen haben konnten.

Bochners und Halperns Version des Rorschachtests ging in das Allgemeinbewusstsein und die Populärkultur ein. Keine richtigen oder falschen Antworten, man konnte äußern, was man wollte, und ehe man sichs versah, wurde man enttarnt und in eine Schublade gesteckt. Bochner und Halpern erreichten nie direkt die große Masse, wie es bei den Popularisierungen von Freud oder Ruth Benedicts *Urformen der Kultur* der Fall war, aber sie legten all das dar, was die amerikanische Öffentlichkeit glaubte, über den Rorschachtest zu wissen.

Ein drittes Buch erschien 1942 Hermann Rorschachs *Psychodiagnostik* endlich auf Englisch. Dies, so schien es, war die maßgebliche Darstellung, die den Leser daran erinnern konnte, was es mit dem Test wirklich auf sich hatte. Aber in den zwanzig Jahren seit der Erstveröffentlichung war zu viel geschehen. *Psychodiagnostics* war schlecht übersetzt, verwirrend unvollständig und in sich widersprüchlich, da der posthume Aufsatz von 1922 mit eingeschlossen war; hier erfuhr man nichts über projektive Verfahren, Seelenröntgen, Charakter und Persönlichkeit, Gruppentests, Anthropologie (abgesehen von Bernern und Appenzellern!) oder die rivalisierenden Methoden von Beck und Klopfer. Hätte Hermann Rorschach noch gelebt, wäre er erst siebenundfünfzig Jahre alt gewesen und durchaus imstande, sich selbst zu all diesen Themen zu äußern. Für sich allein war es zu wenig und zu spät, um den Zauberlehrling im Zaum zu halten.

KAPITEL 17

Von Symbolwert wie das Stethoskop

Mitte der Vierzigerjahre hatte praktisch jeder Amerikaner einen Sohn, einen Bruder, einen Cousin oder sonst einen Angehörigen, der bei der Einberufung zum Militär einem psychologischen Test unterzogen worden war. Und immer mehr Menschen hatten solche Tests aus eigenem Antrieb gemacht. So überrascht es nicht, dass gerade in dieser Zeit Freud'sche Begriffe – *Minderwertigkeitskomplex, Verdrängung* und so weiter – in der Populärkultur um sich griffen, genauso wie die Psychotherapie insgesamt und auch die Tintenkleckse.

Im Oktober 1946 dürften Millionen Amerikaner den Artikel »Personality Tests: Ink Blots Are Used to Learn How People's Minds Work« (Persönlichkeitstests: Mit Tintenklecksen erfährt man, wie der menschliche Geist funktioniert) gelesen haben, der im Magazin *Life* erschien, das zu jener Zeit rund 22,5 Millionen Leser erreichte, mehr als 20 Prozent aller Erwachsenen und Teenager in den Vereinigten Staaten.[1] Vorgestellt wurden vier »erfolgreiche junge New Yorker«, die sich Tintenkleckse anschauten – ein Anwalt, ein leitender Angestellter, ein Produzent und ein Komponist (der spätere Schriftsteller Paul Bowles, wie der Zufall es wollte)[2] – sowie Thomas M. Harris, »der in Harvard einen Kurs darüber abhält, wie man den Rorschachtest in der Bewerberauswahl anwendet«. Der Artikel ging sogar auf Details wie Normen und Bewertungen ein: »Die Antworten werden nicht so sehr nach ihrem Inhalt beurteilt als vielmehr danach, wie sie sich mit den Antworten tausender anderer Tests vergleichen lassen. ... Er gehört zu einer Gruppe von Tests, die als projektiv bezeichnet werden.« Die Leser wurden behutsam eingeladen, es selbst zu versuchen.

Der eine oder andere mochte nach der Lektüre des Magazins ins Kino gegangen sein, um sich den Oscar-prämierten Film noir *Der schwarze Spiegel* anzuschauen, in dem Olivia de Havilland eine Doppelrolle als eineiiges Zwillingspaar spielte. Der Film begann mit einem Titelvorspann, der über Bilder von Tintenklecksen lief, und endete – nach Dutzenden Einstellungen mit Spiegeln, symmetrischen Tapetenmustern und Gesichtern im direkten Gegenüber – mit dem Abspanntitel über einem weiteren ominösen Tintenklecksbild. Der Held des Films, ein Psychiater, versuchte mittels Rorschachtest, Wortassoziationstest, Lügendetektor und weiteren hochmodernen Methoden herauszufinden, welche der Zwillingsschwestern einen Mord begangen hatte, während er sich in

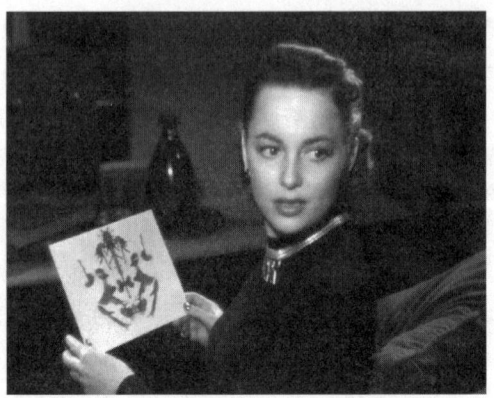

In *Der schwarze Spiegel* antwortet der böse Zwilling auf den Rorschachtest (mit abgewandeltem Tintenklecks): »Es könnte eine Maske sein.« Der gute Zwilling sieht »zwei Menschen in Kostümen, die um einen Maibaum tanzen«.

die unschuldige verliebte. Die Produktionsfirma Universal Pictures erwog, das universelle Bild eines Tintenkleckses in der Printwerbung für den Film zu verwenden, entschied sich aber letztlich für einen buchstäblich schwarzen Spiegel, der zwei Olivia de Havillands und das gekritzelte Wort »Zwillinge!« einrahmte.[3]

Hollywood versank in Düsternis. Auf den Tag genau zwei Jahre nach seinem lebensbejahenden Titelbild eines heimkehrenden Matrosen, der auf dem Times Square eine Krankenschwester küsste, erklärte das Magazin *Life* im Rückblick auf das Jahr 1946, »Hollywood erlag einem innigen Nachkriegs-Faible für morbides Drama. Von Januar bis Dezember flimmerten tiefe Schatten, klammernde Hände, knallende Revolver, sadistische Schurken sowie Heldinnen mit tiefsitzenden Geisteskrankheiten über die Leinwand, in einer hechelnden Zurschaustellung von Psychoneurosen, unsublimierter Sexualität und schändlichen Morden«.[4] Der *Film noir* (auch als *Schwarze Serie* bezeichnet), der die Schatten der Seele in Schwarzweiß auf die Leinwand projizierte, erweckte die brutalen und sexuellen Untertöne des Rorschachtests zum Leben.

Der Film noir und die Tintenkleckse hatten mehr als nur ein Farbschema gemeinsam. Auch der Expressionismus war in den Zehner- und frühen Zwanzigerjahren aus der deutschsprachigen Kulturlandschaft importiert worden, und auch er machte Geisteszustände auf neue Weise sichtbar. In der Schwarzen Serie – die in *A Panorama of Film Noir*, dem ersten Buch über das Genre, als »traumgleich, befremdlich, erotisch, ambivalent und grausam« definiert wurde – setzten Immigranten in Hollywood den visuellen Stil von Filmen wie *Das Kabinett des Dr. Caligari* und anderen expressionistischen Klassikern ein, um eine verwirrende neue Welt zu zeigen. Die Handlung des Krimis *Stranger on the Third Floor* (1940), der häufig als erstes Beispiel des Film noir genannt wird, drehte sich um Wahrnehmung und Deutung; es ging um die Frage, ob der Hauptzeuge in einem Mordprozess recht hatte mit dem, was er glaubte, gesehen zu haben. Die archetypischen Charaktere eines Film noir waren der Privatdetektiv, der in einer Welt moralischer Mehrdeutigkeit nach der Wahrheit suchte, und die unergründliche Femme fatale im Zentrum der Ermittlungen. Natürlich gehörten in diesen Filmen häufig auch konkrete Rorschachtests zu den festen Requisiten.

Der Film noir war nicht die einzige Kunstform mit Bezügen zum Rorschachtest. In den Zwanzigerjahren waren klecksartige Bilder auch im Werk französischer und deutscher Surrealisten entstanden, die sich für das Unbewusste als Quelle des Traums und des automatischen Schreibens interessierten. Der Surrealismus hatte jedoch eine größere Nähe zu Kerners Klecksographie als zum Rorschachtest. Die Surrealisten meinten, Zufallsmethoden lockten das Unbewusste ins Sichtbare hervor, so wie Kerners sich selbst erzeugende Kleckse aus einer anderen Welt herübertraten. Diese Künstler pflegten ihre eigene bewusste Rolle beim Schaffen von Gedichten oder Bildern zu leugnen oder herunterzuspielen, während sie häufig paradoxerweise auf einer bestimmten Deutung dieser Schöpfungen bestanden. Als Francis Picabia 1920 einen dicken asymmetrischen Tintenklecks auf ein mit Tinte besprütztes Blatt Papier setzte, schrieb er den Titel *La Sainte Vierge* (Die Heilige Jungfrau) direkt auf das Bild.

Die Kunst, welche die Amerikaner schon bald eng mit dem Rorschachtest in Verbindung brachten, glich diesem auf weniger oberflächliche Weise als die Werke der Surrealisten, funktionierte aber mehr in dem Sinn, in dem die Tintenkleckse wirkten. Es handelte sich um eine neue Art von Malerei, die die Kultur der Persönlichkeit versinnbildlichte.

Die Schlagzeile des *Life*-Magazins über Jackson Pollock im Jahre 1949 war eine rhetorische Frage: »Ist er der größte lebende Maler in den Vereinigten Staaten?« Pollocks *drip paintings* waren reine Ergüsse des Selbst: »Taumel der Leidenschaft«, »rauschhafte Wucht«. Diese Art der künstlerischen Expression des Selbst war so lebendig und anschaulich, dass er einer neuen Bewegung ihren Namen gab – Abstrakter Expressionismus. »Die meisten modernen Maler arbeiten von innen heraus«, erklärte Pollock.[5] Die Fotos, die Hans Namuth von Pollock in dessen Studio machte – während der Künstler Farbe auf eine riesige Leinwand auf dem Boden tröpfeln und Sand rieseln ließ – waren ikonisch und zeigten, deutlicher noch als die Bilder, den Künstler in Aktion, wie er in Schwarz gekleidet und mit einer Zigarette im Mundwinkel seine Persönlichkeit inszenierte.

Die getropften Gemälde und die Tintenkleckse mochten sich in Bezug auf Symmetrie, Farbe, Rhythmus, Kontext und Größe deutlich unterschieden haben, doch sie bewirkten beim Betrachter durchaus Ähnliches (siehe Farbtafel 7). Bedingt durch Pollocks Image eines starken, stillen Cowboys und den historischen Kontext des amerikanischen Supermacht-Gebarens in der Nachkriegszeit konfrontierten seine Bilder den Betrachter mit einer Art gebieterischer Verachtung: Sie scherten sich auf provokative Weise überhaupt nicht darum, wie der Betrachter reagierte, und machten keinerlei Vorgaben zu dem, was er sehen sollte. Gleichzeitig fesselten sie, führten das Auge über die dynamischen Formen auf der Leinwand und regten häufig dazu an, näher heranzutreten oder weiter wegzugehen. Wenn einem ein Rorschachbild vorgelegt wurde, fühlte man sich ungefähr genauso. Etwa um

1950, auf dem Höhepunkt von Pollocks Ruhm, wurde es in zahllosen Artikeln, Satiren und Karikaturen über moderne Kunst zunehmend für selbstverständlich gehalten, dass solche Kunst nichts anderes sei als ein Rorschachtest.

Mit den Tintenklecksen wurden auch alle möglichen Formen leichterer Kost in der Populärkultur aufgepeppt. Die Werbebranche entdeckte den Rorschachtest mit seiner Mischung aus Knowhow und Rätsel, Bekanntem und Unbekanntem, die in der Geschäftswelt des Mannes genauso funktionierte wie in der Lebenswelt der Frau. Ein 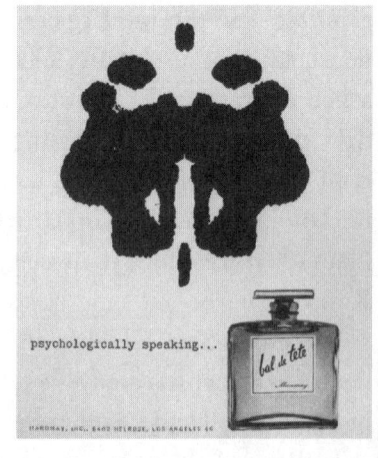 Klecks, der 1955 auf eine Aktienkurve überblendet wurde, verwies auf eine Investmentgesellschaft, deren Fachleute die Eigenarten des Kunden besser kannten als dieser selbst: »Es gibt viele Arten von Analysen... A. G. Becker & Co. liefern eine präzise Prüfung Ihres Portfolios mit Blick auf *Ihre* besonderen Anlageziele. (Übrigens: Können Sie Ihre unmittelbaren und langfristigen Anlageziele überhaupt benennen? – Wenn nicht, umso mehr ein Grund, sich an A. G. Becker & Co. zu wenden.)« Nicht dass Business-Knowhow langweilig sein musste: »Alles lässt sich mit einem unverstellten Blick betrachten«, und der Finanz- und Versicherungsdienstleister American Mutual offerierte »das kreativste Versicherungsprogramm für Angestellte, das angeboten wird«. In den Jahren 1956 und 1957 erschienen einige Parfümwerbungen mit dem Foto einer Frau, dem Abbild eines Tintenkleckses und dem Wortlaut: »Mit Bal de Tete sind Sie, was Sie sein wollen. Es ergänzt Ihre Persönlichkeit perfekt.« In anderen Annoncen durfte der Tintenklecks für sich sprechen.

Der Spielzeughersteller Lowell, der familienfreundliche Spiele vermarktete, die auf Fernsehsendungen beruhten *(Rauchende Colts, The Price Is Right, You Bet Your Life)*, zielte ein wenig tiefer, als er 1957 ein Tintenklecks-Gesellschaftsspiel herausbrachte: PERSON-ALYSIS, »ein aufschlussreiches psychologisches Spiel für Erwachsene, das auf den neuesten psycho-wissenschaftlichen Testmethoden beruht«, wie die Spielanleitung verhieß. Eine Werbung im *New Yorker* verriet mehr: »Die absolute Neuheit unter den anspruchsvollen Gesellschaftsspielen eröffnet den Teilnehmern witzige, spannende, intime und verräterische Einblicke in das Privatleben von Freunden und Angehörigen... sogar das eigene.« Um Spaß zu haben, wandten sich Mama und Papa nun Tintenklecksen zu. Psychologie war gleichbedeutend mit Freud, und Freud bedeutete Sexualität, aber freudianische Ideen ließen sich mit keinem klaren visuellen Bild in Verbindung bringen. In den Fünfzigerjahren galt der Tintenklecks als Ausdruck dessen, wie das Unbewusste aussah, und nach den Kinsey-Reporten, die 1948 und 1953 erschienen, war es den Amerikanern weniger peinlich zuzugeben, was sie sonst noch alles darin sahen.

In jeder Nische der amerikanischen Kultur erlebte der Rorschachtest seine Blütezeit. Laut Google erreichte die Rorschach-Popularität ihren Höhepunkt 1954. Und als konkreter Test, den Psychologen und Psychiater durchführten, war der Rorschachtest in den Fünziger- und Sechzigerjahren der meistgenutzte Test weltweit. Die Tintenkleckse wurden in Kliniken, Anstalten und Erziehungsheimen allein in den Vereinigten Staaten mindestens eine Million Mal vorgelegt. Sie

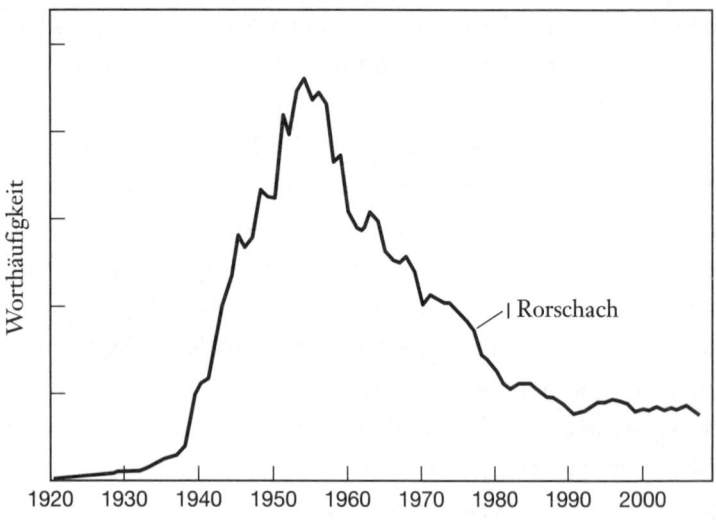

Verwendungshäufigkeit des Begriffs »Rorschach« im Englischen laut Google Ngram

wurden »so eng mit dem klinischen Psychologen in Verbindung gebracht wie das Stethoskop mit dem Arzt«.[6]

Sie wurden herangezogen, um jeden und alles zu testen. In einer deutschen Doktorarbeit sollten mithilfe des Rorschachtests andernorts veröffentlichte Hinweise darauf bestätigt werden, dass sich die Psyche einer Frau während der Menstruation veränderte. Der Autor zeigte die Tintenkleckse zwanzig Kommilitoninnen von der medizinischen Fakultät im Alter von zweiundzwanzig bis sechsundzwanzig Jahren, einmal in der Mitte des Menstruationszyklus und einmal am ersten Tag der Monatsblutung. Während der Periode gaben die Frauen vermehrt sexuell geprägte Antworten und solche mit anatomischen Merkmalen, auch bis in kleinste Details, sie reagierten langsamer und insgesamt launischer und willkürlicher. Der Autor registrierte doppelt so viele Antworten mit »Blut« und sechsmal so häufig Begriffe wie »Feuer«, »Höhlen« und »Tore«. Die menstruierenden Frauen gaben weniger Bewegungsantworten und weniger Antworten zu Tafeln, die in der Regel Bewegungsantworten auslösten, was auf Verdrängung hinwies: »Misstrauen gegenüber dem eigenen Innenleben.« Häufigere Farbantworten: Sie »reagierten höchst sensibel auf Emotionen«. Schlussfolgerung: Psychologen, die Frauen dem Rorschachtest unterziehen, sollten den Menstruationszyklus berücksichtigen.[7]

Anne Roe, eine Harvard-Professorin und klinische Psychologin, drehte den Spieß um und erforschte mittels Rorschachtest und TAT die Psyche von Wissenschaftlern. Sie stellte beispielsweise fest, dass Sozialwissenschaftler doppelt so viele Antworten auf Rorschach-Tafeln gaben als Naturwissenschaftler (durchschnittlich 67 gegenüber 22 bei Biologen und 34 bei Physikern), weniger Hemmungen hatten, Aggression auszudrücken, und »sich mehr mit sozialen Beziehungen befassten, zugleich aber auch damit quälten«. Besonders interessant war ihr Rorschachtest mit dem Behavioristen B. F. Skinner, der erstaunliche 196 Antworten gab, die insgesamt von »einer geringschätzigen Haltung gegenüber anderen Menschen« gekennzeichnet waren. Skinner sah in den Formen wenige Menschen und zeigte auch einen »Mangel an Respekt vor dem Leben von Tieren« – woraufhin ein Gremium von Experten, denen mitgeteilt wurde, der Proband sei ein berühmter Psychologe, die Vermutung äußerte, dass es sich um Skinner handeln könnte. Skinner äußerte sich auch abschätzig über die Tintenkleckse selbst, und machte bei seinen Antworten Bemerkungen wie diese: »Die Symmetrie ist ein Ärgernis«, »Kleinzeug stört mich«, »schlecht gemalt« und »nicht besonders gut geordnet«.[8]

Skinner hatte sich bereits mit projektiven Methoden befasst. Eines Sonntagmorgens im Jahr 1934 vernahm er, während er in seinem Kellerlabor in Harvard intensiv arbeitete, durch die Wand das Geräusch einer Maschine – »Di-*dah*-di-di-*dah*, di-*dah*-di-di-*dah*« – und hörte sich immer wieder zu sich selbst sagen: »Du kommst hier nie raus. Du kommst hier nie raus.« Dies brachte ihn nicht etwa auf die Idee, am Wochenende weniger Zeit im Labor zu verbringen, sondern Kontakt mit Henry Murray von der Harvard Psychological Clinic aufzunehmen, der damals gerade den TAT entwickelte. Skinner wirkte bei der Ausarbeitung des TAT mit und schuf auch einen eigenen Test, den sogenannten »Verbalen Summator«. Bei diesem Verfahren wurden dem Probanden wortähnliche Geräusche vorgespielt, die Skinner gesammelt und aufgezeichnet hatte und die er als »so etwas wie akustische Tintenkleckse« bezeichnete. Auch andere Psychologen übernahmen diesen auditiven Rorschachtest für kurze Zeit.[9]

In den Fünfzigerjahren versuchte ein weiterer Forscher, mithilfe projektiver Methoden die Grenzen der Sinneswahrnehmung zu überwinden. Der Arzt Edward F. Kerman fand es schade, dass Blinde keinen Zugang zu dieser wirksamen Methode hatten, und so entwickelte er die Kerman Cypress Knee Projective Technique, eine projektive Methode unter Einsatz von Zypressenknien. (»Ein Zypressenknie, zur Information der Unkundigen, ist ein Auswuchs der Wurzeln der Zypresse [*Taxodium distichum*], der in unserer Kultur als Zierobjekt seinen Platz gefunden hat und den Betrachter anspricht, weil er mit seiner gewundenen, unklaren Form phantasiereiche Reaktionen hervorrufen kann.«) Dabei wurden dem blinden Testteilnehmer sechs Gumminachbildungen von Zypressenknien in die Hand gegeben. Der Proband sollte die Gummikopien einstufen, je nachdem wie sehr sie ihm zusagten, und ihre Rangordnung erklären; er sollte jeder einzelnen einen Namen oder einen Titel geben und mit allen sechs eine

Geschichte erzählen; schließlich sollte er einem Zypressenknie die Rolle der Mutter zuordnen, einem anderen die des Vaters, einem weiteren die des Kindes und auch zu diesen eine Geschichte erfinden.[10]

Einem blinden achtzehnjährigen Schüler gefiel Nr. 5 am besten: »Es erinnert mich irgendwie an eines dieser griechischen Ungeheuer oder etwas, das so aussieht, als hätte es viele Köpfe. ... Abgesehen davon kann ich nichts sagen, es gefällt mir einfach.« Er gab ihm den Namen Avogardo, nach der Bezeichnung für die physikalische Konstante, die besagt, dass gleiche Volumina von Gasen bei gleicher Temperatur und gleichem Druck gleich viele Moleküle aufweisen. Nr. 4 empfand er als langweilig: »Richtig schlichte Sachen mag ich nicht.« Dr. Kermans Analyse las sich wie eine Selbstparodie: »Sie sollte nicht andeuten«, dass der junge Mann »klinisch entweder als psychopatische Persönlichkeit oder als offenkundiger Homosexueller betrachtet werden sollte, aber die Tendenz in diese Richtungen ist da.« Kerman merkte zwar an, die Aussagekraft des Tests sei nicht wirklich bewiesen, schloss aber optimistisch: »Da Validierungsstudien erforderlich sind, lädt der Autor interessierte Fachkräfte auf dem Gebiet der projektiven Verfahren ein, sich ihm anzuschließen.«

Dieser plumpe Freudianismus, wie Kerman ihn praktizierte, war um die Jahrhundertmitte überall anzutreffen. Eine neue Theorie besagte, einer der Rorschach'schen Tintenkleckse sei die »Vater-Tafel«, eine andere die »Mutter-Tafel«, und unterschiedliche Antworten darauf seien besonders aussagekräftig für das familiäre Psychodrama des Probanden. Wenn eine Frau erklärte, die Arme auf der Vater-Tafel sähen »dünn und schwach« aus, so galt dies als unheilvolles Zeichen für ihr Liebesleben.[11]

Während klinische Psychologen ihren Schwerpunkt immer mehr auf die Praxis verlagerten, weniger quantitativ und zunehmend psychoanalytisch arbeiteten, gewannen sie zunehmend den Eindruck, es sei bedauerlich, das umfangreiche sprachliche Material außer Acht zu lassen, das im Lauf eines Rorschachtests zutage kam. Spezifische Auswertungen mochten genauer sein, und richtiges Auswerten war schon früher als heikle und schwierige Aufgabe erkannt worden, die eine lange Ausbildung, hohes Einfühlungsvermögen, ja sogar Kunstfertigkeit erforderte. Nun meinte ein Verfechter dieses Ansatzes, ein Festhalten am »Standpunkt streng objektiver Analyse« sei zwar »empfehlenswert, aber unzureichend, was die Bedürfnisse des Psychiaters betrifft«.

Der Psychologe und Schriftsteller Robert Lindner, dessen Sachbuch über Jugendkriminalität, *Rebel Without a Cause*, später die Grundlage des gleichnamigen Kultfilms bildete (*Denn sie wissen nicht, was sie tun*), war einer der Hauptvertreter dieser Herangehensweise an den Rorschachtest. Er argumentierte, »*was* der Patient beim Rorschach-Testen äußert, ist ebenso wichtig wie die Frage, *wie* er es äußert, und gelegentlich sogar noch wichtiger«. Das Beachten des Inhalts »bereichert den Wert des Rorschach-Protokolls für diagnostische und therapeutische Zwecke enorm«. Laut Lindner waren bislang 43 spezifische Antworten verzeichnet worden, die für sich schon diagnostischen Wert hatten. Beispielsweise deuteten männliche Probanden den unteren Mittelteil von Tafel I häufig als fleischigen weiblichen Torso, während Homosexuelle darin eher einen muskulösen männlichen Torso sahen. Bochner und Halpern hatten beschrieben, was es bedeutete, wenn eine bestimmte Tafel als »unheimlich« empfunden wurde. Lindner sprach von einer »Selbstmord-Tafel«: »Antworten mit Projektionen wie ›ein faulender Zahn‹, ›ein verrotteter Baumstumpf‹, ›eine schwarze Rauchfahne‹, ›etwas Morsches‹ oder ›ein verbranntes und verkohltes Stück Holz‹ treten in ernsten depressiven Zuständen auf, mit suizidalen Andeutungen und selbstzerstörerischem Gedankeninhalt. Ist in der Antwort auf diesen Bereich jedoch offen von Tod die Rede, bestehen gute Aussichten, dass der Patient von einer Elektroschocktherapie profitiert.«[12]

Rorschachs eigene Haltung zur Inhaltsanalyse war nicht eindeutig gewesen. Im Jahr 1920 hatte er sie abgelehnt; 1922 vertrat er jedoch die Ansicht, »dass auch die Inhalte von Deutungen im Formdeutversuch bedeutungsvoll sein können«. Nachdem der später gehaltene Vortrag mit in die *Psychodiagnostik* aufgenommen worden war, standen beide Äußerungen im selben Buch nebeneinander, und Vertreter beider Seiten der Debatte konnten den Urtext zu ihren Gunsten zitieren.[13]

Unterdessen achteten auch andere Psychologen vermehrt darauf, wie die Probanden sprachen, unabhängig von Inhalt und formaler Auswertung. David Rapaport und Roy Schafer, die Hauptvertreter des psychoanalytischen Rorschach-Ansatzes um die Jahrhundertmitte, entwickelten neue Codes für alle etwaigen Antworten, die verrückt klangen: »Abweichende Formulierungen«, weiter unterteilt in »Sonderbare Formulierungen« (»Zebrafell kann nicht sein – da sind keine Flecken darauf«), »Wunderliche Formulierungen« (»psychiatrisches Experiment, surrealistisches Gemälde, eine Seele, die in der Hölle verglüht«), »Autistische Logik« (»noch ein Kampf, der in Südafrika stattfindet«) und ein Dutzend weitere Kategorien.[14]

Verhalten, das während eines psychologischen Tests gezeigt wurde, war trotz allem Verhalten; unsinnige oder gewalthafte Phantasien im Lauf eines Rorschachtests waren dort ein ebenso schlechtes Zeichen wie in jedem anderen Zusammenhang. Warum nicht alles deuten, was zutage trat? Kaum jemand bestritt, dass »eine schwarze Rauchwolke« zusammen mit anderen morbiden Antworten auf bestimmte düstere Gedanken hindeutete. Doch genauso wie Georg Roemer mit seinem Versuch in den Zwanzigerjahren, zu einem »inhaltbasierten, symbolischen Test« überzugehen, riskierte man es, den einzigartigen Wert der konkreten Tintenkleckse zu verspielen, wenn man nicht mehr Deutungen von Form, Farbe und Bewegung in den Antworten der Testteilnehmer auswertete. Einige meinten, in dem Fall wäre es fast sinnlos, so viel Zeit und Mühe für die Durchführung des Rorschachtests aufzubringen; jeder, der dazu neigte, »surrealistische Gemälde« oder »eine Seele, die in der Hölle verglüht« zu sehen, dürfte sich wohl in dieser Art äußern, wenn man sich nur fünf Minuten lang mit ihm unterhielt. Verfechter der Inhaltsanalyse beziehungsweise der Formulierungsanalyse verschanzten sich stets hinter Vorbehalten: Man müsse mit größter Behutsamkeit vorgehen; dies seien nur Vorschläge oder Leitfäden; dies solle die traditionelle Auswertung nur ergänzen, nicht ersetzen. Aber dann wurde der Antwortenschlüssel vorgelegt, und »Rauch« bedeutete dies und ein »männlicher oder weiblicher Torso« bedeutete jenes.

Der inhaltsbezogene Ansatz – der verlockendste und freudianischste, aber auch kontroverseste Ansatz, weil anfällig für Subjektivität und Zweckentfremdung – war nun unabhängig von Rorschachs ursprünglicher Intention eine praktikable Alternative zu anderen, sachlicheren Rorschach-Methoden. Und er fand in der Vorstellung der Allgemeinheit immer mehr Verbreitung. Einen fröhlichen Schmetterling auf einer Wiese zu sehen, war gut, einen Axtmörder zu sehen, war schlecht. Diese Sichtweise ließ sich leicht popularisieren.

Inmitten des Gerangels um die richtige beziehungsweise falsche Verwendung der Tintenkleckse in der Zeit um die Jahrhundertmitte hielten ein paar nachdenklichere Köpfe inne, blickten zurück und fragten sich, was man gelernt hatte und wie weit man noch gehen musste. Rorschach hatte geglaubt, die Menschen wurden im Alter von 33 bis 35 Jahren introvertierter, zogen sich mehr in sich zurück und traten dann aufgeladen mit Ideen und Projekten für die Zukunft wieder hervor. Es mochte ein Zufall sein oder nicht – der Test, der Ende 1917 das Licht der Welt erblickt hatte, durchlief Anfang der Fünfzigerjahre genau diese Phase der Besinnung.

Zu jener Zeit machte Henri Ellenberger die Witwe Olga Rorschach und andere noch lebende Verwandte, Freunde und Kollegen von Hermann ausfindig und schrieb den vierzigseitigen Aufsatz »Leben und Werk Hermann Rorschachs«, der 1954 veröffentlicht wurde. Zwei Jahre zuvor hatte Manfred Bleuler – der Sohn Eugen Bleulers und Rorschachtester in Marokko – im ersten Heft einer neuen Fachzeitschrift namens *Rorschachiana* in einem Artikel auf dreißig Jahre klinischer Anwendung des Rorschachtests zurückgeblickt.

Bescheidener als viele Amerikaner, die über den Test schrieben, zog Bleuler die Schlussfolgerung, dass praktische Fragen niemals mithilfe des Rorschachtests allein entschieden werden sollten; dieser sei »im Einzelfall keineswegs ein unfehlbares diagnostisches Werkzeug«. Er könne niemals das Gespräch mit dem Patienten oder dessen Beobachtung in Alltagssituationen ersetzen, nur ergänzen. Doch über die Anwendung im Einzelfall hinaus, argumentierte Bleuler, sei die Aussagekraft des Tests unermesslich. Er fasste zusammen, was der Test zu leisten vermochte (Hervorhebung durch Bleuler):

Er kann ein klares Bild der großen Probleme von Psychologie und Psychopathologie geben und aus neuen Blickwinkeln Licht auf diese werfen. ... Es ist wohlbekannt, welche Rolle ein einfacher Kinderdrachen in der Entwicklung der Luftfahrt spielte. [Ähnlich] kann der Psychologe mit [dem Rorschachtest] prüfen, suchen, fast damit spielen, während er sich auf die schwierige Aufgabe vorbereitet, den lebenden Menschen und dessen Pathologie als Ganzes und gleichzeitig individuell zu sehen.

Ich bin davon überzeugt, dass hierin ein sehr wichtiger kultureller Auftrag für den Rorschachtest liegt, ... der Rorschachs eigener Tradition folgt: Nichts lag seinem Denken ferner als die Absicht, den Menschen in eine Formel einzusperren und auf einen Mechanismus zu reduzieren, der sich entsprechend messbarer Eigenschaften abstempeln ließe. In Wirklichkeit suchte er nach einem Bild des Menschen frei von den Schleiern der Konvention. ... Ich denke, die künftige Forschung mit dem Rorschachtest erfordert ebenfalls diesen seinen Geist, der nicht darauf aus war, den lebenden Menschen in ein Schema zu pressen, sondern gerade in unserer von Schema und Formel besessenen Zeit dazu beitragen wollte, tief in das große Geheimnis des Lebens zu blicken.[15]

Der Mensch konnte »frei von den Schleiern der Konvention« sein, denn das Deuten der Tintenkleckse war eine Aufgabe, für die im Alltagsleben keine Konventionen, keine Normen vorgegeben waren: »Lüge und Umgang und Tradition und Sitte usw.«, hatte Rorschach 1908 seiner Schwester geschrieben, sind »alles Dämme, die in das wirkliche Leben hineinzuschauen verwehren.«[16]

Während der weit verbreiteten Hinwendung zur Inhaltsanalyse forderte eine vereinzelte Stimme ein Eingehen auf die Form. In zwei Aufsätzen von 1951 und 1953 erinnerte der Kunstpsychologe und Medienwissenschaftler Rudolf Arnheim daran, dass die Tintenkleckse als visuelle Stimuli ganz eigene objektive Wahrnehmungsmerkmale besaßen. Eine bestimmte Reaktion sei in den meisten Fällen zumindest teilweise auf die Eigenschaften der Kleckse selbst zurückzuführen und nicht nur auf die persönlichen Eigenheiten des Betrachters. Es war also nicht alles bloß Projektion. Im Grunde, so argumentierte Arnheim, werde durch die Metapher der »Projektion«, trotz der visuellen Bildlichkeit, der Akt des Sehens, des Sicheinlassens auf das real Vorhandene unterbewertet. Auch wenn der visuelle Reiz zur Kenntnis genommen werde, rede man oft so, als halluziniere der Betrachter in einem Nichts und projiziere allenfalls, was seine Persönlichkeit diktiere, anstatt auf das konkrete Bild zu reagieren.[17]

Selbst die Bewegungsantwort, die Rorschach mit dem projektionsähnlichen Begriff des »Einfühlens« in Verbindung gebracht hatte, sei nicht ausschließlich subjektiver Natur. Arnheim wies darauf hin, dass ein Bild mehr oder weniger objektiv dynamisch sein könne. In einigen Standbildern sei tatsächlich Bewegung, etwa im Bild eines Mannes, der den Kopf dreht, in anderen hingegen nicht. Diese Eigenschaften »sind nicht ›subjektiver‹ als Form oder Größe«. Die »schräg ausgerichteten Keilformen« von Tafel I seien in sich dynamisch. Die »sich verbeugenden Kellner« auf Tafel III mit ihrer »schwungvollen Rundung« bargen objektiv mehr Dynamik als die »kletternden Bären« auf Tafel VIII mit ihrem »kläglichen Mangel an sichtbarer Vitalität«.

Arnheim machte sich daran, die visuellen Eigenschaften der Tintenkleckse im Detail herauszuarbeiten. Die weiße Fläche in der Mitte von Tafel II (siehe farbiger Bildteil S. 2) könne »wegen ihrer symmetrischen Form, Konvexität und Abgeschlossenheit« leicht als Vordergrundfigur gesehen werden, aber sie »vereint sich... ebensogut mit der außen liegenden weißen Oberfläche der Tafel und schafft damit einen Hintergrund für die schwarze Figur«. Dies seien objektive visuelle Merkmale, die das Reaktionsspektrum des Betrachters bestimmten. Arnheim widmete allein den Komplexitäten von Tafel I fast zehn Seiten.

Arnheim mutmaßte, solch eine visuelle Analyse sei noch nie zuvor durchgeführt worden, weil die Rorschach'schen Tintenkleckse weitgehend als »unstrukturiert« und die Reaktionen darauf als rein »subjektiv« gegolten hätten. Er bezeichnete diese Auffassung als einseitig. Wenn die Kleckse zugleich »unbestimmt genug« seien, »um eine Vielzahl an Interpretationen zuzulassen, andererseits aber strukturiert genug, um überhaupt irgendeine Reaktion auszulösen«, dann sollte man sich doch bemühen zu erklären, was es mit dieser Struktur auf sich hätte. Auf jeden Fall seien die Bilder komplex genug, um mit ihnen direkt zu untersuchen, wie Menschen visuelle Information verarbeiteten, schlug Arnheim vor. Ein Psychologe könne Probanden beispielsweise freiheraus fragen, ob sie Tafel I »als eine Kombination dreier vertikaler Blöcke oder als ein System aus gleitenden Diagonalen« wahrnahmen, anstatt auf dem umständlichen Umweg zu fragen »Was könnte dies sein?«.

Nach seinen Aufsätzen der frühen Fünfzigerjahre wandte sich Arnheim tendenziell vom Rorschachtest ab, eben weil die meisten Menschen diesen nach wie vor als rein subjektive Übung in Projektion ansahen. Arnheim wurde bald darauf der einflussreichste Theoretiker, der Neuropsychologie und Kognitionswissenschaft auf das Studium der Kunst anwandte. Nur ein einziger weiterer Rorschachtest-Experte folgte Arn-

heims Forderung nach einer spezifischen visuellen Analyse –
und auch er stellte die Auffassung in Frage, der Test sei eine
Übung in »Projektion«.[18]

Wenn es je so etwas wie einen Philosophen des Rorschach-

Abbildungen aus Arnheims visueller Studie zu Tafel I.

(a) Teile können auf mannigfache Weise gruppiert sein: z. B. die dreieckigen Flügelspitzen 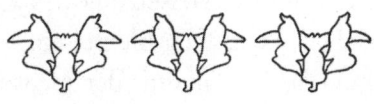 zu beiden Seiten können unterschiedlich aufgefasst werden: als Teil der seitlichen Säulen, als Teil eines Querbalkens hinter der übrigen Figur, entweder abgetrennt von der mittleren Säule oder mit dieser verbunden.

(b) »Das entscheidende Merkmal einer visuellen Form ist nicht der äußere Umriss, sondern das, was man als ›strukturelles 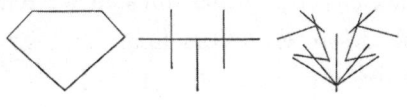 Skelett‹ bezeichnen könnte«, und Tafel I entspricht mehreren möglichen Skeletten, wie den drei dargestellten.

(c) Die Skelette, vor allem die Hauptachsen, verändern die Wahrnehmungsdynamik. Z. B. das weiße Dreieck und das graue Rechteck in der unteren Hälfte der Tafel können schräg und stark dynamisch wahrgenommen werden, wie in A, oder aber eher statisch, wie in B.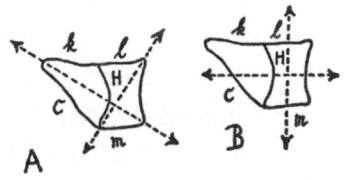

(d) Die Umrisse der Figur, wie etwa die Spitzen der »Flügel«, können ebenfalls durch die Wahrnehmung verändert werden, entweder geglättet oder geschärft.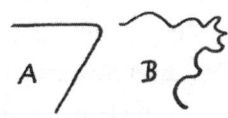

tests gab, dann war dies der Psychologe Ernest Schachtel (1903–1975). Seiner Auffassung nach hatte sowohl Beck als auch Klopfer einen zu engen Fokus. Schachtel bezeichnete Klopfers Handbuch von 1942 als vage, in sich widersprüchlich, theoretisch unzureichend fundiert und letztlich von der »Gesamtheit menschlicher Erfahrung« abgespalten. Die wahre Zielsetzung des Formdeutversuchs, schrieb Schachtel – wie auch Bleuler ein Jahrzehnt später –, bestand darin, »das Verständnis der menschlichen Psyche zu erweitern«, und während Rorschach selbst »dieses Ziel nie aus den Augen verliert, tritt es in Klopfers Buch fast nie in das Blickfeld des Lesers«.[19]

In der Debatte um die Inhaltsanalyse pflichtete Schachtel bei, dass die Tester alles auswerten sollten, was in der Testsituation zum Vorschein kam. Er vollzog jedoch eine Abgrenzung, die tiefer ging als die Unterscheidung zwischen formaler Antwort und inhaltsbezogener Antwort. Was sind denn nun die Ergebnisse eines Rorschachtests, fragte er sich: Worte, die Testteilnehmer aussprechen, oder Dinge, die vom Testteilnehmer gesehen werden? Empiriker oder Puristen würden sagen, wir erhalten nur Zugang zu dem, was Testteilnehmer laut aussprechen; wir können schließlich nicht deren Gedanken lesen. Schachtel vertrat indes die Auffassung, dass wir ständig erkennen oder verstehen, was andere Menschen sehen oder fühlen, und dass auch der Psychologe mit den Augen eines anderen sehen müsse, so schwierig dies auch sei. Der Rorschachtest, schrieb Schachtel, analysiere Wahrnehmungsprozesse und Wahrnehmungsinhalte an sich, »nicht die Wörter, mit denen diese Wahrnehmungen oder Teile davon vermittelt werden, obwohl auch diese häufig psychologisch recht bedeutsam sind«. Entscheidend sei, was ein Mensch sehe und wie er sehe, selbst wenn der Tester diese

Art des Sehens nur durch einen nicht quantifizierbaren Prozess phantasievoller Einfühlung aufdecken könne. Analysierte man damit bloß sprachliche Äußerungen, werde der Test »zu einer sterilen Technik anstelle des genialen Instruments zur Ergründung des Menschen, wie es von Rorschach entwickelt und dargelegt wurde«.[20]

Schachtel schuf zwar nie ein eigenes System zur Auswertung des Rorschachtests – seine Erkenntnisse widersetzten sich im Grunde jeder Systematisierung –, doch er war es, der Arnheims Forderung von 1951 aufgriff, die Tintenkleckse als konkrete visuelle Objekte und nicht nur als bloße Projektionsflächen einer gründlichen Analyse zu unterziehen. Er untersuchte die Kleckse auf alle möglichen Aspekte hin – waren sie geschlossen oder fragmentiert, massiv oder fragil, wuchtig oder zart, stabil oder labil, hart oder weich, nass oder trocken, hell oder dunkel – und betonte dabei stets die psychische Resonanz dieser Eigenschaften.[21]

So sei etwa die Größe eines Bildes eine objektive Tatsache, aber die Bedeutung der Größe sei ein psychologisches Faktum. »Kein Miniaturporträt«, argumentierte er, »berührt uns so stark, so tief und wahrhaft menschlich« wie ein durchschnittlich großes Porträt eines bedeutenden Malers. Dies erfordere einen menschlichen Maßstab; der Porträtierte musste nicht unbedingt lebensgroß dargestellt sein, aber »in der Größenordnung, in der die gesamte Bandbreite menschlicher Gefühle angesprochen werden kann«. Auch bei den Tintenklecksen, die zwar keine Porträts waren, hing es von der Größe der Tafeln ab, wie sie wirkten – ein Grund dafür, warum der Gruppentest mit Dias nicht so erfolgreich war wie der Test mit den Originaltafeln.

Sowohl Schachtel als auch Arnheim – der in späten Jahren ein ganzes Buch über Balance und Symmetrie schrieb,

Die Macht der Mitte: Eine Kompositionslehre für die bildenden Künste – zeigten auf, dass Erkenntnisse der Wahrnehmungsforschung seit Rorschachs Zeit dessen Position bestätigten, wonach die horizontale Symmetrie entscheidend sei. Vertikale Symmetrie ist weniger sinntragend; die meisten Gegenstände scheinen ihre Form zu verändern, wenn wir sie auf den Kopf gestellt sehen, nicht aber, wenn wir sie seitenverkehrt sehen. Erwachsene drehen auf dem Kopf stehende Bilder reflexartig richtig herum, kleine Kinder hingegen nicht – sie haben die räumliche Orientierung noch nicht gelernt und können vertikal und horizontal noch nicht unterscheiden. Mehrere identische Kreise in einem horizontal ausgerichteten Ring scheinen gleich groß zu sein, in einem vertikalen Ring jedoch nicht – ein Grund dafür, warum der Mond größer wirkt, wenn er tiefer am Horizont steht. Dieser Unterschied besteht jedoch nicht für Affen, die sich sowohl horizontal als auch vertikal durch die Welt bewegen, und auch nicht für Kleinkinder, die noch nicht aufrecht stehen können. Dies sind keine Gesetze der Geometrie, es sind Gesetze der menschlichen Psychologie.[22]

Erst in der Rückschau zeigt sich, wie sehr sich die Beiträge von Schachtel, Arnheim, Bleuler und Ellenberger mit ihren gründlichen Überlegungen zum Wesen des Tests und zum Leben des Urhebers von den Zypressenknien, Gesellschaftsspielen und Parfümanzeigen abheben. In jener Zeit wurden die Tintenkleckse einfach auf zu unterschiedliche Weise, in zu vielen Kontexten eingesetzt.

Die Bedeutung einer dieser Anwendungsweisen, in Deutschland unmittelbar nach dem Ende des Zweiten Weltkriegs, lag auf der Hand. Der Einsatz wurde aber eine Generation lang weitgehend geheim gehalten; er warf zu viele Fragen auf, der sich die Nachkriegswelt, die die Gräuel des Holocaust erst bewältigen musste, noch nicht stellen wollte. Als der Rorschachtest 1961, in einem der entscheidenden Momente des Jahrhunderts, in Jerusalem angewandt wurde, traten diese Fragen schließlich ans Licht.

KAPITEL 18

Der Rorschachtest an Nazigrößen

Als der Zweite Weltkrieg im Jahr 1945 endete, war der Begriff Nazi – für ein Mitglied der Nationalsozialistischen Deutschen Arbeiterpartei – in der ganzen Welt zum Kürzel für ein kaltblütiges sadistisches Ungeheuer ohne menschliche Züge geworden. Sechs Millionen Juden waren ermordet worden. Wie konnte jeder einzelne Nazi nichts davon gewusst haben? Es herrschte ein starkes Verlangen, einen Prozess »Die Welt gegen die Nazis« zu inszenieren, bei dem alle Angeklagten schuldig gesprochen würden und die Todesstrafe verdienten, aber es gab dafür keine klare rechtliche Grundlage. Und in Wahrheit waren nicht alle Mittäter des Holocaust Parteimitglieder und umgekehrt. Es war logistisch und auch grundsätzlich unmöglich, jeden einzelnen Parteiangehörigen als Kriegsverbrecher zu verurteilen. Die Gräueltaten waren beispiellos in der Geschichte der Menschheit, doch genau aus diesem Grund war unklar, welche Gesetze auf die Verbrechen anzuwenden waren.[1]

Die rechtlichen Fragen klärte man durch Verhandlungen unter den Alliierten und durch Ermächtigungen. Der Internationale Militärgerichtshof wurde einberufen. Bei den Nürnberger Prozessen, die 1945 begannen, wurden erstmals in der Geschichte »Verbrechen gegen die Menschlichkeit« strafrechtlich verfolgt. Vierundzwanzig ranghohe Nazis wurden für eine erste Verhandlungsrunde ausgewählt. Das moralische Dilemma blieb jedoch ungelöst. Die Angeklagten behaupteten, sie hätten nur die Gesetze ihres Landes befolgt, das bedeutete in diesem Fall: den Willen Hitlers. Konnte man Individuen auf der Grundlage eines höheren Gesetzes allgemeiner Menschlichkeit zur Verantwortung ziehen? Wie weit konnte der Kulturrelativismus gehen? Und wenn diese Nazis wirklich geistesgestörte Psychopathen waren, mussten sie dann nicht als verhandlungsunfähig gelten oder sogar für unzurechnungsfähig erklärt werden? Einer der Nürnberger Angeklagten, Julius Streicher, war als Antisemit so bösartig und abartig gewesen, dass er 1939 von Hitler persönlich abgesetzt und unter Hausarrest gestellt worden war. In welchem Sinne war er für Kriegsverbrechen verantwortlich?

Die Angeklagten saßen in Einzelhaft im Erdgeschoss eines dreistöckigen Gefängnisblocks mit Zellen zu beiden Seiten eines breiten Gangs. Jede der Zellen maß knapp drei mal vier Meter; die hölzerne Tür war mehrere Zoll dick und das hohe Fenster zum Innenhof vergittert. Die Ausstattung war spärlich: eine stählerne Pritsche und eine Toilette ohne Sitz und Deckel, von der aus die Füße des Häftlings für die Wärter sichtbar waren. Persönliche Besitztümer lagen auf dem Boden. Eine knapp vierzig Zentimeter breite Klappe in der Mitte der Zellentür blieb ständig geöffnet und bildete eine Ablage, auf der die Mahlzeiten abgestellt wurden; hier konnten auch die Wärter hineinschauen. Für jeden der Gefangenen war rund um die Uhr ein Aufseher abgestellt. Das Licht war ständig an, nachts etwas gedämpfter, aber immer noch hell genug, um lesen zu können. Kopf und Hände mussten sichtbar sein, wenn der Zelleninsasse schlafend oder wach auf der Pritsche lag. Abgesehen von scharfen Verweisen bei Regelverstößen sprachen die Aufseher nie mit den Häftlingen, ebenso die Wärter, die ihnen das Essen brachten. Die Nazi-Bonzen durften fünfzehn Minuten am Tag ins Freie, getrennt von den anderen Insassen, und einmal in der Woche unter Aufsicht duschen. Bis zu viermal pro Woche wurden die Gefangenen einer Leibesvisitation unterzogen, und auch die Zellen wurden gründlich untersucht.

Die Angeklagten wurden medizinisch versorgt, damit sie für den Prozess gesund blieben. Ein Stab von Ärzten entwöhnte Hermann Göring von seiner Morphiumabhängigkeit, flickte Hans Franks Hand wieder halbwegs zusammen, nachdem sich dieser bei einem Selbstmordversuch die Pulsadern durchgeschnitten hatte, linderte Alfred Jodls Rückenschmerzen und Joachim von Ribbentrops Neuralgie. Es gab Zahnärzte, Kaplane – einen katholischen, einen protestantischen – und einen Gefängnispsychiater. Dies war kein anderer als Douglas Kelley, der 1942 zusammen mit Bruno Klopfer das Lehrbuch *Die Rorschach-Technik* verfasst hatte.

Kelley war einer der ersten Mitarbeiter des Rorschach-Instituts gewesen, der sich nach dem Angriff auf Pearl Harbor freiwillig zum Kriegsdienst gemeldet hatte. 1944 wurde er Chef der Psychiatrie im europäischen Einsatzgebiet. 1945 kam er nach Nürnberg, um mitzuentscheiden, ob die Angeklagten verhandlungsfähig waren. Er beobachtete sie fünf Monate lang, machte jeden Tag seine Runden und unterhielt sich ausführlich mit ihnen; häufig saß er drei oder vier Stunden lang auf der Kante der Pritsche. Weil sich die Nazis in ihrer Abschottung langweilten, waren sie begierig darauf zu reden. Kelley hatte noch nie Patienten erlebt, die so leicht zu befragen waren. »Neben einer gründlichen medizinischen und psychiatrischen Untersuchung unterwarf ich die Männer noch einer Serie psychologischer Tests«, schrieb Kelley. »Die wichtigste der angewandten Methoden bildete der Rorschachtest, eine erprobte und höchst brauchbare Methode der Charakter-Erforschung.«[2]

Ein weiterer Amerikaner hatte ebenfalls Zugang zu den Häftlingen, der Verbindungsoffizier Gustave Gilbert. Seine Aufgabe war es, so viele Erkenntnisse wie möglich zu gewinnen und die Stimmung der Angeklagten zu beobachten. Er besuchte sie fast täglich und redete zwanglos über alles, was die Insassen bereden wollten. Anschließend schrieb er alles auf. Er hatte ursprünglich Psychologie studiert und bezeichnete sich selbst, offenbar ohne offizielle Legitimation, als Gefängnispsychologen. In Ermangelung einer klaren Kommandostruktur blieb der Titel haften.[3]

Kelley brauchte für seine Tests einen Dolmetscher. Gilbert kannte sich kaum mit diagnostischen Untersuchungen aus, denn er hatte nicht klinische Psychologie studiert, sondern Sozialpsychologie, doch er war neben den Kaplanen der einzige amerikanische Offizier in der Gefängnisverwaltung, der Deutsch sprach. Gilbert und auch Kelley wussten, dass objektive Daten zu den Persönlichkeiten dieser Verbrecher von weltgeschichtlichem Rang eine Goldmine waren, und beide wollten mithilfe der modernsten psychologischen Testverfahren die Geheimnisse der Nazi-Psyche aufdecken.

Vor Beginn der Prozesse führte Gilbert mit den Angeklagten Intelligenztests durch, bei denen Fragen, die auf die amerikanische Kultur zugeschnitten waren, ausgeklammert wurden. Einige der Nazis sträubten sich, und mindestens einer täuschte vermutlich Fehler vor, um den Juden Gilbert in die Irre zu führen. (Streicher, ein ehemaliger Lehrer, behauptete, nicht »100 minus 72« ausrechnen zu können.) Die meisten begrüßten jedoch die Abwechslung und ließen sich gern darauf ein. Hjalmar Schacht, Hitlers Reichswirtschaftsminister, fand Gilberts Besuche teilweise erheiternd. Wilhelm Keitel, der Chef des Oberkommandos der Wehrmacht, lobte, »wieviel besser diese Methode sei, als der ›blöde Unsinn‹, zu dem die deutschen Psychologen in den Wehrmacht-Test-Stationen ihre Zuflucht nahmen«. Später kam heraus, dass Keitel die Intelligenztests in der Wehrmacht abgeschafft hatte, nachdem sein Sohn bei einem durchgefallen war. Hitlers ehemaliger Vizekanzler, Franz von Papen, bat anfangs darum, von den Tests freigestellt zu werden, nahm dann aber doch teil und prahlte damit, unter den Angeklagten als Drittbester abgeschnitten zu haben (in Wirklichkeit hatte er den fünften Platz inne). Manch einer benahm sich »wie ein aufgeweckter, selbstgefälliger Schuljunge«. Albert Speer zufolge waren alle darum bemüht, ihr Bestes zu geben und ihre Fähigkeiten bestätigt zu sehen.[4]

Hermann Göring, der die Gestapo gegründet und die ersten Konzentrationslager eingerichtet hatte, fühlte sich der Herausforderung besonders gewachsen. Er verstand etwas von psychologischen Tests und hatte einst seinen Vetter, Matthias Göring, zum Leiter des Deutschen Instituts für psychologische Forschung und Psychotherapie ernannt. Göring ließ sich gern testen, besonders weil Gilbert ihm schmeichelte, um sich die Aufgabe leichter zu machen. Am 15. November 1945 schrieb Gilbert über Göring in sein Tagebuch:

> Er schmunzelte vor Vergnügen, als ich mein Erstaunen über seine Erfolge… zeigte [und konnte] sich kaum vor Freude halten und schwoll vor Stolz. Während des gesamten Tests blieb diese Art der Beziehung bestehen; der Prüfer feuerte ihn mit Bemerkungen, wie wenig Personen das nächste Problem lösen könnten, an, und Göring reagierte darauf wie ein eitler Pennäler. …
>
> »Vielleicht hätten Sie statt Politiker Akademiker werden sollen?«, schlug ich vor.
>
> »Vielleicht. Ich bin überzeugt, ich hätte mehr geleistet

als der Durchschnittsmann, ganz egal, welche Richtung ich eingeschlagen hätte.«[5]

Als Göring beim Gedächtnistest mit Zahlenreihen nicht über neun Stellen hinauskam – alles über sieben ist überdurchschnittlich –, flehte er Gilbert an: »Ach, bitte, lassen Sie mich's noch mal versuchen; ich kann's bestimmt!« Er war wütend, als er später erfuhr, zwei andere Häftlinge hätten besser abgeschnitten als er; in dem Moment änderte er seine Meinung und erklärte, Intelligenztests seien unzuverlässig.

Es war eine unangenehme Tatsache, dass die Nazi-Größen gut abschnitten. Ihre IQs reichten von Streichers wahrscheinlich gefälschten 106 bis zu Schachts wahrlich beeindruckenden 143 Punkten. Alle bis auf drei der insgesamt einundzwanzig getesteten Nazis hatten einen IQ von über 120, neun lagen sogar über 130. Göring war mit einem IQ von 138 laut Kelley »von einer Intelligenz, die man fast außergewöhnlich nennen konnte«.[6]

Diese Erkenntnisse wurden, gelinde gesagt, nicht an die große Glocke gehängt. Im *New Yorker* erschien 1946 ein Artikel über Kelleys Arbeit unter dem Titel »Keine Genies«; Kelley spielte Görings Intelligenz darin deutlich herunter. Kelley selbst wurde so beschrieben: »Ein schlanker, umgänglicher Bursche Anfang dreißig, mit dichtem braunem Haar und einem süffisanten Lächeln«, der in einem Tonfall redete, welcher an Salinger erinnerte. Er wurde mit den Worten zitiert: »Mit Ausnahme von Dr. Ley«, der Selbstmord begangen hatte, »war keiner von denen geisteskrank. Und mir sind auch keine Genies begegnet. Göring beispielsweise brachte es auf einen IQ von 138 – er ist *ziemlich* gut, aber kein Genie.«[7]

Trotz allem war nicht zu erwarten, dass sich das Rätsel der Nazi-Psyche mit IQ-Tests lösen ließe. Obwohl ihm nur wenig Zeit zur Verfügung stand, machte sich Kelley daran, die Persönlichkeitsmuster dieser Männer zu untersuchen. Dabei wandte er das Verfahren an, über das er ein Buch mitverfasst hatte.

Niemand in Nürnberg hatte Rorschachtests angeordnet. Die Testergebnisse sollten auch nicht im Rahmen der Prozesse verwendet werden. Kelley und Gilbert beschlossen einfach, in dieser historisch beispiellosen Situation und der aufgeladenen Atmosphäre die Tests eigenständig durchzuführen. Der Rorschachtest, der in Deutschland nie so populär gewesen war wie in den Vereinigten Staaten, war auch unter den Nazis zum Einsatz gekommen, aber hauptsächlich in Eignungstests oder Gutachten, um »zerstörerische soziale und ›rassische‹ Elemente auszumerzen«. Die Nationalsozialisten hatten sich im Allgemeinen nicht für psychologische Erkenntnisse interessiert, außer wenn es darum ging, eine wirksame psychologische Kriegsführung gegen andere Länder zu entwickeln.[8] Nun sollten mithilfe des Tests Erkenntnisse über die Nazis selbst gewonnen werden.

Kelley legte den Rorschachtest acht Gefangenen vor und Gilbert sechzehn, von denen fünf bereits von Kelley getestet worden waren. Albert Speer, Rudolf Hess, der Rassentheoretiker Alfred Rosenberg, Hitlers Außenminister Joachim von Ribbentrop, der »Schlächter von Polen« Hans Frank – jeder sollte sich die zehn Tintenklecksbilder anschauen und erklären, was er darin sah. Göring fand am Rorschachtest sogar noch größeren Gefallen als an dem Intelligenztest. Er lachte, schnippte aufgeregt mit den Fingern und bekundete sein Bedauern darüber, dass die deutsche Luftwaffe nicht über solch ausgezeichnete Testverfahren verfügt hatte.[9]

Bei den Testergebnissen der Häftlinge zeigten sich ein paar Gemeinsamkeiten – ein gewisser Mangel an Selbstwahrnehmung oder Innenschau und der Hang zu einer chamäleonartigen Anpassungsfähigkeit an Befehlslagen –, doch die Unterschiede überwogen die Ähnlichkeiten bei weitem. Einige der Angeklagten schienen paranoid, depressiv oder deutlich verhaltensgestört zu sein. Joachim von Ribbentrop war »emotional gehemmt« und eine insgesamt »ausgesprochen gestörte Persönlichkeit«. Hans Franks Ergebnisse waren die eines zynischen, asozialen Irren. Einige hatten durchschnittliche Resultate, andere waren »besonders gut angepasst«. Der kultivierte, fast siebzigjährige Hjalmar Schacht »konnte sich auf eine innere Welt befriedigender Erfahrungen stützen, die ihm in den belastenden Monaten vor der Urteilsverkündung zugutekamen«. Er wurde als »außergewöhnlich gut integrierte Persönlichkeit mit ausgezeichnetem Potenzial« eingestuft und erinnerte sich später gern an seinen Rorschachtest.[10]

Ein intelligenter Irrer war eine Sache, eine zurechnungsfähige und außergewöhnlich gut angepasste Nazi-Größe mit ausgezeichnetem Potenzial war etwas ganz anderes. Aber so schienen die Ergebnisse auszusehen. Gilbert wollte es nicht wahrhaben. In seinem *Nürnberger Tagebuch*, das 1947 veröffentlicht wurde, schilderte er Görings Verhalten nach dem Schuldspruch:

> Er lag vollkommen erschöpft auf der Pritsche und wurde immer weniger. ... wie ein Kind, das die zerrissenen Überreste eines Luftballons festhält, der ihm in den Händen zerplatzte. Einige Tage nach der Urteilsverkündung fragte er mich erneut, was jene psychologischen Tests über seinen Charakter gezeigt hätten; besonders dieser Klecks-Test. Es hatte ihn offenbar die ganze Zeit beschäftigt.
>
> Diesmal sagte ich es ihm: »Offen gesagt, sie haben gezeigt, dass Sie trotz Ihres aktiven, aggressiven Charakters

nicht den Mut zu wirklicher Verantwortung haben. Bei diesem Klecks-Test haben Sie sich selber mit einer kleinen Geste verraten.« Göring starrte mich irritiert an. »Erinnern Sie sich an die Tafel mit dem roten Fleck? Nun, krankhafte Neurotiker zögern häufig bei dieser Tafel und sagen, es sei Blut darauf. Sie zögerten, nannten es jedoch nicht Blut. Sie versuchten, es mit den Fingern wegzuschnippen, als dächten Sie, dass Sie das Blut mit einer kleinen Bewegung wegwischen könnten. Dasselbe haben Sie während des ganzen Prozesses gemacht. Sie haben den Kopfhörer im Gerichtssaal abgenommen, wenn die Beweise für Ihre Schuld zu unerträglich wurden. Und ebenso machten Sie es auch im Krieg, indem Sie die Gräueltaten mit Drogen aus Ihrem Bewusstsein zu verbannen suchten. Sie hatten nicht den Mut, ihnen ins Augen zu sehen. Darin besteht Ihre Schuld. ... Sie sind ein *moralischer Feigling*!«

Göring funkelte mich an und schwieg einen Augenblick. Dann sagte er, diese psychologischen Tests seien ohne Bedeutung... Einige Tage später sagte er mir, er habe seinem Verteidiger... eine Erklärung gegeben, dass alles, was der Psychologe oder sonst jemand im Gefängnis zu sagen hätten, bedeutungslos und voreingenommen sei... Es hatte ihn also getroffen![11]

Es war ein dramatischer Moment, der Höhepunkt in Gilberts Buch. Was aber erbrachte der Formdeutversuch an neuen Einsichten, außer dass er bestätigte, was Gilbert aufgrund von Görings Verhalten und Lebensgeschichte ohnehin schon wusste? Keine Doppelblindstudie sollte je beweisen, dass ein Schnipsen bei Rot das Kennzeichen eines moralisch feigen Rassenmörders war.

Kelley, der ein viel erfahrenerer Rorschachtester war, sah

die Ergebnisse anders. Bereits 1946, noch bevor die Nürnberger Urteile gefällt wurden, erklärte Kelley in einem Artikel, die Angeklagten seien »im Grunde zurechnungsfähig«, wenn auch in einigen Fällen abnormal. Er erläuterte die Rorschachtests nicht eigens, argumentierte jedoch, »solche Persönlichkeiten sind nicht nur nicht einzigartig oder verrückt, sondern können heutzutage in jedem Land der Erde Ihresgleichen finden«.[12]

Weiter ausgeführt hat Kelley diesen Gedanken in seinem 1947 erschienenen Buch 22 *Männer um Hitler*, in dem er einleitend erklärte:

Seit meiner Rückkehr aus Europa, wo ich als Psychiater am Nürnberger Gefängnis tätig war, habe ich festgestellt, dass viele Amerikaner, selbst gut unterrichtete, die Auffassung [dass die Psyche durch die kulturelle Umgebung geprägt ist] nicht verstehen, denn der überwiegende Teil von ihnen fragte mich:

»Was für Leute waren diese Nazis eigentlich? Natürlich waren die führenden Männer nicht normal. Offensichtlich litten sie an einer Geisteskrankheit; aber von welcher Art von Wahnsinn waren sie befallen?«

Das Wesen der Nazis lässt sich jedoch nicht mit dem Begriff »Geisteskrankheit« erklären. Diese Menschen waren Produkte ihrer Umgebung, wie alle Menschen es sind; sie waren aber auch – und dies in einem größeren Umfang, als es bei anderen Menschen der Fall ist – die Schöpfer ihrer Umgebung.

Kelley stellte sich vehement der Auffassung entgegen, die man in der Nachkriegsgesellschaft hegte und unbedingt hegen wollte. »Die Naziführer waren keine besonderen Typen«, schrieb er, »keine Persönlichkeiten, wie es deren nur einmal im Verlaufe von hundert Jahren gibt.« Sie waren »starke, herrschsüchtige, egozentrische Persönlichkeiten… [mit] der Gelegenheit, die Macht zu ergreifen«. Menschen »von der Art Görings… sind nicht selten. Man findet sie überall – hinter großen Schreibtischen, wo sie als Geschäftsleute, als Politiker, als Erpresser über bedeutende Transaktionen entscheiden«.

So viel über »die Führer eines möglichen amerikanischen Nazitums. … Wie steht es aber nun mit der Gefolgschaft? So schrecklich es vielen unter uns erscheinen mag, so müssen wir festhalten, dass wir als Volk sehr stark den Deutschen vor zwei Jahrzehnten gleichen. … Unsere ideologischen Auffassungen ähneln sich sehr, und wir sind wie sie geneigt, gefühlsmäßig statt verstandesmäßig zu denken«. Manch »gewissenloser und gefährlicher Politiker« schlachtete auch in den Vereinigten Staaten die Rassenfrage und die Auffassung von der Überlegenheit der Weißen für die Wahlpropaganda aus – eine Anspielung auf Theodore Bilbo aus Mississippi und Eugene Talmadge aus Georgia. Er erwähnte auch »die Machtpolitik Huey Longs, der seine Meinungen mit Hilfe der Polizei durchsetzte«. In Amerika herrschten »die gleichen Rassenvorurteile…, die von den Nazis gepredigt wurden«; man vernahm »die gleichen Hetzreden, … die in den Korridoren des Nürnberger Gefängnisses zu hören waren«. Kelley war »überzeugt, dass in Amerika wenig vorhanden ist, das die Errichtung eines naziähnlichen Staates verhindern könnte«.[13]

Im Rahmen der Nürnberger Prozesse war es nicht gelungen, die Bedeutung des Krieges und des Holocaust zu bestimmen, geschweige denn, das erschütterte Vertrauen in die menschliche Gemeinschaft wiederherzustellen. Die Angeklagten waren keine homogene Gruppe führender Nazis gewesen; die wirklichen Köpfe – Hitler, Himmler, Goebbels – waren bereits tot. Drei der vierundzwanzig Angeklagten wurden bei der Urteilsverkündung sogar freigesprochen, darunter Schacht, der bei den psychologischen Tests so gut abgeschnitten hatte. Nun argumentierte Kelley, seiner höchst ausgeklügelten Technik sei es nicht gelungen, eine »Nazipersönlichkeit« zu entdecken.

Diese Erklärung war nicht annehmbar. Molly Harrower, die Rorschach-Gruppentests mit Multiple Choice erfunden hatte, organisierte eine wichtige internationale Psychiatriekonferenz, die 1948 stattfinden sollte. Dies war die ideale Plattform, um die Nürnberger Rorschachtests publik zu machen. Harrower schickte Gilberts sechzehn Protokolle an die elf weltweit führenden Rorschachtest-Experten, darunter Beck und Klopfer, Hertz und Rapaport sowie Munroe und Schachtel. All diese Spezialisten waren gespannt darauf, die Berichte einzusehen, aber letztlich trug *kein Einziger* etwas zu der Konferenz bei. Jeder Einzelne hatte plötzlich unerwartete Terminprobleme oder irgendeine andere Ausrede.

Man sollte meinen, dass die führenden Rorschachkenner der Welt ein paar Stunden Zeit hätten erübrigen können, um sich die vielleicht bedeutsamsten Tests der Geschichte anzusehen. Es ist schwer zu glauben, dass ihre einmütige Absage ein Zufall war. Vielleicht konnten sie die Folgerungen klar absehen und wollten diese nicht offiziell aussprechen, weil die breite Masse zu sehr an dem Bild der Nazis als durchweg bösen Charakteren festhielt. Sehr wahrscheinlich wussten sie selbst nicht, was sie von dem Material halten sollten, und zogen die Kompetenz von Kelley und Gilbert oder ihre eigenen Auslegungen in Zweifel. Dreißig Jahre später erklärte Harrower das damalige Denken so:

Wir gingen davon aus, dass ein sensibles klinisches Instrument, wie es der Rorschachtest zweifellos ist, auch in der Lage sein musste, moralische Zielsetzungen beziehungsweise den Mangel an solchen aufzuzeigen. Damals herrschte auch die stillschweigende Annahme, dieser Test würde eine einheitliche Persönlichkeitsstruktur einer besonders abstoßenden Art offenbaren. Wir verfochten einen Begriff des Bösen, der in Schwarzweiß angelegt war ... Wir wollten den klaren Befunden unseres wissenschaftlichen Verstandes nicht glauben, weil unser Begriff des Bösen tief in den der Persönlichkeit eingebettet war und daher ein greifbares, messbares Element psychologischer Tests sein musste.[14]

Das Diskussionsforum bei der Konferenz im Jahr 1948 kam nicht zustande. Derweil drängten Gilbert und Kelley jeder für sich weiter darauf, die Rorschachtest-Ergebnisse als Erster zu veröffentlichen.
In Nürnberg hatten die beiden eine angespannte Beziehung gehabt, und schon bald entwickelte sich daraus eine handfeste Fehde. Major Kelley bezeichnete Leutnant Gilbert häufig als seinen »Assistenten«, obwohl Gilbert der Abteilung für Spionageabwehr angehörte und Kelley nicht direkt unterstellt war. Kelley nannte seine Rorschachtests »die Originale«, Gilbert hingegen bezeichnete Kelleys Tests als »voreilig«, »verfälscht« (weil sie mithilfe eines Dolmetschers durchgeführt worden waren) und irgendwie »manipuliert«. Die gegenseitigen Beleidigungen und Drohungen mit rechtlichen Schritten eskalierten schnell. »Er verblüfft mich fortwährend mit seiner offenbaren Missachtung einer grundlegenden Ethik«, schrieb Kelley. Gilbert konterte: »Über die konkreten Zugeständnisse, die ich bereits gemacht habe, werde ich nichts von

Kelleys Unsinn mehr hinnehmen.« Und Kelley feuerte zurück, Gilberts Verlegern sei »wohl nicht klar, dass sie gestohlenes Material veröffentlichen«.[15]

Gilbert brachte 1950 seine psychologische Analyse *The Psychology of Dictatorship* (Die Psychologie der Diktatur) heraus. Und obwohl er unter anderen David Levy und Samuel Beck um Beiträge gebeten hatte, veröffentlichte er die Daten der Rorschachtests beziehungsweise irgendwelche detaillierten Auswertungen letztlich doch nicht – teils wegen juristischer Anfechtungen von Seiten Kelleys, teils weil er von den beiden der weniger Erfahrene in Rorschachtest-Auswertungen war und nicht zuletzt weil ihm die Nürnberger Rorschachtests nicht die durchweg negativen Ergebnisse geliefert hatten, die er darlegen wollte. Auch Kelley hatte sich an Klopfer, Beck und andere gewandt. Um deren Differenzen scherte er sich nicht; er wollte nur von so vielen Experten wie möglich das umfassendste Persönlichkeitsmuster bekommen, das sich den Unterlagen entnehmen ließ. Aber obwohl Kelley lange und arbeitsaufwändige Berichte erhielt und weiterhin vom Wert des Rorschachtests überzeugt war, verzichtete auch er darauf, die Ergebnisse und seine Auswertungen der Nürnberger Rorschachtests zu veröffentlichen. Schließlich beantwortete er nicht einmal mehr die Briefe der verärgerten Experten, die wissen wollten, was er mit ihren Arbeiten zu tun gedenke, und das Material blieb jahrzehntelang in Kisten liegen.

In späteren Jahren kämpfte Kelley weiterhin dagegen an, dass Kriminelle dämonisiert wurden. Er wirkte mit an jener großen Sympathiebekundung für den Außenseiter, Nicholas Rays Film *Denn sie wissen nicht, was sie tun*, bei dem er das Drehbuch auf die Genauigkeit psychologischer und kriminologischer Details überprüfte. Im Jahr 1957 trat er in zwanzig Folgen einer populären und prämierten Fernsehsendung mit dem Titel *Criminal Man* auf. Die Sendereihe verfolgte ein pädagogisches Ziel: »Ein besseres Verständnis der Öffentlichkeit für Personen, die Verbrechen begehen, damit in Zukunft… ›bloße Rache‹… in den Hintergrund tritt zugunsten einer wirklichen Rehabilitation der Täter. … ›Nein!‹, rief er in einer Folge in die Kamera, in der es um die Frage ging, ob man einen Verbrecher am Aussehen erkennen könne. ›So etwas wie einen Verbrechertypen gibt es nicht. Das sind Ammenmärchen. Denken Sie an die Frage, ob die Erde rund oder flach ist. Nur Hingucken reicht zur Beantwortung nicht. Niemand wird als Verbrecher geboren‹.«[16]

Kelley lehnte es sogar ab, Göring zu verteufeln. Die beiden hatten in Nürnberg eine unangenehm enge Bindung entwickelt: »Jeden Tag, wenn ich auf meiner Runde in seine Zelle kam«, schrieb Kelley in *22 Männer um Hitler*, »sprang er von seinem Stuhle auf, grüßte mich mit breitem Lachen und ausgestreckter Hand, geleitete mich zu seinem Feldbett und schlug mit seiner großen Klaue auf die Mitte des Bettes. ›Guten Morgen, Doktor. Ich bin so froh, dass Sie mich besuchen kommen. Bitte nehmen Sie Platz, Doktor, setzen Sie sich hierher.‹« Göring soll sich über Kelleys tägliche Besuche gefreut und bei dessen Rückreise in die Staaten geweint haben. Und ein gewisser Unterton der Bewunderung, ja beinahe der Verblendung mischte sich in vieles, was Kelley über den zweitwichtigsten Mann im Dritten Reich schrieb, auch wenn er sich der Gräueltaten Görings voll bewusst war: »Göring war niemandes Narr, nicht einmal der Narr Hitlers. Er war ein glänzender, tapferer, unbarmherziger, rücksichtsloser und schlauer Mann der Tat.«[17]

Kelley bewunderte Göring insbesondere dafür, dass er sich am Abend vor seiner Hinrichtung das Leben nahm, indem er Zyankalikapseln schluckte. »Auf den ersten Blick hin mag seine Handlung feige erscheinen – als ein Versuch, der Strafe zu entgehen, die seine Landsleute traf. Bei sorgfältiger Prüfung seines Lebens jedoch muss man zugeben, dass wir auch hier wieder den echten Göring vor uns haben, der, alle von Menschen aufgestellten Gesetze und Regeln verachtend, über sein Schicksal selbst bestimmte, in einer Art und Weise, wie es ihm passte.« Göring hatte dem Gerichtshof das Recht abgesprochen, ihn abzuurteilen und hinzurichten; er hatte die lange Haft und den Prozess stoisch ertragen und nahm nun den Alliierten den Sieg, indem er den anderen Nazis, die sich bereits das Leben genommen hatten, in den Freitod folgte. »Sein Selbstmord, der von Geheimnis umhüllt wurde und die Unfähigkeit der amerikanischen Bewachungsmannschaft offenbarte, war ein geschickter, sogar glänzender Schachzug, ein Schlussstein in dem Gebäude, das die Deutschen in kommenden Zeiten bewundern sollten.« Kelley ging sogar so weit zu behaupten, Göring habe sich in den Herzen der Deutschen rehabilitiert und über die Geschichte gesiegt. Gilbert dagegen resümierte: »Göring starb so, wie er gelebt hatte, als ein Psychopath, der versuchte, alle humanen Werte zu verspotten und seine Schuld durch dramatische Gesten zu vertuschen.«[18] Die Aufsätze, die Gilbert später schrieb, trugen Titel wie »Hermann Göring, liebenswerter Psychopath«.

Kelley blieb bis zum Ende eine an Salinger erinnernde Figur; wie Salingers fiktive Gestalt Seymour Glass war auch Kelley ein Wunderkind gewesen, hatte in einer bahnbrechenden Langzeitstudie der Universität Standford über kalifornische Schulkinder mit IQs von über 140 teilgenommen, und nahm sich, wie Glass, selbst das Leben. Dazu wählte Kelley ein ausgesprochen seltenes Mittel: Er schluckte Zyankali, genau wie sein Antiheld. Es ging das Gerücht um, dass die Kapsel, die er am Neujahrstag 1958 vor den Augen seiner Frau und seines Kindes zerbiss, ein Mitbringsel aus Nürnberg war. Einige Leute behaupteten sogar, dass Kelley, der nebenbei ein meisterhafter Taschenspieler und Magier war, die Kapsel eingeschmuggelt habe, mit der sich Göring das Leben nahm. Es gab keine Anhaltspunkte dafür, dass es so war, doch die Bedeutsamkeit seiner letzten Geste lässt sich nicht übersehen: Er identifizierte sich mit Görings »geschicktem« Schlussstrich.[19]

Gilbert war es beschieden, an einem weiteren epochalen Prozess teilzunehmen, einem Prozess, der eine Neubewertung der Nürnberger Rorschachtests erzwingen sollte.

IM JAHR 1960 wurde der Nazi, der für die Deportation von Juden in die Todeslager verantwortlich gewesen war, von israelischen Agenten in Argentinien gefasst. Man brachte ihn nach Jerusalem und stellte ihn unter Anklage. Ein Gerichtspsychiater, Istvan Kulcsar, führte in sieben dreistündigen Sitzungen sieben verschiedene psychologische Tests mit ihm durch, unter anderem einen Intelligenztest, den TAT und die damals weltweit führende Persönlichkeitsanalyse – den Rorschachtest.

Kulcsar attestierte Adolf Eichmann eine psychopathische Persönlichkeit mit einer menschenverachtenden Weltsicht und einem extremen Sadismus, die eine eigene Bezeichnung verdiente, »Eichmannismus«. Gustave Gilbert sagte im Eichmann-Prozess als Zeuge aus und sein Nürnberger Rorschach-Material wurde als Beweismittel zugelassen. Kurz darauf veröffentlichte Gilbert in der Holocaust-Fachzeitschrift *Yad Vashem Studies* den Artikel »The Mentality of SS Murderous Robots« (Die Mentalität von Mordrobotern der SS) und beschrieb darin die Nazipersönlichkeit als »Spiegelung der Krankheitssymptome einer kranken Gesellschaft und kranker Elemente der deutschen Kultur«. Kelley war nicht mehr da, um Kulcsars und Gilberts Auslegungen anzufechten, aber andere meldeten sich zu Wort.[20]

Das Magazin *The New Yorker* schickte eine der damals wichtigsten Stimmen der politischen Philosophie, Hannah Arendt, nach Israel, um über den Prozess zu berichten. In ihrem Buch *Eichmann in Jerusalem* prägte Arendt den Begriff der »Banalität des Bösen«. Eichmanns Vergehen waren ein Verbrechen einer ganz neuen Art, argumentierte sie: bürokratisch und abgespalten von Charakter und Persönlichkeit. Im Grunde war Eichmann eine Antipersönlichkeit, die sich überhaupt nicht von der Menge abhob und zweifellos die Werte der Gemeinschaft anerkannte. Für Arendt war Eichmann »ein durchschnittlicher, ›normaler‹ Mensch, der weder schwachsinnig noch eigentlich verhetzt, noch zynisch ist, ganz außerstande…, Recht von Unrecht zu scheiden«.[21]

Nach heutigen Begriffen war Eichmann kein Roboter, sondern ein Nazianhänger.[22] Problematisch wurde es, wenn sich der Betreffende der Nazi-Ideologie anschloss – oder, von der anderen Seite betrachtet, wenn Hitler blinde Anhänger fand statt integere Individuen mit einer inneren Moral. Besonders auffällig war für Arendt ein anderer Wesenszug Eichmanns, »seine nahezu totale Unfähigkeit, jemals eine Sache vom Gesichtspunkt des anderen her zu sehen« – oder überhaupt von einem eigenen individuellen Standpunkt aus. Arendt lernte in Jerusalem, dass »eine solche Realitätsferne und Gedankenlosigkeit… mehr Unheil anrichten können als alle die dem Menschen vielleicht innewohnenden bösen Triebe zusammengenommen«. Aber wenn Eichmann keinen moralischen Kompass besaß, wie konnte er dann fair beurteilt werden?

Diese Frage ging weit über den Fall Eichmann hinaus.

Wenn ein Nazi seine Taten zu rechtfertigen suchte, indem er darauf verwies, er sei nur ein Rädchen im Getriebe gewesen, konterte Arendt mit einem provokativen Gegenargument. Das sei so, »als ob ein Verbrecher sich auf die Kriminalstatistik beruft, derzufolge soundso viele Verbrechen... begangen werden, er also nur das getan habe, was die Statistik von ihm verlangt habe – denn einer muss es dann doch schließlich machen«. Die moderne Psychologie und auch die Soziologie – im Grunde jede Theorie vom Zeitgeist bis zum Ödipuskomplex, die »die Verantwortung des Täters für seine Tat im Sinne des einen oder anderen Determinismus« weginterpretiere – machten jede Rechtsprechung sinnlos.

Arendt bezeichnete dies als eine der zentralen moralischen Fragen aller Zeiten, die zugleich ein unlösbares Dilemma darstellte. Man mochte versucht sein, sich von einem Eichmann zu distanzieren und ihm jede Humanität zu verweigern, doch die Rechtsstaatlichkeit setzte ein Gefühl der Mitmenschlichkeit zwischen Ankläger und Angeklagtem, Richter und Gerichtetem voraus. Oder man konnte auf einer gemeinsamen Menschlichkeit bestehen und annehmen, dass jedes menschliche Bewusstsein auf den gleichen Grundwerten beruht und dass es so etwas wie »Verbrechen gegen die Menschlichkeit« oder Befehle, die niemals befolgt werden sollten, objektiv gibt. Aber die Nazis und insbesondere Eichmann zeigten, so Arendt, dass diese allgemeingültigen Ideale wahrlich das Letzte waren, was in unserer Zeit für selbstverständlich gehalten werden konnte. Der Mensch handele so, wie er handeln müsse, und die öffentliche Meinung scheine sich in fast nichts einiger zu sein als darin, dass niemand das Recht habe, einen anderen zu verurteilen. Und trotzdem schrie der Fall Eichmann förmlich nach einem Urteil.

Während Arendt über den Prozess berichtete, reagierte

ein Psychologe in Yale namens Stanley Milgram ganz anders auf den Fall Eichmann. Er entwickelte ein Experiment, mit dem aufgedeckt werden sollte, wie ganz gewöhnliche Menschen zur Teilnahme an Völkermord gebracht werden können. Könnte es sein, lautete Milgrams berühmte Frage, dass Eichmann und seine unzähligen Mittäter im Holocaust einfach nur Befehle befolgten? Ursprünglich plante Milgram nur einen vorbereitenden Durchlauf in den Vereinigten Staaten, bevor er das Experiment in Deutschland durchführen wollte, wo er autoritätshörigere Menschen zu finden erwartete. Dies erwies sich als unnötig.

Ab Juli 1961 bedienten amerikanische Freiwillige in einer »Lehrübung« eine Apparatur, mit der sie »Lernenden« in einem anderen Raum Schocks zufügten, die nach Auffassung der aktiven Testteilnehmer extrem schmerzhaft waren. Das Ganze war inszeniert, doch die Freiwilligen lösten auf mündliche Anweisung des Experimentleiters Stimuli aus, die sie für echte Stromschläge von bis zu 450 Volt hielten, selbst wenn die aus dem Nachbarraum zu hörenden Schreie unheilvoll verstummten. Die Probanden erklärten dem Testleiter, es sei falsch, und sie wollten es nicht tun, leisteten aber trotzdem Folge. Um Ungeheuer zu finden, die bereit waren, Befehle zu befolgen, schien es zu genügen, einfach in den Spiegel zu blicken.[23]

Arendts Buch und Milgrams Studie wurden beide 1963 veröffentlicht. Ihre Argumentationslinien unterschieden sich deutlich – die Philosophin stellte die Bedeutung persönlicher Verantwortung in Frage, der Psychologe zeigte, wie einfach es war, in einer bestimmten Situation Gehorsam zu erzwingen –, doch sie ließen sich schon bald nicht mehr auseinanderhalten. Milgram machte Arendts Überlegungen konkret; Arendt verlieh Milgrams Szenarium einen weltgeschichtlichen Kontext. Indem man die willfährigen Freiwilligen, die anderen Menschen Stromschläge versetzten, mit Eichmann in Verbindung brachte, wirkten sie sogar noch schockierender. Und Milgrams Bild einer Fügsamkeit, die alle moralischen Werte außer Kraft setzte, ließ Arendts Leser glauben, die Autorin habe behauptet, Eichmann sei gezwungen gewesen, »lediglich Befehle zu befolgen«, auch wenn Arendt nie sagte, er habe die Befehle widerwillig befolgt.[24]

Allerdings hatte Arendt Eichmanns tatsächliche Rorschachtest-Begutachtung falsch dargestellt, als sie schrieb: »Immerhin war ein halbes Dutzend Psychiater zu dem Ergebnis gekommen, er sei ›normal‹«. In Wirklichkeit war er nur von Kulcsar untersucht worden, der ihn als geistesgestört einschätzte. Arendt ging es darum, »die Komödie der Seelenexperten« in Bausch und Bogen abzutun.[25] Und ihre übergreifende philosophische Argumentation darüber, was individuelle Verantwortung bedeuten kann, wenn Handlungen nach allgemeinen Gesetzen beurteilt werden, ging weit über das hinaus, was sich mit irgendeinem Test möglicherweise beweisen oder entkräften ließ. Aber in einem weiteren Sinn war Hannah Arendt – zumindest in Verbindung mit Milgram – dennoch eine Schlüsselfigur in der Geschichte des Rorschachtests. Arendts Sichtweise beziehungsweise die Art, wie sie verstanden wurde, führte den in dem Test inbegriffenen Relativismus zu seinem radikalen Schluss.

Arendt und Milgram machten es schließlich auch möglich, sich mit den Nürnberger Rorschachtests auseinanderzusetzen. Molly Harrower, die Organisatorin der Konferenz von 1948, bei der keinerlei Ergebnisse veröffentlicht worden waren, nahm sich Gilberts Protokolle noch einmal vor, allerdings erst 1975, als sie ein Seminar über amerikanische Zivilisation halten sollte. Sie erklärte ausdrücklich den

Grund dafür, warum sie und ihre Kollegen bisher an einem in Schwarzweiß gezeichneten Begriff des Bösen festgehalten hatten: »Wir waren nicht durch solch überraschende und missliebige Ideen wie die von Arendt und Milgram herausgefordert worden.«

Harrower ließ die Nürnberger Testprotokolle noch einmal blind auswerten, wobei Ergebnisse von Nicht-Nazis als Kontrolldaten dienten. Die Resultate bestätigten Kelleys Auffassung, wonach die Nazis normal waren – beziehungsweise in typischer Weise anormal: »Es ist allzu vereinfachend, in den Rorschachtest-Ergebnissen der Nazi-Häftlinge nach einem tieferliegenden gemeinsamen Nenner zu suchen«, folgerte Harrower. »Die Nazis, die in Nürnberg vor Gericht gestellt wurden, waren eine so bunt gemischte Gruppe, wie man sie heutzutage auch in unserer Regierung und im übrigen selbst im Vorstand des Lehrer-Eltern-Vereins antreffen könnte.«[26]

Im Jahr 1975 erschien auch das erste Buch, in dem die Rorschachtest-Begutachtungen der führenden Nazis eigens zitiert und analysiert wurden: *The Nuremberg Mind: The Psychology of Nazi Leaders*. Die Autoren waren Florence R. Miale – eine der Fachgrößen, die bei der Konferenz von 1948 einen Rückzieher gemacht hatten – und der Politikwissenschaftler Michael Selzer. Sie sprachen sich unmissverständlich dafür aus, ein moralisches Urteil zu fällen, und erklärten, alle Nürnberger Angeklagten hätten eine gemeinsame, unverwechselbare Psychopathologie aufgewiesen. Selzer veröffentlichte später im *New York Times Magazine* einen Artikel mit der Überschrift »The Murderous Mind«, in dem auch Eichmanns Zeichnungen aus zwei anderen projektiven Tests abgedruckt wurden, dem Bender-Gestalt-Test und dem Haus-Baum-Mann-Test, sowie Blinddiagnosen, die Eichmann als »hochgradig abartiges Individuum« bezeichneten. Die Debatte zwischen Kelley und Gilbert wurde in den Medien neu aufbereitet, diesmal auch unter Einbeziehung der Ergebnisse von Eichmann.[27]

Kritiker bezeichneten *The Nuremberg Mind* sofort als voreingenommen und darauf angelegt, die Vorurteile der Autoren zu bestätigen. Die meisten Psychologen waren der Meinung, die Verfasser hätten sich stark auf die Inhaltsanalyse gestützt, die in den 1970er Jahren als der subjektivste und am wenigsten verifizierbare Ansatz in der Auswertung von Rorschachtests galt. Andere Stimmen begrüßten Subjektivität und Parteilichkeit. Ein Psychologe räumte 1980 in einer Analyse des Rorschachtests von Eichmann unverhohlen ein, dass das Wissen, um wessen Test es sich handelte, seine Auswertung beeinflusst habe, aber es sei ihm darum gegangen, Einblick in die komplexe Persönlichkeit eines besonderen Individuums zu gewinnen – »mehr darüber zu erfahren, wie dieser spezielle Mensch gewesen sein könnte« – und nicht darum, eine objektive Diagnose zu erstellen.[28]

Trotzdem war ein Konsens erreicht worden. Wie Kelley und Harrower argumentierten, zeigten die Nürnberger Rorschachtests, dass es so etwas wie eine »Nazi-Persönlichkeit« nicht gab. In dem einen Fall, in dem eine unüberbrückbare moralische Kluft zwischen den Nazis und »uns Rechtschaffenen« nachgewiesen werden sollte, schien der Test zur gegenteiligen Schlussfolgerung geführt zu haben – und zu implizieren, dass diese Unterschiede zwischen Menschen nicht beurteilt werden könnten.

Im Fall von Eichmanns Rorschachtest war die Sache komplexer, zum Teil weil es um ein einzelnes Individuum ging. Zeigten die Ergebnisse, dass Eichmann normal oder aber anormal war? Die Ergebnisse nach wessen Auswertung? Und war Eichmann tatsächlich ein Ungeheuer oder bloß ein Beispiel für »die Banalität des Bösen«, und was hatte dieser Begriff überhaupt zu bedeuten? Die Debatten um all diese ineinandergreifenden Fragen dauern nach wie vor an.

In der Bilanz versetzten diese Entwicklungen dem Status psychologischer Tests wie dem von Rorschach jedoch einen vernichtenden Schlag. Es gab keine gemeinsame Grundlage dafür, das Böse als Böses zu benennen, keine Basis für ein moralisches Urteil, das alle Seiten akzeptieren konnten. Und an der moralischen Autorität der Psychologen selbst waren ernste Zweifel aufgeworfen worden.

Die Kontroverse um Arendt und Milgram war Teil einer seismischen kulturellen Verschiebung, die Ende der 1960er Jahre ihr volles Ausmaß erreichte. Die Amerikaner entwickelten immer mehr Misstrauen, nicht nur gegenüber der Autorität von Psychologen, sondern gegenüber dem Machtanspruch fast jeder Institution, und diesem Umbruch sollte auch der Rorschachtest zum Opfer fallen.

KAPITEL 19

Die Bilderkrise des Kalten Krieges

Ende der 1950er Jahre verschwand Dr. Immanuel Brokaw, der vielleicht größte Psychiater aller Zeiten, spurlos aus seiner renommierten New Yorker Praxis. Er hatte eine Glaubenskrise durchgemacht. Als er sich eines Tages Bandaufnahmen früherer Therapiesitzungen anhörte, stellte er fest, dass eine Patientin gesagt hatte, ihr Mann liebte »das Beste in mir«, und nicht, wie Brokaw die ganze Zeit über gedacht hatte, »das Biest in mir«. Eine ganz andere Art von Ehe. Brokaw erkannte, dass er sich seit Jahren verhört hatte; Hunderte scheinbar erfolgreicher Behandlungen beruhten alle auf Irrtum und Täuschung. Neue Kontaktlinsen erschütterten seine Weltsicht zusätzlich; sie offenbarten den Schmutz und die Hässlichkeit in seiner zuvor weichgezeichneten Umgebung sowie in seinem eigenen Gesicht im Spiegel. Er hatte die Realität vielleicht all die Zeit falsch wahrgenommen, doch nun zog er es vor, sie überhaupt nicht zu sehen.

Zehn Jahre später entdeckte ein früherer enger Freund den verschollenen Brokaw, der in einem Stadtbus im kalifornischen Newport den Gang auf und ab ging. So verbrachte der einstige Psychiater inzwischen seine Zeit, als alter Mann in Bermudashorts, mit einer Baseballmütze der L. A. Dodgers, schwarzen Ledersandalen und einem psychedelisch wirkenden Hemd. Das Hemd war knallbunt geblümt, voller Details, überbordend von Linien und Farben. Das Einzige, was der große Arzt mittlerweile zu bieten hatte, war eine simple Frage zu seinem Hemd: »Was sehen Sie?« Männer und Frauen, Erwachsene und Kinder sahen darin Pferde, Wolken, große Wellen und riesige Surfbretter, Blitze, ägyptische Amulette, Wolkenpilze oder menschenfressende Tigerlilien. Keinen Sonnenuntergang, sondern einen wunderbaren Sonnenaufgang! Sein Hemd löste Lachen und Entzücken aus, und jeder Gefragte gab eine eigene Antwort, bis ein zufriedener Dr. Brokaw aus dem Bus stieg und am Strand verschwand.

Brokaw wird in den Chroniken der Psychologie nicht oft erwähnt, weil er eine fiktive Figur ist. Ray Bradbury erfand ihn in einer Geschichte mit dem Titel »Der Mann im Rorschach-Hemd«, die 1966 im *Playboy* erstveröffentlicht wurde und 1969 mit anderen Shortstorys in Buchform erschien.[1] Trotz der albernen Handlung fing die Erzählung den gegenkulturellen Geist der 1960er Jahre ein – einer Zeit des wachsenden Misstrauens gegenüber Autoritäten und herzlosen Experten aller Art, seien es Nazi-Bürokraten, Milgram-Experimentatoren, Dr. Strangeloves oder überhaupt irgendjemand über dreißig. Die Geschichte versinnbildlichte, wie die Absage gegenüber einer allgültigen Wahrheit ein wunderbares Chaos der Individualität entfesseln konnte. Und als Symbol für diese befreiende Weigerung diente der Rorschachtest.

In Bradburys Geschichte konnte Dr. Brokaw mithilfe des Rorschach-Hemds aus seiner psychiatrischen Sackgasse entkommen. In der realen Welt durchlief auch die klinische Psychologie eine Sinnkrise. Zumindest einige praktizierende Psychologen begegneten dem führenden Test ihrer Sparte mit wachsender Skepsis. Was, wenn auch die Rorschachtests, die im ganzen Land durchgeführt wurden, auf Irrtum und Täuschung beruhten?

TROTZ DER BEKANNTHEIT und Verbreitung des Rorschachtests hatten die vieldeutigen Tintenkleckse nie so richtig dem entsprochen, was die amerikanischen Psychologen als »Unbeirrbarkeit der psychometrischen Tradition« hochhielten.[2] Fürsprecher des Tests, die diesen als »projektives« Verfahren verstanden, argumentierten weiterhin, die Tintenkleckse offenbarten die einzigartige Persönlichkeit in einer Weise, die jegliche Standardisierung bedeutungslos mache. Doch der Rorschachtest spielte gleichsam ein doppeltes Spiel, und die Wissenschaftler wollten ihn nach wie vor als Test einsetzen. Daher wurden seine Gültigkeit und Verlässlichkeit weiterhin intensiv erforscht.

Zu Beginn der 1950er Jahre hatten Wissenschaftler der amerikanischen Luftwaffe angefangen zu untersuchen, wie das Militär mithilfe von Persönlichkeitstests voraussagen könne, wer sich zum Kampfflieger eignete. Mit mehr als 1.500 Luftwaffenkadetten wurden Gruppen-Rorschachtests durchgeführt, zusammen mit einer Allgemeinbefragung und einem psychologischen Fragebogen, einem speziell für die Luftwaffe entwickelten Satzergänzungstest sowie einem Gruppen-Szondi-Test, bei dem die Teilnehmer die Gesichter aus Fotoreihen nach Sympathie beziehungsweise Antipathie einstufen sollten. Einige dieser Kadetten zeichneten sich später durch glänzende Leistungen aus, wurden von ihren Lehrern gut benotet und von ihren Kameraden als Vorbilder geschätzt. Andere zeigten gute fliegerische Fähigkeiten, wurden aber wegen »offenkundiger Persönlichkeitsstörungen« aus dem Militärdienst entlassen. Die meisten schnitten durchschnittlich ab oder fielen aus anderen Gründen durch.[3]

Im Jahr 1954 wählten Forscher aus den Fallakten willkürlich jeweils fünfzig der erfolgreichsten Kadetten und fünfzig der gestörten Persönlichkeiten aus und teilten diese hundert Fallbeispiele nach dem Zufallsprinzip in fünf Gruppen zu jeweils zwanzig auf. Jeder Stapel mit zwanzig Fallakten wurde verschiedenen Gutachtern übergeben, darunter Molly Harrower und Bruno Klopfer. Konnten diese anhand der Testergebnisse sagen, in welche Kategorie ein Kadett fiel? Anders gesagt: Konnte ein namhafter Experte aufgrund der ursprünglichen Testergebnisse eines Kadetten dessen zukünftige psychische Probleme voraussagen?

In jeder Gruppe mit zwanzig Fällen hätte man per Münzwurf durchschnittlich zehnmal richtig gelegen. Die Psychologen lagen im Durchschnitt 10,2 Mal richtig. Kein einziger Psychologe schnitt signifikant besser ab als eine Zufallsauslosung. Die Gutachter sollten angeben, bei welchen Auswertungen sie sich besonders sicher fühlten, und wenn nur diese Fälle gezählt wurden, bewiesen lediglich zwei der neunzehn Psychologen mehr Treffsicherheit als eine reine Zufallsstichwahl. Sieben schnitten sogar schlechter ab.

Einige der Psychologen erklärten danach, die Änderungen der Luftwaffe an den Standardtests hätten die Ergebnisse verzerrt. Harrower hatte als Reaktion auf ähnliche negative Erkenntnisse bereits betont, »derzeit lässt sich mit Rorschach-Begriffen vielleicht nicht klar voraussagen«, was einen erfolgreichen Piloten ausmache; vielleicht verfügten gute Soldaten gar nicht über das, was wir uns normalerweise unter »guter psychischer Verfassung« vorstellten. Rorschachtests enthüllten eine gleich große Anzahl »eindeutig instabiler beziehungsweise psychopathischer Persönlichkeiten« sowohl unter hochdekorierten Fliegern als auch solchen, die weniger als fünf Einsätze bestanden hatten – aber dies waren psychopathische Persönlichkeiten, »die nach unseren Standards aus Friedenszeiten beurteilt worden waren«. Eine in normalen Lebensumständen ausgeglichene Persönlichkeit eignete sich vielleicht gar nicht besonders für ein so gefährliches Umfeld wie ein Kampfflugzeug. Zwingende Gegenargumente hin oder her, »10,2 von 20 Fällen« klang ziemlich vernichtend, und wenn nicht für den Rorschachtest an sich, so auf jeden Fall für die Batterie an Persönlichkeitstests, die verfügbar waren.[4]

Anderen Studien zufolge war der Rorschachtest bei der Voraussage von schulischen oder beruflichen Leistungen unzuverlässiger als direktere Verfahren, wie Zeugnisse oder kurze Fragebögen. Der »Farbenschock« – Hermann Rorschachs Begriff für ein Stutzen bei farbigen Tafeln als Zeichen einer Anfälligkeit dafür, von Gefühlen überwältigt zu werden – wurde diskreditiert, als sich zeigte, dass er genauso häufig auftrat, wenn den Probanden Schwarzweißversionen der farbigen Tintenkleckse gezeigt wurden. Und in weiteren Studien überprüfte man die Forderung, der Rorschachtest solle nie allein durchgeführt werden, sondern immer zusammen mit anderen Tests; hier zeigte sich, dass die Einbindung von Rorschachtest-Ergebnissen in eine ganze Serie weiterer Tests die Diagnose im Grunde nicht genauer, sondern ungenauer machte.[5]

Mehrere Studien ergaben, dass klinische Psychologen regelmäßig zu häufig psychische Probleme bei Rorschachtest-Teilnehmern diagnostizierten. In einer Studie von 1959 gab man den Test drei gesunden Männern, drei Neurotikern, drei Psychotikern und drei Probanden mit anderen psychischen Störungen. »Passiv abhängige Persönlichkeit« – »Angstneurose mit hysterischen Zügen« – »schizoider Charakter mit Hang zur Depression«: Keiner der Rorschachtest-Auswerter bezeichnete auch nur einen der gesunden Probanden als »normal«.[6]

Die schärfste Kritik betraf das große Verkaufsargument des

Rorschachtests, wonach die Ergebnisse das wahre Wesen aufdeckten und nicht davon abhingen, wie man sich darzustellen versuchte. Der Rorschachtest galt gleichsam als Röntgenverfahren; ein Täuschen oder Fälschen war unmöglich. Um 1960 wurde jedoch in Studien nachgewiesen, dass Prüfer die Ergebnisse bewusst oder unbewusst beeinflussen konnten und Testteilnehmer ihre Antworten abwandelten, je nachdem wofür der Test durchgeführt wurde, was der Prüfer vom Probanden hielt oder welchen persönlichen Stil der Prüfer zeigte. Für einige Experten trug gerade dieser zwischenmenschliche Aspekt zur Wirksamkeit des Tests bei, aber dadurch wurde er auf jeden Fall weniger objektiv.

Psychologische Gutachter sprachen gern von »klinischer Validität«, wenn Testergebnisse in der Praxis anwendbar waren, durch den Patienten bestätigt wurden oder mit anderen Quellen abgeglichen werden konnten. Von Skeptikern wurde diese klinische Stichhaltigkeit inzwischen ganz anders beurteilt. Sie bezeichneten diese sogenannten Erkenntnisse als eine Kombination aus Bestätigungsfehlern (Confirmation Bias, das Herausstellen und Überbewerten von Informationen, mit denen man bereits übereinstimmt), illusorischen Korrelationen (das Sehen einer Verbindung, die gar nicht existiert) und den Vorgehensweisen von Hellsehern und Wahrsagern (unbewusstes Einbeziehen von kontextueller Information, das Aufstellen von Behauptungen, die fast auf jeden zutreffen, aber als Erkenntnis empfunden werden, und von Prophezeiungen, die später leicht abgeändert oder sogar vollkommen ins Gegenteil verkehrt werden, und so weiter).[7]

Durch Blinddiagnosen ließen sich einige dieser Probleme beheben, aber längst nicht alle. Der Test musste immer noch von jemandem in direktem Kontakt mit dem Probanden durchgeführt werden. Für eine Verifizierung der Diagnose musste diese mit dem Gutachten eines anderen verglichen werden, etwa dem regelmäßigen Therapeuten des Probanden, wodurch sich die Problematik lediglich wiederholte. Außerdem ließ sich in Bezug auf psychologische Wahrheiten nur schwer sagen, wie eine Bestätigung durch Außenstehende aussehen könnte. Was gab es noch zu diskutieren, wenn ein Kliniker und auch der Patient meinten, eine Beschreibung des Patienten sei zutreffend? Solche Eindrücke und Empfindungen wurden den Anforderungen an stichfeste Beweise nicht gerecht.

Einige Stimmen behaupteten, die Rorschach-Tester seien bewusst zynische Schwindler oder Scharlatane. Auch ein Wahrsager, dessen Kunden allesamt darüber staunten, wie zutreffend er Gedanken lesen könne, würde schon bald an seine eigenen erstaunlichen Fähigkeiten glauben – und einige der schärfsten Kritiker des Rorschachtests zogen genau diesen Vergleich. Zumindest bekundeten sie ihr Entsetzen über eine orthodoxe »Rorschach-Kultur«, Autoritätsargumente und eine antiwissenschaftliche Voreingenommenheit.

Solche Kritiken, die in Fachzeitschriften geäußert wurden, wirkten sich indes kaum auf den Rorschachtest aus, der breite Anwendung fand und für die Selbstdefinition der klinischen Psychologie ganz zentral war. Es bestand ein zu großes Bedürfnis, jenen Zugang zur Persönlichkeit zu gewinnen, den die Tintenkleckse zu gewähren versprachen.

DER KALTE KRIEG drohte in den 1960er Jahren richtig heiß zu laufen. Im Kampf zwischen Kommunismus und Kapitalismus war totale ideologische Klarheit geboten, und zeitweise hing das Schicksal der Welt buchstäblich davon ab, wie Mehrdeutiges interpretiert wurde. Im Oktober 1962 zeigte man Präsident Kennedy Fotos, die vom modernsten US-amerikanischen Spionageflugzeug aus über Kuba aufgenommen worden waren und möglicherweise eine Abschussbasis für sowjetische Mittelstreckenraketen zeigten – oder auch nicht – und möglicherweise ein Grund waren, einen Atomkrieg zu beginnen.

John F. Kennedy sah auf einem Bild »ein Footballfeld«, Robert F. Kennedy sah »die Rodung eines Feldes für eine Farm oder den Keller eines Hauses«. Selbst der stellvertretende Leiter des Nationalen Zentrums für Fotografie-Auswertung – eine derartige Einrichtung gab es seit 1961 – räumte ein, der Präsident müsse »einfach glauben«, was die Bilder zeigten. Es war jedoch Gewissheit vonnöten. Als John F. Kennedy am 22. Oktober eine Rede an die Nation hielt, die im Fernsehen übertragen wurde, bezeichnete er die Fotografien als »eindeutige Beweise« für eine sowjetische Raketenbasis. Sobald die Bilder um den Globus gingen, hielt die Weltöffentlichkeit sie ebenso für untrüglich.[8]

Die Verquickung aus realer Uneindeutigkeit und dem starken Bedürfnis nach visueller und ideologischer Klarheit führte zu einer »Bilderkrise des Kalten Krieges«, die sich auf beide Seiten des Eisernen Vorhangs auswirkte.[9] Kapitalisten und Kommunisten gleichermaßen suchten in allem nach geheimen Botschaften. Ein neues Wort für das Verstecken bestimmter Bedeutungen in scheinbar willkürlichem und absichtslosem Material – *encryption* (Verschlüsselung, Chiffrierung) – war 1950 in *Webster's Dictionary* aufgenommen worden. US-amerikanische Zollbeamte konfiszierten abstrakte Gemälde, die aus Paris stammten, weil sie dachten, die Bilder enthielten kommunistische Botschaften. Mehrdeutigkeiten wie die der Tintenkleckse galten inzwischen kaum noch als fruchtbare Methode zur Erforschung individueller

Persönlichkeiten, sondern als Codes, die entschlüsselt werden mussten.[10]

Versuche, Gedanken zu lesen, waren untrennbar verknüpft mit Bestrebungen, Gedanken zu steuern; diese Verbindung trat am deutlichsten in den Forschungsarbeiten und Debatten zur sogenannten »Gehirnwäsche« hervor, die die Verhaltenswissenschaften in Amerika um die Zeit des Koreakrieges aufrüttelten.[11] Dies waren die Techniken, die durch *The Manchurian Candidate* (*Botschafter der Angst*; Roman 1959, Verfilmung 1962) unauslöschlich in der Populärkultur verewigt wurden. Die US-Regierung setzte sich massiv dafür ein, die verborgenen Tiefen der »sowjetischen Mentalität«, der »afrikanischen Psyche«, des »europäischen Geistes« und so weiter zu ergründen, sowohl in der Anthropologie als auch ganz allgemein. Sie finanzierte Einrichtungen wie das Fulbright-Programm, das mittels Stipendien den Kulturaustausch und die Infiltration förderte, sowie die Gründung von Regionenforschung (Fakultäten für Lateinamerika- oder Fernoststudien an namhaften Hochschulen).

Man sah die Psychologie aufs engste mit der nationalen Sicherheit und der Demokratie verknüpft, und auch abseits besonderer Brennpunkte wie Lateinamerika oder der Sowjetunion wurden die Tintenkleckse vielfach benutzt, um in fremde Psychen einzudringen. Bleulers marokkanische Bauern, Du Bois' Alorer und Hallowells Ojibwe waren erst der Anfang gewesen. Die Wissenschaftshistorikerin Rebecca Lemov zählte fünftausend Artikel, die zwischen 1941 und 1968 veröffentlicht wurden und die sie der »Projektivtestbewegung«, wie sie es nannte, zurechnete – Untersuchungen mit Rorschachtests und anderen projektiven Verfahren an Völkern, von den Schwarzfußindianern im amerikanischen Westen bis hin zum letzten Ifalikaner auf der winzigsten

Koralleninsel Mikronesiens. Auch diese Studien wurden kräftig von der Regierung mitfinanziert. »In der Zeit des Kalten Krieges blühten Phantasien, in die Köpfe anderer Menschen zu blicken«, schreibt Lemov.[12]

In diesem technokratischen Umfeld endete die gesammelte Information sehr wahrscheinlich als unerschöpflicher Datenbestand in Archiven und Universitätsbibliotheken. Die Vicos Collection an der amerikanischen Cornell University dokumentierte, wie die Hochschule 1952 ein peruanisches Dorf pachtete, Land an Kleinbauern vergab und einen Übergang zur Moderne bewerkstelligte; dabei wurden die Dorfbewohner in jeder Phase mit projektiven Verfahren getestet. Die Microcard Publications of Primary Records in Culture and Personality in Wisconsin, die als »Datenbank der Träume« bezeichnet wird, barg Tausende verkleinerter Rorschachtest-Protokolle und Lebensgeschichten, darunter auch die Rorschachtest-Antworten eines trinkfesten Menominee-Indianers aus dem nordöstlichen Wisconsin, der beim Übergang zur Moderne gestrandet und gestrauchelt war. Tafel VI, erklärte er, »ist wie ein toter Planet. Sie erzählt wohl die Geschichte eines Volkes, das einst groß war, aber verloren hat... Irgendetwas ist passiert. Übrig geblieben ist nur das Symbol«. Ein anderer Menominee, der dem Peyote-Kult anhing, empfand die Tintenkleckse als tröstlicher: »Dieser Rorschachtest ist in gewisser Weise wie ein Peyote-Ritual. Er blickt in deinen Geist. Sieht die Dinge, die nicht offen sichtbar sind. Genauso ist es beim Peyote. Bei einem Gruppenritual lernt man einen Menschen in ein paar Stunden besser kennen als sonst in einem ganzen Leben. Alles in seinem Inneren ist deutlich zu erkennen.«[13]

Es markierte vielleicht den Tiefpunkt in den psychologischen Ambitionen des Kalten Krieges, als die ARPA (Advanced Research Projects Agency des US-Verteidigungsministeriums) Psychologenteams in den vom Krieg geschundenen Dschungel Vietnams entsandte. Die Forscher testeten mehr als tausend Bauern mit einem abgewandelten TAT (mit Bildern ohne Titel, die ein Saigoner Künstler nach den Originalen von Harvard neu gezeichnet hatte), um die Werte, Hoffnungen und Enttäuschungen zu ermitteln, die sie bewegten. Dann setzten sie sich mit Militärs und zivilen Funktionären zusammen, die »einen Zerstörungskrieg in einen ›Wohlfahrtskrieg‹ verwandeln« wollten, der »Frieden, Demokratie und Stabilität« in die Region brachte, und die ihre Propaganda zur Bekämpfung des Widerstands darauf zuschneiden wollten, die Südvietnamesen mit Herz und Verstand zu gewinnen. Ein Historiker formulierte es so: »Die vietnamesische Psyche war ein entscheidendes strategisches Ziel.«[14]

Die Simulmatics Corporation war ein gewinnorientiertes Forschungsunternehmen, das 1959 gegründet worden war, ursprünglich um vor der Präsidentschaftswahl von 1960 Computersimulationen zum Wählerverhalten zu erstellen. Danach hatte die Firma ihr Geschäftsfeld erweitert; 1966 schickte sie den Psychotherapeuten Walter H. Slote, der auch an der Columbia University lehrte, für sieben Wochen nach Saigon. Sein Auftrag: »die Persönlichkeit des Vietnamesen« aufdecken. Slote glaubte, eine Lebensgeschichte genüge, um die Kräfte zu ergründen, die auch andere prägten – je »tiefer« die Motivation einer Einzelperson, »desto wahrscheinlicher repräsentiert sie Allgemeinwerte«. Und so zog er seine Schlussfolgerungen aus Untersuchungen von immerhin vier Personen. Nachdem er ausführlich eingeräumt hatte, die Stichprobe sei zu klein, um zu verallgemeinern, verallgemeinerte er gleichwohl.[15]

Seine Probanden waren ein älterer buddhistischer Mönch

und Dozent an drei vietnamesischen Hochschulen; ein aufgeblasener Studentenführer, der eine Interimsregierung gestürzt hatte und für den Ruhm dramatischen Widerstands lebte; ein führender Intellektueller, der aus einem armen Bauerndorf stammte und mit sechzehn nach Frankreich gekommen war, mit zwanzig sein Studium abschloss und als Dissident zurückkehrte; und ein Terrorist des Vietcong, der die US-Botschaft und sechs weitere Einrichtungen bombardiert hatte, »ein vollkommen abgestumpfter Mensch«, der bekannte, »die einzigen Glücksmomente zu erleben, wenn er tötete«. Welche »Charakterstruktur« war für die individuelle Entwicklung dieser vier Menschen ausschlaggebend gewesen? Um diese Frage zu beantworten, verwendete Slote Rorschachtests sowie TAT und unterzog seine vier Probanden einer Psychoanalyse, jeweils zwei bis sieben Stunden am Tag, fünf bis sieben Tage in der Woche.

Nachdem er wiederholt nach persönlichen Details gegraben hatte, obwohl seine Probanden nur ungern über solche Themen sprachen, folgerte Slote, die Familiendynamik sei der Schlüssel zur Psyche des Vietnamesen. In der vietnamesischen Kultur würden autoritäre Eltern idealisiert und jegliche negativen Gefühle ihnen gegenüber unterdrückt. Dies führe dazu, dass sich die Vietnamesen unerfüllt, unvollständig fühlten. Sie suchten im Grunde nur nach einer »gütigen, liebevollen Vaterfigur« und hegten »den bisweilen fast sehnsüchtigen Wunsch, von Autorität umklammert zu werden«. Und den Vereinigten Staaten schrieben sie die Rolle der »allmächtigen, alles gebenden Vaterfigur« zu. Dies bedeute im Grunde, dass die Vietnamesen überhaupt nicht antiamerikanisch eingestellt waren, sondern proamerikanisch! Bedauerlicherweise baue eine derartig tiefe Verdrängung gleichzeitig ungeheuer viel Wut auf, die irgendwo hingeleitet werden müsse. Dies erkläre »ihre äußerst wechselhafte und verworrene Sichtweise in Bezug auf die Rolle Amerikas«.

Slote bemerkte eine Strategie, die er als besonders paranoid empfand: Bei Schuldzuweisungen neigten seine Probanden dazu, »mitten in einem Vorfall anzufangen und die vorausgehenden auslösenden Ereignisse gar nicht zu berücksichtigen«. Der Vietcong-Kämpfer beispielsweise hegte die offensichtlich wahnhafte Vorstellung, amerikanische Soldaten wollten unschuldige vietnamesische Zivilisten töten. Die Amerikaner hatten einen Bus voller Bauern beschossen. Slote wies darauf hin, dass der Bus ein Gebäude passierte, vor dem gerade eine Bombe detoniert war; die Amerikaner hatten Grund zu glauben, in dem Bus könnten sich feindliche Guerillakämpfer befinden. »Bei der unmittelbaren Sachlage mochten die Amerikaner verständlicherweise nicht gerade optimal geurteilt haben«, meinte Slote. Doch aus irgendeinem Grund wurden diese Fakten von dem Vietnamesen »vollkommen außer Acht gelassen«, als er die Schüsse der Amerikaner interpretierte. »Ein tiefgehender Mangel an kritischer Selbsteinschätzung«, urteilte Slote.

Im Rückblick lässt sich der tiefgreifende Mangel an kritischer Selbsteinschätzung bei Slote selbst unschwer erkennen. Er ignorierte alle politischen, historischen oder militärischen Gründe dafür, dass die Vietnamesen die Amerikaner hassten. Dass die Vereinigten Staaten überhaupt dafür verantwortlich waren, »dieser bedauerlichen Situation Vorschub geleistet zu haben«, lag nur daran, dass sie eben zu groß und zu mächtig waren. Aber genau dies wollten die Amerikaner anscheinend hören. In einer Titelstory der *Washington Post* von 1966 wurde Slotes Arbeit als »beinahe hypnotisch faszinierend« bezeichnet; und amerikanische Amtsträger in Saigon empfanden sie als »außerordentlich scharfsichtig und überzeugend«.[16]

Ende der 1960er Jahre bescherte die steigende Woge des Antiautoritarismus solchen Unterfangen wie dem von Slote ein Ende. Studenten gingen auf die Straße, Revolution lag in der Luft. Akademiker fühlten sich immer unwohler dabei, mit dubiosen Regierungsförderungen in Verbindung gebracht zu werden, und die Vorstellung, irgendeine Methode könne wissbegierigen und toleranten amerikanischen Forschern nahezu unbegrenzten Einblick in ansonsten unzugängliche Psychen gewähren, erschien um einiges weniger plausibel.

Anthropologen hatten zugesichert, projektive Verfahren seien für die Getesteten ein Sprachrohr, aber es ließ sich immer weniger übersehen, dass solche Tests, die nach Lemovs Worten vorgaben, »eine Art psychisches Instamatic-Röntgenbild zu liefern, allein schon durch ihre Funktionsweise *dem Experten* die Aufgabe zuteilten, die wahre Bedeutung dessen herauszulesen, was der Einheimische sagte und dachte«.[17] Es war das gleiche ethische Dilemma, das jeder Begriff des Unbewussten aufwarf: Wenn man erklärte, Menschen seien sich bestimmter Eigenschaften nicht bewusst, behauptete man, besser für sie sprechen zu können, als sie es selbst vermochten, und sprach ihnen das Recht ab, ihre Lebensgeschichte selbst zu erzählen. Einheimische, Politiker und Revolutionäre in der Dritten Welt forderten immer nachdrücklicher ein, dass ihre eigene Stimme Gehör finde.

In der Anthropologie verlegte man den Schwerpunkt zunehmend auf die Biologie und besann sich wieder auf verhaltensbezogene Theorien, die dem sozialen Austausch mehr Bedeutung beimaßen als unbewussten Geisteszuständen. Studien zur Kultur und Persönlichkeit versanken rasch in vollkommener Bedeutungslosigkeit; vor allem projektive Testverfahren wurden weder gelehrt noch praktiziert. Selbst ihr alter Verfechter, Irving Hallowell, bezweifelte nun im Rückblick auf seine Ojibwe-Studien, dass der Rorschachtest irgendeinen wertvollen Beitrag zu leisten vermochte – er ergänzte nur das, was Hallowell bereits auf andere Weise erfahren hatte.[18]

Ähnliche Veränderungen vollzogen sich im Berufsfeld der Psychologen und Psychiater. Neu entwickelte Psychopharmaka – Antidepressiva, Lithiumsalze, Valium, LSD – sorgten dafür, dass man sich rasch von der psychoanalytischen Psychiatrie abwandte. Während sich die Behandlung in psychiatrischen Anstalten zunehmend auf äußere sozioökonomische und kulturelle Faktoren ausrichtete und ebenfalls wieder verstärkt an verhaltensorientierte Theorien anlehnte, erschien es zusehends sinnloser, der Psyche oder inneren Motivationen Beachtung zu schenken.

Besonders in der klinischen Psychologie wurde die Kritik am Rorschachtest immer lauter. Der namhafte Psychologe Arthur Jensen, der die Lage 1965 für das angesehenste Nachschlagewerk des Fachgebiets, *The Mental Measurement Yearbook* (Jahrbuch für Psychometrie), begutachtete, äußerte sich so schonungslos über den Rorschachtest wie keiner vor oder nach ihm: »Offen gesagt stimmen alle qualifizierten Urteile darin überein, dass der Rorschachtest sehr ungenügend ist und keinen praktischen Wert für irgendeinen der Zwecke hat, für die er von seinen Befürwortern empfohlen wird.«[19]

In diesem Aufsatz schrieb Jensen auch, der Rorschachtest werde »so eng mit dem klinischen Psychologen in Verbindung gebracht wie das Stethoskop mit dem Arzt«, doch er meinte dies nicht als Kompliment. Der Test war seiner Meinung nach nicht nur nutzlos; er konnte »in einem nichtpsychiatrischen Umfeld schädliche Folgen haben, etwa in Schulen und in der Industrie«, denn es wurden damit viel zu häufig pathologische Diagnosen gestellt. »Warum der Rorschachtest noch immer so viele Anhänger hat und weiterhin so häufig eingesetzt wird, ist ein erstaunliches Phänomen«, erklärte er. Die Erklärung erfordere »mehr Wissen um die Psychologie der Leichtgläubigkeit, als wir derzeit besitzen. Indessen dürfte das Maß an wissenschaftlichem Fortschritt in der klinischen Psychologie durchaus daran gemessen werden, wie schnell und gründlich sie den Rorschachtest überwindet«.

Bei der weit verbreiteten, dezentralen Anwendung des Rorschachtests um die Jahrhundertmitte verhallte jedoch selbst solch eine entschiedene Verurteilung wie die des namhaften Fachmanns Jensen. Keiner Autorität allein, egal wie qualifiziert sie sein mochte, wurde das letzte Wort zugetraut. In dem Jahr nach Jensens Artikel erschienen auch Walter Slotes Bericht und Ray Bradburys Kurzgeschichte – paternalistisches Testen im Extremstil des Kalten Kriegs und die literarische Reaktion dagegen. In dem unwahrscheinlichen Fall, dass Slote oder Bradbury je von Jensen gehört hatten, dürften sie sich nicht im Geringsten um seine Kritik geschert haben.

Dabei hatte die klinische Psychologie – in Jensens Worten – Sigmund Freud »überwunden«, und zwar so »schnell und gründlich«, dass man schier staunte. Ab Ende der Sechzigerjahre erlebte die freudianische Psychotherapie einen jähen Niedergang; sie war bald nicht mehr der unumstrittene Mittelpunkt, sondern eine bedrängte, bisweilen cliquenhafte Enklave. Da man die Aussagekraft des Rorschachtests bezweifelte und die Vertrauenswürdigkeit der Prüfer beargwöhnte, hätte dem Rorschachtest durchaus dasselbe Schicksal blühen können.

In einigen Ländern war dies tatsächlich der Fall. In Amerika hielt er sich jedoch, sowohl in der Allgemeinkultur als auch in der klinischen Psychologie.

Die Tintenkleckse waren längst zur Metapher für eben

jenen antiautoritären Relativismus geworden, der den Test nun in Frage stellte. Jedermanns Reaktion auf einen Klecks, oder auch ein Hemd, interpretierte sich inzwischen genussvoll selbst; man brauchte keinen Arzt im weißen Kittel oder zigarrenschmauchend hinter einer Couch. Die freie Selbstentfaltung, die die Gesellschaft forderte, war genau das, was die Tintenkleckse boten, zumindest in der Vorstellung der Allgemeinheit.

Genau als sich Dr. Brokaw mit seinem Hemd unter die Menschen mischte, wurde der Rorschachtest im realen Leben zum Symbol für etwas, das unterschiedliche, aber gleichermaßen berechtigte Meinungen hervorrief. Im Jahr 1964 resümierte ein Rezensent, der mit zehn Büchern über New York konfrontiert war: »Ein Buch über New York City zu verfassen, ist eine Art projektiver Psychologietest, quasi ein Rorschachtest; die fünf Stadtteile sind nur ein Stimulus, auf den der Beobachter entsprechend seiner Persönlichkeit reagiert.« Zumindest in der *New York Times* war dies das erste von Tausenden Rorschach-Klischees, die folgen sollten. Charles de Gaulle wurde bald darauf als »ein Rorschachtest für Biographen« bezeichnet. Auch das offene Ende von Stanley Kubricks Film *2001: Odyssee im Weltraum* stellte einen Rorschachtest dar.[20]

In einer so weitreichenden Autoritätskrise war es einfacher für Vermittler, überhaupt keinen Anspruch auf Autorität mehr zu erheben. Die Meinungen gingen auseinander und etwas als »einen Rorschachtest« zu bezeichnen, bedeutete, man musste sich nicht für eine Seite entscheiden und damit riskieren, irgendjemanden vor den Kopf zu stoßen. Journalisten und Kritiker sahen es nicht länger als ihre Aufgabe an, den Lesern zu vermitteln, welche mögliche Reaktion auf New York City oder *2001* angemessen war. Jeder hatte das Recht auf eine eigene Meinung, und ein Tintenklecks war die unabdingbare Metapher für diese Freiheit.

Eine eindringliche Metapher allein hätte allerdings nicht genügt, um den Rorschachtest als psychologische Begutachtungsmethode zu retten. Man musste sich mit der Tatsache befassen, dass so etwas wie »der Rorschachtest« mittlerweile überhaupt nicht mehr existierte.

KAPITEL 20

Das vereinheitlichte System

Der Mann, der dies ändern sollte, war John E. Exner Jr. Er wurde 1928 in Syracuse im Bundesstaat New York geboren. Nachdem er im Koreakrieg als Flugzeugmechaniker und Arzthelfer in der Luftwaffe gedient hatte, schrieb er sich an der Trinity University im texanischen San Antonio ein. 1959 sah er die Tintenkleckse zum ersten Mal und wusste sofort, dass er seine Lebensaufgabe gefunden hatte. Später studierte er an der Cornell University und begann mit seiner Doktorarbeit in klinischer Psychologie.[1]

Was er in diesem Fachgebiet vorfand, war Chaos. Die Ansätze von Klopfer und Beck hatten sich seit den Vierzigerjahren weiterhin auseinanderentwickelt. Hertz verfolgte ihre eigene Methode, während zwei weitere Systeme in den Vereinigten Staaten Verbreitung fanden, das psychoanalytische Testverfahren von Roy Schafer und David Rapaport sowie Zygmunt Piotrowskis eigenwillige »Perceptanalysis«,[2] ganz zu schweigen von diversen weiteren Ansätzen in anderen Ländern. Bei all diesen Verfahren wurden dieselben zehn Tintenklecktafeln in derselben Reihenfolge verwendet; bei einigen Testprozeduren zeigte man den Probanden allerdings zu Beginn eine zusätzliche Beispieltafel und erklärte ihnen, was sie zu tun hatten. Die Durchführungsweisen, Auswertungscodes und Nachfolgebefragungen waren häufig inkompatibel, und selbst das, *was* im Grunde getestet wurde, ging mitunter sehr weit auseinander.

Keines dieser Verfahren wurde von einer klaren Mehrheit der Psychologen angewandt. Die relative Mehrheit setzte jedoch auf Klopfers Methode, Beck folgte auf Platz zwei. Die Professoren wussten nicht, welches System sie lehren sollten. Und die Praktiker selbst kombinierten die Verfahren von Fall zu Fall. Sie testeten, wie Exner später schrieb, »indem sie ihrer eigenen Erfahrung intuitiv ›ein wenig Klopfer‹, ›eine Prise Beck‹, ein paar ›Körnchen Hertz‹ und etwas Piotrowski beimengten und dies als *den Rorschachtest* bezeichneten«.[3]

Selbst die belanglosesten Details erwiesen sich als vertrackt. Wie sollte man sitzen, wenn man einen Rorschachtest durchführte? Exner hatte bei Rorschach und Beck gelesen, der Prüfer solle hinter dem Probanden sitzen. Laut Klopfer und Hertz sollte er neben dem Testteilnehmer sitzen, Rapaport und Schafer meinten einander gegenüber und Piotrowski empfahl das, was »am natürlichsten« erschien. Dieses breite Meinungsspektrum bestand nicht, weil die Sitzordnung unwichtig war, sondern weil alle Ansätze eigene ausgeklügelte, aber einander widersprechende Vorgaben machten. Doch irgendwo musste man schließlich sitzen.

Eine Generation nachdem Marguerite Hertz vergeblich versucht hatte, den »Riss in der Familie« der Rorschach-Tester zu beheben, stellte sich Exner dieser Herausforderung. Wie wir uns erinnern, war Exner 1954 als Student in Chicago mit Klopfers Buch unter dem Arm bei Sam Beck aufgetaucht, der ihn ungläubig fragte: »Sie haben das aus *unserer* Bibliothek?« Als Exner später seinem Komitee von diesem Lapsus erzählte, meinte einer: »Wie wär's, wenn wir den alten Klopfer anrufen, dann kannst du im nächsten Sommer vielleicht bei ihm arbeiten?« Exner folgte dem Vorschlag und war, wie er sich später erinnerte, »von *beiden* angetan«.

Klopfer und Beck blieben unversöhnlich, doch auf Becks

Anregung und mit Klopfers Zustimmung beschloss Exner, einen knappen Vergleich der beiden Systeme zu schreiben. Jeder der beiden glaubte, sein System würde »gewinnen«. Aus dem kurzen Aufsatz wurde ein dickes Buch, an dem Exner fast zehn Jahre lang arbeitete. Es war eine ausführliche Chronik und Beschreibung der fünf wichtigsten Rorschach-Systeme mit Biographien der verschiedenen Begründer und einer vollständigen Beispielauswertung gemäß jeder einzelnen Methode. Im Jahr 1969, im Alter von einundvierzig Jahren, veröffentlichte er *The Rorschach Systems*.

Exner stellte fest, dass sich die fünf Systeme in Bezug auf zentrale Begriffe, die Hermann Rorschach ausdrücklich erörtert hatte, weitgehend deckten, etwa die Bedeutung von Bewegungsantworten oder die Abfolge von Ganz- und Detailantworten. Aber in den vielen Bereichen des Tests, in denen Rorschach vor seinem frühen Tod vage geblieben war oder keine klare Anleitung gegeben hatte – etwa bezüglich der Durchführungsprozeduren, der theoretischen Untermauerung oder weiterer Codes außer den wenigen, die er festgelegt hatte –, waren spätere Rorschach-Experten eigene Wege gegangen.

Es war klar, was als Nächstes folgen musste. Exner zog Tausende veröffentlichter Studien und Gutachten Hunderter Fachleute heran und begann, eine Zusammenfassung auszuarbeiten. Fünf Jahre später, 1974, publizierte er *The Rorschach: A Comprehensive System*. Dieses vereinheitlichte System umfasste fünfhundert Seiten. Zahlreiche Ergänzungsbände, Neubearbeitungen und Erweiterungen folgten. Das erklärte Ziel: »In einem einzigen Format das Beste des Rorschachtests zu präsentieren.«

Exner arbeitete sich methodisch durch jeden Aspekt des Tests und fasste alle Bestandteile zu einem einzigen Gefüge zusammen. Er entschied sich übrigens für ein Nebeneinandersitzen, um einen etwaigen Einfluss durch nichtverbale Signale seitens des Prüfers zu verringern, und merkte an, dass die Sitzordnung bei allen Formen psychologischer Tests überdacht werden sollte, weil inzwischen Studien darüber vorlagen, wie Verhalten beeinflusst werden könne. Er lieferte zahlreiche Musterergebnisse und Beispielauswertungen sowie viel umfassendere Listen mit gewöhnlichen und ungewöhnlichen Antworten – den ausschlaggebenden »Normen«, anhand derer entschieden wurde, ob ein Testteilnehmer normal oder anormal war. Zu den 92 Ganzantworten auf Tafel I zählten:

Gut: Motte
Gut: Fabelwesen (auf jeder Seite)
Schlecht: Nest
Gut: Verzierung (Weihnachten)
Schlecht: Eule
Gut: Becken (Skelett)
Schlecht: Topf
Schlecht: Druckpresse
Schlecht: Rakete
Schlecht: Teppich
Gut: Meerestier...

Es folgten 126 weitere Gegenstände, die in neun üblicherweise gedeuteten Detailbereichen der Tafel gesehen wurden, sowie 58 weitere Antworten, die sich auf zehn selten gedeutete Bereiche bezogen, die alle in Schaubildern dargestellt wurden. Dann ging es weiter mit Tafel II...
Das vereinheitlichte System war komplexer als jede bisherige Rorschach-Methode und gespickt mit neuen Auswer-

tungsformeln. Aus Hermann Rorschachs knappem Dutzend Codes waren nun insgesamt rund 140 geworden, darunter:

> Aktueller Notstand (eb) =
> Unerfüllte innere Bedürfnisse (FM) + situationsbedingter Notstand (m) /
> Schattierungsantworten (Y + T + V + C')

oder

> 3 x Spiegelung (Sp) + Paar (2) / Summe der Antworten (Su) =
> »Egozentrik-Index« [4]

Auf gut Deutsch: Wenn Herr Müller bei einem Rorschachtest auf jede Tafel zwei Antworten gab, belief sich die Summe seiner Antworten (Su) auf zwanzig. Jede Antwort, die einen Tintenklecks als ein Objekt und dessen Spiegelbild oder Spiegelung beschrieb – »Eine Frau, die sich im Spiegel anschaut«, »Ein Bär, der über Felsen und Wasser steigt, mit seiner Spiegelung im Fluss« –, musste nach Exners System als Spiegelungsantwort (Sp) codiert werden, zusätzlich zu den anderen Codes. (Der »schreitende Bär« stellte eine Bewegungsantwort dar. Das »Wasser« ergab zudem eine Farbantwort, wenn es von einer blauen Fläche auf der Tafel abgeleitet war, hinzu kamen Ganz- und Detailantworten usw.)

Angenommen, Herr Müller nannte beide dieser Spiegelantworten sowie vier Paarantworten, die jeweils mit »2« codiert wurden; diese Art von Antwort beschrieb zwei Gegenstände: »Zwei Esel« oder »Ein Paar Stiefel«, die symmetrisch an beiden Seiten der Tafel platziert waren, aber nicht Teile eines einheitlichen Ganzen, wie etwa zwei Augen eines Gesichts oder zwei Klingen einer Schere. Fügte man diese Zahlen in Exners Formel ein, ergab sich ein Egozentrik-Index von ([3 x 2] + 4) / 20 = 10/20 = 0,5. Das wären schlechte Karten für Herrn Müller, denn alles über 0,42 bedeutete »eine starke Fokussierung auf sich selbst, die zu Realitätsverzerrungen beitragen kann, besonders im zwischenmenschlichen Austausch«. Ein Wert unter 0,31 deutete auf Depression hin. Aber es bestand noch Hoffnung für Herrn Müller. Eine Vielzahl weiterer Faktoren und Indizes, die sich aus seinem Test ergaben, veränderten möglicherweise die Aussagekraft dieses hohen Wertes.

In einigen Fällen konnte man mithilfe von Exners neuen Zahlenwerten seelische Zustände messen, die Rorschach nicht in Betracht gezogen hatte oder die zu seiner Zeit noch gar nicht klar bestimmt waren: Suizidgefahr, Bewältigungsdefizite, Stresstoleranz. In anderen Fällen schienen die Codes nur Zahlen um der Zahlen willen festzumachen. Der wichtige Exner-Wert WSum6, der beispielsweise unlogisches und inkohärentes Denken maß, war schlichtweg eine Summe aus sechs anderen Werten, die bereits in den 1940er Jahren eingesetzt worden waren: Unnormale Formulierungen, abweichende Antworten, nicht zusammenpassende Kombinationen, fabulierte Kombinationen, Kontaminationen (Vermischungen) und autistische Logik. Der neue Wert definierte eine messbare Schwelle; aus Studien wurde schließlich geschlossen, dass ein WSum6-Wert von 7,2 bei Erwachsenen Durchschnitt war, während Ergebnisse von über 17 überhöht waren und beim PTI (Perceptual Thinking Index), der den früheren SCZI (Schizophrenie-Index) wegen seiner hohen falsch-positiven Ergebnisse ablöste, mit einem Zusatzpunkt bewertet wurde. Ein PTI-Wert von über 3 »kennzeichnet normalerweise ernsthafte Anpassungsprobleme, die auf Bewusstseinsstörungen zurückzuführen sind«.[5] All dies war eine ungewöhnlich aufwändige Methode, um die Tatsache zu bestätigen: Wenn du einen Haufen irres Zeug redest, bist du vielleicht irre.

Diese Art von quantitativer Grundeinbindung war jedoch genau das, was die Zeit verlangte. Exner war der Rorschach-Verfechter einer Ära nach Klopfer; kein schillernder Showman, sondern ein solider Technokrat, dessen Expertise die Lagerkämpfe zu schlichten schien. Der Rorschachtest musste standardisiert und von allem Intuitiven und hochgradig Emotionalen befreit werden, das möglicherweise gerade seine Stärken ausmachte, um in die datengesteuerte neue Ära der amerikanischen Medizin zu passen.[6]

IM JAHR 1973, ein Jahr bevor Exners Synthese veröffentlicht wurde, unterzeichnete Präsident Richard Nixon ein neues Gesetz zur rechtlichen Regelung und staatlichen Förderung der Krankenversicherung *(Health Maintenance Organization, HMO)*, mit dem ein Steuerungsmodell des Gesundheitswesens *(Managed care)* eingeführt wurde. *Managed care* wurde zum Kürzel für ein komplexes neues System von Versicherungsbestimmungen und Leistungsplänen, das auf Wirtschaftlichkeit (hohe Versorgungsqualität bei gleichzeitiger Kostensenkung) abzielte, indem »unnötige« Krankenhausaufenthalte unterbunden und kostengünstige Therapien zu Festtarifen verordnet wurden. Der Hausarzt war als »medizinischer Erstversorger« fortan dafür verantwortlich, den Versicherten durch ein Labyrinth von Bürokratie und Fachärzteschaft zu lotsen, wobei er immer mehr in die Zwickmühle geriet, Kosten zu senken und die Bedürfnisse des Kunden, sprich des Patienten, zu befriedigen.

Das neue Modell bot zwar einen besseren Zugang zu medizinischer Versorgung (mehr Menschen besaßen eine Krankenversicherung), doch die sich daraus ergebende Kostensteigerung (mehr Menschen nutzten eine Krankenversicherung) zwang die Versicherungsunternehmen, einen Riegel vorzuschieben. In der Psychiatrie beschleunigte sich die Abkehr von der traditionellen Persönlichkeitsbegutachtung, die bereits in den Sechzigerjahren begonnen hatte. Weil für eine Behandlung die »medizinische Notwendigkeit« nachgewiesen werden musste, geriet natürlich jeder Ansatz unter Druck, bei dem nicht bloß eine Pille verschrieben wurde. Kosten für psychologische Beurteilungen wurden weniger häufig erstattet. Weil zuvor Genehmigungen beantragt und andere bürokratische Hürden überwunden werden mussten, ließ sich die Begutachtung kaum noch flexibel einsetzen. Selbst nach eng gefasstem Nützlichkeitsdenken würde man erwarten, dass eine optimierte Erstbeurteilung zu Kosteneinsparungen führen würde, aber in Wirklichkeit wurde solch eine Diagnose meist als Erstes gestrichen, wenn der Psychologe nicht nachweisen konnte, dass sie »behandlungsrelevant und kosteneffizient« war. Landesweite Erhebungen in psychologischen Praxen zu jener Zeit bestätigten den weit verbreiteten Eindruck unter Ärzten, dass »marktgesteuerte Erfordernisse Hürden aufgebaut hatten, die die traditionelle Psychologenpraxis in ihrer Existenz bedrohten«.[7]

Für diese moderne Welt formte Exner den Rorschachtest um, im guten und im schlechten Sinn. Er konnte keinen schnellen und einfachen Test daraus machen, ebenso wenig wie Molly Harrower in den Vierzigerjahren, aber er konnte einen numerischen Test ausformen. Dies hatte den Rorschachtest schon immer attraktiv gemacht, bereits zu Hermann Rorschachs Zeiten, der es für ganz ausgeschlossen hielt, »ohne vorausgegangene Verrechnung zu einer sicheren und verlässlichen Interpretation zu gelangen«.[8] Was jemand in den Tintenklecksen sah, ließ sich tatsächlich einfacher codieren, zählen und nebeneinanderstellen als die Träume und das freie Assoziieren auf der Couch eines Psychoanalytikers. Es gab Zeiten, etwa als die Tintenkleckse hauptsächlich zu projektiven Zwecken eingesetzt wurden, um Feinheiten der Persönlichkeit aufzudecken, in denen ein eher intuitiver oder qualitativer Ansatz im Vordergrund stand, aber immer wenn das Pendel in der Psychologie zur Psychometrie zurückschwang, konnte die quantitative Seite des Formdeutversuchs jederzeit hervorgehoben werden. Gleichwohl war Exners Gesamtsystem so numerisch ausgerichtet wie keines zuvor. Und als die Lochkarten aus Harrowers Zeit zu immer leistungsfähigeren Computern weiterentwickelt wurden – einem integralen Bestandteil der wachsenden Bürokratie auch im Gesundheitswesen –, wurde die Quantifizierbarkeit wichtiger denn je.

Bereits 1964, vier Jahre nachdem der Begriff *data science* geprägt worden war,[9] hatten Forscher die Rorschachtest-Ergebnisse von 586 gesunden Medizinstudenten der Johns Hopkins University in ein frühes Computerprogramm zur Indexierung eingegeben und daraus eine 741 Seiten umfassende, großformatige Konkordanz erstellt.[10] Mitte der Achtzigerjahre konnte man mithilfe dieses Korpus sowie den Lebensgeschichten der Testteilnehmer, die in Langzeit-Folgebefragungen erhoben worden waren, die traditionelle Rorschachtest-Interpretation vollständig umgehen. Computer zählten einfach, wie häufig ein bestimmtes Wort in den Tests geäußert wurde, und suchten nach Entsprechungen zwischen den Antworten und den weiteren Schicksalen. In einem wenig aufbauenden Artikel aus dem Jahr 1985, »Sagen Wörter im Rorschachtest Krankheit und Tod voraus?«, wurde behauptet, dass ein Testteilnehmer, der bei irgendeiner der zehn Tafeln das Wort »wirbelnd« erwähnte, ein fünffach höheres Suizidrisiko und ein viermal so hohes Sterblichkeitsrisiko aufgrund anderer Ursachen aufwies als jemand, der dieses Wort nicht äußerte.[11]

Exner bezog auch in seine eigene Methodik Computer mit ein. Ab Mitte der Siebzigerjahre erforschte er Möglichkeiten, »die Computernutzung als Hilfsmittel zur Testauswertung zu erweitern«. Daraus entwickelte sich 1987 schließlich das Rorschach Interpretation Assistance Program, dem zahlreiche Aktualisierungen folgten. Nachdem ein Prüfer alle Antworten eines Testteilnehmers codiert hatte, führte das Programm die mathematischen Berechnungen durch, erzeugte komplexe Auswertungen und stellte signifikante Abweichungen von statistischen Normen heraus. Es bot auch eine Druckversion von »Deutungshypothesen« in Textform:

> Diese Person scheint sich nachteilig mit anderen zu vergleichen und folglich unter niedrigem Selbstwertgefühl und begrenztem Selbstvertrauen zu leiden.
>
> Diese Person ist ausreichend in der Lage, sich positiv mit realen Menschen in ihrem Leben zu identifizieren, und scheint Gelegenheiten zu haben, solche Identifikationen zu bilden…
>
> Diese Person vermittelt Anzeichen einer begrenzten Fähigkeit, enge Bindungen mit anderen Menschen einzugehen… [12]

Exner distanzierte sich zwar am Ende seines Lebens von der Computermethode, doch der Schaden war angerichtet. Der Rorschachtest, der einst als das komplexeste Schaufenster der menschlichen Persönlichkeit gepriesen worden war, konnte nun von Maschinen ausgelesen werden.[13]

Selbst wenn Exners System ausschließlich von Menschen angewandt wurde, wies es einen Nachteil auf. Seine extrem empirische Ausrichtung verringerte das, was viele Verfechter als einen ausgesprochen wertvollen Aspekt des Rorschachtests ansahen: die unbegrenzte Fähigkeit des Tests, überraschende Erkenntnisse hervorzubringen. Strategien, die ganze Generationen von Klinikern nützlich und aufschlussreich gefunden hatten – etwa die Überlegung, dass die erste Antwort eines Probanden auf die erste Tafel etwas über sein Selbstbild verriet –, fanden keinen Platz in Exners Gewimmel aus Codes und Variablen. Dies hatte zur Folge, dass Psychologen, die den Rorschachtest einst als Ausgangspunkt für eine Gesprächstherapie oder andere ergebnisoffene Analysen verwendet hatten, nun entweder das Exner-System ablehnten oder sich ganz vom Rorschachtest abwandten.

Trotzdem verschaffte Exner dem Test neues Ansehen in seinem Fachgebiet, besonders nach 1978, als der noch systematischere zweite Band seines Handbuchs erschien. Sein ausgleichender und zusammenfassender Ansatz überzeugte die meisten Traditionalisten, die mit den früheren Rorschach-Systemen gearbeitet hatten, und selbst führende psychologische Gutachter, die projektive Verfahren lange Zeit als subjektiv kritisiert hatten, lobten nun die Systematik, die Exner dem Rorschachtest verliehen hatte.[14]

Exner sorgte auch für einen Neustart in der langen Geschichte der Rorschach-Kontroversen. Arthur Jensens Kritik von 1965 und all die anderen früheren Attacken konnten nun als Einwände abgetan werden, die gegen »ältere, weniger wissenschaftliche Versionen« des Tests gerichtet waren.

In seinen privaten Rorschach-Workshops, die Exner ab 1984 in Asheville in North Carolina veranstaltete, wurde eine ganze Generation von Klinikern ausgebildet, und seine Lehrbücher ersetzten die von Klopfer und Beck in allen Studiengängen der klinischen Psychologie. Es gab eine Ausnahme:

Die City University in New York hielt eisern an Klopfer fest, doch die dortigen Studenten kamen nicht darum herum, auch Exners System zu lernen, weil sie dieses in Praktika und Facharztausbildungen an anderen Einrichtungen anwenden mussten. Weiterhin wurden zahllose Aufsätze und Studien über den Rorschachtest verfasst, doch Exners zusammengefasster Test war fortan die einzige Quelle, auf die die meisten Praktiker jemals Bezug nehmen mussten.

Bruno Klopfer war 1971 gestorben, Samuel Beck 1980. Marguerite Hertz übergab Exner 1986 den Stab; für sie war seine Forschungsarbeit »der erste ernsthafte und systematische Versuch, einige der ungelösten Probleme anzugehen, die uns über die Jahre gequält haben. Vor allem sorgten Exner und seine Kollegen für Disziplin in unseren Reihen und für Optimismus in unserem Fachgebiet«.[15]

IM LAUF DER Jahre, in denen Exner seine Formeln immer feiner justierte, lieferte der Rorschachtest zunehmend richtige Ergebnisse – »richtig« in dem Sinn, dass beispielsweise als Schizophrenie genau das diagnostiziert wurde, was auch andere Tests und Beurteilungsverfahren als Schizophrenie bezeichneten. Der Formdeutversuch wurde als genormtes Maß für bekannte Größen angesehen und angewendet, nicht als sondierendes Experiment.

Das Einbinden des Rorschachtests in die Erkenntnisse anderer psychiatrischer Methoden brachte zwar viele Vorteile, doch der Test wurde dadurch zu einem umständlicheren und weniger kostengünstigen Instrument für Aufgaben, für die dem Psychiater bereits andere Techniken zur Verfügung standen. Exner distanzierte sich – wie bereits von der Computerisierung – immer mehr von der Suche nach »pauschalisierten Wahrheiten« und kritisierte psychiatrische Referenzwerke wie das *Diagnostic and Statistical Manual of Mental Disorders* (DSM, Diagnostisches und Statistisches Handbuch für psychische Störungen) als »Buchhalteranleitung für die Klassifikation von Menschen in seelischer Not«, die nur schablonenhafte Behandlungspläne hervorbrachten.[16] Er mochte Bedenken dagegen gehegt haben, wie solche standardisierten Klassifizierungsmodelle verwendet wurden, doch sie waren genau das, was sein System bereitstellte – und was andere Tests und Beurteilungsverfahren sogar noch schneller lieferten.

Bereits bevor Exners System erschien, hatte man sich effizienteren Tests zugewandt. Eine Umfrage unter klinischen Psychologen im Jahr 1968 ergab zwar, dass der Rorschachtest immer noch breite Anwendung fand, doch mehr als die Hälfte der Befragten erklärte, dass »objektive«, »nicht-projektive« Verfahren immer mehr an Bedeutung gewannen und Verwendung fanden.[17] Eine ganz bestimmte Methode setzte sich rasch durch.

Das *Minnesota Multiphasic Personality Inventory* (MMPI), das 1943 erstmals veröffentlicht wurde, hängte 1975 den Rorschachtest ab. MMPI bestand ursprünglich aus 504 Feststellungen, in der abgewandelten Version MMPI-2 waren es 567 Aussagen, die mit »trifft zu« oder »trifft nicht zu« beantwortet werden sollten. Die Sätze reichten von scheinbaren Trivialitäten (»Ich habe einen gesunden Appetit«, »Meine Hände und Füße sind normalerweise warm genug«) bis zu offensichtlichen Alarmzeichen (»Zeitweise bin ich von bösen Geistern besessen«, »Ich sehe Dinge oder Tiere oder Menschen um mich herum, die andere nicht sehen«). Der Fragebogen konnte von einer Schreibkraft mit einer ganzen Gruppe von Probanden durchgeführt werden und ließ sich leicht auswerten. Jede MMPI-Skala – die Depressionsskala, die Paranoiaskala usw. – wurde mit der Anzahl von Fragen aus zwei Listen verknüpft. Die Zahl der Items aus der ersten Liste, die mit »trifft zu« beantwortet worden waren, sowie die Anzahl aus der zweiten Liste, die mit »trifft nicht zu« gekennzeichnet waren, ergaben das Ergebnis. Die Prozedur ging schnell und war »objektiv«.

Eigentlich bedeutete dies nur, dass sie nicht »projektiv« war. Die Richtig-oder-Falsch-Antwort auf Statements wie »Manche Menschen meinen, es sei schwer, mich kennenzulernen«, »Ich habe nicht die richtige Art von Leben geführt« oder »Viele Menschen zeigen beim Sex ein schlechtes Benehmen« kann in keinerlei logischem Sinn als »objektiv« gelten. Die Menschen sind weder bereit noch imstande, sich selbst objektiv zu beurteilen. Es zeigte sich, dass Selbsteinschätzungen häufig allenfalls nur teilweise mit dem übereinstimmten, was Angehörige und Freunde über den Testteilnehmer sagten beziehungsweise was ihr Verhalten erkennen ließ.[18] Die Antworten sollten überhaupt nicht für bare Münze genommen werden; antwortete ein Proband auf viele deprimierende Aussagen mit »trifft zu« und auf viele positiv gestimmte Aussagen mit »trifft nicht zu«, bedeutete dies nicht unbedingt, dass er depressiv war. Mit bestimmten Skalen wurde gemessen, ob ein Testteilnehmer eher übertrieb oder log; und eine bestimmte Skala konnte sich auch in anderer Weise auf die übrigen auswirken. Auch das Auswerten und Deuten von MMPI-Ergebnissen war eine Kunst, die ein subjektives Urteilsvermögen erforderte. Doch die tendenziösen Begriffe *objektiv* und *projektiv* kamen dem MMPI sicherlich zugute und begünstigten sein Schicksal.

In den zehn Jahren nach 1975 rutschte der Rorschachtest deutlich ab; der in der klinischen Psychologie einst am zweithäufigsten eingesetzte Persönlichkeitstest wurde auf den fünften Platz verdrängt. Er rangierte nun hinter dem MMPI und etlichen anderen projektiven Tests: dem Mann-Zeichen-Test (der hauptsächlich bei Kindern eingesetzt wurde), dem Satzergänzungstest und dem Haus-Baum-Mann-Test.[19]

Die Ergebnisse dieser eher beschränkten Tests erklärten sich gewissermaßen selbst. Eine menschliche Figur mit einem großen Kopf zu zeichnen, deutete wahrscheinlich auf Arroganz hin. Wichtige Körperteile wegzulassen, war ein schlechtes Zeichen. Sätze mit negativen oder aggressiven Wörtern zu ergänzen, war bedenklich. Diese Tests waren somit anfälliger für »Eindruckssteuerung«; die Probanden wussten vielleicht, wie sie den gewünschten Eindruck erwecken und sich so darstellen konnten, wie sie gesehen werden wollten. Ein New Yorker Polizist, der bei seiner Einstellung den Haus-Baum-Mann-Test absolvieren musste, gestand, dass seine Kollegen ihn zuvor instruiert hatten: »Das Haus muss einen Kamin haben, aus dem Rauch kommt, und achte auf jeden Fall darauf, dass der Baum Blätter hat.« Daran hielt er sich.[20] Trotz ihrer Schwächen waren diese Tests jedoch schnell durchzuführen und billig und wurden daher zunehmend bevorzugt.

Ranglisten der Beliebtheit von Tests sind meist nicht so genau und zuverlässig, wie sie klingen, weil sie in der Regel auf sporadischen Erhebungen mit kleinen, nicht repräsentativen Stichproben beruhen. Aber die Trendlinien waren klar erkennbar – die Tintenzeichen standen an der Wand.

IN DIESEM NEUEN Umfeld fanden psychologische Gutachter das Bildungssystem bald einladender als das Gesundheitswesen. Krankenkassen und Versicherungen waren nicht bereit, drei- oder viertausend Dollar für umfassende Tests in Kliniken lockerzumachen; den Psychiatriepatienten wurden überhaupt nur selten längere Klinikaufenthalte gewährt. Schulen hingegen zahlten nach wie vor für Beurteilungen. Dies war nicht mehr die Art von Pauschalprogrammen, wie sie in den Dreißigerjahren am Sarah Lawrence College eingeführt worden waren – dafür gab es inzwischen eigene florierende Zweige wie etwa Intelligenz- und Eignungstests. Hier handelte es sich vielmehr um psychologische Tests für einzelne Problemkinder, die in schulischen Beratungszentren auftauchten oder zu einer Begutachtung überwiesen wurden.

Und so hatte Exner sein System nicht nur weiterentwickelt, sondern auch dessen Anwendungsbereich erweitert. Im Jahr 1982 widmete er einen kompletten Ergänzungsband seines Handbuchs Kindern und Jugendlichen.[21] Die Rorschachtest-Antworten eines Kindes bedeuteten in der Regel ziemlich das Gleiche wie die eines Erwachsenen, argumentierte Exner (reine Farbantworten und Farb-Formantworten ließen beispielsweise auf eine geringe Affektkontrolle schließen), aber die Normen unterschieden sich häufig (eine Vielzahl solcher Antworten mochten bei einem siebenjährigen Jungen normal sein, aber unreif bei einem Erwachsenen, während ein reifes Erwachsenenprofil bei einem Kind auf »eine vermutlich fehlangepasste übermäßige Kontrolle« hinwies).[22]

Exner betonte, der Rorschachtest sei von begrenztem Nutzen, wenn es um Verhaltensprobleme gehe, weil sich aus den Testergebnissen nicht unmittelbar Aussagen über das Verhalten ableiten ließen. Kein spezifischer Rorschach-Wert könne »zuverlässig das ›ausagierende‹ Kind ermitteln oder den Straffälligen vom Nichtstraffälligen unterscheiden«. In solchen Fällen und besonders, wenn das Verhalten des Kindes von Umfeldfaktoren beeinflusst werde, liefere der Test lediglich Hinweise auf die psychischen Stärken und Schwächen, die sich vielleicht auf eine Behandlung auswirkten. In den meisten Fällen, mit denen es die Jugendpsychologen zu tun hatten – Kindern mit schulischen Problemen –, konnte der Rorschachtest allerdings dazu beitragen, zwischen begrenzter Intelligenz, neurologischen Störungen und psychischen Syndromen zu unterscheiden.

Viele der marktwirtschaftlichen Kräfte, die in den Siebziger- und Achtzigerjahren so manchen klinischen Psychologen in das Bildungssystem gedrängt hatten, sorgten auch für eine Abwanderung in das Justizsystem. Die gerichtsmedizinische Begutachtung boomte: die Beurteilung von Eltern in Sorgerechtsstreitigkeiten und von Kindern in Missbrauchsfällen, die Bewertung seelischer Schäden im Zusammenhang mit Körperverletzung und die Feststellung der Verhandlungsfähigkeit in Strafverfahren. Exners Band von 1982 enthielt mehrere Fälle, die in doppelter Weise veranschaulichten, wie der Rorschachtest bei Kindern und vor Gericht einzusetzen war.

Einer dieser Fälle drehte sich um Hank und Cindy,[23] die schon an der Highschool ein Paar gewesen waren und Mitte der Sechzigerjahre geheiratet hatten, als Hank zweiundzwanzig geworden war. Nach den Flitterwochen ging Hank nach Vietnam, wo er ein Jahr lang in der Armee diente und für seinen heldenhaften Einsatz in Da Nang mit Orden ausgezeichnet wurde. Die ersten drei oder vier Jahre nach seiner Rückkehr erlebte das Paar als glückliche Zeit. Die Folgezeit war jedoch alles andere als harmonisch. Ende der Siebzigerjahre endete die Ehe nach dreizehn Jahren mit einer Scheidung und einem Sorgerechtsstreit. Hank machte vor Gericht geltend, Cindy sei psychisch nicht imstande, das Sorgerecht für ihre zwölfjährige Tochter auszuüben. Cindy brachte in einer Gegenklage vor, Hank sei ihr und dem Kind gegenüber »seelisch grausam« gewesen, und es sei unfair, nur sie psychologisch zu beurteilen. Und so wurde eine psychologische Begutachtung beider Elternteile und auch des Kindes angeordnet.

Die Eheprobleme traten in den Befragungen glasklar zutage. Cindy klagte über Hanks »Gehässigkeit« und gab zu, »aus Trotz« Einkaufsorgien unternommen zu haben. Die Ergebnisse des Exner-Systems hingegen waren sehr vielschichtig und fachspezifisch. Anhand des Rorschachtests der Tochter erklärten sich deren jüngste Schulprobleme, »wenn die Größenordnung des Verhältnisses *ep:EA* schon seit langem bestand«. »*Afr* ist recht niedrig für ihr Alter«, daher konnte sie durchaus auffällig verschlossen sein. Hanks »extrem unverhältnismäßige *a:p*-Ratio deutet darauf hin, dass er nicht sonderlich flexibel in seinem Denken beziehungsweise in seinen Haltungen ist. ... Der hohe Egozentrik-Index von 0,48 legt den Schluss nahe, dass er viel ichbezogener ist als die meisten Erwachsenen, und dies könnte sich negativ auf seine zwischenmenschlichen Beziehungen auswirken«.

Cindy schien weitaus gestörter zu sein. Ihre erste Antwort auf Tafel I lautete »Spinne«; später sah sie darin sogar eine »Spinne mit Flügeln«. »Wenn dies tatsächlich eine Projektion ihres Selbstbildes ist, lässt dieses sehr zu wünschen übrig. ... Alle drei ihrer *DQv*-Antworten erfolgten auf [farbige] Tafeln, was darauf hindeutet, dass sie mit emotionaler Provokation nicht gut klarkommt.« Fazit: »Sie ist stark beeinflusst von ihren Gefühlen und beherrscht diese nicht sehr gut. ... Wahrscheinlich erlebt sie das Bedürfnis nach Nähe nicht so wie die meisten Menschen.« Es war leicht zu erkennen, warum Cindys überemotionale Unreife und Hanks ichbezogene Starrheit, die sich aus ihren Rorschachtests ergaben, zu Konflikten in ihrer Ehe geführt haben dürften.

Im Endeffekt fielen die Empfehlungen der Psychologen bescheiden aus. Das Kind befand sich »in großer seelischer Not«, hieß es. Unabhängig von der Entscheidung über das Sorgerecht »deutete der derzeitige Zustand des Kindes darauf hin, dass eine Form von Intervention erforderlich war«, in die beide Elternteile einbezogen werden sollten. Im Gutachten über die Mutter wurde betont, dass sie von einer Psychotherapie profitieren dürfte, doch dies bedeute nicht, dass sie für das Sorgerecht nicht geeignet sei beziehungsweise weniger geeignet als der Vater. Obwohl die Anwälte die Psychologen wiederholt drängten, sich für eine Partei zu entscheiden, erfolgte »keine bestimmte Empfehlung bezüglich des Sorgerechts« und keinem der beiden Elternteile wurde die Fähigkeit zur Ausübung des Sorgerechts abgesprochen. Der Beitrag der Psychologen erfüllte also nicht die Erwartungen des Gerichts, und der Richter musste zu einer eigenen Entscheidung finden. Er verfügte ein gemeinsames Sorgerecht und ordnete an, dass sich die Mutter in Therapie begeben und auch für das Kind einen Therapeuten suchen sollte.

Exner bezog den Fall Hank und Cindy gerade deswegen ein, weil er nicht spektakulär oder weltbewegend war. Genau so sollten Rorschachtest-Ergebnisse in juristischen Zusammenhängen aussehen. Da Exner in seinem Buch ausführte, wie der Rorschachtest anzuwenden sei, wurde natürlich gerade auf diesen Aspekt detailliert eingegangen; Exner legte die vollständigen Rorschachtest-Protokolle sowie die Auswertungen und Deutungen zu allen drei Familienmitgliedern dar. In dem Fall selbst hatten die Psychologen die Rorschachtest-Ergebnisse mit anderen Befunden kombiniert, die nicht in Einzelheiten veröffentlicht wurden. Trotzdem musste die Verbindung aus kryptischen Codes und pauschalen Urteilen über Charakter und Psyche zwangsläufig wie abstoßender Hokuspokus klingen, besonders für Skeptiker, die mit Exners Version des Tests weniger vertraut waren. Für Praktiker war es ganz normaler Büroalltag.

Genau wie das Gesundheitswesen hatte auch das Justizsystem die Version des Rorschachtests gefunden, die es brauchte – eine, die einen immer imposanteren Überbau von Codes, Punktwerten und Gegenproben bereitstellte. Die amerikanische Psychologie war zwei Teufelspakte eingegangen: Sie forderte, genauso wie für medizinische Kassenleistungen bezahlt zu werden, was voraussetzte, dass sie die Standards der Krankenversicherungen erfüllte. Und sie trat im Gericht auf, was voraussetzte, dass die Psychologen die gleiche unpersönliche Autorität beanspruchten wie ein Richter. Theoretisch musste die Psychologie nicht dazu herangezogen werden, enge Fragen zu beantworten – krank oder gesund, zurechnungsfähig oder geistesgestört, schuldig oder nicht schuldig? –, ebenso wenig wie dies von der Philosophie oder der Kunst verlangt wurde. Sie konnte ergebnisoffen sein und zu Wahrheiten führen, ohne Antworten zu liefern.[24] Nun aber wurde sie mehr denn je in Kontexten eingesetzt, in denen man auf Entweder-oder-Urteile und Schwarz-Weiß-Ergebnisse drängte.

John Exners wichtigster Beitrag bestand darin, das bewegliche Ziel mehrfacher Rorschach-Systeme beiseitezuschieben. Dabei machte er es aber auch umso leichter, den Test zu kritisieren; ein vereinheitlichter Rorschachtest verschärfte nur die Polarisierung zwischen Skeptikern und Befürwortern. Am Ende des zwanzigsten Jahrhunderts zerfiel die Geschichte des Rorschachtests in den Kontroversen, die um ihn geführt wurden. Kein Beweismittel wurde auf beiden Seiten gleichermaßen akzeptiert, kein Beispiel der Testanwendung war bedeutsamer als Tausende andere, und niemand schien sich durch irgendetwas umstimmen zu lassen.

KAPITEL 21

Jeder sieht etwas anderes

Im Herbst 1985 heiratete ein Frau namens Rose Martelli ihren Verlobten Donald Bell. Sechs Monate später verließ sie ihn, schwanger. Nachdem der gemeinsame Sohn zur Welt kam, klagte Bell Umgangsrecht und Sorgerecht ein. Rose behauptete, er sei in ihrer Ehe gewalttätig gewesen. Und Roses achtjährige Tochter aus einer früheren Ehe behauptete plötzlich, sich daran zu erinnern, dass Donald sie drei Jahre zuvor sexuell missbraucht habe. Der Richter, dem der Zeitpunkt der Beschuldigungen anscheinend verdächtig vorkam, sprach Donald volles Elternrecht und unbeaufsichtigten Kontakt zu. Fortan kam der Junge mit unerklärlichen blauen Flecken nach Hause. Rose verständigte schließlich das Jugendamt und sprach von körperlichem und sexuellem Missbrauch, konnte aber keine eindeutigen Beweise liefern. Das Jugendamt verlangte eine psychologische Begutachtung beider Elternteile.[1]

Donalds Testergebnisse waren normal. Roses Psychologe berichtete, sie sei »ernsthaft gestört«; es mangele ihr wohl an echter Fürsorge für ihre beiden Kinder und ihr Denken sei »so gestört, dass sie die Realität und das Handeln anderer Menschen verzerrt«. Das Jugendamt riet Rose, die Anklage fallenzulassen und sich selbst in Therapie zu begeben, und weigerte sich, ihren späteren Beschwerden nachzugehen. Etliche Monate später erklärte der Junge, der inzwischen fünf war, sein Vater habe ihn geschlagen und sei ihm »in den Po gegangen« und wollte unbedingt zu einem Arzt.

r Abstrich bei der Untersuchung auf eine Vergewaltigung ar positiv.

Eine erneute Überprüfung des Falls durch einen Psychologen, der sich auf Kindesmissbrauch spezialisiert hatte, lieferte zahlreiche Indizien dafür, dass man den Anschuldigungen von Rose und ihrer Tochter hätte glauben sollen. Donald war schon mehrfach durch Gewalthandlungen aufgefallen. Und Rose war in ihrer Gemeinde als ehrlich bekannt. Alle ihre »sogenannten bizarren Geschichten«, die der Psychologe untersuchte, erwiesen sich als »absolut zutreffend«. Doch das Jugendamt hatte den Bericht des ursprünglichen Psychologen als letztes Wort genommen. Der zweite Psychologe stellte schockiert fest, dass Rose aufgrund eines einzigen Tests – des Rorschachtests – als unglaubwürdig und emotional gestört eingestuft worden war.

Der Gutachter hatte Schlussfolgerungen aus Roses Rorschachtest gezogen, indem er sich auf die Exner-Werte stützte, deren Beweiskraft kaum erwiesen war oder die bei normalen Testteilnehmern häufig zu Überdiagnosen führten, und gleichzeitig andere, positivere Befunde aus den Testergebnissen außer Acht ließ. Rose hatte in einem der Tintenkleckse »einen bereits halb aufgegessenen Thanksgiving-Truthahn« gesehen; diese »Nahrungs-Antwort« hatte dazu beigetragen, dass Rose als klammernd und abhängig beurteilt wurde. Der Gutachter hätte jedoch berücksichtigen können, dass Rose den Test in ihrer Mittagspause absolvierte und seit dem Frühstück nichts gegessen hatte und dass dies am 5. Dezember geschah, eine Woche nach Thanksgiving, als sie genau solch einen Truthahn im Kühlschrank hatte.

Eine der belastendsten Schlussfolgerungen des Gutachters, Rose sei »ichbezogen und ohne Mitgefühl für ihre Kinder«, beruhte auf einer einzigen Spiegelantwort (Spiegelun-

gen oder Reflexionen), die den Egozentrik-In⸺
und auf Narzissmus und Selbstbefangenheit hinw⸺
hatte in den Tintenklecksen »eine Papierschneeflocke«⸺
hen, »die man macht, indem man ein Stück Papier faltet un⸺
Ecken ausschneidet«. Dies war keine Spiegelantwort – der Gutachter hatte sie falsch codiert. Als der Zweitgutachter all dies erkannte, war es zu spät. Der Vater hatte das Sorgerecht erhalten.

In Anbetracht von Fällen wie diesem schrieb Robyn Dawes, ein ehemaliges Mitglied der Ethikkommission der American Psychological Association, Ende der Achtzigerjahre: »Der Einbezug von Rorschachtest-Interpretationen zur Bestimmung der Rechtsstellung eines Menschen und zur Entscheidung über Sorgerecht ist die bei weitem unethischste Praxis meiner Kollegen.« Obwohl der Rorschachtest seinen Worten nach »unzuverlässig und nicht stichhaltig« war, »ist die Plausibilität von Rorschachtest-Deutungen so bezwingend, dass der Test nach wie vor bei Gerichtsverfahren zugelassen wird, in denen es um Zwangseinweisung und Sorgerecht geht, wobei die Psychologen, die bei diesen Verhandlungen solche Auslegungen bereitstellen, gebührend als ›Experten‹ anerkannt werden«. In seinem 1994 veröffentlichten Buch *House of Cards* nannte Dawes den Rorschachtest als zentrales Beispiel für die Art und Weise, in der sich Psychologie und Psychotherapie nicht auf Wissenschaft stützten, sondern auf Mythen.[2]

Exners Neuerfindung des Rorschachtests hatte nicht jeden überzeugt.

UNTERDESSEN ZOGEN DIE Tintenkleckse weiterhin die Populärkultur in ihren Bann. Viele junge Menschen des ausgehenden zwanzigsten Jahrhunderts begegneten dem Namen »Rorschach« erstmals in dem psychologischen Superhelden-

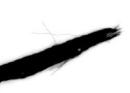
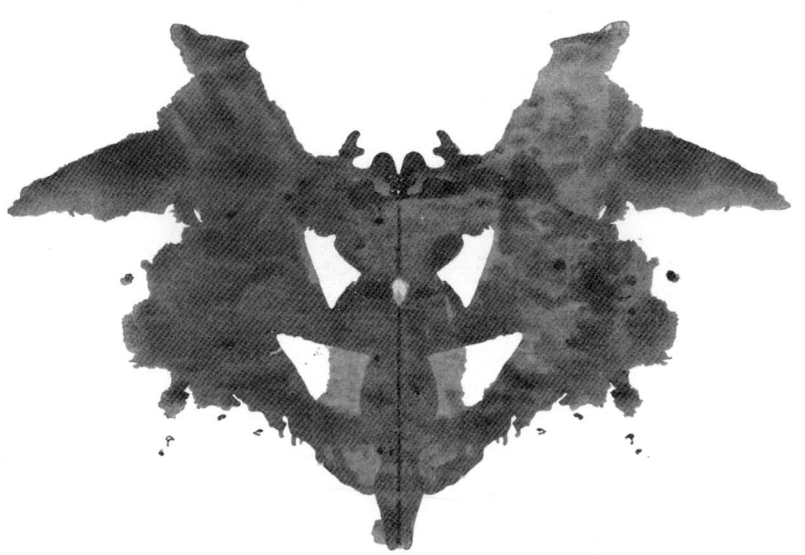

Rorschachtest, Tafel I

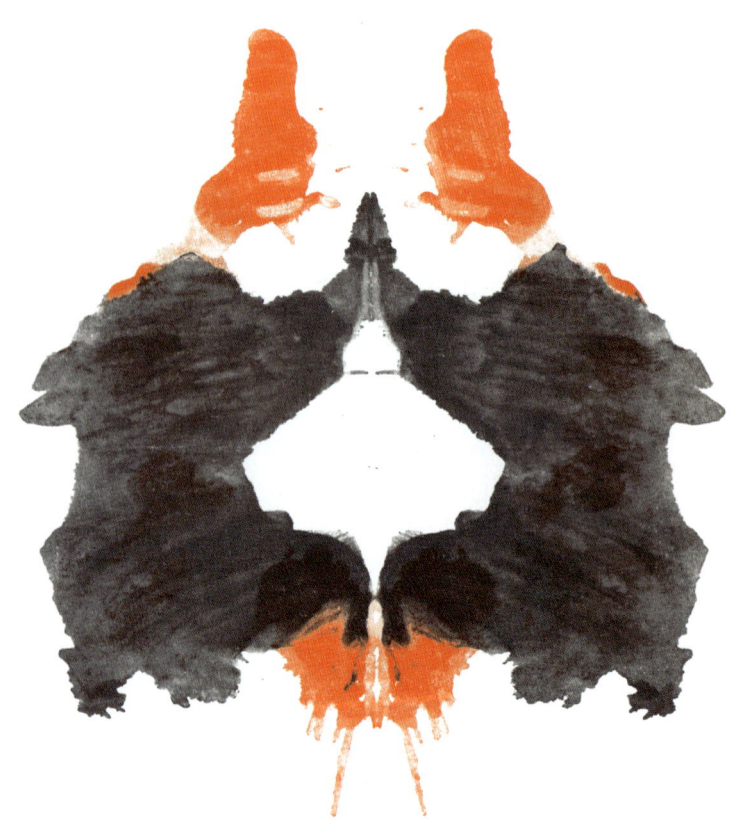

Tafel II

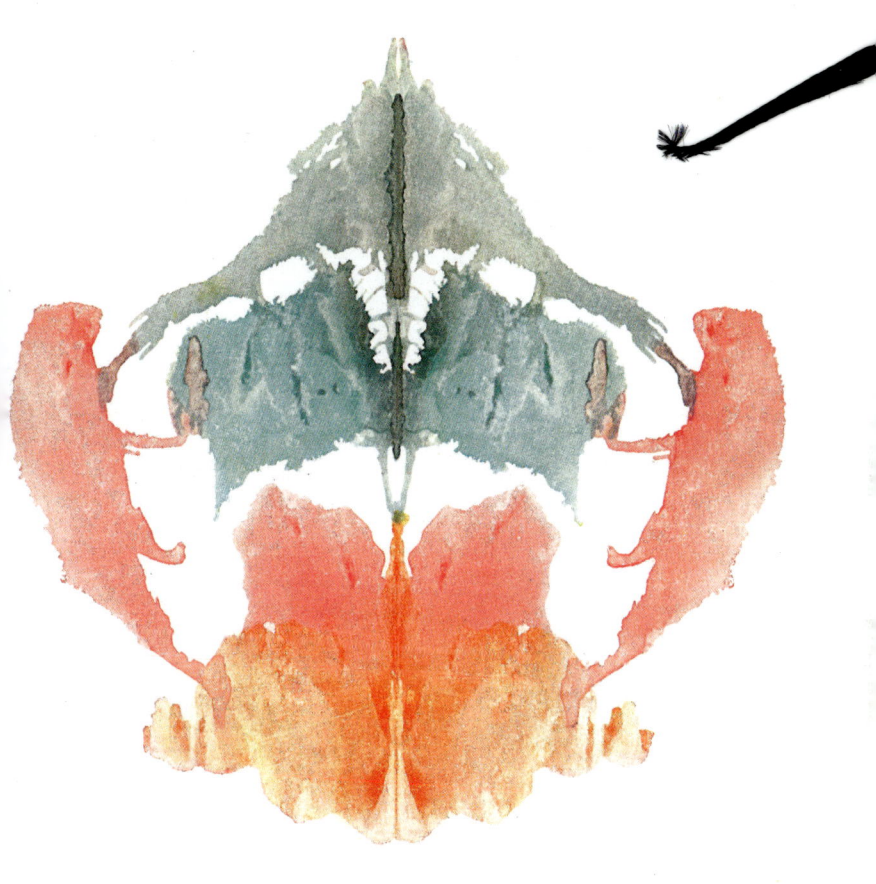

Tafel VIII

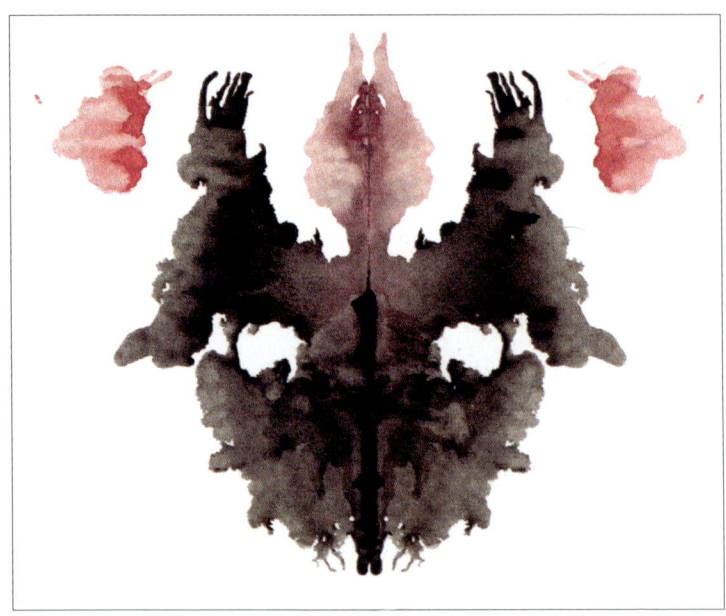

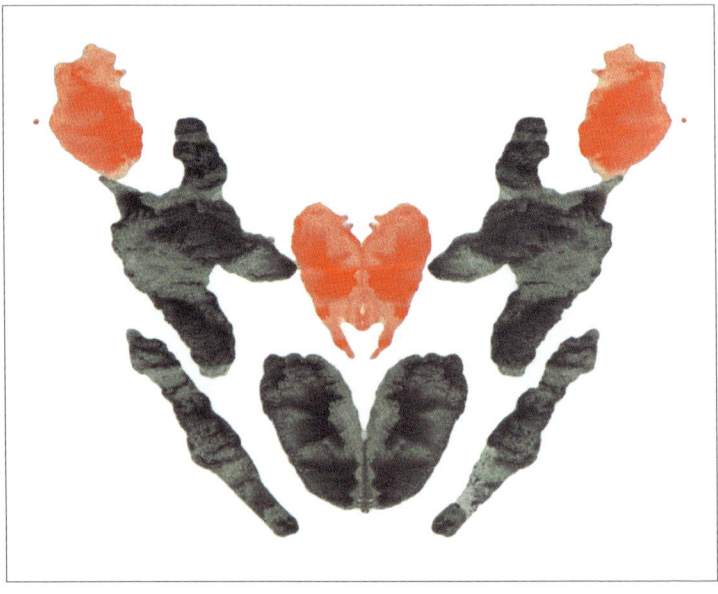

Vorstudien

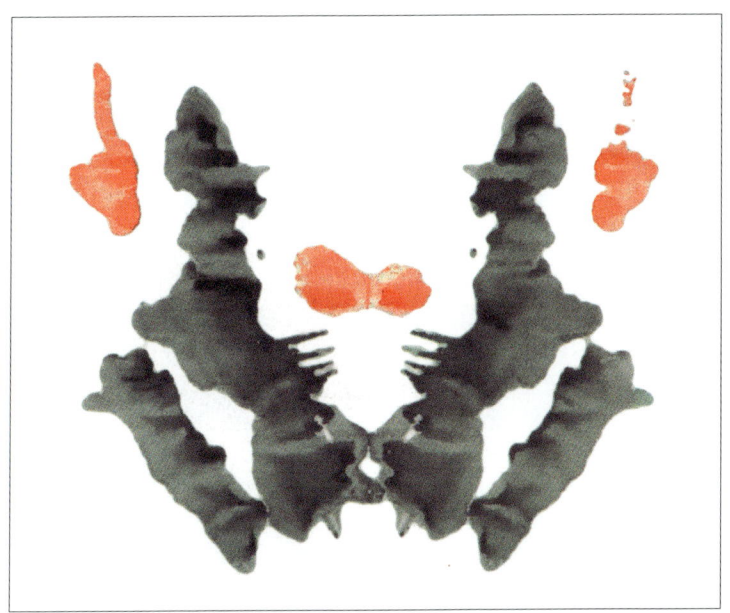

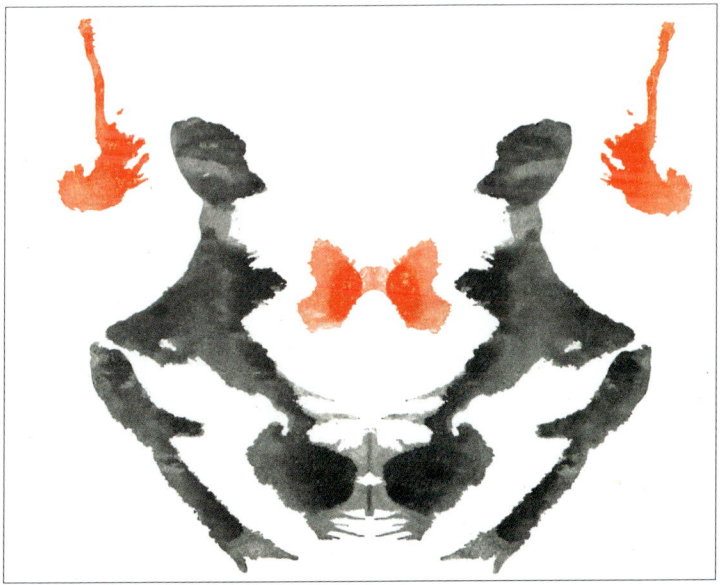

oben: Vorstudie
unten: endgültige Tafel III

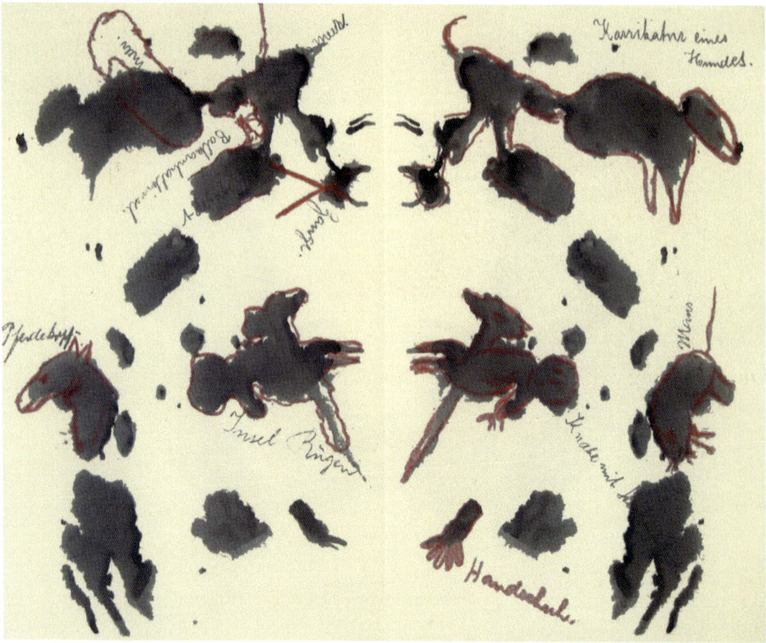

Ein Tintenklecksbild, das Rorschach für seine Arbeit mit Konrad
Gehring anfertigte, 1911/1912, mit Anmerkungen, vermutlich handelt
es sich um Deutungen von Gehrings Studenten, die Gehring auf dem
Blatt festgehalten hat.

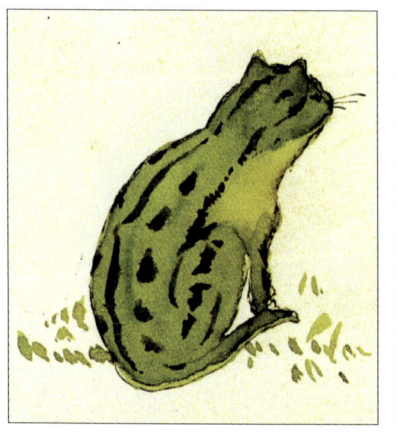 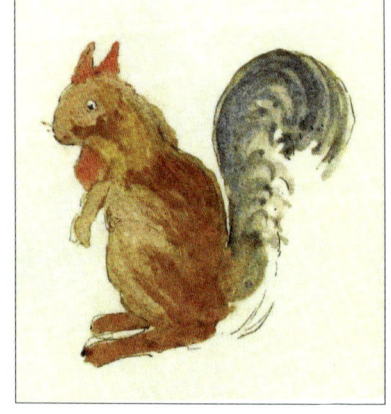

Weitere Farbtests: siehe Seite 194/195

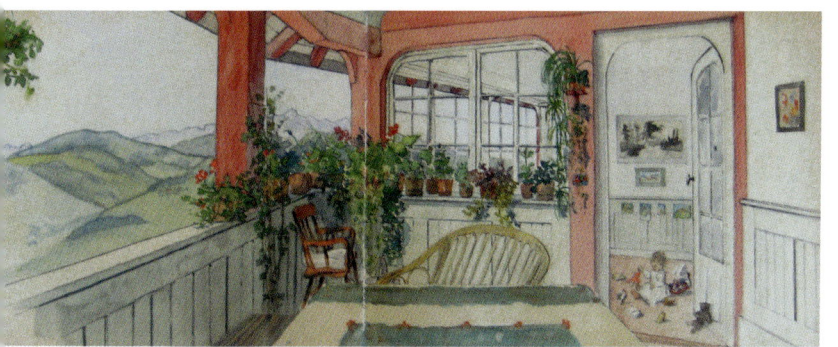

Die Wohnung der Rorschachs, gemalt von Hermann Rorschach, 1918

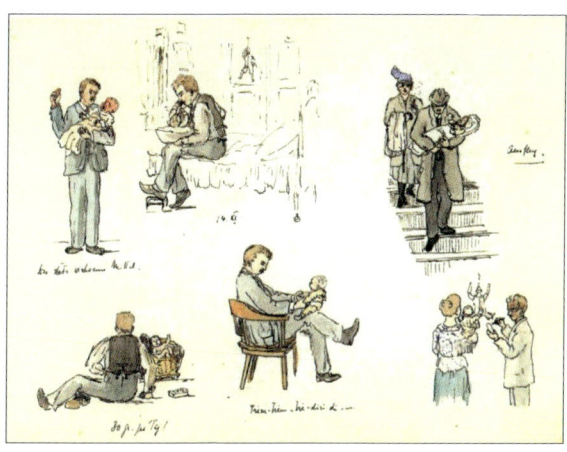

Rorschach zeichnet das Leben mit der kleinen Lisa. Auf der Zeichnung unten rechts scheint Rorschach sich Notizen dazu zu machen, wie Lisa auf den symmetrischen Hampelmann reagiert.

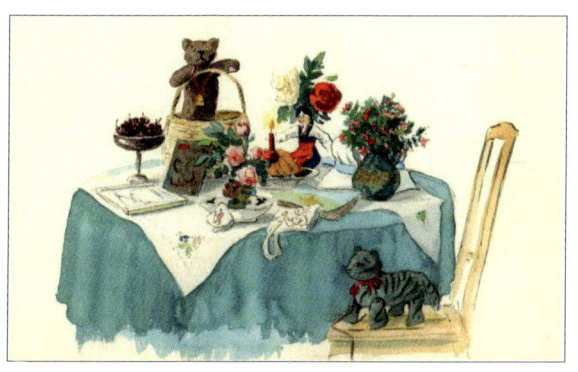

Bild für Lisa zu ihrem ersten Geburtstag

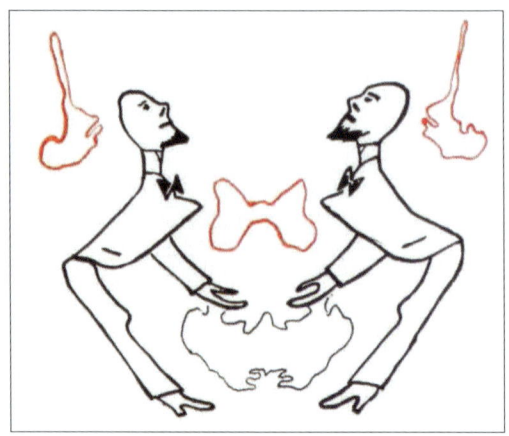

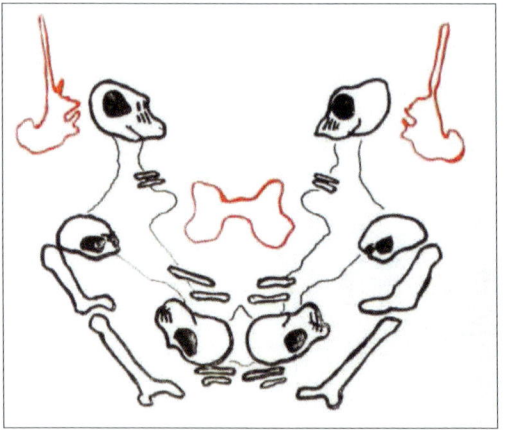

Aus Manfred Bleulers Artikel über die Anwendung des Rorschachtest in Marokko. Oben: Typische europäische Deutung von Tafel III: Zwei Kellner, die sich verneigen. Unten: Häufige marokkanische Deutung: nicht miteinander verbundene Teile eines Skeletts, ein Friedhof.

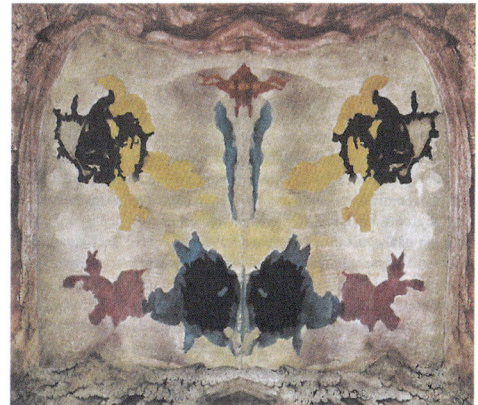

Tintenkleckse von Roemer, ca. 1919, veröffentlicht 1966.

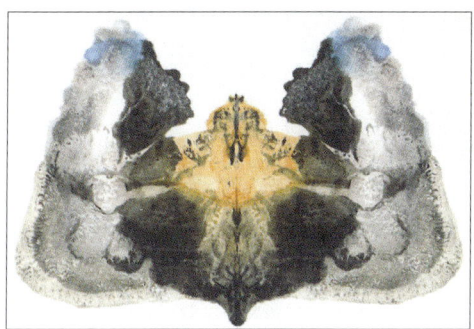

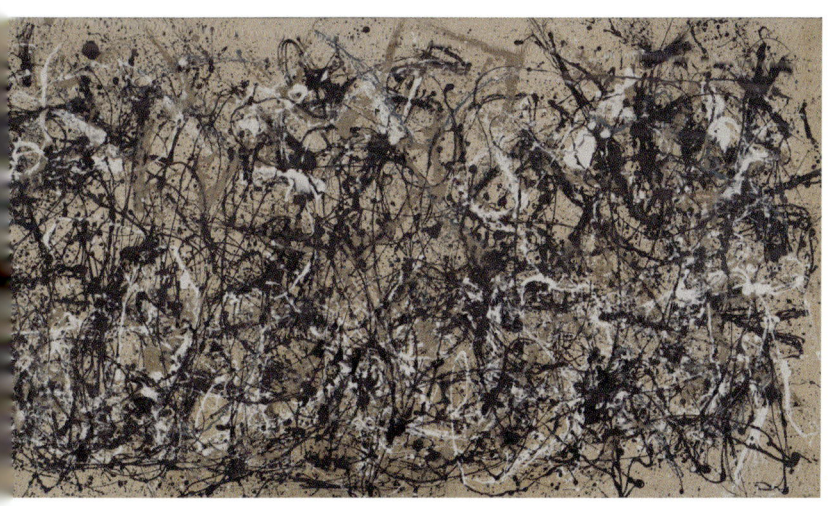

Jackson Pollock *Herbstrhythmus* (Nummer 30), 1950, hat keinerlei Ähnlichkeit mit Rorschachs Tintenklecksbildern, bringt aber wie diese den Betrachter dazu, Bewegung zu sehen und zu spüren.

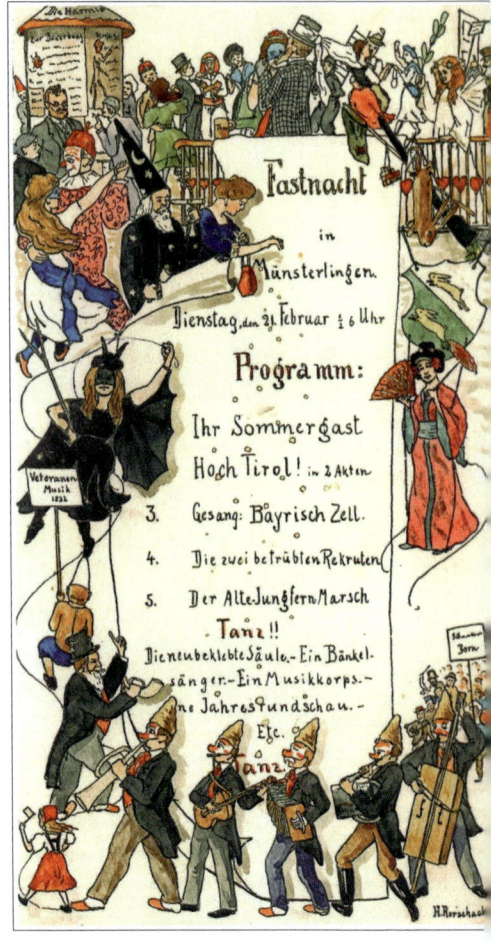

Rorschachs Programm für die Faschingsfeier in Münsterlingen, 1911. Es zeigt ein Selbstporträt von ihm im Kostüm eines Zauberers mit Tastzirkel statt Zauberstab. Die elegante Dame mit Handtaschen neben ihm ist Olga. In der oberen linken Ecke findet sich sein Kollege Paul Sokolov.

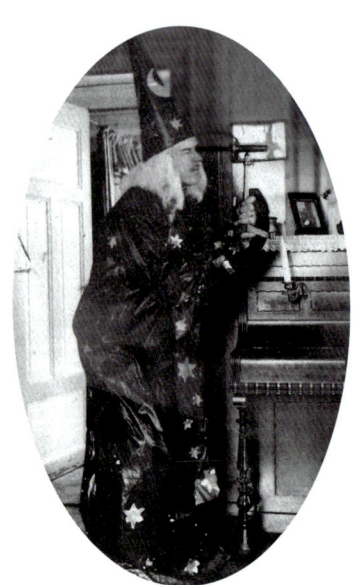

Rorschach in seiner Wohnung verkleidet als Zauberer und mit Tastzirkel in der Hand.

Comicroman *Watchmen* (*Die Wächter*, 1987), der laut *Time Magazine* zu den besten englischsprachigen Romanen zählte, die zwischen 1923 und 2005 erschienen waren. Der düstere Antiheld namens Rorschach verbarg eine dunkle Seele hinter seiner Tintenklecksmaske. Aufgrund der besonderen Eigenschaften der Maske verschoben sich deren symmetrische schwarze Formen, vermischten sich jedoch nie mit dem weißen Hintergrund und versinnbildlichten somit das von Schwarzweiß geprägte Denken und Moralempfinden, das die Figur brutal auf die Spitze trieb. Die beiden Farben vermischten sich nie.

Im Jahr 1993 griff auch Hillary Clinton auf die Tintenklecks-Metapher zurück, um unvereinbare Extreme zu evozieren: »Ich bin ein Rorschachtest«, erklärte sie einem *Esquire*-Reporter. Dieses Image sollte über Jahre an ihr haften bleiben. (Der Reporter, Walter Shapiro, merkte 2016 zu seinem ursprünglichen Artikel an: »Ich glaube, dies war das erste Mal, dass Hillary diesen häufig wiederholten Spruch äußerte.« Und er wird immer noch zitiert: In einer Sammlung von Artikeln über Clintons Laufbahn, die 2016 anlässlich der Präsidentschaftswahl erschien, bezeichnete man die Politikerin in der Einleitung als »Rorschachtest unserer Einstellungen – einschließlich unserer unbewussten Gesinnungen«. Die Anthologie »wird nicht alle Fragen der Leser beantworten, doch zumindest rückt sie den Rorschach-Klecks in einen klareren Fokus«.) Nach dieser Metapher definierten die Reaktionen der Menschen auf Hillary sie (die Menschen) selbst, nicht die Politikerin; Clinton war kaum oder gar nicht dafür verantwortlich, auf welcher Seite die Menschen standen. Dieser Rorschachtest trennte und spaltete. Shapiro deckte in seinem Artikel verschiedene Mythen auf und wies nach, dass Clinton in einigen Fällen einfach falsch interpretiert worden war. Dennoch schrieb er: »Sie hat recht. Die wahre Person Hillary Rodham Clinton ist weitgehend unbekannt. Wir betrachten ihr Gesicht im Fernsehen und auf Titelseiten von Zeitschriften – und wir sehen, was wir sehen wollen.«[3]

Außerhalb eines polarisierten politischen Umfelds mochte die Devise »wir sehen, was wir sehen wollen« nach schierer Gleichgültigkeit klingen, und niemand begrüßte diese Indifferenz mehr als Andy Warhol. Er erhob sie sogar zur Kunstform. Warhol hatte in den Sechzigerjahren begonnen, Bilder von massengefertigten Konsumartikeln zu malen; mechanisch produzierte er Siebdruckbilder von Campbell-Suppendosen von der Art, wie er sie früher gemalt hatte. Von Schreinern ließ er Sperrholzkisten in der Größe von Supermarktkartons bauen, auf die seine Mitarbeiter die siebdruckartigen Designs von Brillo-Seifen-Kartons malten. Heraus kam eine massenproduzierte Serie von Objekten, die fast nicht von den echten Gegenständen zu unterscheiden waren. »Ich male auf diese Weise, weil ich eine Maschine sein will«, erklärte Warhol in einem berühmt gewordenen Ausspruch. »Wer alles über Andy Warhol wissen will, muss sich nur die Oberfläche von meinen Gemälden und Filmen und mir anschauen, da sieht man alles von mir. Da ist nichts dahinter.«

Warhol untergrub nicht nur cool die Bombastik abstrakter Expressionisten wie Jackson Pollock, sondern ging noch weiter: Er leugnete das innere Selbst insgesamt. Künstler drückten überhaupt nichts aus. Wie Rorschachs Kleckse, so verbarg Warhol geschickt und kunstvoll jede Spur von Absicht. Ein Kunstkenner kommentierte: »Ist das Werk bloß ein Readymade oder vermittelt es etwas darüber hinaus? Bergen diese Striche auf Leinwand eine intentionale Bedeutung?« Die konkreten, materiellen Arbeiten wohl keines anderen größeren Künstlers hatten »eine so geringe Bedeutung wie die von

Andy Warhol«. Die Reaktionen des Betrachters zählten in Wirklichkeit mehr als das Warhol-Werk selbst.[4]

Der Künstler, der eine Maschine sein wollte und Helfer anheuerte, um seine Brillo-Boxen zu fertigen, seine Serigraphien zu drucken und ihn in Künstlergesprächen zu vertreten, kehrte nur einmal am Ende seiner Laufbahn dazu zurück, eigene expressive Formen mit Farbe auf Leinwand zu fertigen. Im Jahr 1984 schüttete Warhol Farbe auf die eine Hälfte von riesigen, bisweilen wandgroßen weißen Leinwänden, faltete diese vertikal und druckte das Muster auf der anderen Hälfte ab. So entstand eine Serie von rund sechs Dutzend symmetrischen Klecksgemälden. Bei den meisten verwendete Warhol schwarze Farbe, einige waren golden oder mehrfarbig. Als Werkgruppe wurden die Arbeiten erstmals 1996 ausgestellt. Jedes Bild trug den Titel *Rorschach*.[5]

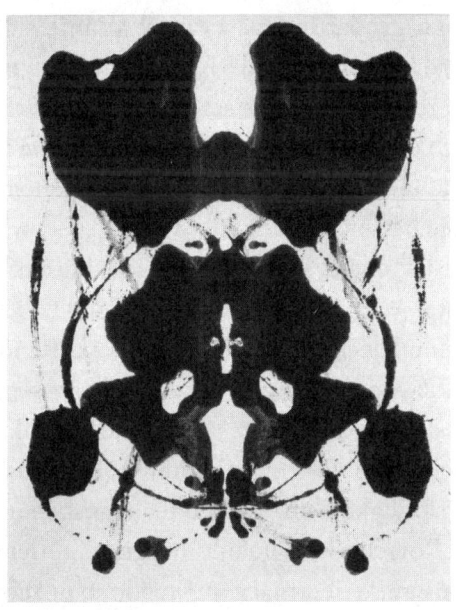

Andy Warhol, *Rorschach*, 1984

Angefangen hatte das Projekt mit einem Irrtum. Warhol glaubte – oder behauptete, geglaubt zu haben –, »wenn man in Kliniken den Rorschachtest machen sollte, malte man die Bilder selbst«, und die Ärzte deuteten diese. »Ich wünschte, ich hätte gewusst, dass es einen Satz von Standardbildern gibt«, erklärte er, dann hätte er sie einfach kopieren können. Stattdessen fertigte er eigene Kleckse, um zu sehen, was er herausfinden würde. Der Teil der Prozedur, in dem es um die Deutung ging, langweilte ihn schon bald, und er sagte, er würde lieber jemanden anheuern, der sich für ihn ausgab und erzählte, was er sah. Auf diese Weise wären die Ergebnisse »ein wenig interessanter«, erklärte er, ohne die Miene zu verziehen. »Ich würde höchstens ein Hundegesicht oder so etwas wie einen Baum oder einen Vogel oder eine Blume sehen. Jemand anderes würde viel mehr sehen.«

Es war eine klassische Warhol-Provokation. Aber die Kleckse sahen großartig aus. Warhol konnte sich mit Rorschachs Gefühl für Form und »Raumrhythmik« mehr als nur messen. Er gestand es sogar selbst: Die *Rorschach*-Gemälde bargen »auch eine Technik. ... Wenn man Farbe bloß so hinwirft, könnte einfach nur irgendein Klecks entstehen. Vielleicht sind sie besser, weil ich mir Mühe gegeben habe«.

Warhol rückte die Tintenkleckse nachdrücklich in den künstlerischen Mainstream und verwandelte dabei deren Bedeutung. Seine Kleckse schwebten nicht am Rand der Deutbarkeit wie die von Rorschach. Eine Kritikerin schrieb anlässlich der Ausstellung von 1996: »Dies sind abstrakte Gemälde ohne den schweren Gestus geheimnisvoller Obskurität und vager Tiefgründigkeit, die abstrakter Kunst sehr häufig anhaftet. Die Rorschach-Gemälde haben eine demokratische Qualität, die zum Selbermachen einlädt; man kann in sie hineinlesen, was man will, es gibt keine falschen Antworten.«

Vor allem hatten die Kleckse nichts Psychologisches; sie versuchten nicht, in die Psyche des Betrachters einzudringen, sie sollten keine Bewegungsantworten hervorrufen und zu keinem »Einfühlen« in die Bilder anregen. Nichts davon wäre aus Warhols Sicht »interessant« gewesen. Schau dir einfach die Oberfläche an, das ist alles.[6]

In der Geschichte des Rorschachtests markierte Warhol den Punkt der größten Distanz zwischen dem Test in der Psychologie und den Klecksen in Kunst und Populärkultur. Die wissenschaftlichen und humanistischen Interessen Hermann Rorschachs oder die Arbeiten Bruno Klopfers und der einflussreichen Anthropologin Ruth Benedict beziehungsweise die Inhaltsanalytiker der Fünfzigerjahre und die Macher von *Rebel Without a Cause*, ja sogar Dr. Brokaws fiktive Sinnkrise und Arthur Jensens reale Glaubenskrise standen alle noch in engem Bezug zueinander. Doch Warhols *Rorschach*-Gemälde und Exners Rorschachtest hatten praktisch nichts mehr miteinander zu tun. Warhol hatte keinerlei Ahnung, wie der richtige Test funktionierte. Und Exner hatte den Test in der quantitativen Wissenschaft verankert, anstatt auf dessen erweiterte Relevanz für die Kunst oder die Kultur insgesamt hinzuarbeiten.

Auch in der Literatur konnte der Rorschachtest zur puren Oberfläche abgeplattet werden. Der Experimentalpoet Dan Farrell sammelte 1994 in einem überraschend fesselnden Buch mit dem Titel *The Inkblot Record* die Antworten aus einem halben Dutzend Rorschachtest-Lehrbücher und ordnete diese einfach alphabetisch – sämtliche Tafeln, alle Testteilnehmer zusammengewürfelt zu einem amorphen Coltrane-Solo, mit gelegentlichen Aufschreien aus der Seele:

... Flügel hier, Kopf könnte da oder da sein. Flügel ausgebreitet im Flug. Flügel ausgestreckt, Ohren, kann nicht sagen, welche Seite vorn ist, eine schematische Darstellung. Foxterrier mit drahtigem Haar, der Kopf ist hier, etwas pelzig um die Nase. Gabelbein wie eine Wünschelrute; Wünsche werden nie wahr, aber es war amüsant, so zu tun, als ob; gern hätte ich eine richtige Mutter, habe keine, hatte nie eine. Hexenhüte, mit einem langen Bart, großen Augen...[7]

Antwort auf Antwort, bar jeder Bemühung, sie zu verstehen.

ALS SICH DIE Polarisierung um den Rorschachtest in der Psychologie zuspitzte, war der Rorschachtest gleichbedeutend mit Exner. Im Jahr 1989 verwendeten doppelt so viele Psychologen die Testversion von Exner wie die von Klopfer oder Beck. Da in 75 Prozent aller Universitätsseminare über den Rorschachtest das Exner-System gelehrt wurde, baute dieses im Lauf der Zeit seinen Vorsprung sogar noch aus. Und Exner schien das Schicksal des Rorschachtests zu wenden. Nachdem der Rorschachtest Ende der Achtzigerjahre auf den fünften Platz zurückgefallen war, stand er am Ende des zwanzigsten Jahrhunderts wieder solide an zweiter Stelle, zwar immer noch hinter dem MMPI, aber er wurde in den Vereinigten Staaten pro Jahr Hunderttausende Male und weltweit schätzungsweise sechs Millionen Mal durchgeführt.[8]

Auch im Justizwesen hatte sich Exner durchgesetzt. Gemeinsam mit zwei Koautoren veröffentlichte er 1996 einen kurzen Aufsatz mit dem Titel »Wird der Rorschachtest im Gerichtssaal positiv aufgenommen?« Dabei wurde eine Umfrage unter den Psychologen ausgewertet, die auf Exners

Adressenliste standen. Es stellte sich heraus, dass in mehr als viertausend Kriminalfällen, über dreitausend Sorgerechtsprozessen und nahezu tausend Verfahren wegen Körperverletzung in 32 US-Bundesstaaten sowie dem District of Columbia die Rorschachtest-Gutachten fast nie in Frage gestellt worden waren. Und so folgerte Exner: »Entgegen anderslautender Meinungen, die bekundet werden mögen, ist der Rorschachtest im Gerichtssaal willkommen.«[9] Dies schien zwar die große Frage aufzuwerfen, ob der Rorschachtest bei Gericht Verwendung finden sollte, doch das Gesetz sah realitätsnahe Standards dafür vor, was vor Gericht als Beweis zulässig war, und der Rorschachtest erfüllte diese Voraussetzungen. Die Einführung des Daubert-Standards im Jahr 1993, demzufolge Beweismittel nicht nur gängiger Praxis, sondern »objektiver Wissenschaftlichkeit« entsprechen mussten, führte dazu, dass Exners System an den Gerichten nicht etwa seltener eingesetzt wurde, sondern noch häufiger.[10]

Der Amerikanische Psychologenverband ehrte Exner 1998 mit einer Auszeichnung für sein Lebenswerk und erklärte, er habe »beinahe im Alleingang den Rorschachtest gerettet und wieder zum Leben erweckt. Damit wurde das vielleicht wirksamste psychometrische Instrument, das je erdacht wurde, wiederbelebt«. Exner war siebzig Jahre alt und hatte sein ganzes Leben den Tintenklecksen gewidmet, die ihn 1953 so mächtig in Bann gezogen hatten. Sein Name war der Laudatio zufolge inzwischen »gleichbedeutend mit diesem Test«.[11]

Diese Sichtweise herrschte auf beiden Seiten des Rorschach-Kriegs.

Neben Robyn Dawes hatte eine Gruppe von Skeptikern in den Achtziger- und Neunzigerjahren eine Reihe von Artikeln veröffentlicht, in denen Exners Rorschachtest als unwissenschaftlich angeprangert wurde. Diese Welle erreichte ihren ersten Scheitelpunkt 1999, nur ein Jahr nach Exners Ehrung, als Howard Garb vom Gesundheitsdienst der US-Veteranenbehörde – seit den 1940er Jahren eine Hochburg psychologischer Tests – einen Stopp für den Rorschachtest sowohl im klinischen als auch im forensischen Bereich forderte, bis die Beweiskraft der Auswertungen eindeutig nachgewiesen sei. Sein Artikel begann mit der Rhetorik, die die gesamte Diskussion um den Test beherrschte: »Beurteilen zu wollen, ob der Rorschachtest stichhaltig ist, ist so, als betrachte man einen Rorschach-Tintenklecks. Die Ergebnisse der Studien sind genauso mehrdeutig, wie die Rorschach-Kleckse es sind. Jeder sieht in den Studien etwas anderes.«[12]

Der zweite Gipfelpunkt folgte 2003, als die vier lautstärksten Kritiker des Tests, einschließlich Garbs, ein Buch veröffentlichten, in dem alle Attacken gegen Exners vereinheitlichtes System gesammelt wurden. Hauptautor des Bandes war jener Psychologe, der Rose Martellis Rorschachtest einer Zweitprüfung unterzogen hatte, James M. Wood. Und so bildete der Fall Rose Martelli denn auch die Einleitung zu dem Buch *What's Wrong with the Rorschach? Science Confronts the Controversial Inkblot Test* (Wo liegt das Problem beim Rorschachtest? Die Wissenschaft stellt sich dem umstrittenen Tintenkleckstest entgegen).[13]

Das Buch präsentierte die bis dahin umfassendste Geschichte des Rorschachtests, verpackt in eine sensationslüsterne Hülle, angefangen beim Titel. Drei der vier Koautoren publizierten im selben Jahr einen Aufsatz, »What's Right with the Rorschach?« (Was stimmt am Rorschachtest?), in dem sie zu dem Schluss kamen, »die Vorzüge des Rorschachtests sind bescheiden, aber vorhanden«.[14] Im Buch klang das Ganze jedoch anders. Ein Kapitel über die Zukunft des Tests lautete »Immer noch warten auf den Messias«. Hermann Rorschachs Stärken und Schwächen als Wissenschaftler behandelten die Autoren in einem Abschnitt unter der Überschrift »Auch bloß wieder so ein Horoskop?«, wobei aber diese Frage auf den entsprechenden Seiten anscheinend mit »Nein« beantwortet wurde. Rorschach wurde wegen verschiedener Versäumnisse kritisiert, aber immerhin dafür gelobt, den Zusammenhang zwischen Persönlichkeit und Wahrnehmung richtig erkannt und – seiner Zeit weit voraus – Gruppenstudien und quantitative Validierung gefordert zu haben.

Es wurde jedoch nicht nur polemisiert. Die Autoren werteten Kritiken aus der gesamten Geschichte des Tests aus und rückten frühere Vertreter wie Arthur Jensen in ein neues Licht – nicht als isolierte Stimmen, sondern als unbeachtete Verfechter wissenschaftlicher Objektivität. Wood rezensierte auch die neue Welle kritischer Studien zu Exners System, darunter vierzehn Studien aus den Neunzigerjahren, in denen versucht wurde, Exners Erkenntnisse zu seinem Depressionsindex nachzuvollziehen. Auch Rose Martelli hatte beim Depressionsindex einen hohen Wert aufgewiesen. Doch bei elf dieser Studien ließ sich, laut Wood, kein signifikanter Zusammenhang zwischen diesem Wert und diagnostizierter Depression nachweisen, zwei weitere Studien ergaben uneinheitliche Ergebnisse.[15]

Ein Problem mit Exners System, das auch anderen bekannt gewesen war, von Wood aber deutlicher hervorgehoben wurde, bestand darin, dass die Gesamtzahl der gegebenen Testantworten viele der errechneten Werte verzerrte. Wenn ein Proband viele Antworten gab, war es eher wahrscheinlich, dass er in bestimmter Hinsicht als anormal eingestuft wurde; die Gesamtzahl veränderte Werte und Befunde, die eigentlich gar nichts damit zu tun haben sollten, wie redselig der Testteilnehmer war. Exners System war nicht darauf ausgerichtet, diese Abweichungen auszugleichen.[16]

Vor allem aber machte Wood ein Problem publik, von dem man bereits seit 2001 wusste. Die Glaubwürdigkeit der Exner-Normen von 1989 hatten einen heftigen Schlag erlitten, als aufgedeckt wurde, dass Hunderte der Fälle, anhand derer die Normen errechnet worden waren, Phantasieprodukte aufgrund eines Schreibfehlers waren. Irgendjemand hatte anscheinend den falschen Knopf gedrückt, und so wurden 221 Datensätze der siebenhundert Stichproben doppelt gezählt, und weitere 221 Protokolle fielen unter den Tisch. Exner schien seit mindestens zwei Jahren von dem Fehler gewusst zu haben, räumte ihn aber erst in der Mitte eines Absatzes auf Seite 172 der fünften Auflage seines *Rorschach Workbook* ein und stellte einen neuen Satz von Normen vor, der diesmal angeblich richtig war. Für Wood kam es nicht darauf an, ob sich die Normen groß voneinander unterschieden; er sprach von einem »Fehler von ungeheurem Ausmaß« und war entsetzt darüber, wie nachlässig Exner über ein Dutzend Jahre mit potenziell ungültigen Diagnosen umgegangen war.[17]

Wood hatte auch allgemeine Kritikpunkte vorzubringen. Er wies darauf hin, dass viele von Exners Schlussfolgerungen auf Hunderten unveröffentlichter Studien beruhten, die von Exners eigenen Rorschach-Workshops durchgeführt worden waren und deren Datenmaterial niemals Außenstehenden zur Verfügung gestellt und somit selten nachgeprüft worden war. Er warf Exners Gesamtsystem vor, es beruhe weitgehend auf einem »Wissenschaftstheater«, einem Wirrwarr von Codes und einer Lawine sich gegenseitig bestärkender Publikationen. Es begeistere eine ganze Generation klinischer Psychologen, die weniger umfassend in Statistik geschult waren, sowie eine Rechtsanwaltschaft, die sich der

Kontroversen innerhalb der klinischen Psychologie gar nicht bewusst war.

Diesen relativ fachspezifischen Angriffen auf Exners System folgte jedoch eine Spekulation darüber, warum sich Psychologen immer noch »an das Wrack klammerten«. Die hierzu vorgebrachten Mutmaßungen klangen für Leser, die aus dem Fachgebiet kamen, herablassend und sogar herabsetzend. Ein Beispiel: Es sei schwer, sich eines Besseren belehren zu lassen und die eigene Haltung zu ändern. Als James Wood zu dem gespaltenen Tonfall des Buchs befragt wurde, gestand er eine »Verbitterung und schiere Fassungslosigkeit über das, was in der Rorschach-Bewegung vor sich geht«.[18] Die aggressive Darstellung sei gerechtfertigt, meinten er und seine Koautoren, weil treue Anhänger des Rorschachtests sechzig Jahre lang mit Winkelzügen gearbeitet, Ausflüchte gemacht und unbequeme kritische Beweise ignoriert oder abgewiesen hätten.

Es überrascht wohl nicht, dass praktizierende psychologische Gutachter und Rorschach-Experten dem fast einhellig widersprachen. Etliche Rezensenten verwiesen darauf, dass Wood und seine Kollegen selbst dem Confirmation Bias (Bestätigungsfehler) unterlagen, ihr Material selektiv und tendenziös darlegten, sich auf anekdotische Anhaltspunkte stützten (was in dem Buch selbst kritisiert wurde) und nicht klar zwischen einer mangelhaften klinischen Anwendung und Schwächen im Testverfahren selbst unterschieden.[19] Wood et al. waren nicht unbedingt die unparteiischen wissenschaftlichen Schiedsrichter, die zu sein sie vorgaben. Ein typischer Rezensent bezeichnete das Buch als »nützlich und aufschlussreich«, wies aber darauf hin, dass »jede einzelne Studie, die von den Autoren angeführt wurde, sorgfältig auf selektive Verzerrung hin überprüft werden muss, um zu klären, ob sie genau dargestellt wurde«. Mehr als ein Rezensent verwies darauf, dass der Fall Rose Martelli zwar erschütternd sei, aber wenig oder keinerlei Bedeutung für den Wert des Rorschachtests habe, wenn dieser sachkundig durchgeführt werde. Roses Antworten seien falsch codiert und schlecht interpretiert worden, und ihr Anwalt habe anscheinend zu spät eine Neuauswertung des Tests durch einen Experten gefordert.

Der Aufruf der Kritiker, den Rorschachtest aus dem Gerichtssaal zu verbannen, stieß indessen auf taube Ohren. Anknüpfend an Garbs Artikel von 1999 endete Woods Buch mit einem Kapitel, das unter der Überschrift »Einspruch, Euer Ehren! Kein Rorschachtest vor Gericht« Ratschläge für Anwälte, Rechtspsychologen, Kläger und Beklagte bereithielt. Dem wurde 2005 jedoch ein Statement entgegengehalten, das »für Psychologen und Psychiater, Pädagogen, Anwälte, Richter und Verwaltungsbeamte bestimmt« war und in dem zahlreiche Studien genannt wurden, die Exners Argumentation aus den Neunzigerjahren bestätigten. Das Fazit lautete: »Der Rorschachtest ist ähnlich verlässlich und gültig wie andere weithin akzeptierte Instrumente der Persönlichkeitsbegutachtung und sein verantwortungsbewusster Einsatz in der Persönlichkeitsbegutachtung ist zweckmäßig und gerechtfertigt.« Verfasst wurde der Artikel von dem nicht gänzlich neutralen Kuratorium der Gesellschaft für Persönlichkeitsbegutachtung.[20] Tatsache blieb aber, dass der Test weiterhin Verwendung fand. Er wurde zwischen 1996 und 2005 dreimal so häufig in Berufungsverfahren herangezogen wie in dem halben Jahrhundert zuvor (1945–1995), und entsprechende Gutachten wurden weniger als ein Fünftel so häufig bemängelt. In keinem einzigen Fall wurde der Rorschachtest »von einem gegnerischen Anwalt verhöhnt oder verunglimpft«.[21]

Letztendlich wurde es jedem einzelnen Psychologen oder Anwalt überlassen, sich persönlich mit der komplexen Kontroverse um den Rorschachtest herumzuschlagen. Wood bezweifelte zwar, dass die »Rorschach-Sekte«, wie er sie nannte, plötzlich zu Verstand kommen und einlenken würde, doch er hoffte, die amerikanische Öffentlichkeit würde sie dazu zwingen. »Ein vermehrtes öffentliches Bewusstsein könnte entscheidend dazu beitragen, dass die Vernarrtheit der Psychologen in den Rorschachtest aufhört«, schrieb er, und »dies spricht sich allmählich herum«.[22]

KAPITEL 22

Jenseits von Richtig oder Falsch

Der Test war in eine Sackgasse geraten. Zwei gespaltene Lager und Außenstehende fanden sich mit der Tatsache ab, dass jeder Mensch etwas anderes sah. Als John Exner im Februar 2006 im Alter von 77 Jahren starb, musste er gedacht haben, dies sei sein Vermächtnis.

Der naheliegende Kandidat für das Amt seines Nachfolgers war Gregory Meyer, der 33 Jahre jünger war als Exner. Meyer hatte in seiner Dissertation von 1989 etliche der zentralen Mängel von Exners System erörtert, die sich Ende der Neunzigerjahre herausgeschält hatten. Er war jedoch angetreten, um den Test zu verbessern, nicht um ihn zu begraben. Meyer hatte bereits zahlreiche quantitativ ausgerichtete Arbeiten veröffentlicht, in denen er für Updates des Systems eintrat. Und als Exner 1997 einen »Rorschach-Forschungsrat« gegründet hatte, der bestimmen sollte, welche Korrekturen seines Systems aufgrund von Woods früheren Artikeln nötig waren, wurde auch Meyer in dieses Gremium berufen und konnte die wissenschaftliche Schlacht um den Rorschachtest nach den Regeln der Kritiker austragen.[1]

Exner hatte die Verwaltung des vereinheitlichten Systems – den Namen, die Urheberrechte – nicht einem Wissenschaftler übertragen, sondern seiner Familie. Exners Witwe und Kinder entschieden, das System solle unverändert bestehen bleiben; nach all den jahrzehntelangen Angleichungen und Überarbeitungen durch Exner selbst sollten keine weiteren

Aktualisierungen mehr eingezogen werden. Im Zusammenhang mit diesem Beschluss tauchte häufig der Begriff »in Bernstein erstarrt« auf, und die Verfügung erschien so seltsam und widersinnig, dass verschiedene Verschwörungstheorien aufkamen, die das Ganze erklären sollten. Unabhängig von den möglichen Beweggründen, sah sich das Gesamtsystem nun genau mit jener Art von Fehde konfrontiert, die es eigentlich hatte überwinden sollen.

Meyer spielte jeden Konflikt auf diplomatische Weise herunter und erklärte, die Verhandlungen mit Exners Erben währten lang und die letztendliche Entscheidung werde einvernehmlich sein – es sei »falsch«, von einer »Spaltung« oder »sich bekämpfenden Lagern« zu sprechen. Im Grunde aber handelte es sich genau darum.[2] Meyer und andere führende Forscher – vier der sechs Mitglieder in Exners Rorschach-Forschungsrat (Gregory Meyer, Donald Viglione, Joni Mihura und Philip Erdberg) sowie ein forensischer Psychologe namens Robert Erard – sahen sich gezwungen, sich abzuspalten und eine neue Version des Rorschachtests zu entwickeln, die inzwischen letzte. Das sogenannte Rorschach Performance Assessment System (R-PAS, Rorschach-Leistungsbeurteilungssystem) wurde 2011 veröffentlicht.[3]

R-PAS war im Grunde eine Fortschreibung außerhalb der Grenzen des inzwischen eingefrorenen Exner-Systems; darin eingebunden waren die neuen Studien und zahlreiche andere, größere und kleinere Korrekturen, die einen realitätsnahen Rorschachtest für das 21. Jahrhundert bereitstellen sollten. Fortlaufende Änderungen in dem Handbuch sind über das Internet verfügbar. Die Abkürzungen für die Codes wurden vereinfacht, damit das System leichter zu erlernen ist. Die Testergebnisse werden ausgedruckt, wobei die Informationen graphisch dargestellt werden. So sind beispielsweise die Werte entlang einer Linie markiert und farblich gekennzeichnet (grün, gelb, rot oder schwarz), je nachdem um wie viele Standardabweichungen sie von der Norm entfernt sind. R-PAS ist das Ergebnis einer Konsensbildung, nicht das Geistesprodukt eines Einzelnen, so wie das Gesamtsystem das Werk Exners war.

Um das in Meyers Dissertation erörterte Problem zu lösen, dass die Gesamtzahl der Antworten die übrigen Ergebnisse verzerrte, schlugen er und seine Kollegen eine neue Durchführungsmethode vor. Den Testteilnehmern sollte direkt mitgeteilt werden: »Wir wollen zwei, vielleicht drei Antworten.« Wenn der Teilnehmer eine oder gar keine Antwort gab, wurde dies notiert, aber man hakte nach: »Wie gesagt, wir wollen zwei, vielleicht drei Antworten.« Wenn sich ein Proband nicht mehr bremsen konnte, dankte man ihm nach der vierten Antwort und nahm ihm die Tafel ab.

Dies bedeutete, dass sich die Testsituation gegenüber früher auf subtile Weise änderte. Der Test war jetzt eher eine konkrete Aufgabe, etwas weniger ergebnisoffen und nicht so geheimnisvoll. Damit entfernte sich der Test noch weiter von Rorschach selbst, der die ergebnisoffene Testerfahrung einer Standardisierung vorgezogen hatte. Rorschach hatte 1921 argumentiert, Reaktionszeiten mit einer Stoppuhr zu messen, sei »unzweckmäßig, weil dadurch die Aufmerksamkeit der Versuchsperson alteriert wird und ihre Harmlosigkeit verlorengehen kann. ... es soll überhaupt keinerlei Zwang ausgeübt werden«.[4] Nun galten Beschränkungen im Test und Vorgaben für den Teilnehmer als vertretbarer Preis für eine erhöhte statistische Aussagekraft.

Im Allgemeinen führten die Prüfer den Test etwas offener und offensiver durch. Laut Anweisung sollten sie beispielsweise nicht erklären, es gebe keine richtigen oder falschen

Antworten, denn dies entsprach nicht ganz der Wahrheit, und solch eine Auffassung konnte die Antworten beeinflussen. Die Vorschläge für das, was dem neuen Handbuch zufolge einem neugierigen Testteilnehmer entgegnet werden sollte, klangen merklich freundlicher als die in Exners Band (zitiert oben S. 14):

Wie kann man irgendetwas Bedeutsames aus Tintenklecksen herauslesen?
Wir alle sehen die Welt ein bisschen anders, und mithilfe dieses Tests können wir einiges davon verstehen, wie Sie die Dinge sehen.

Was bedeutet es, ein ... zu sehen?
Das ist eine gute Frage. Wenn Sie wollen, können wir im Anschluss an den Test darüber reden.

Warum soll ich den Test machen?
Er hilft uns, Sie besser kennenzulernen, damit wir Ihnen eher helfen können.[5]

Schließlich war es an der Zeit, die Betrachtungsmöglichkeit der Tintenkleckse im Internetzeitalter realistisch zu sehen. Die Selbsthilfegruppe Separated Parenting Access and Resource Center (SPARC), die Ende der Neunzigerjahre gegründet worden war und primär geschiedene Väter dabei unterstützte, Zugang zu ihren Kindern zu erhalten, vertrat die Auffassung, dass der Rorschachtest bei Sorgerechtsverfahren ungeeignet sei. Diese Selbsthilfegruppe scheint das erste Forum gewesen zu sein, das die Tintenkleckse auf einer ihrer ersten Webseiten ins Internet stellte, damit ihre Mitglieder den Rorschachtest verweigern konnten – mit der Begründung, sie hätten die Tafeln bereits gesehen. Auf der Webseite wurden sogar bestimmte Antworten auf jede der Tafeln erörtert, allerdings unter dem Vorbehalt, dies seien »nicht unbedingt ›gute‹ Antworten auf den Rorschachtest. ... Wir raten niemandem, die Beispielantworten zu verwenden. Wir empfehlen stattdessen jedem, den Rorschachtest NICHT zu machen«.⁶

SPARC ignorierte ethische Einwände seitens verschiedener Rorschach-Verfechter ebenso wie gerichtliche Klagen des schweizerischen Verlags, der geltend machte, die Bilder seien urheberrechtlich geschützt. Tatsächlich unterlagen sie nicht mehr dem Urheberschutz, allerdings ist der Name »Rorschach« seit 1991 markenrechtlich geschützt (es ist gesetzwidrig, irgendetwas als »Rorschachtest« oder »Rorschachtafeln« zu bezeichnen und zu vermarkten).⁷ Als die Tintenkleckse 2009 in der Internet-Enzyklopädie Wikipedia auftauchten, prüfte der schweizerische Verlag rechtliche Schritte gegen den Betreiber Wikimedia, konnte aber nichts ausrichten. Die *New York Times* fragte auf der Titelseite: »Hat Wikipedia einen Rorschachtest-Spickzettel geschaffen?«⁸

Die Tintenklecksbilder waren natürlich schon lang in Umlauf gewesen. Exners Bücher waren im Buchhandel und in Bibliotheken verfügbar, ebenso das Werk von Rorschach selbst. Auch die Probetafeln für Sehtests, die von der Kraftfahrzeugbehörde verlangt werden, stehen im Internet. Theoretisch kann man die Reihenfolge der Buchstaben auswendig lernen und auch trotz schlechter Sehkraft einen Führerschein erwerben, aber tatsächlich kommt dies selten vor. Dennoch waren die Psychologen jahrzehntelang bemüht gewesen, die Tintenkleckstafeln geheim zu halten. Dieser Kampf war nun verloren.

Das R-PAS-Handbuch vertrat einen pragmatischen Ansatz: »Weil die Tintenklecksbilder bei Wikipedia und auf anderen Webseiten zu sehen sind, und auch auf Kleidung und Haushaltsgegenständen wie Tassen und Tellern«, sollten die Prüfer wissen, dass »eine Begutachtung nicht beeinträchtigt wird, nur weil der Testteilnehmer die Tintenkleckse zuvor schon einmal gesehen hat«. Studien ergaben, dass die Rorschachtest-Ergebnisse »im Lauf der Zeit ziemlich konstant« waren. Rorschach selbst hatte die Tafeln mehr als einmal bei ein und derselben Person verwendet. Die Prüfer sollten nicht mehr vorgeben, die Tafeln seien immer noch geheim, sondern lernen zu erkennen, ob ein Testteilnehmer zuvor hinsichtlich opportuner Antworten instruiert worden war, und mit vorsätzlicher »Verfälschung der Antworten« richtig umzugehen.[9]

In einer Vorstudie wurde 2013 untersucht, was diese neue Zugänglichkeit der Tintenklecksbilder bedeuten könnte. Dabei zeigte man Probanden die Rorschach-Webseite von Wikipedia und forderte sie auf, durch Schummeln ihre Testergebnisse positiv zu beeinflussen. Verglichen mit einer Kontrollgruppe gaben die Schummler insgesamt weniger Antworten, dafür aber mehr Standardantworten, und somit entsprachen etliche Werte im Durchschnitt eher der Norm. Dies löste in den Protokollen jedoch Warnsignale aus, und durch einen Ausgleich der überhöhten Zahl von Standardantworten wurden die anderen Effekte weitgehend eliminiert. Die Forscher zogen nur vorsichtige Schlussfolgerungen und forderten weitere Studien.[10]

Neben relativ kosmetischen Veränderungen an Exners Gesamtsystem initiierte Joni Mihura, eine R-PAS-Koautorin und ehemalige Vertreterin des Forschungsrats (und seit 2008 Ehefrau von Meyer), ein wahres Herkulesprojekt: Sie überprüfte alle Exner'schen Variablen und jede Studie, die zu jeder einzelnen Variablen vorlag. Wie Wood und andere bereits Jahrzehnte zuvor klargemacht hatten, kann man genau genommen nicht fragen, ob ein Test mit mehreren Metriken valide ist; man kann nur prüfen, ob jede einzelne metrische Funktion gültig ist.[11] Ob Bewegungsantworten Introversion andeuten oder der Suizid-Index Selbstmordversuche voraussagen kann oder nicht, sind zwei völlig unterschiedliche Fragen – und keine der beiden ist gleichbedeutend mit der Frage, ob »der Rorschachtest funktioniert«. Da man bei den meisten Studien unterschiedliche Werte gleichzeitig berücksichtigt hatte, war es eine Aufgabe von ungeheurer statistischer Komplexität, all die früheren Studien zusammenzuführen. Mihura und ihre Koautoren brauchten dafür sieben Jahre.

Sie isolierten jede der 65 Kernvariablen Exners und gliederten jene aus, die nur wenig oder keine empirische Evidenz für ihre Validität erbrachten oder valide, aber redundant waren – ein gutes Drittel der Gesamtzahl. Damit wurde der Rorschachtest einer weitaus strengeren Überprüfung unterzogen als andere Tests, wie der MMPI, die ebenfalls mit Hunderten unterschiedlicher Werte und Skalen operierten. Die Variablen, die Mihuras Meta-Analyse überstanden, waren jene, die in R-PAS aufgenommen wurden. Im Gegensatz zu allen anderen Akteuren in der Geschichte der Rorschach-Systeme fügten die Urheber des R-PAS keine eigenen neuen und unerprobten Variablen hinzu.

Im Jahr 2013 erschienen Mihuras Erkenntnisse im *Psychological Bulletin*, der führenden Fachzeitschrift für Rezensionen in der Psychologie, in der seit Jahrzehnten nichts über den Rorschachtest veröffentlicht worden war. Mihuras Arbeit hob sich von der Lawine anderer Artikel und Kritiken, Stellungnahmen und Gegenargumentationen deutlich ab; sie stellte den Rorschachtest auf ein solides wissenschaftliches Fundament. Und damit schien der existenzielle Streit mit Wood und den anderen gewichtigen Gegnern ein Ende gefunden zu haben. Die Kritiker bezeichneten Mihuras Arbeit als »unparteiische und glaubwürdige Zusammenfassung der veröffentlichten Literatur«. Und »in Anbetracht der überzeugenden Belege«, die in dem Artikel dargelegt wurden, zogen sie ihre Forderung nach einem Stopp des Rorschachtests in Klinik und Forensik offiziell zurück. Sie befürworten sogar, dass der Test verwendet werden könne, um Denkstörungen und kognitive Prozesse zu messen. Der Rorschachtest hatte gewonnen. Viele von Woods Kritikpunkten waren berücksichtigt worden, und so hatten in gewisser Weise auch die Kritiker gewonnen.[12]

Nachdem die Urheber des R-PAS einen besseren Rorschachtest entworfen hatten, mussten sie dafür sorgen, dass dieser auch eingesetzt wurde. Mihuras Artikel definierte die Baseline: Kurz vor der Einführung des R-PAS verwendeten 96 Prozent der Rorschach-Kliniker Exners System. Seitdem hat R-PAS aufgeholt, wenn auch langsam, und wird sich wahrscheinlich durchsetzen, so wie sich Exners System letztlich gegen die Versionen von Klopfer und Beck durchgesetzt hatte. Die meisten Psychologen außerhalb der theoretischen Vorreiterschaft scheinen vorerst an Exners System festzuhalten. Viele von ihnen, die in eigenen Praxen arbeiten und nicht unbedingt die neuesten Forschungstrends verfolgen, haben noch nie etwas von R-PAS gehört. Auch forensische Psychologen sind, wohl oder übel, weitgehend beim Exner-System geblieben, weil es seit Jahren Präzedenzfälle dazu gibt. Drei der R-PAS-Urheber haben vor Gericht für das neue System plädiert, aber es scheint noch nicht weit in die tatsächliche Praxis vorgedrungen zu sein.[13]

Die konzeptionellen Unterschiede zwischen den Systemen mögen vergleichsweise geringfügig erscheinen, aber im Konkreten sind die Probleme aus der Ära vor Exners Synthese wieder in den Vordergrund getreten. Professoren müssen sich entscheiden, welches System sie lehren, es sei denn, sie lehren beide, womit aber weniger Zeit für jedes einzelne bleibt. Im Jahr 2015 lehrte man in achtzig Prozent aller Doktorandenprogramme, in denen Kurse über den Rorschachtest angeboten wurden, das Exner-System und in etwas mehr als der Hälfte R-PAS.[14] Das Exner-System ist nach wie vor das Verfahren, mit dem sich die Studenten am ehesten auskennen müssen; R-PAS wird in einigen Berufspraktika und klinischen Umfeldern bevorzugt, aber nicht in allen. Es ist und bleibt fraglich, ob Studien, die mit einem der beiden Systeme durchgeführt werden, gültig bleiben, wenn sie auf das andere übertragen werden.

Wie zuvor bereits mit dem Exner-System, ging man mit R-PAS den Kompromiss ein, den Test bis auf das einzuschrumpfen, was mit absoluter Stichhaltigkeit bewiesen werden konnte. Dies engte die Debatte so weit ein, dass beide Seiten zustimmen konnten. In anderer Hinsicht beschränkte es aber vielleicht auch den Test selbst. Ein anderer Ansatz könnte darin bestehen, den Test wieder offener zu machen, allerdings nicht durch pauschale unwissenschaftliche Behauptungen über seine magischen Röntgenkräfte, sondern durch eine Rückanbindung an ein umfassenderes Selbstempfinden und die Einbindung in eine erweiterte Lebenswelt. Vielleicht ließe sich der Test wiederbeleben, indem man noch einmal ganz neu darüber nachdenkt, wozu er dienen könnte.

Dr. Stephen Finn, der im texanischen Austin praktiziert, scheint ganz dem Idealbild des einfühlsamen Psychotherapeuten zu entsprechen: freundliches Gesicht, weißer Bart, offene Augen und eine ernste, aber sanfte Stimme. In der heutigen Zeit, in der psychologische Begutachtung meist dazu dient, Menschen diagnostisch zu klassifizieren und dann von anderen therapieren zu lassen, wird Finn von jungen psychologischen Gutachtern bewundert wie kein anderer seines Fachs. Sie sind begeistert von der Aussicht, ihre eigenen Fähigkeiten stärker einbringen zu können und nicht nur eine sekundäre Rolle zu spielen. Nach Finns Ansatz müssen sie nicht bloß die neutrale Frage stellen: »Wie lautet die Diagnose?«, sondern können weiter gehen: »Was wollen Sie über sich selbst erfahren?« Oder sie können sogar noch direkter fragen: »Wie kann ich Ihnen helfen?«

Die Methodik, die Finn seit Mitte der Neunzigerjahre ausgearbeitet hat, wird als *Collaborative/Therapeutic Assessment* bezeichnet (C/TA, Gemeinschaftliche therapeutische Begutachtung). *Gemeinschaftliche Begutachtung* bedeutet, dass die Testsitzung in einem Geist von Respekt, Mitgefühl und Neugier angegangen wird – mit dem Wunsch, den Testteilnehmer zu verstehen und nicht vorrangig zu klassifizieren oder zu diagnostizieren. Die Testteilnehmer werden im Allgemeinen als »Klienten« angesehen, nicht als »Patienten«. *Therapeutische Begutachtung* bedeutet, dass der Prozess vor allem dem Klienten helfen soll und nicht bloß anderen Entscheidungsträgern oder Dienstleistern im Rechtssystem oder im Gesundheitswesen Informationen liefern. Beide Ziele – den Klienten verstehen und eine Veränderung bei ihm bewirken zu wollen – richten sich gegen das Modell der »Informationserhebung«, wie Finn es nennt, das darauf abzielt, Fakten zu sammeln, um Menschen mit einer Diagnose, einem IQ-Wert oder irgendeiner anderen vorgegebenen Typenbezeichnung zu etikettieren.[15]

Um die Zeit des Millenniums kam eines Tages ein Mann in Finns Praxis, der sich fragte, warum er immer jedem Konflikt und jeder Kritik aus dem Weg ging. Als er diese abstrakte Warum-Frage in eine klare Zielsetzung umformulieren sollte, erklärte der Klient: »Wie kann ich besser mit dem Missmut anderer Menschen klarkommen?«

Seine Rorschach-Werte ließen eine Tendenz erkennen, emotional geprägte Situationen zu meiden (Afr. = 0,16, Fb = 0), aber Finn ging es nicht um irgendwelche Werte. Stattdessen las er dem Mann noch einmal eine seiner Antworten zu Tafel VIII vor, der farbigen Karte mit den bärenartigen Formen an den Seiten: »Diese beiden Gestalten hasten weg von einer schlimmen Situation. ... Es sieht so aus, als könnte jederzeit eine Explosion stattfinden, und sie rennen wie verrückt um ihr Leben.«

Finn: »Identifizieren Sie sich denn irgendwie mit diesen Figuren?«

Der Mann lächelte: »Aber klar! Das mache ich bei der Arbeit den ganzen Tag. Ich habe wohl das Gefühl, ich gehe drauf, wenn ich nicht weglaufe. Die beiden laufen vor einer schlimmen Explosion davon.«

»Und trifft das auch auf Sie zu?«

»Es ist nicht ganz so schlimm. Aber mir ist vorher nie richtig klar geworden, dass es sich so anfühlt, als würde ich draufgehen.«

»Ja, das scheint eine wichtige Erkenntnis zu der Frage zu sein, warum Sie Konfrontationen aus dem Weg gehen«, folgerte Finn.

»So ist es. Kein Wunder, dass mir das so schwergefallen ist.«

Die Therapie wurde nach nur wenigen Sitzungen abgeschlossen. Beim letzten Termin griff Finn noch einmal die ursprüngliche Frage aus der Begutachtung auf: »Sehen Sie nach all dem, was wir bisher besprochen haben, irgendeine

Möglichkeit, anderen Menschen leichter entgegenzutreten, ihnen die Stirn zu bieten?«

Der Mann erwiderte: »Ich werde wohl einfach nur lernen müssen, dass ich nicht umkomme, wenn ich andere gegen mich aufbringe. ... Vielleicht kann ich mit einigen anfangen, die mir nicht so wichtig sind. Dann wäre es weniger bedrohlich.«[16]

Hier waren all die jahrzehntelangen Debatten über die Gültigkeit des Rorschachtests irrelevant. Anhand der Figuren auf Tafel VIII konnte Finn sehen und verstehen, was der Klient empfand, und so darstellen, dass jener etwas über sich selbst erfuhr. Dies war gleichsam Dr. Brokaws Do-it-yourself-Rorschach-Hemd, das den Weg zurück in die Arztpraxis gefunden hatte, mit einem Therapeuten, der sich in der Standardauswertung des Rorschachtests auskannte und die Antworten einkreisen konnte, die am aufschlussreichsten waren – in diesem Fall Formen, die normalerweise als träge Tiere gesehen werden, hier aber »wie verrückt um ihr Leben rannten«.

Finn argumentiert, ein guter Therapeut müsse zweierlei können: Die Sichtweise des Klienten einnehmen und die Probleme des Patienten von einem distanzierteren, objektiven Standpunkt aus betrachten. Ein Scheitern in beiderlei Hinsicht könne schädlich sein, sei es in der Weise, dass sich der Therapeut so extrem mit dem Patienten identifiziert, bis dessen destruktives oder pathologisches Verhalten als normal erscheint. Oder aber sich so sehr darauf fixiert, anormales Verhalten zu diagnostizieren, dass er dessen Bedeutung im Leben des Patienten nicht erkennen und wirksam intervenieren kann. Laut Finn können psychologische Tests einem Therapeuten in beiden Bestrebungen helfen: »Tests können als *Empathieverstärker* dienen – wir können uns damit in die

Lage unserer Klienten versetzen – und gleichzeitig als äußerer *Haltegriff* – mit dem wir uns aus dieser Lage zurückziehen und eine Sicht von außen einnehmen.«[17]

In der Praxis läuft Finns Ansatz darauf hinaus, Testergebnisse als Theorien zu unterbreiten, die der Klient annehmen, verwerfen oder abändern kann. Die Menschen sind »Experten in Bezug auf sich selbst« und müssen in die Auswertung ihrer eigenen Testantworten einbezogen werden. Der Therapeut stellt die Ergebnisse nicht in einem Befund voller Fachbegriffe dar, sondern teilt sie in verständlicher Sprache mit, bei Kindern in Form eines Märchens. Und anstatt eine Überweisungsfrage beantworten zu wollen – »Leidet X unter einer Depression?« –, einigen sich die Therapeuten mit ihren Klienten auf Begutachtungsziele und das Ansprechen von Fragen aus dem wirklichen Leben, beispielsweise: »Warum bezeichnen Frauen mich als emotional verschlossen? Ich denke, ich bin einfach unabhängig und selbstbeherrscht, aber haben sie recht in Bezug auf mich?« Oder bei Kindern: »Warum werde ich manchmal so wütend auf meine Mama?« »Bin ich überhaupt in irgendetwas gut?«

Dahinter steckt folgende Vorstellung: Wenn die Testergebnisse mit persönlichen Fragen oder eigenen Zielen verknüpft werden, akzeptiert der Klient sie viel eher und profitiert stärker davon. Ein Klient, der »zu einer psychologischen Begutachtung kommt, unterscheidet sich ganz klar von einem, der zu einem Bluttest oder zum Röntgen kommt«, schreibt Finn; es ist ein »zwischenmenschliches Ereignis«, das von der Beziehung abhängt, die sich zwischen Klient und Therapeut entwickelt, um das Ergebnis verstehen zu können.[18]

Es ist unnötig zu erwähnen, dass dieses »klientenzentrierte« Modell vor Gericht normalerweise nicht verwendet wird, ebenso wenig in anderen Kontexten, in denen ein objektiver Blick auf einen Menschen gefragt ist. Aber immer mehr kontrollierte Studien zeigen, dass C/TA wirksam ist – dass solch kurze Begutachtungen eine Therapie tatsächlich beschleunigen oder dem Betreffenden lebensverändernde Selbsterkenntnis vermitteln können, bisweilen sogar viel wirksamer als traditionelle Langzeittherapien.[19] Inzwischen werden die Kosten auch vermehrt von Versicherungen übernommen. Eine 2010 durchgeführte Meta-Analyse von siebzehn speziellen Studien bescheinigte Finns Ansatz »positive, klinisch relevante Auswirkungen auf die Therapie und bedeutsame Folgerungen für Schulung, Anwendung und Strategieplanung der Begutachtung«.[20] (Eine skeptische Stellungnahme zu dem Artikel wurde ebenfalls veröffentlicht; geschrieben hatten sie drei der Koautoren von *What's Wrong with the Rorschach?*)

Manchmal konnte allein schon der Prozess der Testteilnahme therapeutisch wirken. Eine Frau von Mitte vierzig, die begutachtet werden sollte, war eine ehrgeizige Perfektionistin, die ihr ganzes Leben lang geackert hatte, aber etliche Jahre zuvor in einem extrem fordernden Job einen Burnout erlebt und sich nicht wieder erholt hatte. Beim Rorschachtest war sie eifrig darum bemüht, auf alle Tafeln Ganzantworten zu liefern. Das Gutachterteam besprach dies mit ihr, und sie bestätigte, dass sie es immer vermied, »es sich leicht zu machen«. Die Psychologen versicherten ihr, Detailantworten seien durchaus »in Ordnung«, und forderten sie auf, einige Karten noch einmal durchzugehen, nur um zu sehen, wie es sich anfühlte, solche Antworten zu geben. Nachdem die Frau zögernd, aber unter fortwährender Bestärkung der Testleiter ein paar Detailantworten gegeben hatte, blickte sie schließlich erleichtert drein, seufzte und sagte: »Das ist so viel einfacher.« Es wurde ausführlich darüber gesprochen, dass sie vielleicht überzogene Vorstellungen davon hatte, was von ihr erwartet wurde, und dass diese Lebenseinstellung aus ihrer Kindheit herrührte.[21]

Diese nicht standardgemäße Anwendung des Tests entzieht solchen Detailantworten natürlich ihre wissenschaftliche Stichhaltigkeit, aber sie verhalf der Frau zu einer neuen Sichtweise. Bedeutet dies nun, der Test hat »funktioniert«? Der ursprüngliche Test der Frau mit den vielen Ganzantworten und ohne Detailantworten erfolgte streng wissenschaftlich und lieferte Finn tatsächlich valide Informationen über die Teilnehmerin, die eine therapeutische Intervention nahelegten, welche sich als wirksam erwies. Was aber war mit den nachfolgenden Antworten?

Tests sollen etwas aufdecken, und Therapien sollen etwas bewirken. Diese Sichtweise vertraten sowohl Exner als auch Wood und die R-PAS-Urheber. Ein Testergebnis funktioniert, wenn es gültige und verlässliche Informationen über einen Menschen liefert. Die Ergebnisse zeigen an, ob etwas zutrifft oder nicht; sie sind richtig oder falsch. Hermann Rorschach hatte seine Erfindung jedoch als Formdeutversuch bezeichnet – als Experiment oder Erkundung, nicht aber als Test. Das Teilnehmen an einem Test *bewirkt* etwas. In Finns Worten: »Wir würden unsere Arbeit nicht unbedingt als sinnlos erachten, wenn die Ergebnisse einer Begutachtung nicht von Außenstehenden verwendet werden, um Entscheidungen zu treffen oder ihre Interaktionen mit Klienten zu bestimmen. Wenn sich ein Klient durch eine Begutachtung tief berührt und verändert fühlt und diese Veränderung über einen Zeitraum aufrechterhalten kann, würden wir davon ausgehen, dass die Begutachtung unsere Zeit und Mühe durchaus wert war.«[22]

Finn hat im Lauf der Jahre Tausende Psychologen in seiner Methode geschult. Bei Konferenzen für Persönlichkeitsbegutachtung gilt C/TA als wichtigste Entwicklung innerhalb der letzten Generation. Die Wurzeln dieses Ansatzes reichen natürlich weiter zurück: Constance Fischer leistete bereits in den Siebzigerjahren Pionierarbeit mit ihrer »kollaborativen psychologischen Begutachtung«; und schon 1956 beschrieb Molly Harrower die »projektive Beratung«, bei der die Klienten ihre Rorschach-Antworten mit dem Testleiter besprechen, »um bestimmte Probleme zu bewältigen«.[23] Auch Rorschach selbst hatte seine Tintenkleckse in dieser Weise verwendet, etwa mit Greti und Pastor Burri und vielen anderen. C/TA ist beides – das Neueste und das Ursprüngliche.

DIE THERAPEUTISCHE BEGUTACHTUNG als ergebnisoffene Methode zur Suche nach Erkenntnissen, die sich richtig anfühlen, scheint vielleicht einen Gegenpol zu dem darzustellen, was die R-PAS-Autoren bezweckten, nämlich die Verbesserung und Validierung eines wissenschaftlichen Tests. In Wirklichkeit aber wird das Wesen des Rorschachtests durch R-PAS und C/TA in ähnlicher Weise neu gefasst.

Schluss ist mit dem Verweis auf Projektion. Und von »Seelenröntgen« ist schon gar nicht mehr die Rede. So wie Finn sich auf das »zwischenmenschliche Ereignis« des Tests konzentriert, wird der Test bei der R-PAS-Methodik vor allem als Aufgabe gesehen, die der Teilnehmer ausführen soll. Im R-PAS-Handbuch heißt es: »Im Kern ist der Rorschachtest eine verhaltensbezogene Aufgabe, die einen breiten Spielraum an Antworten und Verhaltensweisen zulässt, welche die Persönlichkeitsmerkmale und den Verarbeitungsstil des Betreffenden ausdrücken: Rorschach-Auswertungen kennzeichnen Persönlichkeitscharakteristika, die auf Verhalten beruhen, und diese bilden eine Ergänzung zu den Eigenschaften, die der Proband mittels Selbsteinschätzung bewusst erkennt und bereitwillig zugibt. Insofern kann der Rorschachtest unterschwellige Eigenschaften evaluieren, die vom Probanden selbst nicht erkannt und anerkannt werden.«[24] Einen Rorschachtest zu machen, bedeutet somit, die Karten auf den Tisch zu legen; es ist eine Problemlösung unter Druck und hat nichts Freudianisches an sich. Das Vorgehen der Testteilnehmer wird nicht als »Projektion« ihrer Psyche hingestellt, sondern einfach als Verhaltensweise in unserer gemeinsamen objektiven Welt. Anders als bei einem Vorsprechen oder einem Zeitfahren ist sich der Testteilnehmer jedoch nicht darüber bewusst, in welchem Bezug die gestellte Aufgabe zum Leben außerhalb der Testsituation steht. Der Test funktioniert eben deswegen, weil nicht ganz klar ist, wonach gefragt wird.

Auch wenn Meyer und Finn den Philosophen des frühen Rorschachtests selten zitieren, greifen sie auf die Einsichten von Ernest Schachtel zurück, indem sie das zwischenmenschliche Handeln betonen. Sowohl R-PAS als auch das kollaborative Begutachten bekräftigen, auf jeweils unterschiedliche Weise, Schachtels Standpunkt, wonach »die Arbeitsleistung beim Rorschachtest und die Erfahrungen des Testteilnehmers in der Rorschachtest-Situation eine zwischenmenschliche Arbeitsleistung und zwischenmenschliche Erfahrungen sind«. Wie Schachtel an anderer Stelle noch sinnträchtiger formulierte, ist »die Begegnung mit der Welt der Tintenkleckse« ein Teil des Lebens.[25] Der Akt des Antwortens auf die Kleckse für einen Prüfer kann isoliert von diesem menschlichen Kontext gesehen werden, aber in Wirklichkeit existiert er nicht außerhalb dieses Zusammenhangs.

Dies ist besonders klar, wenn C/TA eingesetzt wird, um Menschen zu helfen, die mit anderen Therapien häufig nicht erreicht werden können – Klienten, die nicht der gebildeten weißen Ober- oder Mittelschicht angehören und nicht mit der Sprache und dem Weltbild traditioneller Psychotherapie vertraut sind. Die WestCoast Children's Clinic im kalifornischen Oakland bietet Dienstleistungen für Tausende schutzloser und häufig missbrauchter Kinder, von denen viele bei Pflegeeltern leben und oft aus Familien stammen, die mangels finanzieller und logistischer Mittel andere Dienstleistungen nicht in Anspruch nehmen können. Gegründet wurde die Beratungsstelle in der Überzeugung, dass diese Kinder im Zusammenhang mit ihrer häufig extremen Lebenssituation gesehen werden müssen und nicht einfach mit standardisierten Messverfahren kategorisiert werden dürfen, etwa als »verhaltensgestört«. Von Anfang an verfolgte die Einrichtung einen flexiblen und respektvollen Ansatz; ab 2008 wurde insbesondere Finns C/TA eingesetzt.[26]

Lanice, ein elfjähriges afroamerikanisches Mädchen, lebte nicht mehr bei ihrer Mutter, die leicht bis mäßig geistig behindert war.[27] Sie wohnte stattdessen bei ihrer Tante Paula und deren erwachsener Tochter. Lanice war in der Schule und zu Hause trotzig und ungehorsam; einmal schüttete sie Nagellack in das Getränk ihrer Cousine und wartete seelenruhig ab, was passieren würde. Paula neigte dazu, Lanices Probleme zu Hause herunterzuspielen und nur die zunehmenden Schwierigkeiten in der Schule zu sehen. Als Lanice in der dritten Klasse war, drängten die Lehrer Paula dazu, eine Begutachtung ihrer Nichte zu beantragen, aber als Lanice – eineinhalb Jahre nach Paulas Antrag – schließlich von der Schulbehörde getestet wurde, hieß es, sie habe keinen Anspruch auf Unterstützung, obwohl ihre Leseleistungen dem Niveau eines Vorschulkindes entsprachen. Paula brachte Lanice in die WestCoast Children's Clinic und bat um Hilfe.

Die Fragestellungen der Begutachtung, die in Zusammenarbeit mit Paula und Lanices Mutter herausgearbeitet wurden, sollten abklären, ob das Mädchen wirklich keine Lernschwierigkeiten aufwies und warum es so böse war. Der entscheidende Durchbruch wurde erzielt, weil gemäß C/TA-Praxis die Betreuungspersonen dazu angehalten wurden, die Testsitzungen eines Kindes zu beobachten, damit sie besser verstehen, wie das Kind agiert. Nach einer vertrauensbildenden ersten Sitzung, in der Lanice sich weitgehend austoben durfte, wurden ihr am nächsten Tag ein Rorschachtest und andere Tests vorgelegt. Diesmal setzte ihr der Prüfer klarere Grenzen, wenn sie auf dem Stuhl hin und her rutschte, quer über dem Tisch lümmelte oder die Rorschach-Tafeln auf ihrem Finger kreiseln ließ. Paula verfolgte die Sitzung über eine Live-Video-Schaltung.

Nachdem Lanice den ganzen Tag mit Tests zugebracht hatte, ging sie direkt zur nachschulischen Betreuung, wo sie sich schlimmer aufführte denn je; wütend wich sie vor der Lehrerin zurück und weigerte sich, Anweisungen zu befolgen. Als Paula sie abholte, teilte man ihr mit, Lanice habe sich arg danebenbenommen und müsse damit rechnen, hinausgeworfen zu werden. Paula war fassungslos; bis zu jenem Nachmittag war doch noch alles in Ordnung gewesen.

Als Paula und Lanices Mutter am dritten Tag vor der letzten Sitzung noch einmal in das Center kamen, war es Paula, die in die Luft ging. Sie gab den Therapeuten die Schuld an Lanices Verhalten und behauptete, weil man Lanice anfangs hatte gewähren lassen, habe man ihre Verhaltensregeln in der Öffentlichkeit untergraben. Daraufhin konnten die Therapeuten nicht nur Lanices Probleme durchsprechen, sondern auch Paulas Erwartungen und ihre Wut. Die Therapeuten erklärten sich bereit, Paula zu unterstützen und mit der Nachschulbetreuerin zu reden, um ihr die Situation zu erläutern. Sie »gaben zu, dass die Sitzung des Vortages ziemlich anstrengend gewesen sei und Lanices Übergang von der Testsitzung zur Schule besser geplant werden müsse«.

Am Ende jener Sitzung konnte Paula erkennen, in welchem Maß Lanices Verhalten auf ein Gefühl der Überforderung zurückzuführen war und in welcher Weise Paulas eigene Erwartungen zu Lanices Problemen beitrugen. Die Widerspenstigkeit war eine Form der Kommunikation; Lanice wusste nicht, wie sie ihre Gefühle verbal vermitteln konnte, etwa dass sie sich für ihre Mutter schämte und wütend war, weil sie sich von ihr im Stich gelassen fühlte. Diese Empfindungen waren in den Tests zutage getreten, die Paula per Video verfolgte, und so begann auch sie zu verstehen.

Anschließend erhielten Lanice, ihre Tante und ihre Mutter die Aufgabe, gemeinsam eine Geschichte zu erfinden und zu erzählen, und hier begann die Familie, »Lanices Wut und Frust wahrzunehmen, hinzunehmen und zuzuordnen«. Die Therapie hatte gewirkt, weil der Begutachtungsprozess erweitert worden war und auch Lanices familiäres und schulisches Umfeld einbezog. Um Lanice zu helfen, mussten die Therapeuten auch ihre Mutter verstehen, die Tante unterstützen, ihren eigenen Ansatz überdenken und mit den Entscheidungsträgern in der Schule sprechen. Einblick in die Psyche des Mädchens bedeutete Einblick in ihr weiteres Lebensumfeld.

Nach dem Rahmenkonzept des R-PAS funktioniert der Rorschachtest als Leistungsherausforderung, weil er rätselhaft ist. Die Tintenkleckse und die Aufgabe, diese zu deuten, sind unvertraut und verwirrend; sie zwingen die Menschen, ohne ihre gewohnten Strategien der Selbstdarstellung und

»Eindruckssteuerung« zu reagieren. Als kollaborative Therapie funktioniert der Rorschachtest, weil das, was in den Tintenklecksen gesehen wird, *nichts* Geheimnisvolles hat; die »Explosion« oder die »kreischende Fledermaus« sind konkret und lebendig und können jederzeit mit einem Therapeuten sinnstiftend besprochen werden.

Bei jeder dieser Perspektiven bewegt sich der Rorschachtest über den Gegensatz zwischen objektiv und subjektiv hinaus. Der Test ist nicht bloß eine Serie von Bildern, nicht nur ein »Wolf«, den wir in den Karten sehen oder in diese hineindeuten, sondern der Bewältigungsprozess einer komplexen Situation, das Agieren in einem verwirrenden Umfeld voller Erwartungen und Anforderungen.

Wenn die Erkenntnisse von Finn und Meyer eine Richtung weisen, dann kann dieses Verständnis des Tests als einer zu lösenden Aufgabe oder als Verbindungsmöglichkeit zwischen Klient und Therapeut die Komplexität des Tests vielleicht besser erfassen als die angeblich objektive Erkenntnisgewinnung einerseits oder die rein subjektive Projektion andererseits. Daher hat Meyer vorgeschlagen, die alten Begriffe für »objektive« und »projektive« Tests auszurangieren und stattdessen von »Selbsteinschätzungstests« und »leistungsbasierten Tests« zu sprechen. Beide Formen liefern reale Informationen und beide sind auch subjektiv, aber in der ersten Testvariante sagt man, wer man ist, in der zweiten hingegen zeigt man dies.[28]

Wird der Unterschied so formuliert, hebt man auf subtile Weise hervor, was der Rorschachtest zu bieten hat. »Sich massiv auf den Rorschachtest zu verlassen, selbst wenn er biographischen Informationen und MMPI-Ergebnissen widerspricht«, bedeutet schließlich nach Meinung der Skeptiker nur, »die schwächste Informationsquelle (den Rorschachtest) an die erste Stelle zu setzen und der Zeit um vierzig Jahre hinterherzuhinken und nicht der wissenschaftlichen Evidenz zu entsprechen«.[29] Für Meyer und Finn, die jeder für sich das Verhältnis zwischen Ergebnissen aus Rorschachtests und MMPI eingehend studiert haben, sind beide Testformen berechtigt, aber sie funktionieren unterschiedlich. Widersprüche zwischen den Ergebnissen stellen einen Erkenntnisgewinn dar und keinen Grund, den einen oder den anderen Ansatz zu verwerfen.[30]

Der MMPI ist hochgradig strukturiert, nicht interaktiv und wird wie im Schulunterricht durchgeführt, indem Lösungsbögen ausgefüllt oder Knöpfe gedrückt werden. Die Antworten in Form von »Trifft zu/trifft nicht zu« spiegeln das bewusste Selbstbild einer Person und deren bewusste oder unbewusste Bewältigungsmechanismen. Finn vertritt folgende Ansicht: Wenn jemand relativ gut funktioniert – etwa wenn er aufgrund von Beziehungsproblemen zur Beratung kommt, ohne aber in einer akuten Krise zu stecken –, kommt er mit solchen strukturierten Aufgaben vermutlich gut zurecht. Der Rorschachtest kann dann seine tieferliegenden emotionalen Probleme oder etwaige Neigungen aufdecken, derentwegen er sich »verrückt« benimmt und die sich sonst nur im Privatleben oder intimen Beziehungen zeigen, die genauso unstrukturiert, zwischenmenschlich geprägt und emotional aufgeladen sind wie das Tintenklecksexperiment. Dies mögen Schwierigkeiten sein, die dem Betreffenden nicht bewusst sind und die er daher mit einem MMPI-Fragebogen nicht kundtun kann – und trotzdem könnte er eine psychologische Beratung gerade deswegen aufgesucht haben, weil er Probleme in seinem Leben hat, die nicht mit seinem Selbstbild vereinbar sind. Ein Rorschachtest, der etwas aufdeckt, was andere Tests nicht feststellen, mag »übermäßig pathologisieren« oder aber auf reale Kernpunkte stoßen, die wir normalerweise im Zaum halten können.

Finn stellte fest, dass das umgekehrte Szenarium viel seltener vorkommt – dass jemand ein normales Rorschach-Protokoll und ein gestörtes MMPI-Ergebnis liefert. Dafür gab es in der Regel zwei Erklärungen: Entweder hat ein Testteilnehmer geschwindelt, vielleicht um Versicherungsleistungen zu erschleichen oder um einen »Hilferuf« abzugeben, und konnte beim MMPI bewusst übertreiben, wusste aber nicht, wie man beim Rorschachtest übertreibt. Oder aber er hat beim Rorschachtest, der emotional fordernder und potenziell überfordernd ist, einfach »dichtgemacht« und ein langweiliges, unauffälliges Protokoll mit wenigen und simplen Antworten abgeliefert. Im ersten Fall war der Rorschachtest »richtig«, im zweiten war der MMPI präziser.

Aus dieser Sicht bildet die Grundlage des MMPI – die Selbsteinschätzung – sowohl dessen Stärke als auch dessen Schwäche. Solche Tests zeigen, wie man sich selbst darzustellen versucht. Die Stärke und die Schwäche des Rorschachtests liegt darin, dass er jede bewusste Absicht umgeht. Man kann steuern, was man sagen will, aber man kann nicht manipulieren, was man sehen will.

KAPITEL 23

Ausblick

Obwohl der Rorschachtest heutzutage – als diagnostisches Werkzeug wie auch als therapeutisches Verfahren – auf einer solideren wissenschaftlichen Grundlage steht als je zuvor, wird er viel seltener durchgeführt. Die Anwendung fiel von ihrem Höchststand in den Sechzigerjahren mit geschätzt einer Million Tests pro Jahr in Amerika auf einen Bruchteil dessen zurück – kaum mehr als ein Zehntel, vielleicht ein Zwanzigstel. Der Rorschachtest war in den Vereinigten Staaten jahrzehntelang der am häufigsten verwendete Persönlichkeitstest, bis der MMPI aufkam, und rangierte dann bis auf einen kleinen Einbruch in den Achtzigerjahren an zweiter Stelle. Damit ist es nun vorbei.

Der Psychologe Chris Piotrowski, der die Nutzung des Rorschachtests seit Jahrzehnten verfolgt hat, schätzte 2015, dass der Rorschachtest unter den Persönlichkeitstests, die von psychologischen Gutachtern angewendet wurden, den neunten Platz einnahm und vielleicht sogar noch weiter unten rangierte. Er stand hinter etlichen Selbsteinschätzungstests (MMPI, Millon Clinical Multiaxial Inventory und Personality Assessment Inventory), kurzen Fragebögen (so wie Symptom Checklist 90, Beck Anxiety Inventory und Beck Depression Inventory), strukturierten schriftlichen Befragungen zur Einkreisung bestimmter psychiatrischer Diagnosen und anderen schnelleren projektiven Verfahren wie Figurenzeichnen und Satzergänzung. Gewisse Anhaltspunkte deuten darauf hin, dass der Test schrittweise seltener eingesetzt wurde und nicht etwa durch das Buch *What's Wrong with the Rorschach?* von seinem Sockel gestoßen wurde. Aber es liegen keine Studien vor, die genau aufzeigen, wann und warum die Veränderung erfolgte und ob die Einführung von R-PAS im Jahr 2011 sowie Mihuras Artikel von 2013 den Trend beschleunigt, verlangsamt oder umgekehrt haben.[1]

Woods Buch scheint eine plausible Ursache des Niedergangs zu sein, aber es ist schwer, dessen realen Einfluss zu ermessen. Die meisten Psychologen und Gutachter machten einfach so weiter, wie sie schon immer vorgegangen waren. Die Skeptiker begrüßten die Verdrängung, die Kenner und Anwender des Tests ignorierten das Buch weitgehend oder nutzten dessen Kritikpunkte, um begrenzte, aber reale Verbesserungen vorzunehmen. Zudem lässt sich Wood unmöglich aus den weitergehenden Dynamiken in dem Fachgebiet herauslösen. Der Rorschachtest war, nach Freud, zum Symbol für all das geworden, was den Menschen an der Psychotherapie missfiel: zu viel an nicht beweisbarer Schlussfolgerung, zu viel Spielraum für Verzerrung, nicht genügend exakte Wissenschaft. Viele Kritiker des Rorschachtests standen auch Freud kritisch gegenüber. Gegen beide wurden die gleichen Argumente vorgebracht. Und so mussten die Rorschach-Forscher ihre Arbeit viel stärker rechtfertigen als andere psychologische Gutachter, auch wenn andere Testverfahren weitgehend von denselben Problemen betroffen waren. Manch einer zog es vor, woanders Händel zu suchen.[2]

Zumindest in den populären Medien überwiegt derzeit die Skepsis.[3] Immer wenn *Scientific American* oder *Slate* Grund haben, den aktuellen Rorschachtest zu erwähnen und einen Experten zitieren, so handelt es sich bei diesem Fachmann fast immer um einen der Koautoren von *What's Wrong with the Rorschach*, der stets erklärt, der Test sei wissenschaftlich entlarvt und widerlegt, werde aber nach wie vor eingesetzt. Als Kritikpunkte werden jene Einwände geltend gemacht, die Anfang der 2000er Jahre gegen Exners System vorgebracht wurden, und niemand erwähnt auch nur eine der seitherigen Entwicklungen.

Die Informationen darüber, wie häufig der Test *gelehrt* wird, sind weniger einheitlich. Sei es infolge von Skepsis oder aufgrund allgemeinerer Veränderungen in dem Fachgebiet, wie etwa zunehmende Spezialisierung, stehen an anerkannten Fakultäten und in Praktika nicht mehr die projektiven oder »leistungsbasierten« Methoden im Mittelpunkt. Eine Auswertung von Lehrplänen für klinische Psychologie im Jahr 2011 ergab, dass der Rorschachtest nicht unter den zehn am häufigsten gelehrten Tests rangierte.[4] Piotrowski bezeichnete den Niedergang als »jäh« und folgerte, der Rorschachtest werde »in der Ausbildung in klinischer Psychologie in den USA bald nicht mehr existieren«.[5] Eine neuere Studie deutet darauf hin, dass diese Voraussage zu extrem war: Die Rorschach-Kursangebote gingen zwar von 81 Prozent aller Fakultäten im Jahr 1997 auf 42 Prozent in 2011 zurück, stiegen 2015 aber wieder auf 61 Prozent an (vielleicht war auch die Zahl für 2011 zu niedrig angesetzt). Und in fast allen »praxisorientierten« Studiengängen, gegenüber den »forschungsorientierten«, wird der Rorschachtest weiterhin gelehrt, wobei solche Schulungen an den Universitäten insgesamt zurückgehen.[6]

Ein weiterer Aspekt ist die Qualität der Rorschach-Unterweisung. Der Amerikanische Psychologenverband verlangt, dass klinische Psychologen sich mit psychologischer Begutachtung auskennen, definiert aber nicht, was das heißt. Früher belegten die Studierenden fünf Semester lang Kurse in

Persönlichkeitsbegutachtung; heutzutage aber absolvieren sie höchstwahrscheinlich nur einen einsemestrigen Kurs über Persönlichkeitstheorien, in dem auch die Rapportbildung in Testsituationen und eine große Bandbreite an spezifischen Tests behandelt werden. Im Jahr 2015 wurden für den gesamten Rorschachtest – Geschichte, Theorie und Praxis, mittels Exner-System oder R-PAS oder beiden – vielleicht zwei dreistündige Kurssitzungen veranschlagt.[7]

Eugen Bleuler hatte darauf hingewirkt, dass Freuds aufwändige Methoden jenen Menschen verfügbar gemacht wurden, die sie am ehesten benötigten – den armen, psychotischen Klinikinsassen. Auch Rorschach war bestrebt gewesen, eine Methode zu entwickeln, die bei jedem angewandt werden konnte. Die umfassenderen Kräfte der Ungleichbehandlung und der Spezialisierung scheinen jedoch gegen diese Vision zu arbeiten. Begutachtung und Psychotherapie im Allgemeinen werden immer mehr zu einer Art Beratung oder Coaching für Selbstzahler – exploratorisch und improvisatorisch, mit geringerer Ausrichtung auf eine bestimmte Diagnose. Das Ethos der Begutachtung an sich – das Bemühen, ein Bild der gesamten Person zu erhalten – scheint nicht in das ökonomisierte Gesundheitssystem zu passen, das wir heute haben. Vielleicht wird der technokratische Rorschachtest einfach nicht auf dem Markt konkurrieren können, und der eher explorative Rorschachtest wird die gleiche Entwicklung nehmen wie die Freud'sche Analyse und andere ergebnisoffene Klientendienste und zum Luxus für jene werden, die ihn sich leisten können. Dieser eher handwerkliche Ansatz wird wohl so lange Bestand haben, wie Menschen mehr über sich selbst erfahren wollen.

»Sogar für Befürworter wie mich«, erklärte Chris Hopwood, ein junger Psychologe, der sich in der Gutachterszene engagiert, ist der Rorschachtest »so etwas wie eine Vinylplatte: Die legt man nur auf, wenn die Musik richtig gut klingen soll«.[8] Wäre der Rorschachtest nur eine von vielen Begutachtungsmethoden – zwar differenziert, aber ineffizient –, so wäre dies das Ende der Geschichte.

DER NIEDERGANG DES Rorschachtests in der klinischen Psychologie sollte nicht überzeichnet werden. R-PAS gewinnt an Boden, und der Bruchteil einer Million durchgeführter Tests pro Jahr ist immer noch eine Menge. Die Tintenkleckse werden in aller Welt als Test verwendet, manchmal um eine Diagnose zu erstellen, manchmal um den Blick des Therapeuten auf den Klienten zu verändern. Wenn eine Frau aufgrund einer Essstörung zum Psychologen geht und dann beim Rorschachtest einen hohen Wert im Suizid-Index aufweist, dürfte der Therapeut anders mit ihr sprechen: »Die Art, wie Sie Ihre Welt ordnen, ähnelt sehr stark der Art von Menschen, die irgendwann Selbstmord begehen. Sollten wir darüber sprechen?«[9]

Solche Beispiele werden jenen Psychologen oder Laien fragwürdig erscheinen, die glauben, der Rorschachtest decke in jedem etwas Verrücktes, Irres oder Wahnhaftes auf. Aber der Test wird auch genutzt, um geistige *Gesundheit* festzustellen. In einer psychiatrischen Einrichtung des Strafjustizsystems, in dem Menschen untergebracht sind, die für unzurechnungsfähig oder nicht verhandlungsfähig erklärt wurden, hatte sich vor kurzem ein gewalttätiger Mann einer umfangreichen Behandlung unterzogen. (Zur Wahrung der Vertraulichkeit darf dieser Fall nur vage geschildert werden.) Die Behandlung schien gewirkt zu haben, die psychotischen Symptome des Mannes waren verschwunden. Allem Anschein nach war er keine Gefahr mehr für sich selbst und andere. Das zuständige Ärzteteam war jedoch gespalten in der Frage, ob er sich wirklich gebessert hatte oder sich nur gesund stellte, um aus der Anstalt entlassen zu werden. Also legte man ihm einen Rorschachtest vor. Dieser lieferte keine Hinweise auf kognitive Störungen. Man vertraute hinreichend auf den Test als einem verlässlichen und sensiblen Indikator solcher Probleme. Das Ergebnis überzeugte das Team, und der Mann wurde entlassen.

Der Rorschachtest wird nach wie vor auch in der Forschung eingesetzt. Oft lässt sich nur schwer zwischen Alzheimer-Demenz und anderen Auswirkungen von Alter und Geisteskrankheit unterscheiden. Lässt sich vielleicht mithilfe der Tintenkleckse Klarheit schaffen? Bei einer Konferenz im Jahr 2015 stellte ein finnischer Wissenschaftler seine Auswertung der Rorschachtests vor, die er in einer Pariser Geriatrie-Einrichtung mit 60 Patienten durchgeführt hatte, (sie waren im Alter von 51 bis 93 Jahren; Durchschnittsalter 79). 20 der Patienten zeigten leichte bis mäßige Alzheimer-Symptome und 40 litten unter verschiedenen anderen affektiven Störungen, Dysphorie, Psychose oder neurologischen Problemen. Der Test zeigte, dass die beiden Gruppen viele gemeinsame Merkmale aufwiesen, aber auch zahlreiche Unterschiede. Ein halbes Dutzend Rorschachtest-Ergebnisse zeigte, dass Alzheimer-Patienten über geringere geistige Ressourcen verfügten; kognitive Differenziertheit, Kreativität, Empathie und die Problemlösefähigkeit waren bei ihnen eingeschränkt. Sie verzerrten Informationen und konnten Gedanken und Wahrnehmungen nicht integrieren. Am faszinierendsten war folgende Erkenntnis: Obwohl Alzheimer-Patienten ein normales Maß an Mühe aufwandten, um komplexe und emotional besetzte Reize zu verarbeiten, gaben sie weniger Antworten, die sich auf Menschen bezogen – eine Art inhaltsdefinierter

Antwort, die immer noch ganz allgemein als Hinweis auf ein Interesse an anderen Menschen gilt. Die Alzheimer-Patienten hatten sich, mehr als die anderen Probanden, aus ihrem sozialen Umfeld ausgeklinkt. Diese Erkenntnis war neu in der Alzheimer-Forschung und birgt Folgerungen für Behandlung und Pflege.[10]

Außerhalb der klinischen Psychologie lässt sich die Tatsache, dass so viel Datenmaterial über die Wahrnehmung der Tintenkleckse vorliegt, in ganz unterschiedlichen Anwendungen nutzen. Als japanische Neurowissenschaftler im Jahr 2008 untersuchen wollten, was geschieht, wenn Menschen Dinge in ureigener Weise sehen, brauchten sie anerkannte standardisierte Kriterien dafür, ob das von einem Menschen Gesehene geläufig, ungewöhnlich oder einzigartig ist. Also nahmen sie »zehn vieldeutige Abbildungen«, wie sie es nannten, »die bereits in früheren Studien verwendet wurden«, und projizierten diese in einer MRT-Röhre, die mit einem Gerät zur Stimmaufzeichnung ausgestattet war, und zeichneten Gehirnaktivitäten in Echtzeit auf, während die Probanden typische oder untypische Antworten auf die Tintenkleckse gaben.[11]

Ein Ergebnis der Studie lautete: Sieht der Mensch etwas in einer gewöhnlichen Weise, so sind mehr instinktive, präkognitive Hirnregionen aktiv; originelles Sehen hingegen erfordert eine kreativere Verflechtung von Wahrnehmung und Emotion, wofür andere Hirnareale genutzt werden. Wie die japanischen Wissenschaftler betonen, hatten Rorschach-Forscher seit langem eben dies geltend gemacht, nämlich dass originelle Antworten »entstehen, wenn Wahrnehmungsaktivitäten durch Emotionen oder persönliche psychische Konflikte überlagert werden«. Zum einen bestätigte das MRT-Experiment die Rorschach-Tradition, zum anderen hatten die Tintenkleckse diese MRT-Studie überhaupt erst ermöglicht.

Diese Forschungsarbeit ließ eine weitere Schlussfolgerung zu: Menschen, die Formen weniger gut sehen, haben größere Amygdalae, ein Anzeichen dafür, dass diese Hirnregion, die Emotionen verarbeitet, häufiger aktiviert worden ist. »Dies deutet darauf hin, dass emotionale Aktivierung einen großen Einfluss darauf hat, inwieweit die Realität verzerrt wird«,[12] genauso wie es Rorschach vor hundert Jahren mit seiner Korrelation von Farbantworten und schlechten Formantworten postuliert hatte.

Auch bei anderen aktuellen Wahrnehmungsstudien wurden neue Technologien eingesetzt, um den Prozess der Testteilnahme selbst zu untersuchen. Da typische Testteilnehmer durchschnittlich zwei oder drei Antworten pro Tafel geben, aber auch neun oder zehn, wenn sie dazu aufgefordert werden, argumentierte ein psychologisches Forscherteam von der University of Detroit im Jahr 2012, die Probanden müssten ihre Antworten filtern oder zensieren. Vielleicht würde ein leistungsbasierter Test mehr Aufschluss geben, wenn sich diese Zensur umgehen ließe. Dies setzte jedoch eines voraus: Es muss eine unwillkürliche Reaktion auf ein Bild geben, oder zumindest eine Reaktion, »die relativ schwer zu zensieren« ist. Und die gibt es: Die Augenbewegungen beim visuellen Abtasten eines Tintenklecksbildes vor dem Äußern der Antwort.[13]

Und so knüpften die Forscher an Rorschach-Studien aus dem Jahr 1948 an, in denen Augenbewegungen einbezogen wurden, und setzten dreizehn Studenten einen Eyetracker zur Blickerfassung auf, zeigten ihnen die Tintenkleckse und fragten: »Was könnte das sein?« Dann wurde jede Tafel noch einmal vorgelegt und gefragt: »Was könnte das noch sein?« Man quantifizierte und analysierte, wie viele Male jeder Proband den Blick auf eine bestimmte Stelle des Bildes heftete, wie lange er auf die Stelle schaute, wie lange es dauerte, bis der Blick sich vom gesamten Bild löste und anfing umherzuwandern, und wie weit der Blick sich verzweigte. Die Forscher zogen auch allgemeine Schlussfolgerungen, etwa dass beim zweiten Hinsehen der Blick länger verharrt, weil die erneute Deutung eines Bildes einen »Versuch darstellt, konzeptionell schwierige Information aufzunehmen«. Die Aufmerksamkeit richtet sich hier bewusst darauf, *wie* wir sehen, und nicht auf das, *was* wir sehen. Augenbewegungen verraten niemals so viel über die Psyche wie das, was wir in den Tintenklecksen sehen, doch die Forscher ergründen, was die Augenbewegungen darüber aussagen, wie wir sehen – und greifen zurück auf Rorschachs ursprüngliche Vision des Tests als einer Möglichkeit, Wahrnehmung zu verstehen.

Die fundamentalste Frage bezüglich des Tests, die Rorschach bei seinem Tod unbeantwortet ließ, lautete, wie diese

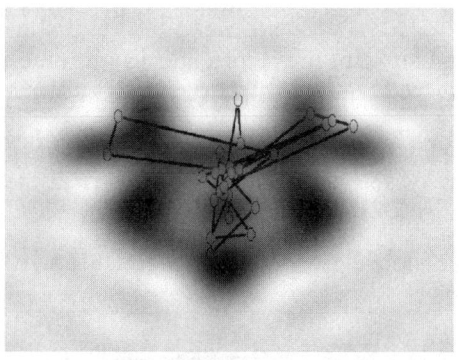

Nicht was man sieht, sondern wie: Augenbewegungen beim Betrachten der Tafel I. Der Klecks ist verschwommen dargestellt, damit das eigentliche Bild nicht erkennbar ist. Die Linien zeigen Blickwege an, Kreise markieren Pausen bzw. Blickfixierung; dieser Proband schenkte dem Mittelteil des Kleckses die meiste Aufmerksamkeit.

zehn Tafeln überhaupt solch eine unerschöpfliche Fülle an Antworten hervorzurufen vermögen. In der etablierten Psychologie, von Beck über die Inhaltsanalytiker bis zu Exner und seinen Kritikern, neigte man dazu, diese Frage der theoretischen Untermauerung auszuklammern. Empiriker gingen davon aus, dass der Test Antworten entlocke, und tüftelten jahrzehntelang aus, wie diese Antworten tabelliert werden sollten. Für Rorschach – und wenige seiner Nachfolger – brachten die Tintenkleckse etwas Tieferliegendes zum Vorschein. Ernest Schachtel hatte argumentiert, die Ergebnisse des Tests seien nicht Wortäußerungen, sondern Sehweisen. Laut Rorschach war »besonders zu betonen, dass es sich um eine Prüfung formaler Dinge handelt. Nicht *was* der Mensch *weiß*, sondern *wie* er wahrnimmt und aufnimmt, das soll untersucht werden«.[14]

Heutzutage wissen wir mehr über die naturwissenschaftlichen und psychologischen Aspekte der Wahrnehmung als je zuvor. Wenn sich der Test schließlich aus den Grabenkämpfen der klinischen Psychologie befreit hat, wird es vielleicht endlich möglich sein, die Tintenkleckse in eine umfassende und eigenständige Theorie der Wahrnehmung einzubinden, so wie es Rorschach vorschwebte, oder zumindest zu umreißen, was im Wesen des Sehens selbst es ist, das die Tintenkleckse so wirksam macht.

Sehen Sie sich diese Abbildung genau an. Es folgt eine Frage.

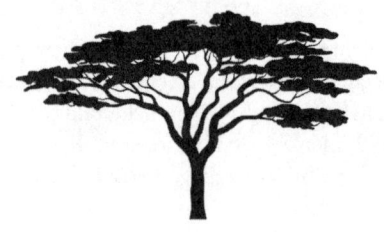

Angenommen, Sie haben unbegrenzt Zeit, dieses Bild zu studieren, und werden anschließend in einen dunklen Raum geführt. Stellen Sie sich nun zwei unterschiedliche Szenarien vor: Im ersten Fall müssen Sie mit geschlossenen Augen eine einfache Wahrnehmungsfrage zu dem Bild beantworten: *Ist der Baum breiter als hoch?* Im anderen Szenarium sollen Sie dieselbe Frage beantworten, aber Ihre Augen sind geöffnet und das Bild ist auf einem Monitor vage zu erkennen, so dass Sie es beim Beantworten der Frage betrachten können.

Dieses Experiment wurde mit zwanzig Personen durchgeführt, wobei unterschiedliche Bilder gezeigt und vergleichbare Fragen gestellt wurden. Dabei wurde die Gehirnaktivität der Probanden gemessen; der dunkle Raum war ein MRT-Scanner. Es zeigte sich, dass die Hirnaktivitäten in beiden Szenarien zu 92 Prozent deckungsgleich waren. Dies bedeutete Folgendes: Wenn man etwas *ansieht*, treten fast dieselben Hirnaktivitäten auf oder sind zumindest dieselben Hirnareale aktiv, wie wenn man sich etwas *vorstellt*. Ob die Netzhaut Licht auffängt oder nicht, macht sozusagen nur acht Prozent des Geschehens aus. Wahrnehmung ist in erster Linie ein psychischer und kein physischer Prozess.[15]

Wenn man etwas anschaut, richtet man die Aufmerksamkeit auf bestimmte Teile des Gesichtsfeldes und ignoriert andere. Sie sehen das Buch in Ihrer Hand oder den Baseball, der auf Sie zufliegt, und blenden dabei all die zusätzlichen Informationen aus, die Ihr Auge erreichen, etwa die Farbe Ihres Schreibtisches oder die Form der Wolken am Himmel. Alles, was uns umgibt, wird ständig mit Objekten und Ideen abgeglichen, an die wir uns erinnern und die wir wiedererkennen. Informationen und Instruktionen werden über Nervenbahnen vom Auge zum Gehirn geleitet und auch vom Gehirn zum Auge. In einem weiteren Experiment hat Stephen Kosslyn,

Koautor der Baum-Visualisierungs-Studie und einer der derzeit führenden Forscher im Bereich der visuellen Wahrnehmung, diese in zwei Richtungen verlaufende Nervenaktivität beim Akt des Sehens verfolgt und festgestellt, dass das Verhältnis fünfzig zu fünfzig ist. Sehen heißt in gleichem Maße Agieren wie Reagieren, Abgeben wie Aufnehmen.[16]

Selbst optische Aufgaben, die ganz simpel erscheinen, gehen nicht bloß passiv oder mechanisch vonstatten. Unsere Augen mögen Wellenlängen von Licht erfassen, aber ein Stück Kohle sieht genauso schwarz aus, egal ob es tief unten in einem Sack oder in grellem Sonnenlicht am Grillplatz liegt – das Licht, das reflektiert wird, ist unterschiedlich, aber wir sehen es schwarz, weil wir es als schwarz wiedererkennen. In gleicher Weise sieht ein weißes Blatt Papier weiß aus, unabhängig von den Lichtverhältnissen. Kunstmaler müssen diese Sichtweise ablegen, um »schwarze« oder »weiße« Gegenstände mit unterschiedlichen Farben malen zu können. Der japanische Designer Kenya Hara schreibt in einem wunderbaren Buch mit dem Titel *Weiss*: »Das satte Gelb, das aus einem zerbrochenen Ei quillt, oder der Farbton des Tees, der eine Tasse füllt, ist nicht einfach nur Farbe; auch wie wir die Materialität wahrnehmen, spielt eine Rolle, genauso wie es einen tiefen Bezug zu Geschmack und Geruch gibt. All diese Komponenten prägen gemeinsam die Empfindung des Menschen für eine Farbe. Folglich spricht Farbe nicht nur das Auge, sondern alle Sinne an.«[17] Mit anderen Worten, das vollkommenste Dottergelb als Stoffmuster im größten Musterbuch der Welt ist nicht in seiner weichgekochten Hülle eingebettet und schimmert auch nicht auf einer klaren Schicht, die sich unter dem Aroma von sich erhitzendem Olivenöl in einer Bratpfanne langsam erhärtet, also kann es nicht die dottergelbe Farbe sein, die wir tatsächlich sehen. Farben existieren in Verbindung mit farbigen Gegenständen, die unsere Erinnerung und unser Verlangen wecken. Kein objektives System – keine Pantone-Farbtabelle, kein Farbkreis, keine Pixelmatrix mit »sämtlichen« Farben – kann in Wirklichkeit *irgendeine* Farbe darstellen. Selbst das Sehen einer Farbe ist ein Akt des Geistes, nicht nur des Auges.

Dasselbe Argument brachte bereits Rorschach in seiner *Psychodiagnostik* vor, indem er seinen Lehrer Eugen Bleuler zitierte: »In der Wahrnehmung stecken also die drei Vorgänge der Empfindung, der Erinnerung und der Assoziation.«[18] Bleulers Assoziationstheorien sind in verschiedener Hinsicht unzulänglich, wie Rorschach selbst erkannte, aber die Grundtatsache bleibt bestehen: Beim Sehen verbinden sich verschiedene Aktivitäten: (1) das visuelle Erfassen eines Gegenstandes; (2) das Erkennen des Gegenstandes, also das Identifizieren *als* etwas, indem man ihn mit bekannten Dingen vergleicht; und (3) das Integrieren des Gesehenen in unsere Einstellung gegenüber diesen Dingen und in unsere Weltsicht insgesamt. Dies ist keine Sequenz, die in drei Schritten erfolgt, sondern ein in sich geschlossener Akt aus drei untrennbaren Teilen. Es ist nicht so, dass man *zuerst* einen Baum oder ein Gesicht oder eine Werbung sieht und *dann* verarbeitet und *erst dann* darauf reagiert. Dies geschieht alles gleichzeitig.

Somit ist es möglich, impulsiv, verträumt oder zögernd zu sehen – also nicht zuerst zu sehen und dann impulsiv, verträumt oder zögernd zu handeln.[19] Ein Psychologe kann beobachten, wie jemand nervös blickt, und nicht nur zuschauen, wie der Betreffende nervös zappelt oder nervös spricht. Daher ist es sinnvoll, das Betrachten eines Tintenkleckses, den Akt des Sehens als Arbeitsleistung zu bezeichnen. Man mag es für naheliegend halten, dass die Wahrnehmung im unzugänglichen Inneren vonstattengeht und die »Arbeitsausführung«

des Tests nach dem Akt des Sehens erfolgt. Rorschach vertrat eine ganz andere Ansicht. In einem Vortrag vor schweizerischen Lehrern im Jahr 1921 erklärte er:

> Wenn wir irgend eine gemalte Landschaft betrachten, so erfahren wir zunächst eine Gruppe von Empfindungen. Durch diese Empfindungen werden in uns assoziative Prozesse angeregt, die Erinnerungsbilder wachrufen, infolge deren wir das Bild als Bild und als Landschaft *wahrnehmen*. Wenn es das Bild einer uns bekannten Landschaft ist, so werden wir sagen: wir *erkennen* das Bild. Wenn wir die Landschaft nicht *kennen*, so können wir es ev. *deuten* als Heidelandschaft, als Seeufer, als Jurathal usw. Erkennen, deuten, bestimmen sind alles Wahrnehmungsvorgänge, die sich nur durch ein Mehr oder Weniger von sekundärer assoziativer Arbeit unterscheiden. Jede Wahrnehmung ist eine Angleichung zwischen den Empfindungsgruppen, die uns treffen, und den Empfindungsspuren, die durch die Empfindungen in uns wachgerufen werden. Beim alltäglichen Erkennen wird diese Angleichungsleistung intrapsychisch nicht wahrgenommen. Eine Deutung aber ist eine Wahrnehmung, bei der wir den Angleichungsprozess in uns selbst beobachten, in uns selbst wahrnehmen.[20]

Wir spüren, wie wir Anhaltspunkte zu der unbekannten Landschaft zusammenfügen und zu einer Antwort gelangen, die sich wie eine mehr oder weniger subjektive Interpretation anfühlt. Der Tintenklecks ist lediglich so etwas wie der Extremfall einer unbekannten Landschaft. Aber selbst dann erfolgt die Interpretation des Klecksesnicht nach seiner Wahrnehmung. Man interpretiert nicht, was man sieht, sondern man interpretiert, während man sieht.

Wahrnehmung ist nicht nur ein psychischer Prozess, sondern auch – fast immer – ein kultureller Prozess. Wir sehen durch unsere persönliche und eine kollektive »Linse«, gemäß den Gewohnheiten, die ein Leben lang durch eine bestimmte Kultur geprägt wurden, wie bereits die Anthropologen wussten, die sich mit Fragen der Kultur und der Persönlichkeit befassten. Was dem Vertreter einer bestimmten Kultur als unwegsame Wildnis erscheint, hält für den Angehörigen einer anderen Kultur viele detaillierte und bedeutsame Anhaltspunkte bereit, etwa in Form von Pflanzen und Tieren. Manche Menschen nehmen Notiz von der Frisur eines anderen, aber nicht alle. Nicht nur Schönheit liegt im Auge des Betrachters. Ein ungeheurer Vorteil des Rorschachtests besteht darin, dass er diese Linsen größtenteils umgeht. Er lässt uns »die Schleier der Konvention« abstreifen, wie Manfred Bleuler es formulierte.

Ernest Schachtel wies vor mehr als einem halben Jahrhundert darauf hin, dass wir beim Betrachten eines Rorschach-Tintenkleckses und beim Suchen nach einer Deutung schon allein aufgrund des Situationskontextes vernünftigerweise nicht erwarten können, dass bestimmte Dinge näher in den Blick rücken und andere nicht – wie etwa in einem düsteren Wohnzimmer, auf einer nebeligen Straße oder in einem trüben Aquarium. Daher erfordert die Deutung des Kleckses mehr an aktiver, organisierender Wahrnehmung, als wir sie sonst zum Tragen bringen; wir sind gezwungen, ein breiteres Spektrum unserer Erfahrung und Vorstellung nach entsprechenden Ideen dazu zu durchforsten. Gleichzeitig stellt ein »Wolf« in dem Klecks keine Bedrohung dar, im Gegensatz zu einem Wolf in einer schaurigen Nacht, und so spielt es letztlich keine entscheidende Rolle, ob wir den »Wolf« aufspüren oder nicht. Geistig gesunde Testteilnehmer wissen, dass der

Klecks, anders als alles, was uns im Lauf unseres Lebens physisch begegnet, in keiner Weise irgendwie »real« ist, außer dass es sich um eine reale gedruckte Bildtafel handelt. Es steht nicht viel auf dem Spiel; was wir sehen, hat keine unmittelbaren praktischen Konsequenzen. Der Blick kann sich entspannen und frei umherschweifen und hat so viel Spielraum, wie wir ihm einzuräumen bereit sind.[21]

Dies erklärt auch, warum die Frage, die Rorschach in dem Test stellte, so entscheidend ist. Wenn man uns fragte, »Welches Gefühl vermittelt Ihnen das?« oder »Erzählen Sie mir eine Geschichte zu dieser Szene«, würde mit dieser Aufgabe nicht unsere Wahrnehmung getestet werden. Das Bild beim Thematic Apperception Test (TAT), das einen Jungen mit einer Violine zeigt, soll wie das Bild eines Jungen mit einer Violine aussehen, egal welche Geschichte einem dazu einfällt. Anhand der Tintenkleckse können wir Gedanken und Gefühle frei assoziieren, aber zu diesem Zweck sind sie nicht besser geeignet als Wolken, Flecken, Teppiche oder irgendetwas anderes. Rorschach selbst war der Meinung, die Tintenkleckse seien nicht besonders gut geeignet für freies Assoziieren. Die Frage »Was sehen Sie?« oder »Was könnte das sein?« zielt jedoch darauf ab, wie wir die Welt auf der grundlegendsten Ebene verarbeiten – und bezieht dabei unsere ganze Persönlichkeit und unser gesamtes Erfahrungsspektrum mit ein.[22]

Es kann eine eindringliche Erfahrung sein, ausnahmsweise einmal etwas ohne Anhaltspunkte, ohne Vorgaben wahrnehmen zu dürfen – ohne die einengenden Filter der strengen Konventionalität zu sehen. Dr. Brokaw, der diese Erfahrung mit seinem psychedelischen Hemd Passagieren im Bus anbot, könnte auf der richtigen Spur gewesen sein. Durch psychedelische Drogen werden nicht etwa die Sehregionen des Gehirns stimuliert beziehungsweise überstimuliert, wie man vielleicht meinen könnte; vielmehr wird durch sie die »Managementebene« geistiger Funktionen unterdrückt oder ausgeschaltet – der Teil des Gehirns also, der verschiedene Bereiche getrennt hält, etwa visuelle und emotionale Zentren.[23] Nach dem Genuss solcher Drogen ist die Wahrnehmung befreit von diesen Steuerungsmechanismen, Filtern und Vorgaben oder »Schleiern der Konvention«. »Die Pforten der Wahrnehmung sind gereinigt«, heißt es in dem Ausspruch von William Blake, den Aldous Huxley und Jim Morrison berühmt machten – wie die »Fenster«, durch die in Rorschachs Lieblingszeile aus Gottfried Kellers Gedicht der »goldene Überfluss der Welt« fließt. Das Betrachten eines Rorschach-Kleckses haut einen natürlich nicht so gewaltig um wie ein LSD-Trip, aber es sind ähnliche Prozesse dabei beteiligt.

Wahrnehmung ist nicht nur ein visueller Akt. »Was könnte das sein?« und »Was sehen Sie?« sind genau genommen zwei unterschiedliche Fragen. Aber Rorschach entschied sich nicht bloß aufgrund persönlicher Vorlieben oder technischer Beschränkungen für Tintenkleckse anstelle eines Rorschachtests per Hören, Tasten oder Riechen. Das Sehen funktioniert, anders als Tasten und Schmecken, auch über eine Entfernung und kann, anders als Hören und Riechen, fokussiert und speziell ausgerichtet werden. Wir können bestimmte Geräusche oder Gerüche besonders beachten oder versuchen, sie zu ignorieren, aber wir können die Ohren nicht halb zukneifen und die Nase nicht auf ein Ziel richten. Das Auge hingegen ist viel aktiver und steuerbarer. Das Sehen ist unser bestes Wahrnehmungsinstrument – das wichtigste Mittel, um uns mit der Welt auseinanderzusetzen.

Während der Blüte des Freudianismus dachte man, das

Unbewusste sei am allerwichtigsten und eine Methode zur Projektion des Unbewussten offenbare die wahre Persönlichkeit. Die Anwendung des Rorschachtests in realen Situationen – etwa in Sorgerechtsverfahren – stößt unter anderem deswegen auf so starke Vorbehalte, weil nach wie vor sehr viele Menschen glauben, der Test erzeuge »Projektionen«. Eine Untersuchung des Sehens leistet jedoch viel mehr. Sie offenbart, wie eine Person die Realität erfasst, wie ihr Denken funktioniert und wie empfänglich für Emotionen sie ist. Der Test zeigt, wie die Person an eine Aufgabe herangeht, und bietet ihr die Möglichkeit, mit einem einfühlsamen Therapeuten in Verbindung zu treten und zu gesunden. Wie jeder Akt des Sehens ist das Absolvieren des Rorschachtests eine Kombination aus aktivem Formen, Denken und Fühlen, wie es Rorschach in seinem Brief an Tolstoi ausdrückte.

Die Gefühle sind besonders wichtig. Verschiedenste Studien haben gezeigt, dass wirksame Psychotherapie emotional sein muss; rational zu reden, genügt nicht immer. Eine Meta-Analyse von 2007 ergab, dass diejenigen Therapeuten bessere Ergebnisse erzielen, die intensiv auf Emotionen achten und beispielsweise kommentieren: »Mir ist aufgefallen, dass sich Ihre Stimme ein wenig verändert hat, als wir über Ihre Beziehung sprachen, und ich würde gern wissen, was Sie gerade empfinden.« Dieses Fokussieren auf Gefühle wirkt sich sogar noch positiver aus als ein guter Rapport zwischen Therapeut und Patient.[24]

Ein visueller Test, so argumentiert Stephen Finn, bindet einen emotionalen Fokus in den gesamten Prozess ein. »Im Grunde propagiere ich, dass Tests wie der von Rorschach – aufgrund ihrer visuellen, emotional aufrüttelnden Reizeigenschaften und der emotional aufrüttelnden Aspekte ihrer Durchführungsprozeduren – Material anzapfen, das eher rechtshemisphärische Funktionen widerspiegelt. Andere Tests wie der MMPI nutzen wegen ihres verbalen Formats und der nicht emotional aufrüttelnden Prozedur eher linkshemisphärische Funktionen. (Ich möchte dies nicht übermäßig vereinfachen; natürlich nehmen beide Testtypen bis zu einem gewissen Grad beide Hemisphären in Anspruch.)«[25] Es ist nicht bloß so, dass man über Rorschachtest-Antworten – Bären, Explosionen – problemlos sprechen kann. Schon allein die Tatsache, dass Patienten *hinschauen und sehen* sollen, ermöglicht es dem Therapeuten, »Aspekte emotionaler und zwischenmenschlicher Funktionen zu messen, die von anderen Begutachtungsverfahren nicht so gut erfasst werden«. Nicht umsonst hat Finns Hauptmetapher für das Testen einen Bezug zum Visuellen: Der Rorschachtest als »Empathieverstärker« besteht in einer visuellen Aufgabe, die ein emotionales Band herstellt, das zu einer Heilung beitragen kann.

Dies ist hier eher der Fall als beim Beantworten eines Fragebogens. Nach der C/TA-Begutachtung eines achtjährigen Problemkindes gestand die Mutter den Psychologen, der Rorschachtest habe am meisten dazu beigetragen, neue Einblicke in ihre Tochter zu gewinnen, »weil er gezeigt hat, dass sie sich nicht nur etwas einbildet oder ausdenkt, sondern die Dinge tatsächlich nicht so sieht, wie alle anderen sie sehen«. Nachfolgebesprechungen zu der Therapie zeigten reale Veränderungen in der Familie; Mutter wie Tochter berichteten von selteneren Familienkonflikten und schwächeren Symptomen bei dem Mädchen, und beide Elternteile erklärten, sie empfänden »mehr Geduld, Einfühlung, Mitgefühl und Optimismus« gegenüber ihrer Tochter; sie fühlten sich »weniger frustriert und weniger hilflos«. Durch die Augen ihres Kindes zu sehen, brachte sie diesem näher, als nur zu hören, was es sagte.[26]

Das Sehen ist nicht nur eine stark emotional geprägte Sinneskraft; es geht auch mit einzigartigen kognitiven Prozessen einher. Rudolf Arnheims Klassiker, *Anschauliches Denken* (1972), liefert nach wie vor das überzeugendste Argument für die radikale Vorstellung, dass das Sehen nicht dem Denken vorausgeht oder dem Geist etwas zum Überdenken gibt; nein, Sehen *ist* Denken. Arnheim zeigte auf, wie die kognitiven Tätigkeiten, die als Denken bezeichnet werden – ergründen, erinnern und wiedererkennen, Muster erfassen, Probleme lösen, vereinfachen und abstrahieren, vergleichen und verbinden sowie kontextualisieren und symbolisieren –, nicht irgendwo außerhalb des Akts des Sehens stattfinden, sondern »wesentliche Bestandteile der Wahrnehmung selbst« sind. Mehr noch: Organisatorische Aufgaben wie das Erfassen von Mustern oder komplexen Phänomenen können *nur* im Akt der Wahrnehmung gelöst werden. Eine Verbindung kann nicht überdacht oder analysiert werden, ohne dass sie überhaupt gesehen wird; die Erkenntnis liegt im Sehen.[27]

Das Interesse am visuellen Denken war bislang eher randständig, wenn auch beständig, nimmt aber in unserer mehr denn je bildgesättigten Welt zu.[28] Eine engagierte Minderheit tritt seit einiger Zeit dafür ein, mehr Gewicht auf musische Erziehung und visuelle Bildung zu legen, um mündige Bürger heranzuziehen. Edward Tufte zeigte in *The Visual Display of Quantitative Information* und dessen Folgebänden (1983, 1990, 1997), wie viel visuelle Intelligenz für die scheinbar simple Aufgabe erforderlich ist, Informationen darzustellen. Donald Hoffman bekräftigte in *Visuelle Intelligenz: Wie die Welt im Kopf entsteht* (1998, deutsch 2001) Arnheims Thesen mithilfe neuerer Forschungsarbeiten der letzten Jahrzehnte. Wirksames visuelles Denken in einem Geschäftsumfeld propagierte Dan Roam in *Auf der Serviette erklärt: Mit ein paar Strichen schnell überzeugen statt lange präsentieren* (2008, deutsch 2009), das die eigenen Argumente bestätigte, indem es zu einem Riesenbestseller wurde. Und Johanna Drucker rückte Arnheim mit ihrem Buch *Graphesis: Visual Forms of Knowledge Production* (2014) ins Zeitalter von Internet und Smartphone.

Das soll nicht heißen, dass die Tintenkleckse benutzt werden sollten, um quantitative Informationen darzustellen oder auf einer Serviette Ideen zu verkaufen. Es geht vielmehr darum, dass wir nur dann verstehen können, wie die Tintenkleckse als psychologischer Test funktionieren, wenn wir den Test so begreifen wie Hermann Rorschach selbst ihn verstanden hat – im weiteren Zusammenhang des Sehens mit all seiner Emotion, Intelligenz und Kreativität.

IM PRINZIP BERUHT der Rorschachtest somit auf einer ganz bestimmten Grundannahme: Sehen ist ein Akt nicht nur des Auges, sondern des Geistes, und nicht nur des visuellen Cortex oder eines anderen isolierten Gehirnareals, sondern eine Leistung des gesamten Menschen. Wenn dem so ist, dann offenbart eine visuelle Aufgabe, die ausreichend viele unserer Wahrnehmungsfähigkeiten in Anspruch nimmt, das Funktionieren des Geistes als solchem.

Gregory Meyer hat vor kurzem mithilfe einer Analyse dazu beigetragen, quantitativ zu bestimmen, in welch einzigartiger Weise die Tintenkleckse unsere Wahrnehmungen zu aktivieren vermögen. Es trifft nicht zu, dass beliebige andere formlose Gebilde genauso gut funktionieren würden. Wie Hermann Rorschach sehr wohl wusste und einige andere inzwischen erkannt haben, sind die Kleckse nicht »bedeutungslos« oder »beliebig«.

Nachdem nun schon ein Jahrhundert lang auf die Tintenkleckse geblickt wird – und das Gesehene gezählt, codiert und kategorisiert wird –, bleibt eine Tatsache unangefochten: Der Klecks auf Tafel V sieht wie eine Fledermaus aus. Oder vielleicht wie ein Schmetterling.

Vom Jahr 2000 an bis 2007 wurde der Rorschachtest mit 600 gesunden brasilianischen Männern und Frauen durchgeführt; 370 Testteilnehmer sahen in Tafel V eine Fledermaus, die meisten anderen sahen einen Schmetterling oder eine Motte. Wie gewohnt wurden in Tafel II häufig Bären gesehen. Unter den insgesamt rund 14.000 Antworten gab es

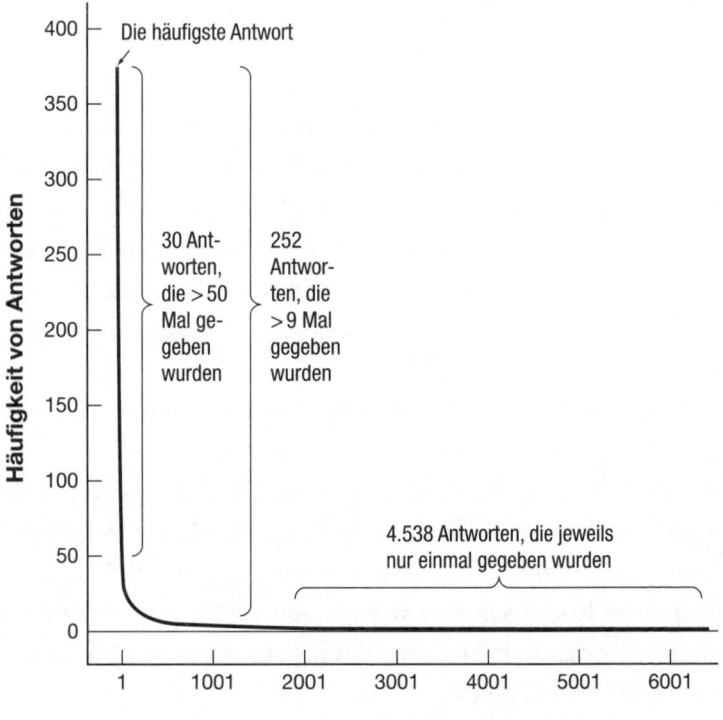

6.459 Antworten, die bei 600 Rorschachtests gegeben wurden

nur 6.459 verschiedene Antworten; und allein 30 Antworten waren so häufig, dass sie von mehr als 50 Probanden gegeben wurden. In der Tat sehen die Tintenkleckse objektiv wie bestimmte Dinge aus, und gleichzeitig laden sie zu Deutungen ein. Es wäre wohl kaum ein brauchbarer Test, wenn jeder etwas vollkommen anderes oder fast jeder genau das Gleiche sehen würde. Bei diesen 600 Tests bestand der lange Schweif persönlicher Variation aus ungefähr 1000 verschiedenen Antworten von jeweils 2 Probanden und nicht weniger als 4.538 Antworten, die jeweils nur einmal gegeben wurden, darunter »der tragisch missverstandene Blumenkohl«, den ein depressiver Farmer sah.[29]

Stellt man die Antworten graphisch dar, so zeigt der nahezu senkrecht verlaufende Teil der Kurve auf der linken Seite den gemeinsamen Nenner in den Reaktionen auf die Tintenkleckse (die offensichtlichen Fledermäuse usw.), während der weitere horizontale Verlauf der Kurve den Spielraum für persönliche Eigentümlichkeiten anzeigt. Meyer bezeichnete dies als Struktur und Freiraum des Rorschachtests. Die Graphik lässt noch ein weiteres spezifisches Muster erkennen: Die häufigste Antwort tritt zweimal so oft auf wie die zweithäufigste, dreimal so oft wie die dritthäufigste und so weiter.

Dies entspricht der sogenannten Zipf-Verteilung, einem der mathematischen Ordnungsprinzipien, das die Welt strukturiert. Andere Muster sind besser bekannt – etwa die Fibonacci-Folge, die eine Art Wachstumsmuster in der Natur beschreibt, oder die Gaußsche Glockenkurve zur Anzeige stetiger Wahrscheinlichkeitsverteilungen –, doch die Zipf-Verteilung beschreibt Phänomene von Erdbebenstärken (es gibt sehr wenige starke und viele schwache Beben) über Stadteinwohnerzahlen, Firmengrößen bis hin zu Worthäufigkeiten: Im Deutschen wird »der« oder »die« doppelt so häufig verwendet wie »und«, dreimal so häufig wie »von«, und so weiter. In einer umfangreichen Stichprobe entsprechen die Rorschach-Antworten ebenfalls diesem Muster. Die »Fledermaus« von Tafel V ist gleichsam das »der/die« des Rorschachtests.

Zudem liefert selbst ein einzelner Test mehr als nur einen Datenpunkt. Ein Teilnehmer gibt im Verlauf des Tests normalerweise 20 bis 30 Antworten, und ein »gesundes« Testergebnis wird sich nicht bloß auf ein Ende der Zipf-Kurve einengen. Werden nur offensichtliche Antworten gegeben, könnte dies darauf hindeuten, dass der Proband kontrolliert oder rigide ist, sich nicht für den Test interessiert oder sich langweilt. Zu viele ungewöhnliche oder skurrile Antworten hingegen könnten bedeuten, der Proband ist realitätsfremd, manisch oder will unangepasst erscheinen.

Und schließlich liefert der Rorschachtest vielfache Datenpunkte in einer Sequenz. Der Test besteht aus einer festgelegten Serie von zehn Tafeln, doch die Teilnehmer können pro Tafel in beliebiger Reihenfolge mehrere Antworten geben. Die Antworten eines Probanden bewegen sich sozusagen in der Zipf-Kurve nach oben oder nach unten, und diese Bewegung selbst weist Struktur und Spielraum auf. Gehen meine Antworten bei den Farbtafeln am Ende des Tests auseinander oder laufen sie zusammen? Fange ich bei jeder Karte mit etwas Naheliegendem an und werde dann schrullig, oder komme ich erst allmählich auf gängige, häufig genannte Antworten? Selbst wenn zwei Testteilnehmer auf jede Tafel genau dieselben Antworten geben würden, aber in einer anderen Reihenfolge, würde vielleicht nur einer der beiden dem starren Zwang folgen, auf jede Karte zuerst eine Art von Antwort zu geben und eine andere zuletzt. Ein einfühlsamer Tester würde dieses Muster als bedeutsam erachten.

Indem sich Hermann Rorschach allein auf Intuition, künstlerisches Geschick, einige Überlegungen zur Wirkung von Symmetrie und praktisches Probieren stützte, schuf er eine Serie von Bildern, die genauso organisiert und zugleich variabel sind wie die menschliche Sprache oder Phänomene der Natur. In dieser Hinsicht ist es nur schwer vorstellbar, dass man die Tafeln verbessern könnte. Verschiedene Psychologen haben im Lauf der Jahre alternative Serien von Tintenklecksen entworfen, aber alle sind mehr oder weniger schnell durchgefallen. Rorschachs Tintenkleckse gleichen dem Akt des Sehens, der selbst zugleich Struktur und Freiraum aufweist. Es ist tatsächlich etwas da, aber nicht etwas, das uns vollkommen einengt. Die visuelle Welt existiert real in den Gegenständen, die wir sehen, aber nicht nur weil sie objektiv gegeben ist, sondern weil *wir* sie als solche sehen. Wir projizieren unsere Sicht der Welt subjektiv auf Gegenstände, aber nur, wenn diese Sichtweise mit dem übereinstimmt, was wir sehen. Wir blicken alle auf denselben Gegenstand, auch wenn wir ihn unterschiedlich sehen.

Rorschachs Kleckse sind nicht nur in Hinsicht auf ihre Gestalt einzigartig. Die Farben lösen Gefühle aus und setzen sich über die Formen hinweg – manchmal, aber nicht immer. In ein starres Bild Bewegung hineinzulegen, ist nicht leicht – dazu braucht es einen fähigen Künstler und eine »Raumrhythmik«, wie Rorschach es nannte (wie ein Michelangelo sie erkennen und ein Futurist sie vermissen ließ). Es ist sogar noch schwieriger, nur einigen Betrachtern, aber nicht allen *potenziell* ein Gefühl der Bewegung zu vermitteln. Fast jeder sieht Bewegung in Bildern wie Rorschachs Zeichnung eines Mannes, der sich mit einer Dose abmüht (siehe S. 157), aber wie Rorschach 1919 in seinem Tagebuch schrieb: »Ein Haken: Der Versuch ist ja so eingerichtet, dass die Kinästhesie erschwert ist. Zeigt man gute Bilder, so sind auch Imbezille kinästhetisch.«[30]

Aufgrund der Symmetrie der Kleckse sehen die Betrachter, wie Rorschach einräumte, überproportional viele Schmetterlinge, aber er hatte auch recht damit, dass die Vorteile die Nachteile weit überwiegen. Die horizontale Symmetrie der Kleckse erleichtert es den Betrachtern, eine Verbindung zu ihnen herzustellen, ja sich mit ihnen zu identifizieren. Die Kleckse sind nicht streng mathematisch symmetrisch; sie weisen Abweichungen in winzigen Vorsprüngen, Streifen und Schattierungen auf. Aber dasselbe gilt für Tiere oder Menschen, und aus eben diesem Grund werden die Kleckse als ausgewogen und lebendig gesehen. Und weil Gruppen von Menschen, denen wir im realen Leben begegnen, nebeneinander gereiht sind und nicht übereinander, erzeugt die horizontale Symmetrie eine »soziale« Verbindung zwischen den beiden Seiten eines jeden Bildes.[31] Sie führt dazu, dass bestimmte Teile der Tintenkleckse interagieren, wie Paare von Menschen oder anderer Lebewesen. Ohne horizontale Symmetrie hätte der Formdeutversuch nicht funktioniert; die Kleckse hätten keine persönliche, psychologische Wirkung gehabt. Bei all den Veränderungen an den Bewertungssystemen, Durchführungsprozeduren und im Verständnis dessen, was der Test bedeutet, sind Rorschachs Tintenkleckse unverändert geblieben, aus gutem Grund.

EIN AUFSATZ ÜBER den Rorschachtest, den der Philosoph Jean Starobinski schrieb, beginnt mit einem Zitat: »›Jede Bewegung gibt über uns Aufschluss‹, hat Montaigne gesagt. Heute würden wir hinzufügen: jede Wahrnehmung ist gleichrangig mit einer Bewegung und gibt gleichfalls Aufschluss über uns. Unsere Persönlichkeit definiert sich durch ihren Wahrnehmungsstil ebenso wie durch ihre Gesten und Handlungen.«[32] Und auch heute gelten Rorschachs Erkenntnisse über die Wahrnehmung von Bewegung als originellster und nachhaltigster Aspekt seines Werks.[33] Direkt bestätigt werden diese Erkenntnisse auch durch einige der meistdiskutierten neurowissenschaftlichen Forschungsarbeiten der letzten dreißig Jahre.

Zu Beginn der 1990er Jahre machten Wissenschaftlicher der Universität Parma eine scheinbar simple Entdeckung: Einige Gehirnzellen von Makaken waren sowohl dann aktiv, wenn die Affen eine Handlung ausführten, etwa wenn sie nach einem Becher Wasser griffen, als auch dann, wenn sie sahen, wie ein anderer – ein anderer Affe, ein Bild eines Affen oder ein Mensch – die gleiche Handlung vollführte. Es folgt eine Reihe genialer Experimente, die zeigten, dass die Zellen nicht feuerten, wenn die Affen die Bewegung ohne jede Absicht beobachteten (die Hand wurde in derselben Weise gehalten, griff aber nicht nach einem Becher), aber durchaus aktiv wurden, wenn mit der gleichen Absicht eine andere Handlung vollzogen wurde (statt der rechten Hand wurde die linke benutzt, oder es wurden Zangen verwendet, bei denen die Finger nicht zusammengedrückt, sondern gespreizt werden müssen). Es schien so, als reagierten diese Neuronen auf *den Sinn und den Zweck* der Handlungen. Sie steuern nicht einfach nur mechanische oder motorische Prozesse, sondern spiegelten die Absichten anderer im eigenen Gehirn.

Das Problem, andere Menschen zu verstehen oder deren Verhalten zu entschlüsseln – das philosophische Problem des Fremdpsychischen –, verschwindet, wenn es stimmt, dass wir neurologisch spiegeln und somit buchstäblich spüren, was andere beabsichtigen. Die Wissenschaftler bezeichneten die Zellen als »Spiegelneuronen« und lösten eine ganze Welle von Forschungsarbeiten und Spekulationen aus, die Verbindungen mit allem Möglichen herstellten, vom Wesen des Autismus über Empathie bis hin zu politischen Meinungen und den Grundlagen der menschlichen Gesellschaft.[34]

Im Jahr 2010 stellte ein anderes italienisches Forscherteam die Verbindung zum Rorschachtest her. Sie stellten eine Hypothese auf: Wenn Spiegelneuronen feuern, sobald eine Person in einer Handlung eine Absicht erkennt, werden sie vielleicht auch dann aktiviert, wenn in einem Bild Bewegung wahrgenommen wird: »Wir mutmaßten, dass solche Mentalisierung dem sehr nahekommt, was mutmaßlich geschieht, wenn eine Person beim Beobachten der Rorschach-Stimuli eine Bewegungsantwort äußert.« Als freiwillige Probanden zum Betrachten der Tintenkleckse an ein EEG angeschlossen wurden, zeigte sich eine »hochsignifikante« Aktivierung von Spiegelneuronen, wenn die Probanden menschenbezogene Bewegungsantworten gaben, nicht aber bei Antworten, die Bewegungen von Tieren oder leblosen Objekten beinhalteten oder sich auf Farbe, Form oder Schattierung bezogen. Das Fazit lautete: »So weit wir wissen, wurde zum ersten Mal nachgewiesen, dass Bewegungsantworten eine neurologische Grundlage haben. Dieses Gesamtergebnis deckt sich vollkommen mit der seit einem Jahrhundert überlieferten theoretischen und empirischen Literatur zum Rorschachtest.«[35] Es folgten weitere Studien zum Thema Rorschachtest und Spiegelneuronen; diese Arbeiten wurden vom R-PAS Mitgestalter Donald Viglione unterstützt und von Finn und Meyer häufig zitiert.[36]

Die wahre Bedeutung der Spiegelneuronen bleibt nach wie vor umstritten – genau wie die gesamte Vorstellung, man könne mithilfe von bildgebenden Verfahren wie MRT direkt Gehirne oder sogar Gedanken »lesen«.[37] Aber unabhängig davon, was die Spiegelneuronen nun sind oder nicht sind, haben sie das wissenschaftliche Interesse an dem wieder geweckt, was Rorschach in seiner Dissertation über Reflexhalluzinationen beschrieben hat und was die Bewegungsantworten im Rorschachtest aufzeigen: dass wir in unserem Geist und in unserem Körper spüren, was in der Welt geschieht, und dass diese faktischen oder vorgestellten Bewegungen veranschaulichen, wie wir überhaupt wahrnehmen.

Weitere Experimente in jüngerer Zeit haben ergeben, dass gegenseitiges Zulächeln oder gleichzeitiges Nicken – sogenannte motorische Synchronie – nicht nur emotionalen Rapport herstellt, sondern *ausmacht*. Wir alle wissen, dass wir den Schmerz eines Menschen mit leidendem Gesichtsausdruck regelrecht nachempfinden, aber Nachahmung ist eine Ursache, nicht eine Folge der Wahrnehmung. In einer Studie zeigte sich, dass Probanden, die einen Bleistift zwischen den Zähnen hielten und somit nicht lächeln oder den Mund verziehen konnten, viel weniger imstande waren, emotionale Veränderungen in der Mimik anderer Menschen zu erkennen. Die körperliche Nachahmung der Bewegung war erforderlich, um die Wahrnehmung überhaupt erst zu ermöglichen. »Wie sich zeigt, bezieht die Wahrnehmung eines Gesichts fast immer Bewegung mit ein. Es ist sehr schwer, ein Gesicht anzuschauen und es sich nicht in Bewegung und mit Mienenspiel vorzustellen.«[38]

Rorschach hatte bereits erörtert, wie er sich ein Gemälde nur vergegenwärtigen konnte, indem er die Arme so hielt, wie der im Bild Dargestellte. Edgar Allen Poe ließ seinen Detektiv Auguste Dupin in *Der entwendete Brief* die gleiche Strategie befolgen: »Wenn ich herausfinden will, wie klug oder wie dumm, wie gut oder wie böse einer ist oder was er in dem Augenblick denkt, so ahme ich genau seinen Gesichtsausdruck nach und warte ab, was für Gedanken oder Gefühle daraufhin in meinem Kopf oder meinem Herzen aufsteigen, um sich mit jenem Ausdruck zu decken.«[39] Dies erscheint vielleicht nicht einleuchtend, aber nur dann nicht, wenn man sich vorstellt, der Geist arbeite wie ein Computer, mit dem Auge als Kamera und dem Körper als Drucker oder Lautsprecher: Input, Verarbeitung, Output – Wahrnehmung, Erkennung, Nachahmung. Aber so funktioniert es nicht.

Die Bewegungsantwort – und im Grunde das gesamte Formdeutexperiment – beruht auf der Annahme, dass das Sehen die »Einfühlung« in das Gesehene einschließt und dass Fühlen im Sehen erfolgt. Diese Vorstellung hat sich weit entwickelt, seit sie um 1871 in der deutschen ästhetischen Theorie aufkam, besonders unter dem im englischen Sprachraum aufgekommenen Begriff »Empathie«.

Über Empathie wurde in den vergangenen Jahren sogar noch intensiver diskutiert als über Spiegelneuronen; ein populäres Sachbuch nach dem anderen stellte Empathie ins Zentrum dessen, was es bedeutet, Mensch zu sein.[40] Einige Querdenker, etwa Paul Bloom, argumentieren indes dagegen: Wenn Empathie bewirkt, dass wir das Vertraute und Anziehende bevorzugen, uns über quantitative Fakten hinwegsetzen (wir empfinden mehr für ein einziges notleidendes Kleinkind im näheren Umfeld als für Hunderte gesichtslose Opfer in weiter Ferne) und regelrecht »engstirnig« sind und nicht imstande zu rechnen, dann treffen wir in Bezug auf komplexe Probleme ohne Empathie wahrscheinlich bessere Entscheidungen.[41]

Diskussionen über den Rorschachtest können hilfreiche Sichtweisen in die heutigen Debatten einbringen, denn in der gesamten Geschichte des Tests – seit seiner Entwicklung aus der Streitfrage darüber, ob die Psychiatrie Krankheiten definieren oder Individuen verstehen sollte – ging es um eine Balance zwischen den konkurrierenden Forderungen, sich in andere Sichtweisen »einzufühlen« und einen distanzierten Standpunkt rationaler Objektivität zu wahren. Besonders mithilfe von Stephen Finns Arbeiten kann der Diskurs über Empathie neu ausgerichtet werden. In Bezug auf den C/TA-Ansatz argumentiert er, Empathie leiste dreierlei: Sie dient erstens dazu, Informationen zu sammeln – man versteht einen anderen Menschen besser, wenn man nicht nur dessen Verhalten beobachtet, sondern sich in ihn hineinversetzt und beispielsweise seinen Schmerz nachempfindet. Zweitens stellt sie einen interaktiven Prozess dar: Ein Therapeut möchte seinen Klienten verstehen, und der Klient möchte unbedingt verstanden werden und »liefert daher Informationen, die dazu beitragen, sein Innenleben besser zu verstehen«. Und drittens stellt die Empathie ein eigenständiges heilendes Element dar: Mitgefühl kann heilsam wirken. Viele von Finns Klienten erklärten, allein das Gefühl, zutiefst verstanden zu werden, habe ihr Leben verändert.[42]

Diese drei Wirkungsweisen der Empathie können natürlich in unterschiedliche Richtungen weisen; ein Trickbetrüger kann ausgesprochen hellhörig und feinsinnig sein und andere durchschauen, was in einem bestimmten Sinn als »empathisch« bezeichnet werden könnte, während er sich in der Nutzung dieser Informationen als unempathischer Soziopath erweist. Unter diesem Gesichtspunkt verweisen Argumente wie die von Bloom auf die Schwachstellen der Empathie als Mittel der Informationsbeschaffung, aber sie übersehen auch deren Wert als Möglichkeit der Kontaktherstellung und Heilung.

Das vielleicht Wertvollste, an das uns der Rorschachtest gemahnen kann, ist die Tatsache, dass es bei Empathie mehr als nur um Wörter und Geschichten geht. Empathie ist Sehen: Wir fühlen uns in die Welt ein und sehen dort etwas, mit dem wir in Verbindung treten, im eigenen Körper. Empathie ist eine Reflexhalluzination, eine Bewegungsantwort. Sie erfordert nicht nur Vorstellungskraft oder eine gewisse Sensibilität, sondern sensible und präzise Wahrnehmung. Man kann die Gefühle eines anderen Menschen nicht nachempfinden, ohne ihn so zu sehen, wie er wirklich ist, das heißt, ohne die Welt mit seinen Augen zu sehen.

Kapitel 24

Der Rorschachtest ist kein Rorschachtest

Ich stieß auf den Rorschachtest über die kulturelle Schiene, nicht als praktizierender Psychologe oder als Kreuzzügler gegen Persönlichkeitstests. Mir selbst war es vollkommen egal, ob der Test, in welcher Form auch immer, den zweiten oder den neunten Platz einnahm. Wie die meisten Menschen in meinem Umfeld war ich überrascht, als ich erfuhr, dass er in Kliniken und Gerichtssälen überhaupt noch verwendet wird. Auch für mich war »Rorschach« ein seltsames Wort: Bezeichnete es eine Person, einen Ort, einen Gegenstand? Und über Hermann Rorschachs Leben war mir gar nichts bekannt. Ich wusste nur, dass mir alles Mögliche begegnet war, das als »Rorschachtest« bezeichnet wurde. Ich hatte die Tintenkleckse gesehen – das dachte ich jedenfalls – und wollte mehr darüber erfahren.

Als ersten Schritt absolvierte ich den richtigen Test. Damals erkannte ich, dass nicht jeder x-Beliebige es versteht, den Test durchzuführen, und die Experten sind nicht geneigt, bloßer Neugier nachzugeben. Ich suchte jemanden, der wenigstens ein bisschen desillusioniert war, der sich mit all den Techniken und Formeln auskannte, aber den Test trotzdem noch als Erkundung ansah – als etwas, über das man sprechen konnte. Ich wurde schließlich an Dr. Randall Ferriss verwiesen.[1]

In seiner Praxis stellte er seinen Stuhl etwas seitlich gegenüber von meinem, griff nach einem Notizblock und einem dicken Umschlag, aus dem er mir eine Pappkarte reichte. »Was sehen Sie?«

In Tafel V sah ich natürlich eine Fledermaus. In Tafel VIII »die Winterhexe«. In der sogenannten Suizidtafel entdeckte ich »einen großen zutraulichen Hund mit Schlappohren«.

»Oh!«, stöhnte ich, als mir Tafel II gereicht wurde, erschrocken über das Rot, obwohl ich zuvor gelesen hatte, dass nicht alle Tafeln Schwarzweiß waren. »Affektschock«, notierte Dr. Ferriss.

Zu Tafel III sagte ich, es seien »Menschen, die Eimer halten«, und wegen der grauen Streifen »sieht es so aus als bewegen sie sich«. Als ich später genug wusste, um mit Dr. Ferriss über die technischen Details zu sprechen, erklärte mir der Tester, dies könne als Schattierungsantwort angesehen werden: etwas Graues, das sich bewegt oder in einer Art Spannung gehalten wird. Eine große Zahl von Schattierungsantworten gelte als Hinweis auf Dysphorie, erklärte mir Ferriss. Meine Antwort enthielt aber auch kooperative Bewegung und war eine übliche Antwort. »Daher ist alles in Ordnung.«

Das Ganze dauerte ungefähr eine Stunde. Bei einem weiteren Termin erfuhr ich die grundlegenden Ergebnisse und Auswertungen. Hatte der Test funktioniert? Ich hatte ihn nicht gemacht, um eine Diagnose zu erfahren, einen Rechtsstreit zu klären oder eine Therapie zu beginnen – in dem Sinn also nicht. Der Test sollte nichts bezwecken. Er erschien mir allein für sich aufschlussreich, und Dr. Ferriss' Sicht meiner Persönlichkeit schien mir mehr oder weniger zutreffend. Am meisten beeindruckten mich jedoch die zehn Tafeln selbst, die so gehaltvoll und seltsam waren – und auf jeden Fall so verlockend, dass ich in den folgenden Jahren deren Geschichte und Wirkung erforschte. Ferriss attestierte mir eine gewisse Obsessivität.

Selbst jetzt weiss ich nicht genau, was ich von der Farbe in den Tafeln halten soll. »Die mehrfarbigen Kleckse taugen nichts« und die Farben »haben eine abstoßende Wirkung auf jeden Maler«, erklärte Irena Minkowska, eine Malerin und Neurologengattin, die Hermann und Olga Rorschach persönlich kannte. Dem pflichtete auch Irenas Schwägerin Franziska Minkowska bei, die Rorschach 1909 in Kazan ebenfalls kennengelernt hatte. Sie zog 1915 nach Paris und schrieb später eine bedeutende psychologische Studie über Vincent van Gogh. Als sie den Rorschachtest mit verschiedenen modernen Künstlern in Paris durchführte – ich wünschte, ich wüsste, mit wem –, stellte sie fest, dass alle ungut auf die Farben reagierten.[2]

Die Farbe ist vielleicht der Schwachpunkt des Formdeutversuchs, und es sagt viel, dass der neue Test, den Rorschach ganz am Ende seines Lebens mit dem befreundeten Künstler und Psychologen Emil Lüthy zu entwickeln begann, speziell auf Farbe ausgerichtet war. Aber nachdem der »Farbenschock« nun einmal als Diagnose einer »Neurose« in Misskredit geraten war, wurde Rorschachs umfassendere Idee – dass Farbe mit Emotion zusammenhängt – gleichsam wie das Kind mit dem Bade ausgeschüttet. Ein halbes Jahrhundert lang wurden fast keinerlei Forschungsarbeiten zur Farbe im Rorschachtest durchgeführt. Es ist und bleibt eine Tatsache, dass viele Menschen verwundert auf die Farbtafeln reagieren, unabhängig davon wie dieses Verhalten gedeutet wird. Ich jedenfalls war eindeutig verdutzt. Rorschach entwarf die Farbtafeln, damit die Testteilnehmer aus dem Gleichgewicht gebracht werden, wenn sie dafür anfällig sind; also bedeutet ihre beunruhigende Wirkung vielleicht, dass sie wie gewollt funktionieren.[3]

Auf jeden Fall sind die eindringlichen Ausgestaltungen

der unendlich faszinierenden Schwarzweißkleckse, mit oder ohne Rot, offensichtlich Rorschachs bleibende Meisterwerke. Sie sind nicht unbedingt Kunst, aber ebenso wenig Nicht-Kunst.

Einige Kunsthistoriker haben endlich begonnen, die Kleckse ernst zu nehmen. In klassischen Überblicken wurden die Rorschach'schen Tintenkleckse gelegentlich erwähnt, doch meist hat man sie nur in die Liste ihrer Vorläufer eingereiht, vor allem Leonardo da Vincis Wandkleckse und Kerners Klecksographien, deren Einfluss auf Rorschach durchweg überbewertet wurde. Ein langer Essay von 2012 war die erste gründliche Abhandlung über die Tintenkleckse, in der differenzierte Querverbindungen zu Ernst Haeckel, zum Jugendstil und zur Moderne gezogen wurden. Der Katalog zu der wegweisenden Ausstellung *Inventing Abstraction* (Die Erfindung der Abstraktion), die 2012 im New Yorker Museum of Modern Art stattfand, enthielt einen Aufsatz, in dem Rorschachs Tintenkleckse zusammen mit Malewitschs abstrakter Malerei, Einsteins Gedankenexperimenten und Robert Kochs Nobelpreis-würdiger Sichtbarmachung von Tuberkulosebazillen erörtert wurden. Zahlreiche weitere visuelle Verbindungen warten noch darauf, hergestellt zu werden.[4]

Hermann Rorschach, der von Seiten des Vaters wie auch der Mutter von Künstlern abstammte, war sein Leben lang davon überzeugt gewesen, dass Geist, Körper und Welt sich in der Wahrnehmung vereinten. Er wollte verstehen, wie unterschiedliche Menschen sehen. Denn grundlegend ist das Sehen das, was der Maler Paul Cézanne über die Farbe sagte, nämlich der Ort, an dem sich unser Gehirn und das Universum begegnen.[5]

Rorschach war unter den Pionieren der Psychologie der einzige, der ein visueller Mensch war und eine visuelle Psychologie schuf. Dieser großartige Weg wurde und wird von der etablierten Psychologie nicht beschritten, obwohl die meisten Menschen heutzutage, selbst die redseligsten und die lesewütigsten, in einer visuell geprägten Welt leben. Überall umgeben uns Bilder auf Oberflächen und Bildschirmen. Wir haben uns zu visuellen Wesen entwickelt. Das menschliche Gehirn ist größtenteils – schätzungsweise bis zu fünfundachtzig Prozent – mit visuellen Aufgaben beschäftigt, und Forscher fangen an, dieses Faktum ernst zu nehmen. Die Werbeindustrie, die Blicke fangen will, hat dies längst zur Kenntnis genommen. Das Sehen gründet tiefer als das Reden.[6]

Freud war durch und durch ein Wortmensch. Die gesamte Tradition, die er begründete – vom Bemerken des »Freud'schen Versprechers« bis hin zur Gesprächstherapie – zielte darauf ab, in dem, was wir sagen oder nicht sagen, das Unbewusste aufzudecken. Dies ist die Psychologie des Wortmenschen für den Wortmenschen. Die moderne Psychologie huldigt unterdessen am Altar der Statistik, als Rache der Mathe-Menschen. Beinahe jedes Wissensgebiet ist auf das Verbale oder das Mathematische ausgerichtet. Das Bildungssystem ist auf Vorträge und schriftliche Prüfungen fixiert und fetischisiert das statistische Messen sogar noch mehr als die Psychologie. Im intellektuellen Leben scheint es häufig nur diese beiden Alternativen zu geben: Zahlen oder Wörter, Daten oder Geschichten, Naturwissenschaften oder Geisteswissenschaften, exakt oder schwammig.

Das Spektrum reicht jedoch viel weiter. Es gibt visuelle Menschen, Musiker, Athleten und Tänzer mit einer großartigen körperlichen Intelligenz, ganz zu schweigen von der ungeheuren emotionalen Intelligenz derjenigen, die stark im Trösten oder auch im Manipulieren sind. Stellen wir uns vor, Geschichtsbücher müssten Kohlezeichnungen der wichtigen

Menschen und Landschaften beinhalten, nicht nur Abrisse in Worten, und Historiker wären im Zeichnen ebenso geschult wie im Schreiben. Jeder Künstler weiß, dass Bilder eine wahrhaftige und ernstzunehmende Wissensquelle sind.

Ob man Freud nun schätzt oder nicht – die Dinge ändern sich, wenn man ihn als Wortmenschen definiert, denn wir alle wissen, dass nicht jeder ein Wortmensch ist. Ich bin ein Wortmensch, der mit einem visuellen Menschen verheiratet ist, einer Malerin und Kunsthistorikerin. Jeden Tag werde ich mit der Tatsache konfrontiert, dass diese beiden Typen die Welt häufig in völlig unterschiedlicher, ja gegensätzlicher Weise sehen – besser gesagt, visuelle Menschen sehen sie, und Wortmenschen lesen sie. Ich habe mit vielen Wortmenschen gesprochen, die visuelle Typen in der Familie haben und umgekehrt; alle kennen diese grundlegende Verschiedenheit. Hermann Rorschach war einer der Ersten, der diese Seite der menschlichen Erfahrung nutzte, um den Geist zu erforschen.

DIE TATSACHE, DASS es unterschiedliche »Typen« gibt, beschwört das Schreckgespenst des Relativismus herauf, das bereits mit Jungs *Psychologischen Typen* sichtbar wurde und mit dem Zusammenbruch der Autorität in den Sechzigerjahren scharf hervortrat. Rorschachs Grunderkenntnis war eine visuelle Version der Jung'schen Typen: Wir alle sehen die Welt in unterschiedlicher Weise. Der entscheidende Unterschied besteht jedoch darin, dass Rorschachs Modell visueller Natur ist. Wenn wir die echten Tintenkleckse und ihre besonderen visuellen Eigenschaften verstehen, können wir über den Relativismus hinausgehen, zumindest im Prinzip. Es ist nicht alles beliebig; es existiert tatsächlich etwas Konkretes, das wir alle auf ureigene Weise wahrnehmen. Rorschachs Erkenntnis kann weiterbestehen, ohne dass wir gezwungen sind, die Existenz stichhaltiger Beurteilungen zu leugnen. Es gibt so etwas wie eine wirkliche Wahrheit.

Ich weiß nicht mehr, wie oft ich nach meiner Schilderung dessen, worum es in diesem Buch geht, zu hören bekam: »Klingt so, als sei der Rorschachtest auch bloß ein Rorschachtest! Er kann alles bedeuten!« Dem möchte ich ein klares *Nein* entgegensetzen. Es mag verlockend erscheinen, »beide Seiten darzulegen« und es dabei zu belassen, doch der Tintenkleckstest ist etwas Reales mit einer besonderen Geschichte, konkreten Verwendungsweisen und objektiven visuellen Eigenschaften. Die Kleckse haben ein bestimmtes Aussehen; der Test funktioniert entweder in einer vorgegebenen Weise oder nicht. Die Fakten zählen mehr als unsere persönlichen Meinungen darüber.

Auch die Rorschachtest-Metapher verändert sich. Erstmals Verbreitung gefunden hatte sie in Amerika in einer Kultur der Persönlichkeit, die einzigartige individuelle Eigenschaften bevorzugte und nach einer Möglichkeit verlangte, diese zu messen. Sie wurde zu einem Symbol derselben antiautoritären Bestrebungen, welche die Psychiatrieexperten einer vorausgegangenen Generation zu Fall gebracht hatte. Jahrzehntelang war sie ein Symbol für unvereinbare persönliche Unterschiede. Inzwischen spiegelt sie häufig eine zunehmende Unzufriedenheit mit all der Zersplitterung und Zerrissenheit sowie die Verheißung gemeinsam erfahrener Lebenswelten.

Mittlerweile stelle ich einen Wandel fest: Mit der Metapher wird häufig nicht etwas umschrieben, worauf wir reagieren und womit wir unsere Persönlichkeit offenbaren; sie dient vielmehr als Bild dafür, wie wir uns selbst darstellen. Der Autor eines Artikels, der im August 2014 im Magazin *Lucky* erschien, schrieb über die acht nahezu identischen schwarzen, eng anliegenden Jeans, die er besaß: »Ich bezeichne sie als meine Rorschach-Hosen. Sie sind immer genau das für mich, was sie sein sollen.« Im selben Jahr veröffentlichte die Internetkontaktbörse OkCupid eine Auswertung von Selbstbeschreibungen in Onlineprofilen und verriet, welche Wörter am typischsten und am untypischsten für unterschiedliche Kombinationen von Geschlecht und Ethnie sind. »Meine blauen Augen«, »Motorschlittenfahren« und »Phish« (die US-Rockband) werden von weißen Männern im Vergleich zu anderen Gruppen am häufigsten verwendet. »Sonnenbräunen« und »Simon and Garfunkel« werden von schwarzen Frauen verglichen mit anderen am seltensten benutzt. Die am seltensten verwendeten Wörter, hieß es, seien »der Negativraum in unserem verbalen Rorschachtest« – ein aufschlussreiches Bild unserer Selbstdarstellung.[7]

Dies sind vielleicht bloß verquaste Metaphern, die nur so dahergesagt werden, ohne zu kapieren, dass der Rorschachtest aus Bildern besteht, die uns gezeigt werden, und nicht aus solchen, die wir selber machen. Für mich stellt es sich anders dar. Diese besonderen Missverständnisse oder Missgriffe, wenn es denn solche sind, wären vor zehn oder fünfzig Jahren nicht vorgekommen.

Selbst wenn Tintenkleckse als Test verwendet werden, kommt es heutzutage nicht so sehr auf unsere Reaktion an, als vielmehr auf das, was wir damit anfangen. Am 8. November 2013, Rorschachs Geburtstag, bestand das tagesaktuelle Google-Doodle aus einem interaktiven Rorschachtest. Während ein streng dreinblickender, aber trotzdem sympathischer Hermann Notizen machte, konnte man per Mausklick verschiedene Kleckse ansehen und die Antworten dann auf Google+, Facebook oder Twitter teilen. Aus der Frage, »Was sehen Sie?«, wurde die Bildschirmanweisung, »Teile, was du siehst«.

Im Jahr 2008, fünfzehn Jahre nachdem Hillary Clinton sich erstmals als »Rorschachtest« bezeichnet hatte, tat dies auch der Präsidentschaftskandidat Barack Obama, aber er meinte etwas anderes. »Ich bin wie ein Rorschachtest«, erklärte er. »Selbst wenn die Leute mich letztendlich enttäuschend finden, könnten sie etwas gewinnen.«[8] Anstatt die Nation in rote (republikanische) und blaue (demokratische) Bundesstaaten zu spalten, stellte sich Obama mit der Verwendung seiner Metapher als kollaborativ dar: Er verschaffe den Menschen einen nützlichen Einblick in sich selbst und bringe sie nach vorn. Unsere unterschiedlichen individuellen Reaktionen müssten uns nicht trennen oder spalten. Der Rorschachtest wird uns natürlich in keiner Weise näher zusammenbringen, als es Obama im Präsidentenamt tat. Dennoch hat sich der Hauptakzent der Metapher verschoben, vom Spalten zum Vereinen.[9]

Traditionell hatte das Klischee darauf abgehoben, dass es keine falschen Antworten gibt. Ein verschwommenes Bild des Hubble-Teleskops wäre niemals als »Rorschachtest konkurrierender Theorien« bezeichnet worden, denn in dem Fall wäre eine der astronomischen Auswertungen richtig und die anderen falsch. Inzwischen kann die Metapher jedoch in diesem Sinn verwendet werden, als vereinbar mit dem Glauben an eine einzige objektive Wahrheit.

In einem neueren Artikel über moderne Technologien, mithilfe derer Archäologen über das Amazonasgebiet fliegen und an einem einzigen Tag so viele Daten sammeln können wie man früher selbst in Jahrzehnten nicht zusammentrug, wurde beiläufig erwähnt: »In Regionen dichter Bewaldung liefern diese Technologien Rorschachtest-ähnliche Bilder, die selbst von Experten nicht entschlüsselt werden können.« Hier handelt es sich um Ambiguität ohne Relativismus; es existiert eine Wahrheit, die erst mit noch besserer Technologie erkannt werden wird. Andy Warhol verwarf Selbstausdruck und tieferliegende Bedeutung – »Ich will eine Maschine sein« –, aber als der amerikanische Rapper Jay-Z ein *Rorschach*-Gemälde von Warhol als Umschlag seiner Memoiren mit dem Titel *Decoded* verwendete, beglaubigten der Titel wie auch das Buch selbst mit seinen zahlreichen Erläuterungen und Vorgeschichten zu den Songtexten die alleinige Wahrheit hinter dem Code. Jeff Goldblum erklärte vor kurzem, ein Theaterstück, in dem er mitwirkte, sollte »so etwas wie ein Rorschachtest oder eine Art kubistische Darstellung sein, so dass man gleichzeitig konkurrierende, aber genauso realistische Erzählungen erhält«.[10] In einem kubistischen Gemälde wird ein Gegenstand von allen Seiten gleichzeitig dargestellt, daher haben wir nach Goldblums Metapher alle teilweise recht, allerdings jeder nur teilweise, doch die gesamte Wahrheit existiert.

Eine Handvoll Beispiele kann den Zeitgeist nicht belegen, besonders wenn eines von Jeff Goldblum stammt, aber hier ist noch ein weiteres. In dem Werbespot, den der amerikanische Mobilfunkbetreiber Verizon 2013 unter dem Titel »Reality Check« ausstrahlte, wurden ganz gewöhnliche Menschen in einer Kunstgalerie voller Klecksbilder gefragt: »Wie reagieren Sie, wenn Sie dies zum ersten Mal sehen?« »Es ist so etwas wie ein Tänzer«, antwortete die erste verwirrte Betrachterin, während sie die Arme bewegte (eine Bewegungsantwort!). Andere Galeriebesucher sahen darin eine Art Hexe oder ein Bündel Beeren. Bei den Bildern handelte es sich in Wirklichkeit um Landkarten, die das Handynetz anzeigten – die im Hintergrund hatte man so umgewandelt, dass sie symmetrisch aussahen, ganz im Stil Rorschachs. Und als die Netzkarte von Verizon gezeigt wurde, wusste jeder, es war »eindeutig ein Abbild der Vereinigten Staaten«. Hier bestand keinerlei Deutungsspielraum. Der letzte Betrachter, mit einem Caffè Latte in der Hand, lieferte die einzige gültige Interpretation: »Ich sollte *sofort* zu Verizon wechseln!« Eine persönliche Auslegung war bloß eine bedeutungslose Ablenkung, die dadurch verursacht wurde, dass die Technologie nicht »lieferte«. Ein »Realitäts-Check« setzt eine Realität voraus, die es zu checken gilt.

Wie aber kann solch eine geteilte Realität jedem übergestülpt werden, der sie nicht selbst sieht? Genau darum geht es in der Kontroverse über Diagnose und Etikettierung, in der Frage, ob es richtig ist, jemandem aufgrund eines Tests den Berufsweg zu versperren oder drastisch in sein Leben einzugreifen. Es ist die Frage, die Hannah Arendt stellte: *Was gibt einem anderen das Recht, über mich zu urteilen?* Fünfzig Jahre später ist die Frage brisanter denn je. Die Menschen scheinen zu glauben, sie hätten ein Recht auf eigene Fakten, nicht nur auf eigene Meinungen. Aber es gibt Situationen, in denen zu viel auf dem Spiel steht oder in denen wir aus anderen Gründen nicht bereit sind, vor der Existenz unterschiedlicher Weltsichten zu kapitulieren und sie als »Rorschachtest« zu bezeichnen.

Die Beurteilung eines anderen ist natürlich subjektiv, und am Ende mag man dem Gutachter widersprechen und ihm seinen Befund übelnehmen. Wir verfügen nicht über die verlässlichen Informationen, die wir gerne hätten, aber wir müssen trotzdem konkrete Entscheidungen treffen – in Kliniken, Schulen, Gerichtssälen –, die auf fehlbaren Beurteilungen beruhen. Wir können diese Beurteilungen im Lauf der Zeit verbessern, aber nur durch Praxis und nie bis zur Vollkommenheit.

Wir müssen uns weiterhin bemühen, unsere Entscheidungen auf eine möglichst solide Grundlage zu stellen, so wie es in den Jahrzehnten heftiger Dispute um Validität und Standardisierung versucht wurde. Die möglichst breite Einführung des R-PAS, das ernsthafte Mängel des Exner-Systems thematisiert und zum wissenschaftlichen Prinzip kontinuierlicher Forschung und Entwicklung zurückkehrt, wäre eine Veränderung zum Besseren. Aber die Vorstellung, mit absoluter Sicherheit wissen zu können, ob jemand als Schullehrer zugelassen werden sollte oder eine Therapie benötigt oder das Sorgerecht für ein Kind erhalten sollte, ist genau das – eine Vorstellung. Mit jedem Satz von Werkzeugen werden Fehler gemacht. Wenn Geschworene zu einem tragischen Fehlurteil gelangen, ziehen wir daraus nicht den Schluss, dass eine Schwurgerichtsverhandlung prinzipiell falsch sei.

Fälle wie der von Rose Martelli liefern eine krasse anekdotische Evidenz gegen den Rorschachtest, aber in der anderen Waagschale lassen sich ebenso viele anekdotische Beweise aufhäufen, wie etwa die fast unglaubliche Geschichte von Victor Norris, die zu Beginn dieses Buches geschildert wurde. Wie mir Norris' Gutachterin erklärte, ist es nicht die Aufgabe des Tests, sondern jedes einzelnen Psychologen, nicht übermäßig zu pathologisieren. Sie ist die Erste, die zugibt, dass der Rorschachtest »letzten Endes von *vielen* Leuten falsch durchgeführt wird«.[11] Selbst wenn der Rorschachtest ein wundersam verlässliches und objektives Verfahren wäre, erforderte es trotzdem eine Kunstfertigkeit, Praktiker in der richtigen Anwendung zu unterweisen, und es könnten sich trotzdem auf unzählige Weise menschliche Fehler einschleichen. Vor kurzem ergab eine Studie, dass Richter in ungefähr zwei Drittel aller Fälle regelmäßig eine Strafe zur Bewährung aussetzen, wenn die Verhandlung früh am Morgen oder nach einer Essenspause stattfindet; hingegen sinken die Chancen auf eine Strafaussetzung fast gegen null, wenn sich der Tag hinzieht und der Blutzucker absackt.[12] Der Rorschachtest ist gegen keine dieser Einflüsse gefeit; nichts existiert vollkommen isoliert von unserem chaotischen Leben in dieser Welt.

Deswegen ist Bescheidenheit bezüglich des Tests wichtig, sowohl auf Seiten der Befürworter als auch der Skeptiker. Hermann Rorschach wusste besser als jeder andere um die konkreten Grenzen des Tests, aber auch um die erweiterten Einblicke in die Psyche, die er eröffnet.

ZUM SCHLUSS: EIN letzter Psychologe und ein letzter Tintenklecks.

Als Dr. Ferriss mir den Rorschachtest vorlegte, waren seine Tafeln seit einiger Zeit nicht benutzt worden. Inzwischen führte er den Test nur noch selten durch. Er erkannte an, dass man den Test hatte standardisieren müssen, um ihn zur Diagnose und vor Gericht zu verwenden. Aber Ferriss hatte auch den Eindruck, das Exner-System habe »einiges von seinem Leben herausgesogen«; durch reine Punktbewertung »geht die menschliche Note verloren«. Ferriss zog die Inhaltsanalyse vor, die seiner Meinung nach »der interessanteste und psychoanalytischste« Ansatz war, aber durch die quantitative Ausrichtung verworfen wurde.

Es gibt jedoch noch andere Gründe, warum Ferriss den Rorschachtest nicht anwendet. Er arbeitet mit Angeklagten im Strafjustizsystem und möchte nichts herausfinden, was auf eine Gefängnisstrafe hinauslaufen könnte. Den letzten Test vor meinem hatte er in einer Haftanstalt durchgeführt. Die meisten Testteilnehmer dort weisen ein gestörtes Profil auf – kein Wunder, denn es gibt wohl keine verstörendere Umgebung als ein Gefängnis. Ferriss hatte es mit einem jungen Afroamerikaner zu tun, der wegen illegalen Waffenbesitzes angeklagt war. Der Bruder des Mannes war kurz zuvor in South Central L. A. erschossen worden, und er wusste, dass auch er auf der Abschussliste stand. Er wirkte »zornig und aggressiv«, wie wohl jeder unter solchen Umständen. Warum also ein Test? »Man versucht, seine Lebensgeschichte darzustellen«, erklärte Dr. Ferriss. »Man will gar nicht wissen, wie verhaltensgestört Menschen sind, wenn man sie nicht diagnostiziert, um sie zu behandeln.« Aber niemand zog in Betracht, diesem Kerl irgendeine Behandlung zukommen zu lassen. Es ging nur darum, ob er weggesperrt werden sollte.

Wie würde eine »Vervollkommnung des Rorschachtests« für diesen Angeklagten aussehen? Ihm wäre sicherlich nicht geholfen, wenn man die Auswertung feiner justierte, bessere Normen erstellte, die Durchführungsprozeduren neu definierte oder die Bildtafeln umgestaltete. Der Test müsste vielmehr dazu beitragen, dass in einer humanen Gesellschaft jeder, der psychologischen Beistand braucht, diesen auch erhält. Man könnte einwenden, dass Dr. Ferriss die Wahrheit verschwieg, indem er seinem Klienten den Test nicht vorlegte, aber Wahrheit existiert im Kontext dessen, wofür sie eingesetzt wird – möglicherweise der Entscheidung darüber, ob jemand Unterstützung braucht oder weggesperrt wird.

Um über die ausweglosen Rorschachtest-Kontroversen der Vergangenheit hinauszukommen und uneingeschränkt von den Möglichkeiten zu profitieren, wie der Test das Funktionieren des Geistes aufdeckt, müssen wir das Spektrum dessen erweitern, was wir von dem Test erwarten. Wir müssen im Grunde zu Hermann Rorschachs weitgefasster humanistischer Sichtweise zurückkehren.

Zu guter Letzt: Tafel I.

Im Januar 2002 kam ans Licht, dass der vierzigjährige Steven Greenberg aus dem kalifornischen San Rafael die zwölfjährige Basia Kaminska seit mehr als einem Jahr sexuell belästigt und missbraucht hatte. Basia war die Tochter einer alleinerziehenden Mutter, die frisch eingewandert war und in einem seiner Apartments wohnte. Später stellte sich heraus, dass der Missbrauch bereits begonnen hatte, als das Mädchen neun Jahre alt war. Die Polizei tauchte mit einem Durchsuchungsbefehl vor seinem Haus auf, doch der Mann fuhr mit seinem neuen Toyota Lexus zum städtischen Flughafen von Petaluma, startete in einem einmotorigen Flugzeug, steuerte dieses gegen den Sonoma Mountain und hinterließ ein kleineres Medienspektakel über Missbrauch und Selbstmord.[13]

Hier sind die Namen und persönlichen Details, anders als in dem eingangs geschilderten Fall, nicht verändert. Basia möchte, dass ihre Geschichte erzählt wird.

Als Basia von einem Psychologen begutachtet wurde, erschien es im Grunde sinnlos, einen Selbsteinschätzungstest zu machen, weil sie dazu neigte, ihre Probleme kleinzureden und zu leugnen. Man führte allerlei Tests mit ihr durch: die Traumasymptom-Checkliste für Kinder, den Beck-Depressionsindex, die Beck-Schutzlosigkeitsskala, die Manifeste Angstskala für Kinder und die Selbstbildskala für Kinder nach Piers-Harris. In all diesen Verfahren wie auch in ihren Gesprächen mit der Psychologin verharmloste die Geschädigte ihre Symptome und erklärte, sie habe keine positiven oder negativen Gefühle gegenüber Greenberg, und behauptete, sie habe mit dem Ganzen abgeschlossen und wolle am liebsten nicht darüber reden.

Nur zwei Tests lieferten vertrauenswürdige Ergebnisse. Ihr IQ, der mit der Wechsler Intelligence Scale for Children (WIS-III) gemessen wurde, war außergewöhnlich hoch. Und ihre Werte beim Rorschachtest ergaben emotionale Zurückgezogenheit, geringere psychische Ressourcen als ihre Selbstdarstellung vermuten ließ und ein zutiefst geschädigtes Identitätsbewusstsein.

Ihre erste Antwort auf Tafel I – die Reaktion, die häufig als Ausdruck der Einstellung zu sich selbst gedeutet wird – klang oberflächlich betrachtet konventionell, verriet im Grunde aber massive Störungen. Dieser Klecks wird oft als Fledermaus gesehen, wenn auch nicht so häufig wie der auf Tafel V. Basia entdeckte eine Fledermaus mit Löchern in den Flügeln: *»Schau, hier ist der Kopf, die Flügel, aber alles ist durcheinander, sie haben Löcher. Es sieht so aus, wie wenn jemand sie vielleicht attackiert hat, und das ist schlimm. Es sieht hier richtig zerrissen aus, aber Fledermausflügel sind normalerweise glatt und klar. Die Flügel würden normalerweise hier herausragen. Das, was es normalerweise sein würde, ist irgendwie kaputt.«* Der Rest des Tests, sowohl die Antworten als auch die Auswertungen, bestätigten diesen ersten Eindruck. Die psychologische Gutachterin hielt in ihren Notizen fest: »Sehr geschädigt, rettet sich mit einem Schutzschild aus Abgeklärtheit vor dem Absturz.« In ihrem Bericht kam sie zu dem Schluss, Basia sei »infolge traumatischer Verhältnisse eindeutig emotional geschädigt, trotz ihrer coolen äußeren Erscheinung und ihrer gegenteiligen Behauptungen«.

Basia klagte schließlich auf Schadenersatz, vier Jahre später kam der Fall vor Gericht. Die Anwälte, die Greenbergs Erben vertraten, versuchten, Basias früheres Herunterspielen und Leugnen gegen sie zu verwenden. Dann las die psychologische Gutachterin den Geschworenen Basias Rorschachtest-Antwort vor.

Um vor Gericht Wirkung zu erzielen, muss ein Beweismittel nicht nur rechtsgültig, sondern auch anschaulich sein. Rechtspsychologen müssen sich seit jeher mit den technischen Debatten rund um den Rorschachtest auskennen, um kritischen Einwänden begegnen zu können, wie sie etwa in *What's Wrong with the Rorschach?* vorgebracht wurden. Vor allem aber müssen sie es vermeiden, überhaupt in solche Debatten hineingezogen zu werden. Studien zeigen, dass klinische Gutachten in klarer Alltagssprache überzeugender sind als statistische oder methodische Details.[14] Es ist ein Paradox: Je stärker eine Zeugenaussage durch quantitative Analyse und Expertenwissen zu beeindrucken versucht, desto eher neigen gelangweilte oder verwirrte Geschworene dazu, sie zu verwerfen oder zu ignorieren.

Basias traurige, ramponierte Fledermaus barg den Klang der Wahrheit. Sie gab den Geschworenen das Gefühl, durch den Nebel von Anklage und Verteidigung hindurch zum inneren Kern des Mädchens vorgedrungen zu sein. Das hatte nichts mit Zauberei zu tun. Niemand, der Basia anschaute und darauf schwor, dass das Mädchen log oder etwas vortäuschte, hätte sich durch dieses Testergebnis oder irgendetwas anderes umstimmen lassen. Aber was Basia in dem Tintenklecks gesehen hatte, erzählte ihre Geschichte. Es half den Menschen im Gerichtssaal, Basias Innerstes klar zu erkennen, was die anderen Zeugenaussagen nicht vermocht hatten.

Kein Argument, kein Testverfahren und kein Trick wird um die Tatsache herumkommen, dass unterschiedliche Menschen die Welt auf unterschiedliche Weise erleben. Genau wegen dieser Unterschiede sind wir Menschen und nicht Maschinen. Aber unsere Sichtweisen konvergieren beziehungsweise divergieren in Bezug auf etwas Objektives, das tatsächlich existiert. Interpretation ist nicht Imagination, wie Rorschach betonte. Er schuf seine hintergründigen Tintenkleckse in einer Zeit, in der es einfacher war zu glauben, Bilder offenbarten psychische Wahrheiten und berührten die tiefsten Realitäten in unserem Leben. Und trotz all der Weiterentwicklungen des Tests sind die Kleckse unverändert geblieben. Auf die Frage, »Was könnte das sein?«, gibt es eine Antwort, wenn wir gemeinsam etwas ansehen, das wir direkt vor Augen haben.

ANHANG

Die Familie Rorschach, 1922–2010

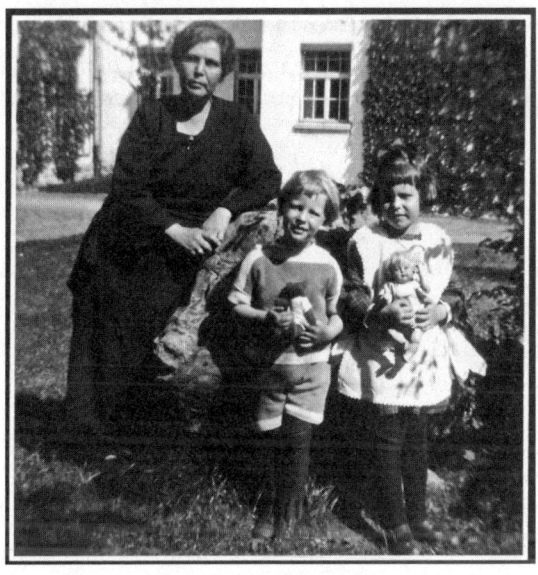

Olga, Wadim und Lisa, 1923

Nach Hermann Rorschachs Tod im Jahr 1922 durfte Olga in Herisau bleiben.[1] Sie hatte während Hermanns Zeit in Herisau als Ärztin gearbeitet, aber nur wenn Direktor Koller abwesend war. Nun bot man ihr eine Stelle in der Anstalt Krombach an, allerdings nur in der Verwaltung. Als Grund wurde angegeben, sie habe nicht genügend schweizerische Qualifikationen vorzuweisen, wirke »ausländisch« auf die Patienten und besitze »als Ärztin weniger

Autorität« als ein Mann. Das Arbeitsverhältnis endete am 24. Juni 1924, kurz nach ihrem 46. Geburtstag.

Laut Olga hatte Hermann zu Lebzeiten insgesamt 25 Franken an dem Formdeutversuch verdient.[2] Mit der bescheidenen Summe, die Hermanns Lebensversicherung abwarf, konnte Olga im nahe gelegenen Teufen ein Haus kaufen, das sie in eine kleine Pflegeklinik umbaute, in der sie jeweils zwei oder drei Patienten beherbergte und betreute. Hermanns Vertrag mit Ernst Bircher sah Tantiemen für *Psychodiagnostik* ab der zweiten Auflage vor, zu der es erst 1932 kam, unter anderem weil Ernst Bircher 1927 in Konkurs ging. Ein ehemaliger Angestellter, Hans Huber, der beim ursprünglichen Druck der Rorschach'schen Tintenkleckse mitgewirkt hatte, konnte die Rechte erwerben und das Geschäft als Hans Huber Verlag neu starten, der – inzwischen als Hogrefe Verlag – den Rorschachtest bis heute vertreibt.

Olga lebte einsam und in beengten finanziellen Verhältnissen, zog ihre beiden Kinder groß und konnte ihre medizinischen Kenntnisse in der Praxis kaum ausschöpfen. Sie ging keine zweite Ehe ein und starb 1961 im Alter von 83 Jahren. Lisa, die in jenem Jahr 44 war, lebte bis zum Schluss mit ihrer Mutter zusammen; sie hatte an der Universität Zürich Anglistik und Romanistik studiert und war als Lehrerin tätig. Sie blieb unverheiratet und starb 2006 mit 85 Jahren. Wadim studiert in Zürich Medizin, betrieb schließlich eine psychiatrische Praxis und starb 2010 im Alter von 91 Jahren. Hermann Rorschach hatte keine Enkel.

Am 26. Juni 1943 hielt die damals 65-jährige Olga Rorschach anlässlich der 99. Versammlung der Schweizerischen Gesellschaft für Psychiatrie in Münsterlingen, dem ersten Wohnort der Eheleute am Bodensee, einen Vortrag mit dem Titel »Über das Leben und die Wesensart von Hermann Rorschach«. Biographische Informationen aus der ersten Hälfte dieses Vortrags sind in großer Zahl in dieses Buch eingeflossen; die zweite Hälfte ist im Folgenden vollständig wiedergegeben.

Die Wesensart von Hermann Rorschach

Die Entwicklung von H. R. ruhte auf naturwissenschaftlicher Basis, aber seine Einstellung zum Leben, zum Menschen, zu der Welt, war gefühlsmäßig bestimmt. Er war sehr ausgeglichen, harmonisch, freundlich und heiter. Er liebte Probleme und Konflikte in den menschlichen Beziehungen nicht. Alles »Zerrissene«, »Unbefriedigte« lehnte er fast instinktmäßig ab. Stets suchte er nach Einheitlichkeit und Klarheit. Er war sehr schlicht, sehr bescheiden und ganz anspruchslos im täglichen Leben, ewiger »Student«, harmlos, fast sorglos in praktischen Dingen, nicht ehrgeizig, eine Parzival-Natur. Er bewahrte immer etwas bubenhaft Unternehmungslustiges. Er lebte ausgesprochen in der Gegenwart, besaß viel Humor und liebte humorvolle Menschen. Beschwingt in seinen Bewegungen, zählte er sich selber zum motorischen Typus. Er war sehr innig, aber zurückhaltend gegenüber Fremden. Nur im engen Kreise seiner Familie gab er sich ganz. Sehr treu in seinen Gefühlen, nicht autoritär. Zu den Kardinaltugenden des Menschen rechnete er vor allem das Gefühl der Ehrfurcht, beurteilte auch die Menschen nach dem Vorhandensein oder Mangel dieser Eigenschaft. Er war ein religiöser Mensch, aber nicht fromm und gegenüber der offiziellen Kirche gleichgültig. Vor allem interessierte ihn der Geist, der sich in der Dynamik des Menschen offenbart, daher sein großes Interesse für die Religionen, ihre Entstehung und ihre Stifter, daher sein Interesse für Mythen, Sekten und Folklore.

In all dem sah er die Offenbarung des menschlichen dynamisch-schöpferischen Geistes. Er sah mit seinen inneren Augen den unterirdischen Strom der Menschheit durch die Jahrhunderte, von den Griechen der Antike über die Romantik bis zu unserer Zeit, von Dionysos bis Anton Unternährer und Rasputin, von Christus bis Franziskus von Assisi. Er liebte diesen Strom des Lebens in seiner Mannigfaltigkeit der Erscheinungen, in seinem Suchen und Irren. Oft wiederholte er die Worte von Gottfried Keller: »Trinkt, ihr Augen, was die Wimper hält, von dem goldnen Überfluss der Welt.« Er fühlte diesen Überfluss der Welt! Ihn interessierte auch die Geschichte als Weg der Menschheit im Kampfe der Ideen und im Wandel der Form. Mit seinem ausgesprochenen Hang zur Synthese suchte er überall nach der verbindenden Idee.

Er hatte kein Interesse für wirtschaftliche Fragen, auch kein Verständnis dafür, war gleichgültig zum Geld und hatte kein Streben nach Lebensgütern.

Er liebte die Natur, die Welt der Berge; ohne Alpinist zu sein, unternahm er jedes Jahr irgendeine Bergtour. In den Bergen war er eher schweigsam. Er liebte die Farben; seine Lieblingsfarbe war Enzianblau. Seine Einstellung zur Musik war rein gefühlsmäßig, er liebte die »Lieder« und die Romantiker. In der Malerei bevorzugte er einerseits die Romantiker wie Schwind und Spitzweg, andererseits bewunderte er Hodler wegen seiner Darstellung der Bewegung, Böcklin wegen der Farben, fand ihn aber »tot«. Er schätzte auch die Porträtisten, besonders die Russen. Im Theater zog er heitere Komödien den Tragödien und Dramen vor. Das Kino besuchte er gerne; es interessierte ihn hauptsächlich wegen der reichen Ausdrucksmöglichkeit der Mimik und der Gebärde. Er war nicht besonders belesen, mit Ausnahme der Fachliteratur. An den stillen Abenden des Anstaltslebens las er aber viel zusammen mit seiner Frau: Zola, »den Photographen des Lebens«; Strindberg, aus ärztlichem Interesse, lehnte ihn aber ab. Er liebte J. Gotthelf, G. Keller und Tolstoi, als den »größten Künstler«. Besonders stark interessierte ihn Dostojewski mit seiner sprühenden Dynamik, seinen philosophischen Problemen des Lebens, seinem Gottsuchen und dem Problem Christus. Die Russen las er selbstverständlich im Original. Über Dostojewski wollte er eine Arbeit schreiben, kam aber nie dazu.

Seine Einstellung zu Freud war nicht »orthodox«; das heißt, er akzeptierte nicht alles, betrachtete die Psychoanalyse nur als ärztliche Heilmethode mit bestimmter Indikation, war bestimmt gegen die damals herrschende Tendenz, sie bei allen Lebensfragen und sogar Dichtern anzuwenden. Er sah darin die Gefahr der Kastrierung des menschlichen Geistes, der Nivellierung, der Aufhebung der Bipolarität, dieser notwendigen Prämisse der Dynamik. Er war auch selbst nie analysiert worden, lehnte immer lachend diesbezügliche Mahnungen seiner psychoanalytischen Freunde ab.

In den Frauen schätzte er die Weiblichkeit par excellence, die »Herzensbildung«, die Güte, den Sinn für Häuslichkeit, die Tapferkeit im Alltag und die Heiterkeit. Die Frauenrechtlerinnen und nur intellektuell eingestellte Frauen lehnte er ab. Er beschäftigte sich nicht mit Philosophie, betrachtete dies als eine Lücke und pflegte zu sagen, dass er erst nach seinem 40. Jahr mit dem Studium der Philosophie anfangen werde. Er beschäftigte sich aber mit der Gnosis. Von den Schweizern zogen ihn am meisten Berner an; er hielt sie für stark dynamisch geladen, liebte ihre Bodenständigkeit und ihre »Urchigkeit«. Von den Schweizer Städten liebte er vor allem Zürich, als meistbietende Schweizer Stadt und Stadt seiner Jugend. Während der Ferien genoss er in vollen Zügen das Tessin.

H. R. arbeitete mit erstaunlicher Leichtigkeit, wie spielend, und war sehr leistungsfähig. Das Geheimnis dieser Leistungsfähigkeit lag im Wechsel der Beschäftigung. Nie arbeitete er stundenlang an einer Arbeit. Er ging gerne von der geistigen Arbeit zur manuellen Tätigkeit über. Er arbeitete nie an den Abenden, die der Familie gewidmet blieben, ebenso nie in den Ferien, die nur dem »Dolce far niente«, der Erholung dienten. In diesem Wechsel der Arbeit, in dem Übergang vom geistigen Schaffen zum Basteln oder zur Lektüre, lag seine Erholung, seine geistige Frische und Aufnahmefähigkeit. Er liebte auch Besuche, aber nur angemeldete und nicht allzu lang dauernde. Stundenlanges Gespräch über ein Thema ermüdete ihn, auch wenn er Interesse daran hatte.

Sein Werk *Psychodiagnostik* betrachtete er als Schlüssel zur Erkenntnis des Menschen und seiner Potenzen, als Schlüssel zum Verständnis der Kultur, diesem Werk des menschlichen Geistes. Er hatte große Perspektiven, sah in der zukünftigen Erweiterung der Methode die Möglichkeit, das Verbindende (eine Art Synthese), das Allmenschliche zu ergründen. Er sprach selten darüber. Für ihn war die *Psychodiagnostik* nicht ein bereits fertiger Kristall; es war nur der Anfang, er sah es in *statu nascendi*, im Fluss, als Tasten und Suchen. Er hoffte auf Mitarbeiter, auf Nachfolger, wagte es aber in seiner Bescheidenheit nicht, dies auszusprechen. Sein Buch war für ihn bereits »veraltet«. In seinem ständigen inneren Schöpfertum war er selbst schon viel weiter, als er es in seinem Buche niedergelegt hatte. Es war ihm bewusst, dass seine Methode keine theoretische Unterlage hatte, daher sein Beharren auf der »vorläufig nötigen, unangreifbaren Festlegung« der Nomenklatur und der Begriffsbildung seiner ersten Auflage. Er hatte große Bedenken wegen zu starker Popularisierung seiner Methode, sah darin die Gefahr des eventuellen Herabziehens auf das Niveau eines »Wahrsager-Kabinetts«. Er war bereits stark beunruhigt durch die Tendenz von G. Römer (der übrigens, trotz seiner Behauptung, nie sein »Mitarbeiter« war), seine Methode auf andere Bahnen zu lenken. Er sah darin nicht die *Weiterentwicklung*, sondern eine Missverständnisse provozierende *Abweichung und Zersplitterung*. Noch drei Tage vor seinem Tode sprach er darüber und litt deshalb.

Nach dem Tode von H. R. schrieb Eugen Bleuler an seine Frau: »Ihr Mann war genial.« Es ziemt mir, als seiner Frau, nicht, dies zu behaupten, doch war mir stets bewusst, dass ich den Lebensweg eines hochbegabten, einzigartigen, selten harmonischen und überaus liebenswerten Menschen teilte, der große Geistesgaben und eine reiche künstlerische Seele besaß. Er war beständig gewachsen mit der stets zunehmenden Erweiterung seines Erlebnistypus von der Introversion zur Extraversion. Er erreichte so eine beneidenswerte Ambiäqualenz und kann als *ambiäqual* bezeichnet werden. Selbstverständlich war ihm dies nicht bewusst. Zum Verständnis dieser Ambiäqualenz möchte ich seine eigenen Worte wiedergeben (aus seinem Brief an G. Römer): »Der ›lebendige‹ Mensch, das Menschenideal ist ambiäqual, er kann von intensiver Introversion zur extensiven Extraversion übergehen. Dieses Menschenideal ist das Genie. Es ergäbe sich so: Genie = Normalmensch! Aber es wird wohl daran etwas Wahres sein.« In diesem Sinne war Hermann Rorschach ein Normalmensch.[3]

Dank

Als ich anfing, dieses Buch zu schreiben, schien es so, als sei die biographische Spur erkaltet. Hermann Rorschachs Kinder, die vier beziehungsweise zwei Jahre alt gewesen waren, als ihr Vater starb, waren 2006 beziehungsweise 2010 gestorben. Die Familie hatte stets ihre Privatsphäre geschützt, und sehr viel persönliches Material war vernichtet worden. In der Auswahl von Rorschachs Briefen, die 2004 veröffentlicht wurde, klammerte man Informationen aus, die als »rein persönlich« galten. In den Briefen und Tagebüchern im Archiv fehlten bestimmte Seiten, andere waren geschwärzt.

Das Hermann-Rorschach-Archiv und -Museum im schweizerischen Bern war eine äußerst bescheidene Einrichtung; im Erdgeschoss einer Privatwohnung standen ein paar Glasvitrinen, in der Rorschachs Kappe mit der Aufschrift »Klex«, diverse Tintenklecksentwürfe und etliche Zeichnungen ausgestellt waren. Man hatte die Erben überzeugen können, alle erhaltenen Materialien zu stiften, aber es gab nicht viel, außer ein paar Erinnerungsstücken und Kleinigkeiten.

Binnen kurzem entstand der Eindruck, über dieser erkalteten Spur laste so etwas wie ein Fluch. Im Jahr 2012 brannte das oberste Stockwerk des Gebäudes aus, in dem das Rorschach-Archiv untergebracht war, und die automatische Feuerlöschanlage verursachte im gesamten Haus Wasserschäden. Das Archiv blieb zum Glück verschont und wurde in die Berner Universitätsbibliothek verlagert; damit war es bis auf unbestimmte Zeit nicht mehr öffentlich zugänglich. Die Autorin der ersten historischen Abhandlung über den Formdeutversuch, die sich auf umfangreiches Archivmaterial stützte, Naamah Akiva, erlag 2010 einer Krebserkrankung. Im Jahr 2013 starb Christian Müller, der Mitherausgeber des Briefwechsels und Autor zahlreicher kurzer Aufsätze über Rorschach; er hatte eine umfassende Biographie geplant. In einer entlegenen Nische des Internets entdeckte ich eine zehnseitige biographische Skizze über Rorschach von 1996, in der es hieß, »die erste umfassende Biographie auf der Grundlage unveröffentlichten primären Quellenmaterials« sei »in Vorbereitung«. Die Biographie wurde nie veröffentlicht; der Autor, Wolfgang Schwarz, war 2011 verstorben.

Das Berner Archiv barg einen Ordner mit der Bezeichnung »Korrespondenz mit Wolfgang Schwarz«. Der älteste Brief, mit dem Schwarz Kontakt zur Familie aufgenommen hatte, stammte von 1959, und in einem Brief von Lisa vom 4. September 1960 wurde ein Treffen zwischen Schwarz und der Familie – Lisa, Wadim und Olga – vereinbart. Schwarz war ein Deutschamerikaner, Jahrgang 1926, der 1946 Rorschachs *Psychodiagnostik* in seiner Universitätsbibliothek entdeckt hatte und sie in einer Nacht durchlas. Fortan interessierte er sich für Rorschachs Leben. Mit dem ersten Stipendium, das die National Institutes of Health für Medizingeschichte vergaben, konnte er alle Zeitzeugen befragen, die sich aufspüren ließen. Er ordnete und übersetzte das Material, während er 62 Jahre lang als Psychologe arbeitete und acht Kinder großzog. Er korrespondierte mit Hermanns Schwester Anna, die bis 1974 lebte. Das spannendste Dokument in dem Archiv war eine 19-seitige Kurzfassung und Inhaltsangabe zu dem geplanten Mammutwerk *Dr. Hermann Rorschach: Leben und*

Wirken mit einer handschriftlichen Notiz Lisas, datiert 2006: »Endlich fertiggestellt 2000/01, suchen Verleger.«

An einem heißen Juniabend im Jahr 2013 saß ich im New Yorker Vorort Tarrytown an Susan Decker Schwarz' Wohnzimmertisch und hatte eine große metallene Schließkassette vor mir. Der Kasten barg das Lebenswerk ihres verstorbenen Mannes, erklärte mir die Witwe. Sie hatte die Sachen nie durchgesehen und verstand auch kein Deutsch. Jahrzehntelang hatte Schwarz jedem Faktum zu Rorschachs Leben nachgespürt, hatte aber niemandem seine Ergebnisse gezeigt.

Die Kassette enthielt Hunderte Familienfotos, Briefe und Zeichnungen, sowohl Kopien als auch Originale, Testprotokolle in Hermanns Handschrift sowie einen ersten Druck der Tintenkleckse. Einen Großteil des Materials hatte ich bereits im Berner Archiv gesehen, aber vieles war mir neu, darunter einige höchst beeindruckende Familienfotos und der lange Brief von Olga an Hermanns Bruder, in dem sie Hermanns letzte Tage schilderte. Neben der Metallbox lag, in eine Einkaufstüte gepackt, ein tausendseitiger Ausdruck von Schwarz' Manuskript. Wenn Schwarz über das Archiv in der Schweiz sprach, pflegte er zu sagen, »Die haben eine Hälfte und ich habe die andere«, wie sich sein Sohn erinnerte. Am Ende jenes Juniabends gab es zwei Hermann-Rorschach-Archive: eines in Bern und ein weiteres in meiner Wohnung.

Zwei große Plastikkisten, die Susan Schwarz später fand, enthielten das Herzstück von Wolfgang Schwarz' Recherchen: 362 Seiten an Notizen seiner Interviews. Er hatte alle möglichen Zeitzeugen aufgespürt und befragt: Rorschachs Kollegen, seinen besten Freund aus der Schulzeit, die Dienstmagd, die Witwe von Konrad Gehring, mit dem Rorschach seine ersten diagnostischen Tintenkleckse angefertigt hatte, sowie jene Frau, die anwesend war, als Olga vom Tod ihres

Mannes erfuhr. Das Manuskript bestand jedoch fast ausschließlich aus englischen Übersetzungen von Rorschachs Briefen und Dokumenten. Schwarz wollte, dass Rorschach für sich selbst spricht, und je mehr er entdeckte, desto schwerer fiel es ihm, irgendetwas auszulassen. Das Material war nicht zu einer Biographie ausgearbeitet worden, sondern bildete einen erstaunlichen Zugriffsspeicher voll von unersetzlichem Forschungsmaterial.

Ich bin der Witwe und den Kindern von Wolfgang Schwarz zutiefst dankbar, dass sie mir all dieses Material zur Nutzung überließen. Es wurde inzwischen dem Rorschach-Archiv gestiftet, um es auch für andere zugänglich zu machen.

Danken möchte ich auch den vielen anderen Menschen und Einrichtungen, die es mir ermöglicht haben, dieses Buch zu schreiben. Das Leon Levy Center for Biography am CUNY Graduate Center und das Doris and Lewis B. Cullman Center for Writers and Scholars an der New York Public Library gewährten mir Stipendien, verbunden mit kollegialer Unterstützung. Sehr viel verdanke ich Gary Giddins und Michael Gately vom Levy Center; Jean Strouse, Marie d'Origny, Paul Delavardac, Caitlin Kean sowie Julia Pagnamenta vom Cullman Center; und auch den anregenden Stipendiatskollegen. In der Schweiz unterstützten mich Rita Signer und Urs Germann vom Hermann Rorschach Archiv in Bern; Beat Oswald, Erich Trösch und deren Kollegen am Staatsarchiv des Kantons Thurgau in Frauenfeld; Hans Ruprecht und Marianne Adank, die mich 2010 in Bern freundlich aufnahmen; die Veranstalter der Konferenz »Walser Weltweit« 2013, die mich und andere Walser-Übersetzer aus aller Welt in Herisau zusammenbrachten; Raimundas Malašauskas und Barbara Mosca, die mich einluden, bei der »HR«-Sommerakademie des Paul-Klee-Zentrums in Bern über Hermann Rorschach zu referieren; und schließlich Reto Sorg für seine Freundlichkeit und Großzügigkeit in vielerlei Bereichen. Die Lektorinnen Amanda Cook, Domenica Aliota und Meghan Houser bei Crown Publishing sowie mein Agent Edward Orloff von McCormick Literary investierten titanische Arbeit in das erzählende Sachbuch eines Ersttäters und machten es zu dem, was es ist, wofür ich sehr dankbar bin. Mein Dank gilt auch Jon Darga und dem übrigen Crown-Team, besonders der Gestalterin Elena Giavaldi, die alle dafür sorgten, dass ein wunderschönes Ergebnis herauskam. Jay Leibold, Scott Hamrah und Mark Krotov lasen das Werk, während es entstand; sie und viele andere Freunde lieferten wertvolle Unterstützung und Ermutigung.

Dieses Buch ist Danielle und Lars gewidmet, die mich ein Leben lang gelehrt haben zu sehen.

Abbildungsnachweis

Die hier abgedruckten Rorschachtest-Tintenkleckse sind der Erstausgabe von 1921 entnommen, jenem Bildersatz auf gelbem Papier, den Hermann Rorschach an Hans Behn-Eschenburg übergab, aufbewahrt im Wolfgang-Schwarz-Archiv, Abdruck mit freundlicher Genehmigung.

Alle anderen Bilder, die unten nicht aufgelistet sind, stammen aus Archiv und Sammlung Hermann Rorschach, Universitätsbibliothek Bern, Schweiz, Abdruck mit freundlicher Genehmigung. Viele befinden sich als Duplikat im Wolfgang-Schwarz-Archiv, das inzwischen in das Hermann-Rorschach-Archiv eingegliedert wurde.

Seite 20: Photo © Rudy Pospisil, rudy@rudypospisil.com. Abdruck mit freundlicher Genehmigung.

Seite 48: Tafeln 70 und 58 aus Ernst Haeckel, *Kunstformen der Natur* (Leipzig und Wien, 1904), Lithographien von Adolf Giltsch nach Haeckels Zeichnungen.

Seiten 111–113, 177, 503: Reproduziert von dem Fotoalbum (StATG 9'10 1.7) im Staatsarchiv Kanton Thurgau, Frauenfeld, Schweiz, Abdruck mit freundlicher Genehmigung.

Seite 121: Justinus Kerner, aus den posthum veröffentlichten *Klecksographien* (Stuttgart, 1890).

Seite 157: Wilhelm Busch, »Forte vivace« und »Fortissimo vivacissimo«, aus *Der Virtuos: Ein Neujahrskonzert* (München, 1865).

Seite 157: Giacomo Balla (1871–1958), *Dinamismo di un cane al guinzaglio (Dynamik eines Hundes an der Leine)*, 1912, Öl auf Leinwand, 91 x 110 cm, Collection Albright-Knox Art Gallery; Vermächtnis von A. Conger Goodyear und Schenkung von George F. Goodyear, 1964 (1964:16). © 2019 VG Bildkunst.

Seite 181: Tafel 8 aus Szymon Hens, *Phantasieprüfung mit formlosen Klecksen bei Schulkindern, normalen Erwachsenen und Geisteskranken* (Zürich, 1917).

Seite 330: Olivia de Havilland in *The Dark Mirror (Der schwarze Spiegel)*, Regie Robert Siodmak, Universal Pictures, 1946.

Seite 334: Bal de Tete Parfüm-Werbung, 1956.

Seite 336: Verwendungshäufigkeit des Wortes »Rorschach« im Englischen, aus Google Ngram, aufgerufen Mai 2016.

Seite 347: Abbildungen 2, 3, 5 und 6 aus Rudolf Arnheim, »Perceptual Analysis of a Rorschach Card« (1953), in *Toward a Psychology of Art* (University of California Press, TB 1972), S. 92ff. © University of California Press.

Seite 419: Andy Warhol, *Rorschach* (1984). Synthetische Polymerfarbe auf Leinwand, 304,8 x 243,8 cm. © 1984, 2019 The Andy Warhol Foundation for the Visual Arts, Inc. / Licensed by Artists Rights Society (ARS), New York. Courtesy Gagosian Gallery.

Seite 461: Abbildung 1 aus Barry Dauphin und Harold H. Greene, »Here's Looking at You: Eye Movement Exploration of Rorschach Images.« Reproduziert mit freundlicher Genehmigung von *Rorschachiana* Bd. 33, Nr. 1, S. 3–22. © 2012 Hogrefe Publishing, www.hogrefe.com, DOI: 10.1027/1192-5604/a000025.

Seite 462: © Can Stock Photo Inc.

Farbtafel 8: Abbildungen 3 und 4 aus M. Bleuler und R. Bleuler, »Rorschach's Ink-Blot Test and Racial Psychology: Mental Peculiarities of Moroccans,« *Journal of Personality*, Bd. 4, Nr. 2, 1935, S. 97–114. © John Wiley & Sons, Inc.

Farbtafel 9: Jackson Pollock (Cody, Wyoming, 1912–1956 East Hampton, New York), *Autumn Rhythm (Number 30)*, 1950. Lack auf Leinwand. The Metropolitan Museum of Art, New York, George A. Hearn Fund, 1957 (57.92). © 2016 The Pollock-Krasner Foundation / Licensed by Artists Rights Society (ARS), New York. Image © The Metropolitan Museum of Art.

(Trotz gründlicher Recherche konnten nicht in allen Fällen die Rechteinhaber ermittelt werden. Wir bitten die Rechteinhaber, die nicht gefunden werden konnten, sich mit dem Verlag in Verbindung zu setzen)

Anmerkungen

Abkürzungen

Archive
HRA: Hermann-Rorschach-Archiv (Archiv und Sammlung Hermann Rorschach), Bern, Schweiz.
StATG: Staatsarchiv Thurgau, Frauenfeld, Schweiz.
WSA: Wolfgang-Schwarz-Archiv, inzwischen dem HRA übergeben, um katalogisiert zu werden und dort verfügbar zu sein.
WSI: Wolfgang Schwarz im Interview mit [Name], zitiert aus Anmerkungen im WSA.
WSM: Wolfgang Schwarz' unvollendetes Manuskript, das zum Großteil aus Zitaten aus Rorschachs Briefen in englischer Übersetzung besteht.

Wichtige Schriften von Rorschach
PD: *Psychodiagnostik: Methodik und Ergebnisse eines wahrnehmungsdiagnostischen Experiments (Deutenlassen von Zufallsformen)*, Hrsg. Walter Morgenthaler, Bern: Ernst Bircher, 1921; zehnte unveränderte Auflage Bern: Hans Huber, 1983.
Fut: »Zur Psychologie des Futurismus«, HRA 3:6:2. https://www.yumpu.com/de/document/view/22307228/hermann-rorschach-zur-psychologie-des-futurismus1-
GA: *Hermann Rorschach, Gesammelte Aufsätze*, herausgegeben von K. W. Bash, Bern: Hans Huber, 1965.
Tagebuch: 3. September 1919 bis 22. Februar 1920 (HRA 1:6:6).
Entwurf: »Untersuchungen über Wahrnehmung und Auffassung bei Gesunden und Kranken«, der Zusatz »1918 Entwurf« wurde später mit einer anderen Schreibmaschine ergänzt, August 1918 (HRA 3:3:6:1).
BW: *Briefwechsel*, herausgegeben von Christian Müller und Rita Signer, Bern: Hans Huber, 2004. Diese veröffentlichte Auswahl

entstand, als Rorschachs Kinder noch lebten, und enthält keine Briefe oder Briefpassagen, die als »rein persönlich« eingestuft wurden.

Kleinere Korpora von Briefen erschienen in »Hermann Rorschachs Briefe an seinen Bruder«, herausgegeben von Rita Signer und Christian Müller, in *Luzifer-Amor: Zeitschrift zur Geschichte der Psychoanalyse*, Heft 36, 2005, S. 149–157; Georg Roemer, »Hermann Rorschach und die Forschungsergebnisse seiner beiden letzten Lebensjahre«, *Psyche*, Bd. 1, 1948, S. 523–542; *GA*, S. 74–79; Anna R, S. 73f.

Alle Briefe von und an Rorschach sind nach Datum zitiert, unabhängig davon, ob und wo sie veröffentlicht wurden. Das HRA dient hier als zentrale Quelle für Forscher, seit es das WSA einschließt.

Wichtige Werke über Rorschach
Es gibt wenige brauchbare nichtfachliche Schriften über Hermann Rorschach und seinen Test. Die wichtigsten Quellen sind:
Akavia: Naamah Akavia, *Subjectivity in Motion: Life, Art, and Movement in the Work of Hermann Rorschach*, New York: Routledge, datiert 2013, eigentlich 2012.
Anna R: Anna Berchtold-Rorschach, »Einiges aus der Jugendzeit«, in *GA*, S. 69–74.
ARL: Anna Berchtold-Rorschach, »Lebenslauf,« 7. September 1954 (HRA Rorsch ER 3:1).
Blum/Witschi: Iris Blum und Peter Witschi, Hrsg., *Olga und Hermann Rorschach: Ein ungewöhnliches Psychiater-Ehepaar*, Herisau: Verlag Appenzeller Hefte, 2008, insbesondere die Aufsätze von Blum (S. 59–71, 72–83), Witschi (S. 84–93) sowie Brigitta Bernet und Rainer Egloff (S. 109–120).
Ellenberger: Henri Ellenberger, »Hermann Rorschach, M.D., 1884–1922: A Biographical Study«, *Bulletin of the Menninger Clinic*, Bd. 18, Nr. 5, September 1954, S. 171–222, ebenfalls zugänglich in *Beyond the Unconscious: Essays of Henri F. Ellenberger in the History of Psychiatry*, Princeton: Princeton University Press, 1993, S. 192–236, wobei diese Fassung gekürzt ist und nicht alle Streichungen gekennzeichnet sind. Die deutsche Version in *GA*, S. 19–69, wurde indesssen vom Herausgeber K. W. Bash leicht verändert und erweitert, gestützt auf Anmerkungen von Anna Berchtold-Rorschach, mit Genehmigung des Autors Ellenberger.

ExCS: John E. Exner Jr., *The Rorschach: A Comprehensive System*, Bd. 1, wenn nicht anders angemerkt; die Jahreszahl gibt die jeweilige Ausgabe an.

ExRS: John E. Exner Jr., *The Rorschach Systems*, New York: Grune and Stratton, 1969.

Galison: Peter Galison, »Image of Self«, in *Things That Talk: Object Lessons from Art and Science*, Lorraine Daston Hrsg., New York: Zone Books, 2008, S. 257–294.

Gamboni: Dario Gamboni, »Un pli entre science et art: Hermann Rorschach et son test«, in *Autorität des Wissens: Kunst- und Wissenschaftsgeschichte im Dialog*, Hrsg. Anne von der Heiden und Nina Zschocke, Zürich: Diaphanes, 2012, S. 47–82.

Morgenthaler: Walter Morgenthaler, »Erinnerungen an Hermann Rorschach: Die Waldau-Zeit«, 1954, in *GA*, S. 95–101.

Olga R: Olga Rorschach, »Über das Leben und die Wesensart von Hermann Rorschach«, in *GA*, S. 87–95; die zweite Hälfte ist im obigen Anhang abgedruckt.

Schwerz: Franz Schwerz, »Erinnerungen an Hermann Rorschach«, *Thurgauer Volkszeitung*, in vier Folgen, 7.–10. November 1955; Archiv und Sammlung Hermann Rorschach, Bibliothekssignatur: SA 1955 Schwerz.

Wood: James M. Wood, M. Teresa Nezworski, Scott O. Lilienfeld und Howard N. Garb, *What's Wrong with the Rorschach? Science Confronts the Controversial Inkblot Test*, San Francisco: Jossey-Bass, 2003.

Zeitschriften

JPA Journal of Personality Assessment, eine Fortsetzung von
JPT Journal of Projective Techniques, weitergeführt von
RRE Rorschach Research Exchange von Bruno Klopfer.

Anmerkung des Übersetzers

Die zahlreichen Zitate aus deutschen Originalquellen (Büchern, Briefen, Tagebüchern, Zeitungen etc.) wurden nicht aus dem Englischen rückübersetzt, sondern im ursprünglichen deutschen Wortlaut wiedergegeben. Für die Bereitstellung der entsprechenden Dokumente dankt der Übersetzer insbesondere dem Archiv und der Sammlung Hermann Rorschach am Institut für Medizingeschichte der Universität Bern, namentlich Frau Ruth Stalder, sowie dem

Staatsarchiv des Kantons Thurgau in Frauenfeld, speziell Herrn Erich Trösch.

Auch der Bayerischen Staatsbibliothek in München gebührt Dank; sie stellte sämtliche Druckwerke (Bücher und Fachzeitschriften) bereit, aus denen als Originalquelle zitiert wurde oder aus denen autorisierte deutsche Übersetzungen (meist englischer) Texte wiedergegeben wurden.

Anmerkung des Autors

1 Gregory J. Meyer et al., *Rorschach Performance Assessment System: Administration, Coding, Interpretation, and Technical Manual*, Toledo, Ohio: Rorschach Performance Assessment System, 2011, S. 11; siehe unten Kap. 22.

Einleitung: Kaffeesatzleserei

1 Caroline Hill im Gespräch mit dem Autor, Januar 2014; Namen und persönliche Details dieser Episode geändert.
2 Diese beispielhaften Erwiderungen entstammen dem damaligen Standardhandbuch für den Rorschachtest, das dem Prüfer vorschlägt, wie er Fragen abbiegt. ExCS, 1986, S. 69, zitiert in Galison, S. 263 f.
3 Elizabeth Weil, »What Really Happened to Baby Johan?«, *Matter*, Bd. 2, Februar 2015, medium.com/matter/what-really-happened-to-baby-johan-88816c9c7ff5.
4 David DeWitt, »Talk About Sex. Have It. Repeat«, *New York Times*, 31. Mai 2012.
5 *PD*, S. 15.
6 »Gnarls Barkley: Crazy«, www.blind.com/work/project/gnarls-barkley-crazy.
7 Walter Morgenthaler, »Aus dem Vorwort zur zweiten Auflage«, *PD*, S. 9.
8 Ellenberger in *GA*, S. 41.

Kapitel 1: Alles wird Leben und Bewegung

1 Die Schilderung dieser imaginierten Szene und anderer Impressionen beruht auf Briefen und Fotografien, die Rorschachs

Gewohnheiten beschrieben. Typisch schweizerdeutsche Kinderspiele schilderte Reto Sorg vom Robert-Walser-Zentrum in Bern dem Autor 2012 im persönlichen Gespräch.
2   Heini Roschach, 1437; Jörni Wiedenkeller, 1506; vollständige Lebensdaten gibt es erstmals von Hans Roschach, geboren 1556, und Balthasar Wiedenkeller, geboren 1562, HRA 1:3; Ellenberger in *GA*, S. 44.
3   HRA 1:1.
4   WSM, zitiert nach Aufzeichnungen von Anna und Ulrich. Ulrich unterrichtete an der Volksschule (Schüler im Alter von sieben bis zwölf Jahren) und an der Realschule (Schüler im Alter von zwölf bis vierzehn Jahren im Zweig, der zum Gymnasium führte, sowie Zwölf- bis Sechzehnjährige, die nach der Schule eine Berufsausbildung antraten).
5   Schaffhausen zählte 1880 rund 11.800 Einwohner, heute sind es etwa dreimal so viele.
6   *Schaffhausen und der Rheinfall*, Europäische Wanderbilder Bd. 18, Zürich: Orell Füssli, 1881, S. 3.
7   Mary Shelley, *Rambles in Germany and Italy in 1840, 1842, and 1843*, London: Edward Moxon, 1844, Bd. 1, S. 51 f.; *Schaffhausen und der Rheinfall*, S. 28.
8   Nach Erinnerungen von Anna Rorschach; siehe WSM, zitierte Gespräche mit Anna im Jahr 1960; Ellenberger in *Bulletin*, S. 175 ff.
9   WSI Fanny Sauter.
10 Franz Schwerz.
11 *Feldblumen: Gedichte für Herz und Gemüth*, Arbon: G. Rüdlinger, 1879. Eine Werkauswahl von Dichtern der Region, wie sie damals üblich war; acht der 27 Gedichte stammten von Ulrich.
12 HRA 1:7.
13 WSI Regineli. Es ist unklar, an welcher Krankheit Ulrich litt; Wolfgang Schwarz mutmaßte in WSM, es könnte sich um Parkinson oder eine Art von Hirnhautentzündung gehandelt haben.
14 In Ulrichs Nachruf hieß es: »Rorschach war nicht nur Zeichner und Humorist, er war auch ein Philosoph, der mit den höchsten Fragen sich oft und eingehend beschäftigte... Rorschach war eine echte Künstlernatur und hätte wohl in rein künstlerischer Betätigung am ehesten Befriedigung gefunden; allein zu allseitiger Ausbildung und zu Studienreisen mangelten die

Mittel; er fühlte sich allzu sehr gebunden durch die Rücksichten auf das materielle Wohl seiner Familie. ... trotz der kurzen Studienzeit [hat er] sich ein gründliches Wissen erworben, [das er] mit tüchtigem schöpferischem Können verband... Allein es fehlte Rorschach das rechte Selbstvertrauen und das künstlerische Selbstbewusstsein, die Sicherheit und Gewandtheit im äußeren Auftreten; er verstand es nicht, sein Wissen und Können zur Geltung zu bringen. Stets bereit, die Verdienste Anderer zu würdigen, war er viel zu bescheiden, den eigenen Wert zu erkennen.« *Schaffhauser Nachrichten*, 9. Juni 1903.
15 An Anna, 31. August 1911.
16 An Anna, 31. Januar 1910.
17 An Anna, 24. Januar 1909.

Kapitel 2: Klex

1 WSM; WSI Theodor »Schlot« Müller und Kurt Bachtold; *100 Jahre Scaphusia: 1858–1958*, Hrsg. Kurt Bachtold, Schaffhausen, 1958; *125 Jahre Scaphusia*, Schaffhausen, 1983; zum Scaphusia-Veranstaltungsprogramm und Album von 1903 siehe HRA 1:2.
2 Anna R; Schwerz; WSI Regineli und ehemalige Schulkameraden.
3 *GA*, S. 133, 129.
4 HRA 1:2:1; Blum/Witschi, S. 60 f.
5 Dieses Bild zeigt den Schul- und Verbindungskameraden Herbert Haug vom Gymnasium in Schaffhausen, der das Bild einer jungen Frau betrachtet, während ein schwarzer Hund grimmig den Betrachter anstarrt. Unter dem Bild befindet sich ein Gedicht, das ebenfalls auf Haugs verträumte Melancholie hinweist. Er ertrank wenige Jahre später, vermutlich durch Freitod. Brief an Anna, 31. Oktober 1906; und WSM.
6 Robert J. Richards, *The Tragic Sense of Life: Ernst Haeckel and the Struggle over Evolutionary Thought*, Chicago: University of Chicago Press, 2008, S. 2 ff; Philipp Blom, *Der taumelnde Kontinent, Europa 1900–1914*, München: Hanser, 2009. Haeckel entwickelte auch eine Wellentheorie der Vererbung durch das Protoplasma, die Nietzsches Formulierung des Willens zur Macht entscheidend prägen sollte: »Das Leben entsprang den periodischen Schwingungen, die in den winzigen materiellen

Strukturen des Protoplasmas gespeichert sind, ... ein durchweg mechanischer Ansatz zur Erblehre«, s. Robert Michael Brain, »The Pulse of Modernism: Experimental Physiology and Aesthetic Avant-Gardes circa 1900,« *Studies in History and Philosophy of Science*, Bd. 39, Nr. 3, 2008, S. 403 f. und Anmerkungen.
7   Irenäus Eibl-Eibesfeldt, »Ernst Haeckel – Der Künstler im Wissenschaftler«, in Haeckel, *Kunstformen der Natur*, München: Prestel, 2012, S. 117–129.
8   Richards, *Tragic Sense of Life*, S. 1, 262.
9   Olaf Breidbach, »Kurze Anleitung zum Bildgebrauch«, in Haeckel, *Kunstformen der Natur*, S. 103–116.
10 Das Buch wurde bei jeder Gelegenheit hervorgeholt, begutachtet, ja bewundert – von Kindern und Großvätern gleichermaßen; Richard P. Hartmann, Vorwort zu Haeckel, *Art Forms*, S. 7.
11 Richards, *Tragic Sense of Life*, S. 385. Er weist darauf hin, dass heutige Biologen weniger an einen persönlichen Gott glauben als Wissenschaftler anderer Fachgebiete, nämlich 5,5 Prozent gegenüber 39,3 Prozent der führenden Wissenschaftler im Allgemeinen und 86 Prozent der amerikanischen Bevölkerung bzw. 94 Prozent, wenn ein Glaube an eine »höhere Macht« zählt. Eine Umfrage von 1914 ergab das gleiche Muster.
12 Brief von Haeckel, 22. Oktober 1902.
13 Anna R, S. 73; Olga R, S. 88; Morgenthaler, »Hermann Rorschach«, in *PD*, S. 8; Ellenberger in *GA*, S. 23. – »Dieser mutige Schritt, sich [um Hilfe für seine Berufswahl] an einen Berühmten zu wenden, scheint für Rorschach charakteristisch«, *BW*, S. 25, Anm. 1. – »Es scheint fraglich, dass Rorschach die Entscheidung über seinen künftigen Beruf ganz in die Hand eines Fremden gelegt haben soll ... Wie seine Korrespondenz zeigt, scheint er meist bewusst und bedacht gehandelt zu haben«, WSM. Im Jahr 1962 erfuhr Schwarz vom Ernst-Haeckel-Haus in Jena, dass kein Brief von Rorschach an Haeckel zu finden sei.

Kapitel 3: Ich will Menschen lesen

1   An Anna, 18. Februar 1906, zitiert in *GA*, S. 73.
2   Rorschach schnitt als Viertbester seiner Abiturklasse ab und war enttäuscht über seine Noten; sein Lehrer erklärte ihm, er habe

sich nicht oft genug gemeldet. Rorschachs Freund, Walter Im Hof, der sich gut ausdrücken konnte, frei redete und später Anwalt wurde, hatte bessere Zensuren als der ruhige künftige Psychiater, der gut zuhören konnte; WSI Walter Im Hof; Abschrift, HRA 1:1. WSM.

3   Anna gegenüber Wolfgang Schwarz, Antwort auf Anfragen, ca. 1960, WSA.
4   An Anna, 18. Februar 1906, zitiert in *GA*, S. 73.
5   HRA 1:6:4.
6   Brief an die Familie, 13. August 1904.
7   Orlando Figes, *Natasha's Dance: A Cultural History of Russia*, New York: Picador, 2002, S. 307; Rosamund Bartlett, *Tolstoy: A Russian Life*, Boston: Houghton Mifflin, 2011, S. 271; Andrew Donskov, *Sergej Tolstoy and the Doukhobors*, Ottawa: Slavic Research Group, University of Ottawa, 1998, S. 4f.; V. O. Pashchenko und T. V. Nagorna, »Tolstoy and the Doukhobors: Main Stages of Relations in the Late 19th and Early 20th Century«, 2006, Doukhobor Genealogy Website, www.doukhobor.org/Pashchenko-Nagorna.html, zuletzt aufgerufen im August 2016.
8   Ein Besucher hielt 1899 fest, dass sich um Tolstoi eine Gruppierung mit dem Spitznamen »Kardinalskollegium« versammelt hatte, obwohl er »eine Anhängerschaft mehr verachtete als alles andere«. Dem Kreis gehörten Vladimir Chertkov, Pavel Biryukov und Ivan Tregubov an; siehe James Mavor, *My Windows on the Street of the World*, London und Toronto: J. M. Dent and Sons, 1923, Bd. 2, S. 70; siehe auch das Pamphlet von Chertkov, Biryukov und Tregubov, *Appeal for Help*, London, 1897. Alle drei wurden kurz darauf ausgewiesen. Tregubov kehrte 1905 zurück und formierte Widerstand vor der Oktoberrevolution von 1917; danach war er im Kommissariat für Landwirtschaft tätig und versuchte weiterhin, die Interessen der Duchoboren zu schützen; siehe Heather J. Coleman, *Russian Baptists and Spiritual Revolution, 1905–1929*, Bloomington: Indiana University Press, 2005, S. 200. Tregubov überlebte unter Stalin bis 1931. – In seinem Tagebuch (HRA 1:6:4) erwähnte Rorschach Tregubov erstmals in einem politischen Zusammenhang: »Sozialistische Arbeiterpartei Dijon. Abendversammlung bei Trégouboff (Duchobor).«
9   An die Familie, 13. August 1904; an Anna, 21. Januar 1907,

14. April 1909; Anna R, S. 73. Olga R, S. 88–89; Ellenberger in *GA*, S. 42.
10 Anna R, S. 73. An Anna, 19. Februar 1906.
11 Einschreibung 20. Oktober 1904, Immatrikulationsnummer 15174. Schwerz; an die Familie, 23. Oktober 1904.
12 An die Familie, 23. Oktober 1904.
13 Nach den Erinnerungen seines Sohnes Wadim, s. Blum/Witschi, S. 85.
14 Details aus *Baedekers Schweiz*, 1905 und 1907.
15 So erinnerte sich Walter von Wyss, s. Ellenberger in *GA*, S. 42.
16 An Anna, 23. Mai 1906.
17 Darunter waren Herzen, Bakunin, Plekhanov, Radek, Kropotkin, Karl Liebknecht und ein junger Benito Mussolini; siehe Peter Loewenberg, »The Creation of a Scientific Community: The Burghölzli,« in *Fantasy and Reality in History*, New York: Oxford University Press, 1995, S. 46–89.
18 »Es wurde heiß debattiert und kalt gesessen«, zitiert in Verena Stadler-Labhart, »Universität Zürich«, in *Zeitmontage, Rosa Luxemburg*, Hrsg. Kristine von Soden, Berlin: Elefanten Press, 1995, S. 58.
19 Stadler-Labhart, »Universität Zürich«, S. 56, 63 Anm. 2; Blum/Witschi, S. 62, 74; Universität Zürich, »Geschichte«, undatiert, aufgerufen 8. Juli 2016, www.uzh.ch/about/portrait/history.html.
20 Deirdre Bair, *C. G. Jung: Eine Biographie*, aus dem Amerikanischen von Michael Müller, München: Knaus, 2005, S. 113 f. Emma hatte zwar jahrelang als Assistentin ihres Vaters fungiert, doch sie wurde für ein Jahr nach Paris geschickt, um bei Geschäftsfreunden ihres Vaters als Nobel-Au-pair zu arbeiten und in ihrer Freizeit angemessene kulturelle Interessen zu verfolgen. Siehe auch Stadler-Labhart, »Universität Zürich«, S. 56 f; sowie John Kerr, *Eine höchst gefährliche Methode. Freud, Jung und Sabina Spielrein*, Deutsch von Christa Broermann und Ursel Schäfer, München: Kindler, 1994, S. 72.
21 Stadler-Labhart, »Universität Zürich«; Blum/Witschi, S. 62 f.
22 Rorschachs Zimmergenosse, Schwerz, der die Anekdote fünfzig Jahre später festhielt, sparte solche Attraktionen in seinem Bericht aus und schrieb lediglich, dass dem »kunstsinnigen Ästheten Rorschach« eine hübsche schwarzhaarige Russin aufgefallen war, die er in die Studentenbude locken konnte, indem er

ihr von seinem Tolstoi-Brief erzählte. »Der Brief Tolstois fand allgemeine Beachtung«. Ein Brief von Tolstoi an Rorschach ist nicht erhalten, aber eine signierte Fotografie des Russen zählte zu Rorschachs wertvollen Besitztümern.

23 Schwerz.
24 Bair, *Jung*, S. 127 ff.; Kerr, *Eine höchst gefährliche Methode*; Alexander Etkind, *Eros des Unmöglichen. Die Geschichte der Psychoanalyse in Russland*, aus dem Russischen von Andreas Tretner, Leipzig: Kiepenheuer, 1996. Spielrein und Rorschach dürften einander begegnet sein, da sie denselben Mentor hatten; er traf sich mit Russen, und Spielrein »kam jeden Tag zu den Vorlesungen, war überall pünktlich und fühlte sich moralisch verpflichtet, sich voll zu beteiligen«, Loewenberg, »Creation«, S. 73, zitiert Jung.
25 Штемпелин, ausgesprochen wie das deutsche »Stempel«. 1910 gab Olga auf einem beglaubigten Dokument zur Einwilligung in die Ehe »Vil'gemovna« als Mittelnamen an; Hermann gab ihn in seinem Schriftverkehr mit schweizerischen Behörden bezüglich der Eheschließung entsprechend als »Wilhelmowna« an. (Ich danke Rita Signer für diese Angaben.) In dem Familienstammbaum, den Rorschach später aufstellte, sowie in vielen anderen schweizerischen Dokumenten taucht als Mittelname jedoch »Wassiljewna« auf.
26 Nach Hermanns und Olgas Tochter Elisabeth, s. Blum/Witschi, S. 73 f. und Anm. 139.
27 An Anna, 2. September 1906. In seinen Briefen ist Olga 1908 erstmals namentlich erwähnt.
28 HRA 2:1:15:25. Abdruck mit freundlicher Genehmigung des Tolstoj-Museums Moskau.
29 Der Einfluss der russischen Kultur im Westen vor dem Ersten Weltkrieg ist bisher noch nicht in Buchform aufgearbeitet worden. »Tolstojaner« breiteten sich in ganz Europa aus, eröffneten vegetarische Restaurants und predigten christliche Brüderlichkeit. Die lange Liste unerlässlicher Romane zu dem Thema beginnt mit Joseph Conrads *Mit den Augen des Westens*, der um 1907 in Russland und der Schweiz spielt.

Kapitel 4 Ungewöhnliche Entdeckungen und rivalisierende Schulen

1 Beschreibung von Auguste Forel, zitiert in Rolf Mösli, *Eugen Bleuler: Pionier der Psychiatrie*, Zürich: Römerhof Verlag, 2012, S. 20f.; Bair, *Jung*, S. 84.
2 Bair, *Jung*, S. 143.
3 Die beste Informationsquelle zum Aufkommen der modernen Psychiatrie, die sich günstigerweise auf Zürich konzentriert, ist John Kerrs meisterhaftes Werk *Eine höchst gefährliche Methode: Freud, Jung und Sabina Spielrein* (1996), dessen 22-seitiger »Bibliographischer Essay« eine Bibliothek für sich darstellt. Henri Ellenberger, *Die Entdeckung des Unbewussten*, aus dem Englischen von Gudrun Theusner-Stampa, Bern: Huber, 1973, ist mit zwei dicken Bänden nach wie vor die detaillierteste und gründlichste Studie zur Geschichte der Psychologie und Psychiatrie. Eine neuere, allgemeine historische Abhandlung ist George Makari, *Revolution der Seele: Die Geburt der Psychoanalyse*, aus dem Amerikanischen von Antje Becker, Gießen: Psychosozial-Verlag, 2011.
4 Janet Malcolm, *Reading Chekhov: A Critical Journey*, New York: Random House, 2001, S. 116.
5 Sigmund Freud, *The Interpretation of Dreams*, John Wiley, 1961, S. XX Im Gegensatz dazu erreichte Théodore Flournoys bedeutendes Werk über das Unbewusste, das ebenfalls Ende 1899 erschien, innerhalb von drei Monaten bereits die dritte Auflage und wurde in ganz Europa und Amerika begeistert rezensiert, sowohl in Fachzeitschriften als auch in der Massenpresse, siehe *From India to the Planet Mars: A Case of Multiple Personality with Imaginary Languages*, Princeton: Princeton University Press, 1995, S. xxvii-xxxi. – Ellenberger revidiert die »Legende«, wonach Freuds *Traumdeutung* weitgehend ignoriert wurde, siehe Ellenberger, *Die Entdeckung des Unbewussten*, S. 801.
6 Kerr, *Eine höchst gefährliche Methode*, S. 54.
7 Ellenberger, *Entdeckung*; Bair, *Jung*; Kerr, *Eine höchst gefährliche Methode*; Makari, *Revolution der Seele*; Mösli, *Eugen Bleuler*; Daniel Hell, Christian Scharfetter und Arnulf Möller, *Eugen Bleuler, Leben und Werk*, Bern: Huber, 2001; Christian Scharfetter, Hrsg., *Eugen Bleuler, 1857–1939*, Zürich: Juris Druck, 2001. – *Sigmund Freud Eugen Bleuler, »Ich bin zuversichtlich,*

wir erobern bald die Psychiatrie«, Briefwechsel 1904–1937, Hrsg. Michael Schröter, Basel: Schwabe, 2012; fortan zitiert als »F/B«). Bleuler wurde bisher meist als etwas überheblich und unausstehlich beschrieben, hauptsächlich weil dies Jungs Sichtweise entsprach. Je mehr Material über Bleuler veröffentlicht wird, desto einseitiger erscheint diese Sichtweise. Kerr, *Eine höchst gefährliche Methode*, S. 55–60, stellt ihn ausgewogener dar.

8   Zitiert in Loewenberg, »Creation«, S. 47, dort Verweis auf Kraepelin, *Hundert Jahre Psychiatrie*.

9   Kraepelins Lehrbuch *Einführung in die psychiatrische Klinik*, 4. Auflage 1921, zitiert in Christian Müller, *Abschied vom Irrenhaus: Aufsätze zur Psychiatriegeschichte*, Bern: Huber, 2005, S. 145. Müller fährt fort: »Was störte mich an diesem Zitat des großen unbestrittenen Meisters der Psychiatrie? Ist es eine Frage des Stils, der Wortwahl? Ist es die Brutalität, mit welcher eine damals objektiv vorhandene Realität gekennzeichnet wird? An diesem Zitat spüren wir den gewaltigen Wandel, der sich in unserer Einstellung dem menschlichen Leiden gegenüber ganz allgemein vollzogen hat. Wir sind sensibilisiert...«

10 Mösli nennt 655 Insassen, *Eugen Bleuler*, S. 114, Makari spricht von »mehr als 800«, *Revolution der Seele*, S. 223.

11 Eugen Bleuler, »The Prognosis of Dementia Praecox«, in *The Clinical Roots of the Schizophrenia Concept: Translations of Seminal European Contributions on Schizophrenia*, Hrsg. John Cutting und Michael Shepherd, Cambridge, GB: Cambridge University Press, 1987, S. 59. Ein Autor in neuerer Zeit erklärte, dass allein die Abschaffung des Ausdrucks »Demenz« maßgeblich dazu beitrug, vielen Kranken und ihren Angehörigen Hoffnung auf Heilung zu vermitteln, Daniel Hell, »Herkunft, Kindheit und Jugend«, in Mösli, *Eugen Bleuler*, S. 25 f.

12 Abraham Arden Brill, zitiert in Mösli, *Eugen Bleuler*, S. 153.

13 Brill zitiert in Loewenberg, »Creation«, S. 65 f.

14 Die Literatur über C. G. Jung ist ungeheuer umfangreich und strotzt nur so von Kontroversen; Sonu Shamdasanis *Jung Stripped Bare by His Biographers, Even*, London: Kamac, 2005, befasst sich mit Streitpunkten in den Biographien über Jung. Kerrs *Eine höchst gefährliche Methode* ist der beste Ausgangspunkt; Jungs Persönlichkeit lässt sich kaum treffender beschreiben als in dem Absatz, der so beginnt: »Dabei muss man sich die geradezu Rabelaissche Dimension seiner Begabung vor Augen halten«,

S. 69. Siehe auch Bair, *Jung*; Sonu Shamdasani, *Jung and the Making of Modern Psychology: The Dream of a Science*, Cambridge, UK: Cambridge University Press, 2003.

15 Jung erklärte 1934: »Ist doch das Wort ›Komplex‹ im psychologischen Sinne in die deutsche sowohl wie in die englische Umgangssprache übergegangen. Jedermann weiß heutzutage, dass man ›Komplexe hat‹. Dass aber die Komplexe *uns haben*, ist weniger bekannt, aber theoretisch umso wichtiger.« *Gesammelte Werke*, Bd. 8, S. 111.

16 Kerr, *Eine höchst gefährliche Methode*, S. 76; Makari spricht von einem »Paukenschlag«, *Revolution der Seele*, S. 235.

17 Zumindest in Jungs eigennütziger Schilderung. Jung hatte *Die Traumdeutung* in der Tat bereits im Jahr 1900 gelesen.

18 Bleuler im Jahr 1910, zitiert von Michael Schröter, Einleitung zu *F/B*, S. 16.

19 Ebd., S. 15.

20 *F/B*, Brief 2B.

21 Bleuler an Freud, 9. Oktober 1905, *F/B* 5B: »Obgleich ich sogleich nach der ersten Lectüre Ihre Traumdeutung als richtig erkannt hatte, gelingt es mir nur ganz ausnahmsweise, einen *eigenen* Traum zu deuten. ... Auch meine Collegen, die sich in der Sache üben, sowie meine Frau, die psychologisch ein angeborenes Verständnis hat, können die Nüsse nicht knacken. Unter diesen Umständen werden Sie mir verzeihen, wenn ich mich einmal an den Meister selbst wende.« Freud entsprach seinem Wunsch, und so schickte Bleuler mehr Material. Am 5. November 1905 setzte er sich an seine Schreibmaschine und versuchte, Freuds Anweisungen zum freien Schreiben zu befolgen: »Ob jetzt etwas herauskommt?... Auch in meinen Assoziationen kamen nur alte Dinge zum Vorschein. Ist das nicht eine Art Widerspruch zu Freuds Theorie, so wie sie gemeint ist. Das Prinzip derselben ist ja unzweifelhaft richtig. Stimmen alle Détails für alle Fälle? Macht nicht die Individualität viel aus?... Es ist schon dumm, dass ich mit meiner kleinen Erfahrung zweifle. Aber es ist auch dumm, dass ich nur ausnahmsweise einen Traum von mir selbst deuten kann. Stockung. (Störung durch Regenrauschen, Gedanke an Besuch, der kommen sollte). ... Wenn ich nur wüsste, wie ich mehr unbewusst schreiben sollte«, schloss Bleuler etwas betrübt, *F/B*, Brief 8B. Die Versand-Analyse verlief sich rasch im Sand.

22 Brief an Wilhelm Fließ, zitiert in Schröter, Einleitung zu *F/B*, S. 15. »Ich bin zuversichtlich«: *F/B*, Brief 12F.
23 *The Freud/Jung Letters(???): The Correspondence between Sigmund Freud and C. G. Jung*, Hrsg. William McGuire, Princeton: Princeton University Press, 1974, fortan zitiert als »F/J«, 3F.
24 »Die Hysterielehre Freuds. Eine Erwiderung auf die Aschaffenburgsche Kritik« (1906), eine siebenseitige Salve von oberflächlichem Lob und kühler Überlegenheit, Jung, *Gesammelte Werke*, Bd. 4, S. 3–10; seine wahren Gefühle äußerte Jung in F/J, Brief 83J. Folgende Zitate: F/J, Brief 2J, 219J, 222J, 272J.
25 Diese Patientin gehörte zu Jungs Lieblingsbeispielen, *Gesammelte Werke*, Bd. 3, S. 113, 194; Jung, *Erinnerungen, Träume, Gedanken*, Hrsg. Aniela Jaffé, Olten: Walter, 1987.
26 Bair, *Jung*, S. 143, paraphrasiert *Erinnerungen, Träume, Gedanken*, S. 121.
27 Bleulers Schlüsselwerk wurde erst 1908 veröffentlicht – zehn Jahre nach seiner Rückkehr an die Burghölzli-Klinik und mehr als zwanzig Jahre nach seinem Beginn in Rheinau – und sein gefeiertes Buch über Schizophrenie erschien 1911. Er hatte seine Zeit und Energie seinen Patienten gewidmet und die Bedingungen am Burghölzli verbessert (die Belegschaft verdoppelt, die Einweisungen verdreifacht, das Budget verzehnfacht): »Nach der Übernahme des Burghölzli hatte Bleuler so viel mit der Leitung der Anstalt zu tun, dass er die Veröffentlichung seiner Entdeckung erst einmal zurückstellen musste«, Kerr, *Eine höchst gefährliche Methode*, S. 57.
28 Bair, *Jung*, S. 141.
29 In einem Interview im Jahr 1957, in *C. G. Jung. Ein großer Psychologe im Gespräch: Interviews, Reden, Begegnungen*, Hrsg. Robert Hinshaw und Lela Fischli, Freiburg: Herder, 1994, S. 152 f.
30 An Morgenthaler, 11. November 1919. In dem Vortrag von 1916 (siehe Kap. 8) hieß es, man halte die Psychoanalyse nun bei weniger Krankheitsarten für angezeigt – selbst Freud habe die Indikationen etwas eingeschränkt – und es sei normalerweise nicht nötig, ganz tief bis in die Kindheit zu graben, um einen Neurotiker zu heilen.
31 Einmal legte Rorschach sechzig Franken beiseite, ein Drittel seines gesamten Guthabens, für »eine Uhr mit Zählzeiger für 1/5 Sekunden für psychologische Experimente«, zweifellos den Wortassoziationstest (an Anna, 8. Juli 1909). Kurz darauf konnte

er sie gut gebrauchen, als ein von der Armee Entlassener zur Begutachtung eingeliefert wurde, der wegen Pferdediebstahls verhaftet worden war. Rorschach erstellte mithilfe des Tests eine präzise Diagnose und schloss die Zurechnungsfähigkeit des Mannes aus; »Pferdediebstahl im Dämmerzustand«, *GA*, S. 170–175.

32   Olga R, S. 90.
33   Jung, *Gesammelte Werke*, Bd. 3, S. 181.
34   »Zur Pathologie und Operabilität der Tumoren der Zirbeldrüse« war die einzige Arbeit von Rorschach, die der Herausgeber absichtlich nicht in die *Gesammelten Aufsätze* aufnahm, »weil sie fast ohne Beziehung zu seinen übrigen Werken dasteht, und zu umfangreich ist, [um] aufgenommen werden zu können«, *GA*, S. 11.
35   Mösli, *Eugen Bleuler*, S. 174. Bleuler arbeitete eng mit seiner Frau zusammen und bezeichnete ihr psychologisches Fachwissen (und das seiner Mutter) stets als unabdinglich.
36   An Anna, 7. Juli 1908.
37   An Anna, 23. Mai 1906.
38   »Assoziationsexperiment, Freies Assoziieren und Hypnose im Dienst der Hebung einer Amnesie«, *GA*, S. 196–205. Rorschach benennt den Soldaten mit dem Kürzel J. N.; hier der Lesbarkeit wegen zu einem Pseudonym erweitert.

Kapitel 5: Ein ganz eigener Weg

1   An Anna, 23. Mai 1906.
2   An Anna, 2. September 1908.
3   An Hans Burri, 16. Juli 1920.
4   An Anna, 2. September 1906.
5   Ebd.
6   An Anna, 31. Oktober 1906.
7   Siehe Peter Fritzsches atmosphärisch dichtes Buch *Als Berlin zur Weltstadt wurde. Presse, Leser und die Inszenierung des Lebens*, aus dem Amerikanischen von Christian Werner, Berlin: Osburg, 2008.
8   Fritzsche (S. 156) zitiert Walter Kiaulehn, laut Fritzsche »Berlins großer Chronist des 20. Jahrhunderts« (S. 29). Vieles in Fritzsches Buch erinnert an den Rorschachtest, z. B.: »Die Darstellung der Stadt in einer endlosen Folge von scharfen, visuell

ansprechenden Bildern hatte wesentliche... Konsequenzen. ... Männer, Frauen und Kinder, Neuankömmlinge, Arbeiter und Touristen hatten gewiss jeweils unterschiedliche Vorstellungen und eigene Lesarten. Wer die Stadt durchstöberte, erzeugte mannigfache Versionen von ihr, je nach seiner Neigung, und je nachdem wie er auf sie reagierte.« (S. 186 ff.).

9 An Paul, 5. Dezember 1906; an Anna, 31. Oktober 1906; an Anna, 21. Januar 1907.
10 An Anna, 21. Januar 1907; zum Hauptmann von Köpenick, siehe Fritzsche, *Als Berlin zur Weltstadt wurde*, S. 229.
11 An Anna, 21. Januar 1907.
12 An Anna, 16. November 1908.
13 An Anna, 21. Januar 1907.
14 An Anna, 25. Januar 1909.
15 Olga R, S. 89.
16 An Anna, 5. Mai 1907.
17 Der Aufenthalt in Russland war Annas eigene Entscheidung; Hermann hatte auf eine Anstellung als Kinderfrau in England gedrängt; seiner Meinung nach war »England eine bessere Schule für Charakter, Lebensart und Menschenkenntnis als Russland«. Aber Anna setzte sich durch; ein paar Monate später nahm sie erwartungsvoll eine Stelle in Russland an; an Anna, 17. September 1907 und 31. Januar sowie 6. Februar 1908.
18 Rorschach erwähnt insbesondere »den Christus von [Ivan Nikolajewitsch] Kramskoi, so ein sehr schönes graues Bild, Christus sitzt in der Wüste. Es hat in Bern über meinem Tischchen gehangen«, und den »Gottvater« des romantischen Modernisten Viktor Vasnetsov, der in seinem Zimmer hing. Er wünschte sich auch eine Postkarte mit »*Über ewigem Frieden*« von Isaak Lewitan, dem Meister der sogenannten Stimmungslandschaft.
19 An Anna, 16. November 1908.
20 An Anna, 26. Oktober 1909. Im Jahr darauf schrieb er: »Jetzt habe ich endlich richtig photographieren gelernt. Beiliegend erhältst Du einige unserer besten Aufnahmen mit Beschreibung. Schreib, wie sie Dir gefallen. Was macht Dein Photographieren?«, 3. August 1910.
21 ARL, S. 2.
22 An Anna, 31. Oktober 1906.
23 An Anna, 17. September 1907.
24 An Anna, 15. Juni 1908.

25 An Anna, 16. November 1908.
26 An Anna, 9. Dezember 1908.
27 An Anna, 17. September 1907.
28 An Anna, 26. Mai 1908.
29 Ebd.
30 *Fut*, S. 180.
31 An Olga, 16. April 1908, HRA 2:1:48. Dies entspricht dem durchgängigen Tonfall der erhaltenen Briefe; die meisten wurden von Olga beziehungsweise den Kindern zum Schutz der Privatsphäre vernichtet; HRA Kataloganmerkung.
32 An Anna, 2. September 1908.
33 An Anna, 9. Dezember 1908, 27. November 1908, 25. Januar 1909.
34 Ellenberger in *GA*, S. 27.
35 An Anna, 25. Januar 1909.
36 An Anna, Anfang Juli, 1909.
37 An Anna, 26. Mai (in *GA*), 14. April 1909 (in *BW*).
38 An Anna, 2. April 1909.
39 Ebd.
40 An Anna, 14. April und Anfang Juli 1909.
41 An Anna, 26. Mai 1908.
42 An Anna, 22. Dezember 1909.
43 Ebd.
44 An Anna, 27. August 1909.

Kapitel 6: Kleine Tintenkleckse voller Formen

1 »Über ›Reflexhalluzinationen‹ und verwandte Erscheinungen«, *GA*, S. 112f, 115, 118.
2 HRA 4:2:1.
3 StATG, Sign. 9'10, 1.6.0/0 (Broschüre), 9'10, 1.1.0/14 (Jahresbericht für 1911).
4 An Anna, 24. September 1909.
5 Ebd.
6 An Anna, 26. Oktober 1909.
7 An Anna, 24. September 1909.
8 Olga an Anna, 3. August 1910. Olga R, S. 89: »Er liebte Münsterlingen, fühlte sich dort überaus glücklich, fast fürstlich in seinem ›eigenen Heim‹ von zwei Zimmern, mit dem geliebten Bodensee vor den Augen, den er bei jedem Wetter genoss.«

9   Mikhail Shishkin, *Auf den Spuren von Byron und Tolstoi: Eine literarische Wanderung*, Zürich: Rotpunkt, 2012.
10 An Anna, 14. November 1910.
11 An Anna, 3. August 1910.
12 Jahresbericht für 1913, S. 11.
13 An Anna, Ende Dezember 1910; »Gogol lese ich von allen russischen Schriftstellern am liebsten wegen seiner schönen Sprache«, schrieb Hermann.
14 An Anna, 22. Dezember 1909.
15 Blum/Witschi, S. 92 f.; John M. MacGregor, *The Discovery of the Art of the Insane*, Princeton University Press, 1989, S. 187 und Anm. 8. – Ellenberger berichtete von »einem Sanatorium in der Nähe von Berlin, wo [1908] Sport, Gartenarbeit und Kunst-Therapie in voller Blüte standen. Die Patienten hatten Haustiere zur Verfügung (einschließlich eines Esels)«, *Die Entdeckung des Unbewussten*, S. 1069.
16 Ellenberger in *GA*, S. 42. Urs Germann im persönlichen Austausch 2014. Der Name »Fipps« ist nur in einer handschriftlichen Anmerkungen auf einem Foto des Affen belegt, StATG 9'10 1.7.
17 Drei waren kurze Notizen über Aspekte der Sexualsymbolik, auf die er bei seiner Lektüre oder in der Praxis gestoßen war und nur der Vollständigkeit halber veröffentlicht wurden; andere waren psychoanalytische Aufsätze, in denen die Freud'sche Theorie direkt angewandt wurde, etwa »Ein Fall von misslungener Sublimierung und ein Fall von Namenvergessen«, »Zum Thema: Uhr und Zeit im Leben der Neurotiker« und »Über die Wahl des Freundes beim Neurotiker«. Ein Text war ein gerichtsmedizinisches Gutachten, das sich an Jung orientierte und den Wortassoziationstest einbezog: »Pferdediebstahl im Dämmerzustand«, alle in *GA*.
18 Roland Kuhn, »Über das Leben Hermann Rorschachs und sein wissenschaftliches Werk unter Ausschluss des Formdeutversuchs«, ca. 1950 – ca. 1960, StATG, Sign. 9'10, 8.4/0, S. 5 f. Kuhn lobte Rorschachs wissenschaftliche Arbeiten und seine Dissertation: »Sie sind interessant geschrieben, gehen besonders auf das Menschliche ein, schildern Persönlichkeiten und ihre Schicksale ...« (S. 6).
19 »Analyse einer schizophrenen Zeichnung«, *GA*, S. 188–194, Zitat S. 192.

20 »Analytische Bemerkungen über das Gemälde eines Schizophrenen«, *GA*, S. 178–181.
21 WSI Frau Gehring (Vorname nicht vermerkt).
22 An Paul, 8. Dezember 1914.
23 An Anna, 23. Mai 1911.
24 Rorschachs Arbeit als Kolumnist – »seine Lust am Kommunizieren, am Formulieren, Aufgreifen von tageswichtigen Dingen« – war »recht ungewöhnlich«. Müller, *Abschied vom Irrenhaus*, S. 103, 107.
25 *März*, Bd. 12, 1909, S. 492 f. (HRA 6:1), »Die jungrussische Gesellschaft macht schnelle Wandlungen durch. Wie der einzelne Mensch in der Pubertätszeit. Erst die politische Betätigung, und nach dem Einsetzen der Reaktion die hartnäckige Verdrängung der Politik. Verdrängung im psychologischen Sinn.«
26 Andrejews Dramen wurden vielerorts aufgeführt und auch verfilmt, darunter *Der Mann, der die Ohrfeigen bekam* (1924). *Der Gedanke. Geschichte eines Verbrechens*, übersetzt von Kay Borowsky, Stuttgart: Staudacher, 1999.
27 An Anna, Anfang Juli 1909.
28 Olga R, S. 94; größerer Textauszug siehe Anhang.
29 Rita Signer und Christian Müller, »Was liest ein Psychiater zu Beginn des 20. Jahrhunderts?«, *Schweizer Archiv für Neurologie und Psychiatrie*, Bd. 156, Nr. 6, 2005, S. 282 f. Rorschachs Exzerpte von Jungs *Wandlungen und Symbole der Libido. Beiträge zur Entwicklungsgeschichte des Denkens* beliefen sich auf 128 Seiten; bei seinen Studien über Sekten, Mythologie und Religion machte er Notizen zu Büchern wie Paul Ehrenreichs *Die allgemeine Mythologie und ihre ethnologischen Grundlagen* und *Die Mythen und Legenden der südamerikanischen Urvölker und ihre Beziehungen zu denen Nordamerikas und der alten Welt*, Ludwig Kellers *Die Reformation und die älteren Reformparteien*, Karl Rudolf Hagenbachs siebenbändige *Kirchengeschichte von der ältesten Zeit bis zum 19. Jahrhundert in Vorlesungen* und Jacob Burckhardts *Die Kultur der Renaissance in Italien*.
30 Ellenberger, *Entdeckung*; Karl-Ludwig Hoffmann und Christmut Praeger, »Bilder aus Klecksen: Zu den Klecksographien von Justinus Kerner«, in *Justinus Kerner: Nur wenn man von Geistern spricht*, Hrsg. Andrea Berger-Fix, Stuttgart: Thienemann, 1986, S. 125–152; Friedrich Weltzien, *Fleck – Das Bild der Selbsttätigkeit um 1800: Justinus Kerner und die Klecksografie als experimen-*

telle Bildpraxis zwischen Ästhetik und Naturwissenschaft, Göttingen: Vandenhoeck und Ruprecht, 2011.

31 Erbguth und Naumann, »Historical Aspects of Botulinum Toxin: Justinus Kerner (1786–1862) and the ›Sausage Poison‹«, *Neurology*, Bd. 53, 1999, S. 1850–1853.

32 Hermann Hesse im Nachwort zu einer Ausgabe (von 1918) von Justinus Kerners frühem Roman *Reiseschatten. Von dem Schattenspieler Luchs* (1811), zitiert in Kerner, *Die Reiseschatten*, Stuttgart: Steinkopf, 1964, S. 25.

33 *Klecksographien*, Projekt Gutenberg, http://gutenberg.spiegel.de/buch/klecksographien-4394/1 – Die einleitende Strophe des ersten Gedichts klingt typisch: »Jedweder trägt in sich den Tod, / Wenn's außen noch so gleißt und lacht, / Heut wandelst du im Morgenrot / Und morgen in der Schatten Nacht.«

34 Kerner an Ottilie Wildermuth, Juni 1854, zitiert in Weltzien, *Fleck*, S. 274; darin weiter: »In mancher Hinsicht erinnern sie mich an die neuen photographischen Bilder, obwohl für sie keine Apparaturen notwendig sind und sie auf einem ganz alten Material aufruhen: der Tinte. ... Die sonderlichsten Abbildungen und Figuren ergeben sich auf diese Weise ganz von selbst, ohne mein Zutun, wie die Bilder in einer photographischen Kamera. Du kannst es weder beeinflussen noch steuern. Du kannst nie hervorbringen, was Du möchtest und erhältst oft das Gegenteil von dem, was Du erwartest. Bemerkenswert ist, dass diese Bilder oft jenen längst vergangener Zeiten aus der Kindheit der Menschen ähneln. ... Für mich sind sie wie Daguerreotype der unsichtbaren Welt, obwohl sie, da an das Schwarz der Tinte gebunden, nur die niederen Geister zur Erscheinung bringen. Aber ich würde mich sehr verwundern, wenn es nicht auch den höheren Geistern, den Lichtgeistern des Mittelreichs und des Himmels, gelänge, die chemischen Prozesse der Photographie so nach ihrer Art auszurichten, dass sie darin hervorscheinen. Schließlich sind sie doch Wanderer im Licht.«

35 Ellenberger in *GA*, S. 47. – Ernst H. Gombrich, *Kunst und Illusion. Zur Psychologie der bildlichen Darstellung*, englischer Originaltitel *Art and Illusion. A Study in the Psychology of Pictorial Representation*, 1959, deutsche Übersetzung von Lisbeth Gombrich, Köln 1967; Horst W. Janson, »The ›Image Made by Chance‹ in Renaissance Thought«, in *De Artibus Opuscula XL: Essays in Honor of Erwin Panofsky*, New York: New York University Press,

1961, S. 254–266; »Die zeitliche und geographisch-kulturelle Nähe macht eine direkte Verbindung mehr als wahrscheinlich«, Dario Gamboni, *Potential Images: Ambiguity and Indeterminacy in Modern Art*, London: Reaktion, 2002, S. 58. – Olga Rorschach erklärte, ihr Mann habe Kerners Bilder schon früh gekannt, aber sie beschrieb sie im Kontext der Phantasie, nicht der Wahrnehmung (siehe Kapitel 10 zur Frage, warum dies irreführend ist): »Von jeher interessierte er sich für ›Phantasie‹, die er als ›Götterfunken‹ im Menschen betrachtete. ... Es war in ihm wie halb bewusstes Ahnen, dass die ›Zufallsformen‹ vielleicht als eine Art Brücke zur *Prüfung der Phantasie* dienen könnten.« *GA*, S. 90.

36 Von Hans Burri, 21. Mai 1920, und an Burri, 28. Mai 1920. Dies waren persönliche Briefe, die vor der Veröffentlichung des Tests geschrieben wurden; Rorschach hatte keinen Grund, bezüglich Kerners Einfluss zu lügen. Der Rorschachtest wird bisweilen auch mit der Graphologie verknüpft, doch Rorschach wusste bis 1920 nichts über die Handschriftendeutung und zeigte sich nicht sonderlich daran interessiert, als er davon erfuhr; WSI Martha Schwarz-Gantner.

37 Jung, *Erinnerungen, Träume, Gedanken*, S. 24. Henry David Thoreau, *The Journal*, 1837–1861, New York: New York Review of Books, 2009, 14. Februar 1840, mit einem eingeschobenen Blatt mit Tintenklecksen, unveröffentlicht und archiviert in der Morgan Library, New York. WSI Irena Minkowska.

38 Alfred Binet und Victor Henri, »La psychologie individuelle«, *L'Année Psychologique*, Bd. 2, 1895–1896, S. 411–465, zitiert in Franziska Baumgarten-Tramer, »Zur Geschichte des Rorschachtests«, *Schweizer Archiv für Neurologie und Psychiatrie*, Bd. 50, 1942, S. 1–13, Zitat (auf Französisch) S. 1; siehe Galison, S. 259 f.

39 Fjodor E. Rybakov, *Atlas dlya ekspiremental'no-psikhologicheskogo issledovaniya lichnosti* (Atlas für experimentalpsychologische Untersuchungen der Persönlichkeit), Moskau: Sytin, 1910, Auszüge in Baumgarten-Tramer, »Zur Geschichte,« S. 6 f.

40 Siehe Whipples *Manual of Mental and Physical Tests*, Baltimore: Warwick and York, 1910, Kap. 11, »Tests of Imagination and Invention«, Test 45: Ink-Blots.

41 Baumgarten-Tramer, »Zur Geschichte,« S. 8 f., zitiert Leonardos *Traktat* und mutmaßt, Binet habe die Idee daraus übernommen. Die Szene mit Leonardo fiktionalisierte Dmitri Mer-

eschkowski in seinem bekannten historischen Roman *Leonardo da Vinci* (übersetzt von Carl von Gütschow, Leipzig 1903), den Hermann und Olga gemeinsam lasen; Ellenberger zitiert die Szene, *GA*, S. 49. – George V. N. Dearborn, »Notes on the Discernment of Likeness and Unlikeness«, *Journal of Philosophy, Psychology, and Scientific Methods*, Bd. 7, Nr. 3, 1910, S. 57.

42   HRA 3:3:3; WSI Frau Gehring.

Kapitel 7: Hermann Rorschach fühlt, wie ihm das Hirn in Schnitte zerlegt wird

1   Rorschachs Doktorarbeit, »Über ›Reflexhalluzinationen‹ und verwandte Erscheinungen«, *GA*, S. 105–149, Zitat S. 108 f. Weitere Zitate und Beispiele in diesem Kapitel stammen, wenn nicht anders vermerkt, aus dieser Dissertation.

2   Robert Vischer, *Über das optische Formgefühl. Ein Beitrag zur Ästhetik*, 1873, http://echo.mpiwg-berlin.mpg.de/ECHOdocuView?url=/permanent/vlp/lit39646/index.meta. »On the Optical Sense of Form« in *Empathy, Form, and Space*, Hrsg. Harry Francis Mallgrave und Eleftherios Ikonomou, Santa Monica, Kalifornien: Getty Center for the History of Art and the Humanities, 1994, siehe Einleitung der Herausgeber in ebd. – Irving Massey, *The Neural Imagination*, Austin: University of Texas Press, 2009, bes. »Nineteenth-Century Psychology, ›Empathy,‹ and the Origins of Cubism«, S. 29–39. Carol R. Wenzel-Rideout entdeckte in ihrer gewissenhaften Dissertation keine direkte Verbindung zwischen Rorschach und Vischers Theorie der Einfühlung, aber überzeugende Indizien dafür, dass Rorschach mit der Literatur vertraut war und »zum Mindesten eine starke Verwandtschaft« zwischen ihren Ideen bestand, »Rorschach and the History of Art: On the Parallels between the Form-Perception Test and the Writings of Worringer and Wölfflin«, Dissertation der Psychologischen Fakultät, Rutgers University, 2005, S. 199–207; die Seiten 70–74 beziehen sich auf Worringer.

3   Richard Holmes, »John Keats Lives!«, *New York Review of Books*, 7. November 2013.

4   Massey, *Neural Imagination*, S. xii und 186–189, deutet Keats' Gedicht »Ode an Psyche« als Fabel der Neurowissenschaft, die dafür plädiert, Psyche in das Pantheon aufzunehmen, und einige neurologische Details wachruft, etwa dendritische Hirnzel-

len (»the wreath'd trellis of a working brain« – das gewundene Rankgerüst eines tätigen Gehirns) und Neuroplastizität (»branched thoughts, new grown with pleasant pain« – verzweigte Gedanken, neu gesprossen mit süßer Pein).

5 Freud erklärte André Breton 1937, der oberflächliche Aspekt des Traums, den er als manifesten Trauminhalt bezeichnete, interessiere ihn nicht. Ihm gehe es um den »latenten Inhalt«, der durch psychoanalytische Interpretation aus dem manifesten Inhalt abgeleitet werden könne, Brief, 8. Dezember 1937, zitiert in Mark Polizzotti, *Revolution of the Mind: The Life of André Breton*, Boston: Black Widow Press, 2009, S. 406, siehe auch 347 f.

6 Karl Albert Scherner (1825–189), *Das Leben des Traums*, 1861. Vischer, *Über das optische Formgefühl*, S. vii. Freud schätzte insbesondere Scherners Augenmerk auf Wunscherfüllung, Tageserlebnissen vor dem Traum und erotischem Verlangen als Material, das vom Traum umgewandelt wird; Freud, *Traumdeutung*, S. 80, passim. Ein Autor jüngerer Zeit bezeichnete Scherner als »eine interessante, aber rätselhafte Figur, tief vergraben unter den Sanddünen der Geistesgeschichte«, obgleich »Scherner den bei weitem berechtigtsten Anspruch darauf hat, Freuds wichtigster Vorläufer zu sein, denn er machte aus dem, was ursprünglich eine ästhetische Theorie war, die Grundlage seiner Traumpsychologie«, Massey, *Neural Imagination*, S. 37, und Irving Massey, »Freud before Freud: K. A. Scherner (1825–1889)«, *Centennial Review*, Bd. 34, Nr. 4, 1990, S. 567–576.

7 Wilhelm Worringer, *Abstraktion und Einfühlung*, Dissertation 1907, 1908 vom Piper Verlag als Buch veröffentlicht, Zitate aus der Online-Fassung nach der Piper-Ausgabe von 1921 https://archive.org/details/abstraktionundei00worruoft. Rudolf Arnheim bezeichnete das Werk als »eine der bedeutendsten kunsttheoretischen Schriften des neuen Jahrhunderts«; es »übte einen direkten und tiefgehenden Einfluss auf die Bewegung der Moderne aus«, *Neue Beiträge* (Originaltitel *New Essays on the Psychology of Art*, 1986), aus dem Amerikanischen von Gerhard Ammelburger und Brigitte Wünnenberg, Köln: DuMont, 1991, S. 75 f.

8 *Abstraktion und Einfühlung*, S. 3. Worringer nennt als Vertreter Theodor Lipps (1851–1914), den Vater der wissenschaftlichen psychologischen Theorie der Empathie, der Vischers mystische, pantheistische Untertöne abstreifte und Empathie einfach als

»objektivierten Selbstgenuss« definierte (S. 4). Für Lipps war Realitätsverzerrung »negative Einfühlung, ein Gefühl der Unlust an dem Objekt« (S. 6). Worringer hält dem zurecht entgegen, dass Verzerrungen der Realität anderen Kulturen und Individuen ebenso viel »Beglückungsgefühl« und »Befriedigung« vermitteln wie sie »durch die Wiedergabe organisch-schöner Lebendigkeit in uns ausgelöst wird; das was der moderne Mensch als Schönheit bezeichnet, ist eine Befriedigung jenes inneren Selbstbestätigungsbedürfnisses, in dem Lipps die Voraussetzung des Einfühlungsprozesses sieht. Wir genießen in den Formen eines Kunstwerkes uns selbst«, S. 17 f.

9 »Zur Frage der psychologischen Typen« (1913), Jung, *Gesammelte Werke*, Bd. 6, S. 541–551. In *Psychologische Typen* ist Worringer ein ganzes Kapitel gewidmet.

10 Brief von Rorschach an Bleuler, 17. Oktober 1910; Ellenberger in *GA*, S. 28; Akavia, S. 25 ff.

11 Der deutsche Psychiater Karl Ludwig Kahlbaum, der den Begriff *Paranoia* prägte (*F/J*, S. 29, Anm. 10), führte in den 1860er Jahren auch die Bezeichnung »Reflexhalluzination« ein.

12 John Mourly Vold, 1850–1907; *Über den Traum: Experimentalpsychologische Untersuchungen*, 2 Bde., Leipzig: Barth, 1910–1912. »Man kann sich kaum zwei so gegensätzliche Traumtheorien denken wie die Freuds und Mourly Volds«, Ellenberger in *GA*, S. 54; Akavia, S. 27 ff.

13 HRA 3:4:1, datiert 18.–19. März 1911. Der Patient hieß Brauchli.

14 Siehe auch Briefe an Bleuler, 25. Mai sowie 6. und 16. Juli 1912. – Rorschachs Aufsatz »Reflexhalluzinationen und Symbolik« (1912) enthält Material, das nicht in die Dissertation aufgenommen wurde und eine Verbindung zur Psychoanalyse herstellt, *BW*, S. 120, Anm. 3; Ellenberger in *GA*, S. 29; Akavia, S. 29.

Kapitel 8: Das verzwickteste und dunkelste Wahnleben

1 »Zwei schweizerische Sektenstifter (Binggeli-Unternährer): Eine psychoanalytische Studie«, abgedruckt in Freuds Zeitschrift für Psychoanalyse und Kultur, *Imago*, Bd. 13, 1927, S. 395–441, und veröffentlicht als fünfzigseitiges Buch, Leipzig: Internationaler Psychoanalytischer Verlag, 1927; s. *GA*, S. 256–299; zwei frühere Aufsätze sind »Einiges über schweizerische

Sekten und Sektengründer« sowie »Weiteres über schweizerische Sektenbildungen«, in *GA*, S. 206–216.
2   WSI Manfred Bleuler.
3   Zufälligerweise spielt einer der bekanntesten deutschen Kriminalromane, *Matto regiert* (1936), in »Randlingen«, einer leicht deutbaren Verschlüsselung für »Münsingen«, und handelt vom Mord am Anstaltsdirektor, einem gewissen »Ulrich Borstli«. Der Autor Friedrich Glauser (1896–1938) weilte 1919 und auch später dort als Patient; Brauchli (an den sich andere durchweg als einen freundlichen Menschen erinnerten) war ihm von Anfang an zuwider. Sehr lebendig schilderte der Roman die Atmosphäre, die Räumlichkeiten, die Patienten und Therapien, das ganze Lebensgefühl in einer schweizerischen Irrenanstalt und zeichnete Brauchli dem stellvertretenden Direktor Max Müller zufolge so präzise, dass es sein Ende bedeutet hätte, falls dem Direktor je ein Exemplar in die Hände geraten wäre. Müller fing an, Brauchlis Post zu zensieren, damit dieser nie etwas von dem Buch erfuhr. *Matto regiert*, Zürich: Unionsverlag, 2004, S. 265 Anm.; die deutsche Ausgabe enthält plastische Anmerkungen und atmosphärische Fotografien von Münsingen.
4   Morgenthaler, S. 98; Ellenberger in *GA*, S. 33; Blum/Witschi, S. 111f.
5   Ellenberger in *GA*, S. 34; Rorschach äußerte dies gegenüber Carl Haeberlin, einem Philosophieprofessor der Universität Bern. Nicht weniger geistesgestört als Binggeli war ein paranoider Schizophrener, Theodor Niehans, der 1874 eingewiesen und von 1895 bis 1919 in Münsingen untergebracht war. Er stach auf seinen Pfleger ein und steckte auf Anweisung Gottes die Holzwerkstatt der Anstalt in Brand; Rorschach entwarf eine lange Fallstudie (HRA 4:1:1) im Stil anderer wichtiger Texte der Züricher Schule, die zwischen 1910 und 1914 im *Jahrbuch für Psychoanalytische und Psychopathologische Forschungen erschien*, einer kurzlebigen Fachzeitschrift, die von Bleuler und Freud herausgegeben und von C. G. Jung redigiert wurde. Rorschach erstellte auch eine zwölfseitige Tabelle, in der er Niehans mit Schreber verglich, Freuds paradigmatischem Schizophrenen; dabei trat er in die Fußstapfen von Jung und Bleuler, entwickelte diese aber weiter und nahm aktuelle Kritiken an Freuds Analyse des Patienten Schreber vorweg, HRA 3:1:4; Akavia, S. 111ff.; Müller, *Abschied vom Irrenhaus*, S. 75–88.

6   An Pfister, 16. Oktober 1920.
7   *BW*, S. 128, Anm. 4; Olga R, S. 90.
8   Etkind, *Eros des Unmöglichen*; Irina Sirotkina, *Diagnosing Literary Genius: A Cultural History of Psychiatry in Russia, 1880–1930*, Baltimore: Johns Hopkins University Press, 2002; Magnus Ljunggren, »The Psychoanalytic Breakthrough in Russia on the Eve of the First World War«, in *Russian Literature and Psychoanalysis*, Hrsg. Daniel Rancour-Laferriere, Amsterdam: John Benjamins, 1989, S. 173–1992; John E. Bowlt, *Moscow and St. Petersburg, 1900–1920: Art, Life and Culture of the Russian Silver Age*, New York: Vendome Press, 2008, S. 13–26, zitiert Alexandre Benois, Designer der Ballets Russes unter Diaghilev und Gründungsmitglied der Bewegung World of Art.
9   Sirotkina, *Diagnosing Literary Genius*, S. 100.
10 Sirotkina, *Diagnosing Literary Genius*, S. 112; Ljunggren, »Psychoanalytic Breakthrough«, S. 175.
11 Sirotkina, S. 104; Etkind, *Eros des Unmöglichen*, S 162.
12 Bowlt, *Moscow and St. Petersburg*, S. 29, 68, 90, 184.
13 Nikolai Vyrubov, zitiert in Ljunggren, »Psychoanalytic Breakthrough«, S. 173. Im selben Jahr startete Vyrubov die Freud-Rezeption in Russland mit einem Aufsatz über seine Erfahrungen mit der Freud'schen Psychotherapie in Kryukovo. Zur »rationalen Therapie« siehe Sirotkina, S. 102.
14 Dies ist das Thema von Etkinds *Eros des Unmöglichen*. – »Es hätte kaum eine bessere Möglichkeit gegeben, die Aufnahme der Psychoanalyse in Russland zu erleichtern, als sie mit Tolstois Lehren zu verknüpfen«, Sirotkina, *Diagnosing Literary Genius*, S. 107. – Eine weitere gemeinsame Grundlage war der unermessliche Einfluss Friedrich Nietzsches sowohl in Russland als auch auf Freud und Jung, Etkind, *Eros*, S. 8. Überblicke, die sich nicht auf die Freud-Rezeption in Russland konzentrieren, bezeichnen die biomedizinische Psychiatrie im deutschen Stil als vorherrschend: die Linie von Emil Kraepelin (der von 1886 bis 1891 in Russland tätig war) bis Pawlow und darüber hinaus. Aus dieser Sicht waren die psychoanalytischen Psychiater von Kryukovo »bemerkenswerte« Ausnahmen, s. Caesar P. Korolenko und Dennis V. Kensin, »Reflections on the Past and Present State of Russian Psychiatry«, *Anthropology and Medicine*, Bd. 9, Nr.1, 2002, S. 52–53.
15 F/J, 306F.

16 zitiert in Etkind, *Eros*, S. 135.
17 Etkind, *Eros*; Ellenberger, *Die Entdeckung des Unbewussten*; Sonu Shamdasani, Einleitung zu Flournoy, *From India*. – Es war kein reiner Zufall, dass Freuds Lieblingspatient, wie sein Lieblingsautor (Dostojewski), Russe war; mit einer galizischen Mutter war Freud selbst Halbrusse, Etkind, *Eros*, S. 135, 199 f. – James L. Rice, *Freud's Russia: National Identity in the Evolution of Psychoanalysis*, New Brunswick, NJ: Transaction, 1993.
18 Der Vortrag ist abgedruckt in Christian Müller, *Aufsätze zur Psychiatriegeschichte*, Hürtgenwald: Guido Pressler, 2009, S. 134–146; er befasst sich mit einigen eher gewagten Fällen psychoanalytischer Intervention, die Rorschach in Russland betrieb.
19 Fut, S. 175. Wahrscheinlich 1915: Akavia, S. 135.
20 *Russian Futurism* von Vladimir Markov, Berkeley: University of California Press, 1968, ist nach wie vor die beste Quelle.
21 Rorschach dürfte den großen Dichter Wladimir Majakowski – den erstaunlichen Orangenesser – wohl persönlich gesehen haben; Majakowski war bekannt für seine hellgelben oder mehrfarbigen Hemden, gelegentlich kombiniert mit Accessoires wie einer Peitsche in der Hand oder einem Holzlöffel am Revers seiner orangefarbenen Jacke. Und in seiner Fallstudie zu Niehans verglich Rorschach dessen Infantilität mit einem Phänomen, das er im Winter zuvor in Russland beobachten konnte: eine Gruppe russischer Futuristen. Sie bemalten ihre Gesichter, spazierten in abenteuerlich bunten Jacken herum und benahmen sich so rüde wie nur möglich; zitiert in Akavia, S. 133.
22 Zu Mikhail Matyushin siehe Bowlt, *Moscow and St. Petersburg*, S. 310; Markov, *Russian Futurism*, S. 22; vollständigste Darstellung in Isabel Wünsche, *Das Kunstkonzept der Organischen Kultur in der Kunst der russischen Avantgarde*, Dissertation auf Mikrofiche, 1997; siehe auch Wünsche, *Kunst und Leben: Michail Matjuschin und die Russische Avantgarde in St. Petersburg*, Köln: Böhlau, 2012.
23 Zu Nikolai Kulbin: Markov, *Russian Futurism*, S. 5 und passim; Wünsche, *Das Kunstkonzept der Organischen Kultur in der Kunst der russischen Avantgarde*; eine plastische Beschreibung Kulbins findet sich in Viktor Šklovskijs *Dritte Fabrik* (1926), aus dem Russischen von Verena Dohrn und Gabriele Leupold, Frankfurt/Main: Suhrkamp, 1988, S. 36 ff. – Rorschach erwähnte in seinem Aufsatz, »In einer Proklamation lesen wir, dass das P [R]

rot sei, das III [Š] gelb [die kyrillischen Lettern für *R* und *Sch*, vielleicht rein zufällig die Initialen von Rorschach und Shtempelin]; Kulbin sprach in seiner Vorlesung von einem blauen C [S]«, *Fut*, S. 9. Diese Behauptung erscheint auch in Kulbins Manifest »Das Wort als solches« (1913), Markov, *Russian Futurism*, S. 180.

24 Zu Alexei Krutschonych, s. Markov, *Russian Futurism*, S. 128 f. Rorschach zitiert Krutschonychs »Gedicht nur aus Vokalen« – »o e a / i e e i / a e e i« – und eine Nonsensphrase von ihm als Beispiel für futuristische Sprache, s. Anna Lawton und Herbert Eagle, *Words in Revolution: Russian Futurist Manifestoes, 1912–1928*, Washington, DC: New Academia, 2005, S. 65 ff.; Akavia, S. 143; Markov, *Russian Futurism*, S. 131.

25 Markov, *Russian Futurism*, S. 128, paraphrasiert Krutschonych.

26 Markov, *Russian Futurism*, S. 105; das Gedicht stammt vom Anführer der Gruppe »Mezzanin der Poesie«, Vadim Shershenevich.

27 *Fut*, Einleitung, S. 3.

28 *Fut*, S. 21 f. Rorschachs geniale Erklärung des »Irrtums« beruht auf folgendem Gedankengang: Der Futurist, der ein Bein nach dem anderen malt und währenddessen folglich eine kinästhetische Sukzession erlebt, schreibt diese Sukzession dem Bild selbst zu. »Deshalb kann das Bild... auch später für ihn... als wirkliche Bewegung wirken. Aber durchaus nur für ihn allein.«

29 *Fut*, S. 20. Diesen Gedanken könnte er persönlich irgendwo gehört haben; er taucht in keinem bekannten Text über den Futurismus auf, John Bowlt 2014 im persönlichen Austausch.

30 Ein Russe, Dr. E. P. Radin, hatte 1914 anscheinend etwas über »Futurismus und Wahnsinn« geschrieben und die Bilder von Kindern, Geisteskranken und Avantgarde-Malern verglichen. »Dr. Radins Exkurse in die literarische Analyse sind unzulänglich und seine Fähigkeit, Gemälde und Zeichnungen kritisch zu interpretieren, ist gelinde gesagt beschränkt. Am Ende wird er von wissenschaftlicher Objektivität überwältigt und erklärt, es lägen nicht genügend Daten vor, um die Futuristen für geisteskrank zu erklären, aber er warnt, dass sie einen gefährlichen Weg beschritten«, Markov, *Russian Futurism*, S. 225 f. Bis auf ein schmales Buch, *How Soviet Power Protects Children's Health* von 1921, habe ich keinen weiteren Hinweis auf Radin entdeckt.

31 »Die Revolutionen in der Malerei, der Dichtung, der Musik, die ringsum explodierten, ließen Freud ungerührt; wenn sie sich seiner Aufmerksamkeit aufdrängten, was selten der Fall war, äußerte er energisch sein Missfallen.« Peter Gay, *Freud: Eine Biographie für unsere Zeit*, aus dem Amerikanischen von Joachim A. Frank, Frankfurt/Main, S. Fischer, 1989, S. 190.

32 Jung hat »kaum Kenntnisse von der aktuellen belletristischen Literatur besessen, zeitgenössische Musik verachtet und keine Ader für moderne Kunst gehabt«, und beide Aufsätze wurden von der Presse und der Öffentlichkeit verrissen. »Die Verhöhnung durch die Öffentlichkeit hatte ihn gedemütigt«, Bair, *Jung*, S. 570f.

33 MacGregor, *Discovery of the Art*, S. 278.

34 Hans Arp, zitiert in *Bewegung und Gleichgewicht: Sophie Taeuber-Arp 1889 – 1943*, Hrsg. Karin Schick, Oliver Kornhoff und Astrid von Asten, Davos: Kirchner Museum, 2009, S. 136.

35 *PD*, S. 106; siehe Akavia, S. 127–32. Kubin (1877–1959) stand mit der Künstlergruppe *Blauer Reiter* in Verbindung und schrieb auch einen bewegenden phantastischen Roman, *Die andere Seite* (1909). Rorschach machte umfangreiche Notizen zu Kubins Buch (HRA 3:1:7; Tagebuch, 2. November 1919; Akavia, S. 131), besonders über Synästhesie; und in *PD* verfolgte er Schwankungen zwischen Introversion und Extraversion in Kubins Laufbahn unter Bezug auf dessen künstlerische Erzeugnisse.

36 An Paul, Mai 1914.

37 Olga R, S. 90f.; »Er blieb und wollte ein hundertprozentiger Europäer bleiben.«

38 An Anna, 2. April 1909.

39 *GA*, S. 32, Anm.

40 Morgenthaler, *GA*, S. 96.

41 Olga an Paul, 15. Mai 1914.

42 Laut Regineli (WSI) war Olgas Russlandaufenthalt wohl eine Willensprobe.

43 Er betreute ungefähr hundert männliche Patienten und absolvierte seine zwei Visiten am Tag rasch, um Zeit für andere Aufgaben zu haben. »Der Kontakt mit den Kranken war schnell hergestellt; er sah bald einmal, was not tat, und gab seine Anordnungen. ... Auch die Krankengeschichten schrieb er sehr rasch, für gewöhnlich in wenigen Sätzen das Wesentliche treffend.«

Er verbrachte mehr Zeit mit Patienten, die ihn interessierten. »Sowohl bei der Direktion wie bei einzelnen nörglerischen Angehörigen wurde es ihm aber hin und wieder übel angekreidet, dass er sich zu wenig um die Wäsche, die Schuhriemen, die Nachttische usw. der Patienten kümmerte.« Dies ärgerte Rorschach, doch nach einer humoristischen Bemerkung ging er wieder zur Tagesordnung über; Morgenthaler, *GA*. S. 97.

44 Walter Morgenthaler, *Ein Geisteskranker als Künstler (Adolf Wölfli)*, Bern 1921, Nachdruck: Wien 1985; siehe MacGregor, *Discovery of the Art*. – Das andere bahnbrechende Werk zu dem Thema war Hans Prinzhorns *Bildnerei der Geisteskranken*, 1922; Nachdruck, Wien: Springer, 2011, und auch mit ihm hatte Rorschach direkten Kontakt. 1919 lobte Prinzhorn Rorschachs 1913 erschienenen Artikel über die Zeichnung eines Schizophrenen als höchst lehrreich, und Rorschach schickte ihm Zeichnungen von Patienten, die er gesammelt hatte. 1921 fragte er in einem Brief an, ob Rorschachs Buch rechtzeitig erscheinen werde, damit er es wunschgemäß zusammen mit den Werken von Jung und Morgenthaler zitieren könne; die Verzögerungen der Verleger machten dies unmöglich; Briefe: von Karl Wilmanns, 13. Dezember 1919; an Bircher, 12. Februar 1921.

45 Adolf Wölfli (1864–1930) »könnte in einer Studie des Außenseiterphänomens als Paradebeispiel dienen. … Seine Leistung ist eine Offenbarung«, Peter Schjeldahl, »The Far Side«, *New Yorker*, 5. Mai 2003.

46 André Breton, *L'écart absolu* Katalog, Paris: Galerie l'Œil, 1965; siehe José Pierre, *André Breton et la peinture*, Paris: L'Âge d'Homme, 1987, S. 253.

47 Rilke, Brief an Lou Andreas-Salomé, 10. September 1921, in Rainer Maria Rilke, Lou Andreas-Salomé, *Briefwechsel*, Hrsg. Ernst Pfeiffer, Frankfurt/Main: Insel, 1975, S. 431.

48 Morgenthaler erklärte später, viele Schöpfungen schizophrener Kunst im Museum der Waldau seien aufgrund von Rorschachs »unablässigen Bemühungen« in der Patientenarbeit zustande gekommen, Ellenberger in *GA*, S. 42. Rorschachs Arbeit über Sekten ermutigte Morgenthaler auch, sich Wölfli zu widmen. Morgenthaler hatte sich ebenfalls für Sekten interessiert; bei seinen früheren Studien zur Geschichte der Behandlung von Geisteskrankheit in Bern war er auf Unternährer gestoßen und hatte Archivmaterial gesammelt, in der Absicht, das Thema wieder

aufzugreifen. Als er jedoch erfuhr, was Rorschach bereits erreicht hatte, und erkannte, dass Rorschach sein Archiv schneller und besser auswerten würde, übergab er das Material und ließ das Thema fallen, Morgenthaler, S. 98 f.

Kapitel 9: So rundgeschliffen wie Kiesel im Flussbett

1 An Paul, 20. August 1919. Ellenberger in *GA*, S. 35 f. Am 27. September 1920 schrieb Hermann an Paul: »Dieser Ferienaufenthalt war aber auch unser Sommersende, denn hier in Herisau wartete schon fast der Winter, u. wenige Tage nach den Sonnenbädern mussten wir gleich schon unseren Ofen heizen u. liefen schnupfend um ihn herum.«
2 Koller, Erinnerungen, zitiert in WSM; Ellenberger in *GA*, S. 36; *Historisches Lexikon der Schweiz*, Hrsg. Marco Jorio, Basel: Schwabe, 2002, »Herisau«.
3 Morgenthaler, S. 96; WSI Regineli.
4 WSI Sophie Koller; an Paul, ca. Ende November 1915.
5 WSI Fritz Koller.
6 An Paul, 16. März 1916.
7 An Roemer, 27. Januar 1922; an Oberholzer, 6. Januar 1921.
8 WSI Rudi Koller.
9 WSI Martha Schwarz-Gantner und Bertha Waldburger-Abderhalden.
10 Tagebuch, S. 75.
11 An Morgenthaler, 11. Oktober 1916; Tagebuch, S. 54.
12 Brief von Koller, 28. Juni 1915.
13 An Morgenthaler, 12. März 1917.
14 Die Schweizerische Gesellschaft für Psychoanalyse wurde als Interessenverband gegründet, der freudianischer ausgerichtet sein sollte als die Schweizerische Gesellschaft für Psychiatrie und trotzdem unabhängig von der ganz auf Freuds Linie eingeschworenen Internationalen Psychoanalytischen Vereinigung. »Wenn auch Freud da und dort mit etwas allzu päpstlichem Nimbus erscheint, so wird sich die Gefahr der Hierarchisierung am besten bannen lassen, wenn eben Leute zusammenkommen, die Gegengewicht halten und für verschiedene Standpunkte Sinn haben«, schrieb Rorschach dem Kollegen Morgenthaler, um jenen zu bewegen, der neuen Gruppierung beizutreten;

an Morgenthaler, 11. November 1919; siehe auch *BW,* S. 139, Anm. 1 und S. 175, Anm. 5, und an Oberholzer, 16. Februar 1919. Ernest Jones schrieb an Freud, »die besten Mitglieder sind Binswanger, ein Psychiater Rhorschach [sic] und Frau Dr. Oberholzer«, 25. März 1919, zitiert in *BW,* S. 152, Anm. 1.

15 An Morgenthaler, 21. Mai 1920; an Oberholzer, 3. Mai 1920.
16 Von Oberholzer, 4. Januar 1922; an Roemer, 15. März 1922.
17 Morgenthaler, S. 98.
18 Morgenthaler, S. 97.
19 An Paul, 16. März 1916, 15. Dezember 1918.
20 An Burri, 27. September 1920.
21 Ebd.
22 An Burri, 28. Dezember 1920.
23 WSI Bertha Waldburger-Abderhalden. »Alles ist noch hoch im Preis«, schrieb Rorschach am 24. April 1919 an Paul. »Die Arbeitslöhne steigen so, dass ein Schneider nun ziemlich soviel hat wie ich. ... Es ist eine totale Verblendung; jeder glaubt, wenn nur er größeren Lohn habe, so lebe sichs besser, u. jeder ist dann empört, dass die Preise für alles weiter steigen.« Monate später, am 22. Juli 1919: »Unsere Besoldungsverhältnisse haben sich etwas gebessert, aber nur soweit, dass man sich wenigstens wieder die in den letzten Jahren abgetragenen Kleider sparsam ersetzen kann, viel weiter reichts nicht.«
24 An Paul, 20. August 1919.
25 An Paul, 24. April 1919. Bücherregale: Tagebuch, S. 83, 28. Januar 1920.
26 An Paul, 6. Mai 1919; siehe auch WSI, bes. Bertha Waldburger-Abderhalden und Anna Ita.
27 An Oberholzer, 6. August 1918. Annas Ehemann, Heinrich Berchtold, war ein verwitweter Vater von drei Kindern, und Rorschach erkannte die Familiendynamik sofort: »Die Aufgabe, die drei Knaben zu erziehen, wird ja sicher nicht leicht sein«, schrieb er am 24. April 1919 an Paul. »Tröstlich ist, dass der Älteste ... nicht mehr lange zu Hause sein wird. Der Jüngste muss ein lieber Bub sein, den sie schon ganz zu eigen wird annehmen können. Sorgen muss ihr vor allem der Mittlere machen.« Aber Anna werde ihm eine gute Frau sein. »Vielleicht wird er hie und da sich stoßen müssen an gewissen Bohème-Ansichten, die sie aus ihren russischen Studentenkreisen mitgenommen hat, aber ich glaube doch, die werden sich bald abschleifen.«

28 Paul hatte Reine Simonne Laurent in Amboise kennengelernt und nach Brasilien mitgenommen; sie heirateten in Paris; ihre Tochter, Simonne, kam 1921 in Bahia zur Welt. *PD*, Fall 6, S. 130–133, »Introversive Veranlagung bei extratensivem Beruf« bezieht sich auf Paul; Hermanns Sicht seines Bruders stellte sich in der diagnostischen Sprache so dar: »Versuchsperson stammt aus einer begabten Familie; er wurde, etwas mehr den äußeren Verhältnissen als dem eignen Triebe folgend, Kaufmann. ... ein Mensch mit einem reichhaltigen Erlebnistypus, der starke introversive Züge besitzt, sie aber nicht zu pflegen Zeit findet, weil das Leben sehr hohe Anforderungen an sein diszipliniertes Denken stellt. Affekt geordnet, extensiv wie intensiv sehr gute Rapportfähigkeit, besonders gute affektive Anpassungsfähigkeit. ... zusammen... die Grundlagen für gewisse humoristische Begabungen... Er ist ein guter Beobachter und origineller Darsteller des Gesehenen und Erlebten.« – Diese Geburten und Eheschließungen weckten Hermanns Interesse an seiner Familiengeschichte; seine genealogischen Nachforschungen mündeten in einem 32-seitigen Buch in kalligraphischer Schrift im Stil einer alten Chronik mit vielen Abbildungen, darunter die Ruine der Burg der Grafen von Rorschach, Wappen, Scherenschnitte, Szenen aus den Heimatorten der Verwandten sowie Phantasiebilder aus dem Leben seiner Vorfahren. Er schenkte das Dokument Paul 1920 als verspätetes Weihnachtsgeschenk, HRA 1:3; siehe Tagebuch, Ende 1919.
29 WSI Regineli.
30 WSI Fanny Sauter.
31 Priscilla Schwarz, die Tochter von Wolfgang Schwarz, die Lisa Rorschach am nächsten stand, im persönlichen Gespräch, 2013.
32 Tagebuch, S. 31, 15. September 1919. An Paul, 24. April 1919.
33 WSI Fritz Koller, Sophie Koller, Regineli, Martha Schwarz-Gantner. Rorschach fühlte sich Kollers ältestem Kind, Eddie, besonders eng verbunden. Eddie war Künstler und wollte an derselben Kunstschule in Zürich studieren, die Rorschachs Vater besucht hatte. Er litt immer mehr an Depressionen – eine Entwicklung, die Rorschach voraussagte und mit Sorge verfolgte – bis er sich 1923 im Alter von neunzehn Jahren das Leben nahm.
34 WSI Fanny Sauter; siehe auch Brief an Paul, 16. März 1916; *BW*, S. 139, Anm. 3; Ellenberger in *GA*, S. 36.

35 Blum/Witschi, S. 85–93.
36 Ein »besonderer Meister war [Rorschach] in der Beobachtung, Erfassung und Festhaltung der Bewegung«, Miecislav Minkowski, Nachruf auf Hermann Rorschach, *GA*, S. 84.
37 An Oberholzer, 12. Dezember 1920.
38 Olga schrieb später: »Im Jahre 1917 nahm er wieder die seit Jahren liegengelassene Beschäftigung mit den ›Zufallsformen-Klecksen‹ auf (vielleicht angeregt durch die Arbeit von S. Hens, ... die ihn selbstverständlich an die von ihm selber unternommenen Versuche aus dem Jahre 1911 in Münsterlingen erinnerte)«, Olga R, S. 91. »Es kann kaum ein Zweifel darüber bestehen, dass die Anregung dazu von der Forschungsarbeit [des] Szymon Hens ausging«, schreibt Ellenberger in *GA*, S. 39. In drei Interviews im Jahr 1959 erklärte Hens, er sei Rorschach zwei Mal begegnet, im Abstand von sechs Monaten, später erklärte er, im Abstand von drei oder vier Monaten. Die Begegnungen ereigneten sich 1917, doch Hens war sich nicht sicher, ob die erste nicht 1916 gewesen sein könnte oder vielleicht erst 1918. Er sagte auch, es sei in seinem 25. Lebensjahr gewesen (Dezember 1916 bis Dezember 1917) und vor der Veröffentlichung seiner Doktorarbeit (Dezember 1917). Der wahrscheinlichste Zeitpunkt für diese entscheidende Begegnung ist die Zeitspanne von Mitte bis Ende 1917.
39 Szymon Hens, *Phantasieprüfung mit formlosen Klecksen bei Schulkindern, normalen Erwachsenen und Geisteskranken*, Zürich: Fachschriften-Verlag, 1917. – Hens war sein Leben lang davon überzeugt, dass Rorschach ihm seine Idee gestohlen habe, und gab diesen Anspruch auf den entsprechenden Ruhm an seine Tochter und seine Enkelin weiter (»um es vorsichtig zu sagen, die Tintenkleckse meines Vaters wurden von Rorschach ›übernommen‹«, Joyce Hens Green, Zeitzeugenbefragung, Historical Society of the District of Columbia Circuit, 1999–2001, S. 4f. [www.dcchs.org/JoyceHensGreen/joycehensgreen_complete.pdf]; »Mein Großvater war der Urheber des Rorschach-Tintenklecks-Tests. ... Dr. Rorschach kassierte bequemerweise die Lorbeeren dafür, indem er in seinen Vorträgen und Studien die Forschungsarbeiten meines Großvaters verwendete«; s. Website Ancestry.com, Surname: Hens, thread »Western New York Hens«, posted 4. November 2010, boards.ancestry.com, zuletzt aufgerufen im August 2016. Man findet nach wie vor Hinweise

auf Hens' Vorrecht, besonders in Berichten, die Rorschach Plagiat oder Unredlichkeit unterstellen wollen. – Rorschach zitierte Hens in einem Vortrag im Februar 1919, HRA 3:2:1:1, in Briefen und in *PD*: »In seiner Zusammenfassung tönt er einzelne der hier verarbeiteten formalen Fragen an; er konnte aber nicht weiter eindringen, da er zu sehr einerseits beim Inhaltlichen der Deutungen, andererseits bei dem Begriffe Phantasie stehenblieb« (*PD*, S. 98); und an anderer Stelle: »Indessen muss ich betonen, dass ich bei meinen Untersuchungen nicht von der Arbeit Hens ausgegangen bin, sondern dass ich schon seit Jahren an dem wahrnehmungs-diagnostischen Formdeutversuch herumgesucht habe und schon 1911 von Münsterlingen aus mit der Sekundarschule Altnau solche Versuche gemacht habe, damals in Zusammenhang mit meiner Dissertation über Reflexhalluzinationen«, an Hans Maier, 14. November 1920. »Ausgegangen ist der Versuch eigentlich von Untersuchungen über Reflexhalluzinationen... Dass die ganze psychiatrische Auffassung und die psychologische Denkweise auf die Einflüsse Bleulers und seiner Schriften zurückgeht, ist natürlich richtig«, an Roemer, 18. Juni 1921. – Hens selbst (WSI) äußerte sich unterschiedlich: Er habe nicht viel zu dem Test beigetragen, der Test sei unzulänglich, die »Leute werden mich angreifen, wenn ich sage, der Rorschachtest sei nicht wissenschaftlich«, und es sei falsch, dass eine akademische Konferenz das größte Diskussionsforum Rorschach widme: »Vielleicht bin ich neidisch, dass es Rorschach heißt und nicht Hens. Es sollte Hens-Rorschach heißen«. Er räumte auch ein, »vielleicht hatte Rorschach die Idee schon vier oder fünf Jahre früher als 1917«, behauptete dann aber, Rorschach habe alles von ihm. »Wo sonst sollte Rorschach die Idee hergehabt haben?« Szymon Hens immigrierte in die Vereinigten Staaten, änderte seinen Namen in James Hens und wurde später zu fünf Jahren Haft verurteilt, weil er während des Zweiten Weltkriegs versuchte, Wehrdienstverweigerern zu helfen; siehe Harry Lever und Joseph Young, *Wartime Racketeers*, New York: G. P. Putnam's Sons, 1945, S. 95 ff. Im Jahr 1959 machte Wolfgang Schwarz ihn ausfindig und gewann ihn für drei dramatische Interviews (WSI). Schwarz behauptete, ihn beobachtet zu haben, wie er unangemessen mit Patientinnen flirtete, »ein absoluter Missbrauch seiner Rolle als Arzt«, und empfand ihn als paranoid, weil er sich wiederholt besorgt darüber äußerte,

»sich Feinde zu machen«, wenn er sagte, was er wirklich denke, und gleichzeitig »von Allmachtsgefühlen besessen« war, so weit, dass er Schwarz »verrückt« vorkam.
40 Hens, *Phantasieprüfung*, S. 12.
41 WSI Hens.
42 Hens, *Phantasieprüfung*, S. 62.

Kapitel 10: Ein sehr einfaches Experiment

1 Galison bezeichnet die Tintenkleckse als »eine erlesene Kunst der Ungekünsteltheit«, S. 271, siehe auch 273 f.; die »Neutralität« des Tests steht im Mittelpunkt von Galisons vorzüglichem Aufsatz, den ich las, kurz nachdem ich angefangen hatte, dieses Buch zu schreiben, und der mein Denken stärker beeinflusst hat, als in diesen Anmerkungen ausdrücklich wiedergegeben wird. Gamboni führt weiter aus, S. 65–72. Zur Bedeutung der Kleckse als »Selbsterzeugnisse«, s. Anm. auf S. 386 »unzählige visuelle Verbindungen«.
2 An Roemer, 22. März 1922.
3 Der Test war ursprünglich gedacht als »wahrnehmungsdiagnostisches *Experiment* und als dynamisches Werkzeug für die weitere Entwicklung psychologischer und psychiatrischer Theorien«, nicht als »der verknöcherte ›Test‹ der Psychotechnologie, zu dem er inzwischen geworden ist«, Akavia, S. 10.
4 *PD*, S. 15. Später las er, was Ernst Mach über Symmetrie geschrieben hatte, und bezeichnete Mach als »selbständigen Denker«, fand darin aber nichts, was er seinen eigenen Ideen hinzufügen konnte; Tagebuch, 21. Oktober 1919.
5 Vischer, *Über das optische Formgefühl*, S. 9 (siehe Kap. 7).
6 Siehe Ernest Schachtel, »On Color and Affect: Contributions to an Understanding of Rorschach's Test«, *Psychiatry* 6, 1943, S. 393–409.
7 Brent Berlin und Paul Kay, *Basic Color Terms: Their Universality and Evolution*, Berkeley: University of California Press, 1969; Marshall Sahlins, »Colors and Cultures«, 1976, in *Culture in Practice: Selected Essays*, New York: Zone Books, 2000, liefert weitere Fakten zur Farbe Rot und rückt diese scheinbar biologischen Erkenntnisse wieder in den Kontext der Kultur.
8 *PD*, S. 17, 99 f.
9 *PD*, S. 98, 133 ff.

10 Zitiert von James Choca, »Reclaiming the Rorschach from the Empiricist Pawn Shop,« Konferenz der Society for Personality Assessment, New York, 6. März 2015.
11 *PD*, S. 17.
12 An Miecislav Minkovski, 5. August 1918. *PD* greift Fälle aus dem Entwurf auf, und da Vergleiche den Einsatz »von gleichem oder parallelem Testapparat« erforderten oder »analoge Bilderserien, die ... den Bedingungen der Normalserie entsprechen« (*PD*, S. 20, 48), müssen die Bilder bis 1918 ihre endgültige Form erhalten haben. Irgendwann wiesen seine Tafeln in der Nummerierung nach den derzeitigen Tafeln III und VI Lücken auf, aber in dem Brief an Minkowski ist von zehn Tafeln die Rede, ebenso in seinem Brief an Bircher vom 29. Mai 1920. Die Behauptung Ellenbergers (*GA*, S. 60), Rorschachs Verleger habe »nur zehn Tafeln« aus dem »Manuskript mit den ursprünglich 15 Tafeln« angenommen, ist falsch; siehe *BW*, S. 230, Anm. 1.
13 In *PD* (S. 160) bezeichnete er die Antwort als »eine ganz komplexe Kontamination« und wertete sie noch vollständiger aus. Die komplette Codierung lautet »DGFbF– Abstr. Orig. –« (»DG« = Ganzantwort konfabuliert aus einem Detail); »Auferstehung: Zeigt, wie die roten Tiere aufstehen« ergibt »DB+ T« (»T« = Tier); die Farbennennung ergibt »DFb Fb«; die »Adern« ergeben »DdFbF– Anat. Original –«, und »Andere Determinanten der Deutung sind nicht mehr herauszubekommen«.
14 An Burri, 28. Mai 1920.
15 Entwurf, Fall 15; *PD*, Fall 16.
16 An Julius-Springer Verlag, 16. Februar 1920.

Kapitel 11: Überall Interesse und Kopfschütteln

1 Tagebuch, 26. Oktober bis 4. November 1919; Briefe an und von Greti und Hans Burri, zitiert weiter unten; WSI Hans Burri und Greti Brauchli-Burri.
2 Tagebuch, 6. Oktober 1919.
3 Von Greti Brauchli, 2. November 1919.
4 An Greti Brauchli, datiert 5. November 1919, geschrieben am 4. November; dort auch das folgende Zitat.
5 Tagebuch, 2.11.1919 und Notiz S. 93.
6 An Burri, 15. Januar 1920; s. auch Zitat im nächsten Absatz.

7   *PD*, S. 142–52, und Tagebuch, S. 77–81; siehe Tagebuch 7. Februar 1920, und Brief an Burri, 20. Mai, und von Burri, 21. Mai 1920.
8   Von Greti, 22. Mai 1920. – An Burri, 27. September 1920. Fünfzig Jahre später, 1970, bezeichnete Burri Rorschachs Tod als Katastrophe, während Greti die Tränen kamen (WSI).
9   Constantin von Monakows »Schweizer Archiv für Neurologie und Psychiatrie«, in dem Rorschach häufig publizierte; *BW*, S. 148, Anm. 2. Siehe Briefe an Monakow, 28. August und 23. September 1918; an Morgenthaler, 7. Januar 1920. Monakow (1853–1930), ein international bekannter schweizerischer Neurologe russischer Herkunft, der den ersten Lehrstuhl für Neurologie an der Medizinischen Fakultät der Universität Zürich innehatte, tauchte mehrfach in Rorschachs Leben auf. Er war vielleicht der Erste, der Rorschachs Interesse an Russland weckte. Er behandelte Rorschachs Vater. Hermann Rorschach besuchte ab 1905 Vorlesungen bei ihm und schrieb seine Arbeit über die Zirbeldrüse unter Monakows Anleitung. Ab 1913 waren sie eng befreundete Kollegen. Als Rorschach nach Russland ging, schrieb Monakow in einer Notiz für eine Lokalzeitung: »Es ist im höchsten Grade bedauerlich, dass diese Kraft der Anstalt [in Münsingen] nicht erhalten werden konnte.« Und Rorschach selbst forderte er auf, nicht zu lang in Moskau zu bleiben; in der Schweiz könne er mehr leisten, sei es als Neurologe oder als Psychiater. Im Jahr 1922 zog Rorschach in Betracht, wieder für Monakow zu arbeiten. Intellektuell hatte er das Gefühl, Bleulers Wahrnehmungsbegriff sei überholt, und er fühlte sich persönlich und auch durch die Fakten in Monakows biologische Richtung gedrängt. Anna R, S. 73; WSM; *BW*, S. 127, Anm. 1, S. 128, Anm. 4; Briefe an Mieczyslav Minkowski, 5. August 1918; an Monakow, 8. August und 9. Dezember 1918; an Max Müller, 6. Januar 1922.
10 An Monakow, 23. September 1918.
11 An Morgenthaler, 7. Januar 1920.
12 Vortrag vor der Psychologisch-Pädagogischen Gesellschaft St. Gallen, Februar 1919, HRA 3:2:1:1.
13 Ellenberger in *GA*, S. 61.
14 Emil Oberholzer (1883–1958); seine Frau war die russisch-jüdische Psychiaterin Mira Gincburg (1884–1949), die selbst eine bedeutende Psychoanalytikerin war und Oberholzer analysiert

hatte, bevor sie ihn 1913 zu Freud schickte. 1919 eröffneten sie eine gemeinsame Praxis. *BW*, S. 138–139 Anm. 1; Müller, *Aufsätze zur Psychiatriegeschichte*, S. 160.
15 An Julius-Springer Verlag, 16. Februar 1920.
16 *PD*, S. 115 f.
17 An Oberholzer, 15. Juni 1921.
18 An Roemer, 27. Januar 1922.
19 Tagebuch, 3. November 1919.
20 Morgenthaler, S. 100.
21 »In der Zeit nach 1918 gibt es nur noch einen Analytiker, an dessen Arbeit Bleuler lebhaft interessiert war: Hermann Rorschach, dessen Testverfahren er öffentlich lobte und persönlich, auch an Frau und Kindern, erprobte bzw. erproben ließ«, Schröter, Einleitung zu *Freud Bleuler*, »*Ich bin zuversichtlich*«, S. 54. Tagebuch S. 63, 2. November 1919.
22 An Oberholzer, 3. Juni 1921. Manfred Bleuler, »Der Rorschach'sche Formdeutversuch bei Geschwistern«, *Zeitschrift für die gesamte Neurologie und Psychiatrie*, Bd. 118, Nr. 1, 1929, S. 366–98; siehe Müller, *Aufsätze zur Psychiatriegeschichte*, S. 164.
23 An Roemer, 18. Juni 1921.
24 Zitiert in Rorschach an Oberholzer, 28. Juni 1921. *GA*, S. 254.
25 An Paul, 22. Juli 1919.
26 An Roemer, 21. September 1919.
27 An Roemer, 27. Januar 1922.
28 Neun Fälle waren Gesunde, vier Patienten hatten Neurosen, aber keine ernsthaften Geisteskrankheiten wie Schizophrenie. Dies als Verlagerung zu bezeichnen, ist vielleicht übertrieben: »Ich habe von Anfang an, schon von den ersten Versuchen an vor jetzt zehn Jahren immer wieder mit Normalen aller Arten experimentiert. Das geht nun auch aus dem Buche hervor, das doch in erster Linie den Normalen behandelt«, an Roemer, 18. Juni 1921.
29 *BW*, S. 182 ff., Anm. 5. Zitat im folgenden Absatz aus dem Vortrag in St. Gallen, siehe Anmerkung 20.
30 Zitiert aus *PD*, S. 24 ff., 31, 34, 83.
31 Georg Roemer, *Vom Rorschachtest zum Symboltest*, Leipzig: Hirzel, 1938. In einem Fall änderte sich die Gesamtzahl an Bewegungsantworten in einem Test im Zuge ihrer Diskussion von sieben auf zwei.
32 Tagebuch, 21. Oktober 1919; *PD*, S. 30.

33 *PD*, S. 83, 107, und Tagebuch, 4. September 1919; folgendes Zitat in *PD*, S. 104.
34 Rorschach spekulierte, Bewegungserinnerungen seien mit der frühen Kindheit verknüpft, daher verweise die Zahl der Bewegungsantworten auf das Alter, aus dem die frühesten Erinnerungen stammten, beziehungsweise auf die Verdrängung dieser Erinnerungen, falls das Alter nicht übereinstimmte; Tagebuch, 3. November 1919. Er gab diese Theorie rasch als zu einfach auf, sammelte aber zuvor die frühesten Erinnerungen verschiedener Menschen und zeichnete auch seine eigenen auf:
FRUEHESTE KINDHEITSERINNERUNG
selbst: 6.–7. Lebensjahr – dunkle Erinnerung an gemeinsame Spiele mit der jüngsten Schwester der Mutter, Bruder u. Schwester im Korridor der Seidenwebschule – langer Korridor, dessen hinteres Ende zl. dunkel – es will mir scheinen, dass damit die »dunkle« Erinnerung zusammenhängt – Spiele: »Hexis« – Tante, die uns mit einem Besen nachrennt – alles recht verwaschen – Ihm war sicher klar, dass sich in dieser Erinnerung unterschiedliche Phasen seiner Kindheit verwoben. Hermann muss sieben oder acht Jahre alt gewesen sein, denn Paul wurde geboren, als er sieben war. Eine weitere Schwester seiner Mutter, nicht die jüngste, sollte in seinem Leben eine wichtige Rolle spielen – als Stiefmutter. Die Seidenwebschule war zweifellos die berühmte Textilfachschule in seinem Geburtsort Zürich. Auch hier tauchen wieder Besen auf, wie in seiner sonderbaren Behauptung, »Silvesterkläuse mit Besen« sei eine Bewegungsantwort; HRA 3:3:14:2.
35 H. Henking.
36 Emil Lüthy (1890–1966); *BW*, S. 208f., Anm. 6; WSI Lüthy; Tagebuch, 11. Oktober 1919. Zitat in *PD*, S. 104. Ein Brief von Lüthy vom 17. Januar 1922 enthält mehr als ein Dutzend Farbenproben und faszinierende Thesen, etwa diese: »Bei Violett ist die Sache am verwickeltsten schon darum, weil es eine Mischfarbe ist, die zwischen blau und rot schwankt. Ein helles Lila kann enorm jugendlich wirken und ein dunkles schweres sattes Blauviolett (Theosophenfarbe!) hat etwas entrückt-mystisches.«
37 Die Exzentrischste war Hedwig Etter, die eine Doktorarbeit über den Formdeutversuch schreiben wollte und 1920 Kontakt mit Rorschach aufnahm. Trotz Rorschachs Vorbehalten bot

man ihr die Praktikantenstelle in Krombach an, die sie aber zwei Tage vor dem Antrittstermin absagte. Nachdem Rorschach und Oberholzer viel Zeit geopfert hatten, um Testmaterial für Etter zusammenzutragen, machte sie sich auf nach Wien zu Freud; nach dem September 1921 hatte man nie wieder etwas von ihr gehört; *BW,* S. 213 f., Anm. 1, passim.

38 Hans Behn-Eschenburg (1893–1934); *BW,* S. 187, Anm. 5 und passim; Christian Müller, »Zwei Schüler von Hermann Rorschach: F. Behn-Eschenburg und G. A. Roemer,« Kap. 10 in *Abschied vom Irrenhaus.*

39 Gertrud Behn-Eschenburg, »Working with Dr. Hermann Rorschach,« *JPT,* Bd. 19, Nr. 1, 1955, S. 3–5.

40 Behn-Eschenburgs Dissertation (Zürich 1921) trug den Titel »Psychische Schüleruntersuchungen mit dem Formdeutversuch«.

41 An Burri, 16. Juli 1920.

42 An Behn-Eschenburg, 14. November 1920. Siehe auch folgende Briefausschnitte, an Oberholzer, 12. Dezember 1920: »Ich konnte doch nicht zusehen, wie [Behn] das ganze problem- und perspektivenreiche Material verknorxt und habe darum manche Seiten ganz selber geschrieben«, an Paul, 8. Januar 1921: »Seine Dissertation über meinen Versuch hat er elend verstümpert, sodass ich fast alles schließlich selber machen musste.« An Behns Doktorvater, Hans Maier, 24. Januar 1921: »Ich habe ... erst zu spät gesehen, dass derartige Arbeiten eben doch mehr voraussetzen, als die Einfachheit der Methodik zunächst vermuten lässt, und dass sie sich für Anhänger wenig eignen.« Behns Bilderreihe wurde später vom Kinderpsychologen Hans Zulliger als »Behn-Rorschach-Test« publiziert, doch Behn selbst veröffentlichte nichts Weiteres über die Tintenkleckse.

43 An Behn-Eschenburg, 28. November 1920.

44 Georg Roemer (1892–1972); Müller, »Zwei Schüler«; *BW,* S. 164 ff., Anm. 1 und passim; zu Rorschachs Interpretation von Roemers Testprotokoll s. Blum/Witschi, S. 94–107. – Der wichtigste von Roemers zahlreichen Beiträgen ist »Hermann Rorschach und die Forschungsergebnisse seiner beiden letzten Lebensjahre«, *Psyche,* Bd. 1, 1948, S. 523–542. – Wie Paul erscheint auch Roemer anonym in *PD,* als Fall 2: »Die Versuchsperson ist Naturwissenschaftler, vielseitig begabt, zeichnet, malt; scharf in Beobachtung und Auffassung, vielseitig gebil-

det, etwas zur Zersplitterung geneigt, leicht unstet; sehr gründlich in allem, was ihn interessiert, aber leicht zu anderm überspringend. ... lässt sich durch die Affekte etwas hinreißen ... Die Labilität der Affekte ... ist ziemlich stark egozentrisch aufgeladen.« *PD*, S. 125.
45 An Roemer, 11. oder 12. Januar 1921.
46 Tagebuch, 13. November 1919.
47 *PD*, S. 116 f.
48 An Roemer, 11. oder 12. Januar 1921.
49 Martha Schwarz, später Schwarz-Gantner (1894–1989). WSI; *BW*, S. 322, Anm. 2. Amüsanterweise hatte sie geglaubt, ihr Bewerbungsgespräch würde sehr streng verlaufen, aber natürlich sollte die unbezahlte Stelle in der Anstalt unbedingt besetzt werden. Rorschach fragte sie, ob sie in den Theaterstücken mitspielen könne – sie sollte die ernsten Rollen spielen, er die komischen. Ob sie singen könne? Klavier spielen? Tanzen? Gut, sie war eingestellt. Die beiden wurden gute Freunde und spazierten häufig zusammen in die Stadt hinunter, um Tee oder Kuchen zu kaufen. Martha Schwarz führte den Test mit all ihren Angehörigen durch und erklärte, sie habe durch seine Deutungen viel über Menschen gelernt.
50 Albert Furrer, *BW*, S. 284, Anm. 3. Zitate aus Briefen an Roemer, 23. Mai und 18. Juni 1921, und an Paul, 16. Oktober 1921.
51 An Bircher, 19. Mai 1920.
52 An Oberholzer, 18. Juli 1919.
53 Oskar Pfister (1873–1956); wenn Bleuler und Jung maßgeblich dazu beitrugen, Freud in die Kliniken zu bringen, so verbreitete vor allem Pfister ihn in der Allgemeinkultur. Pfister schrieb insgesamt mehr als 270 Bücher. Der reformierte Pfarrer war davon überzeugt, dass Psychologie mit religiösem Glauben vereinbar sei. Durch Jung stieß er 1908 auf die Psychoanalyse; 1913 schrieb er das erste Lehrbuch für Psychoanalyse, mit einer Einleitung von Freud; »Seine durch und durch christliche Betrachtungsweise der Psychoanalyse war zwar ermüdend, aber nicht gänzlich unverdaulich« für Freud (Kerr, *Eine höchst gefährliche Methode*, S. 254). Pfister blieb eine wichtige Gestalt im Themenkomplex »Freud und Religion«. Freud bat Pfister um eine Replik zu seinem Hauptwerk über die Religion, *Die Zukunft einer Illusion*, von 1927; Pfister verfasste darauf »Die Illusion einer Zukunft«, erstveröffentlicht in IMAGO, *Zeitschrift für Anwen-*

dung der Psychoanalyse auf die Natur- und Geisteswissenschaften, Bd. XIV, 1928. Sigmund Freud und Oskar Pfister, *Briefwechsel 1909–1939*, Hrsg. Isabelle Noth und Christoph Morgenthaler, Zürich: TVZ Theologischer Verlag Zürich, 2014; Sigmund Freud und Oskar Pfister, *Psycho-Analysis and Faith: The Letters of Sigmund Freud and Oskar Pfister*, London: Hogarth Press, 1963; Alasdair MacIntyre, »Freud as Moralist«, *New York Review of Books*, 20. Februar 1964. – Rorschach hatte seine Sektenstudien fast ein Jahr lang beiseitegelegt, um an dem Test zu arbeiten, wollte diese im Oktober 1920 aber wieder aufgreifen, weil er glaubte, *PD* werde jeden Tag erscheinen. Pfister schrieb ihm: »Mein Rat ist folgender: Dicke Bücher werden jetzt so teuer, dass sie nicht gekauft und gelesen werden. Aber geben Sie doch Monographien zur Sektengeschichte heraus! [Zuerst ein Stück für uns über] ›Sektenwesen und Geisteskrankheiten‹. Volkstümlich, aber gediegen wissenschaftlich fundiert, ist bei Ihnen selbstverständlich.« Dies sei eine gute Übung, und man erreiche so ein größeres Publikum. Rorschach stimmte ihm umgehend zu und erklärte sich bereit, den Text über den Winter zu schreiben. Gegenüber Oberholzer gab er jedoch zu bedenken: »Natürlich möchte ich mein bestes Material, Binggeli und Unternährer, nicht in ein kleines Populärbüchlein hineingeben und muss daher anderes Material zusammenstellen, was etwas mehr Arbeit beansprucht als ich gedacht hatte.« Briefe von Pfister, 18. Oktober und 3. November 1920; an Pfister, 7. November 1920; an Oberholzer, 20. März 1921.

54 Walter Morgenthaler gründete Jahre später eine Rorschach-Kommission (1945), die Internationale Rorschach-Gesellschaft (1952) und errichtete das Hermann-Rorschach-Archiv (1957). In den 1920er und 30er Jahren veröffentlichte er jedoch nichts über den Rorschachtest, außer der zweiten Auflage von *PD*, s. Rita Signer, Archiv und Sammlung Hermann Rorschach, herausgegeben von der Universitätsbibliothek Bern, Archiv und Sammlung Hermann Rorschach und dem Verlag Hans Huber, Hogrefe AG; Bern, 2007, S. 28 ff.; Müller, *Aufsätze zur Psychiatriegeschichte*, S. 153.

55 Dies notierte Rorschach in einem Tagebuch, das er ab September 1919 sechs Monate lang führte – untypisch für ihn und eine weitere Bestätigung dafür, dass er im Alter von 33 bis 35 introvertierter wurde. Im ersten Eintrag beteuerte er, es solle nur

»eine Art Tagebuch« werden. »Denn das Tagebuchschreiben ist ein pedantisches Ding«.
56 Bircher an Rorschach, 18. November 1919.
57 An Paul, 4. Dezember 1919.
58 An Oberholzer, 14. Januar 1921; an Roemer, 20. März 1921.
59 An Bircher, 29. Mai 1920.
60 Von Morgenthaler, 9. August 1920.
61 An Morgenthaler, 11. und 20. August 1920; an Roemer, 11. oder 12. Januar 1921.
62 An Bircher, 19. Juni 1921.
63 Von Oberholzer, 12. Juli 1920.
64 Von Pfister, 23. Juni 1921; von diesem Brief ist nur eine englische Übersetzung erhalten, die Wolfgang Schwarz anfertigte.
65 An Burri, 5. November 1921.
66 *GA*, S. 100. An Burri, 5. November 1921.
67 Kronfelds Besprechung von 1922, *GA*, S. 230–233.
68 L. Binswanger, »Bemerkungen zu Hermann Rorschachs ›Psychodiagnostik‹«, *GA*, S. 234–247, ursprünglich veröffentlicht 1923; in einem Brief vom 5. Januar 1922 direkt an Rorschach äußerte sich Binswanger ebenfalls lobend über *PD* und zugleich kritisch über dessen mangelnde theoretische Grundlage.
69 *BW*, S. 218, Anm. 4, S. 335, Anm. 1. Ellenberger deutet an, dass Sterns Reaktion Rorschach depressiv stimmte, ja sogar dass sich Rorschach aufgrund dieser Depression im Jahr darauf nicht in ärztliche Behandlung begab, aber die Indizien stützen diese These nicht.
70 An Oberholzer, 17. Juni 1921; an Roemer, 18. Juni 1921. »Im ganzen betonen Sie die Schwierigkeiten zu wenig«, gab Rorschach Roemer zu bedenken und nannte zahlreiche Einschränkungen und Vorbehalte.
71 An Guido Looser, 11. Juli 1921. Siehe auch seine Beschwerde über Roemers Verhalten in einem Brief an Binswanger, 3. Februar 1922.
72 Der chilenische Arzt hieß Fernando Allende Navarro. Zitate aus einem Brief an Roemer, 27. Januar 1922.
73 *PD*, S. 92 f., 102 f., 106 f. »Dass die Appenzeller affektiv anpassungsfähiger sind, einen extensiveren Rapport, eine erregtere Motilität haben als die ›verschlossenen‹, ›schwerfälligeren‹, ›langsameren‹ Berner, ist ja eigentlich nichts Neues, wird aber durch die Befunde direkt bestätigt.« – An anderer Stelle

führte Rorschach die hohe Selbstmordrate der Appenzeller darauf zurück, dass diese emotional viel expressiver seien als andere Schweizer und daher ihre Depressionen ausagierten (1920, Beratung des Gesundheitsamtes, WSA). – Brigitta Bernet und Rainer Egloff machen sich insgeheim darüber lustig, dass Oberholzer in den 1940er Jahren in seiner umfassenden ethnologischen Studie über das indonesische Volk von Alor doch wieder die Appenzeller als Vergleich heranziehen musste, weil Rorschach sich in *PD* kaum eingehend über die kulturtheoretische Basis seiner Persönlichkeitstypisierung geäußert hatte, s. Blum/Witschi, S. 120. – Auch Jung erklärte seinen Studenten, er sei beim Besuch des amerikanischen Südwesten »ungeheuer davon beeindruckt gewesen, wie sehr die Indianerfrauen der Pueblos den Frauen im schweizerischen Kanton Appenzell ähneln, wo wir Nachfahren mongolischer Eindringlinge haben«. Dies war eine seiner Erklärungen dafür, »warum Amerikaner dem Fernen Osten näher sind als Europäer«, *Introduction to Jungian Psychology: Notes of the Seminar on Analytical Psychology Given in 1925*, Princeton: Princeton University Press, 2012, S. 116.

74 Ethnographische und sektenbezogene Forschungsarbeiten: Die letzten Besprechungen, die Rorschach für Freuds Zeitschrift *Imago* verfasste, behandelten zwei vergleichende Studien von Zeichnungen europäischer Kinder und Zeichnungen von Dakota-Indianern, ein nicht-psychoanalytisches Buch über die Erziehung bei den Naturvölkern und eine Studie über Antonianer, *GA*, S. 311–314, alle von 1921. – Chinesische Bevölkerungsgruppen: WSM.

75 An Oberholzer, 15. November 1921; an Burri, 5. November 1921; WSI Sophie Koller. Rorschach schilderte Burri in dem genannten Brief weitere Details: »Alle Farben bis auf das tiefste Dunkelblau sind ihm einfach eklig. ... Er behauptet, die Urwaldneger kennen überhaupt nur das ›ewige eklige Grün‹ des Urwalds. Rot zu sehen hätten sie überhaupt nie Gelegenheit. Rote Vögel, Schmetterlinge, Blumen – das gebe es alles nicht, sagte er auf meine Fragen. Schließlich musste er erstaunt zugeben, dass der Neger das Rot zum mindesten dann sehe, wenn er seinem Nächsten ein Loch in den Kopf schlägt, oder wenn er sich den Finger zerquetscht.«

76 An Roemer, 18. Juni 1921.

Kapitel 12: Die Psychologie, die er sieht, ist *seine* Psychologie

1 An Roemer, 27. Januar 1922; *BW*, S. 403, Anm. 1; *PD*, S. 117, 206.
2 Ellenbergers *Die Entdeckung des Unbewussten* ist die maßgebende Abhandlung; Definitionen von »dynamischer Psychiatrie« S. 399–402.
3 Der von Oberholzer posthum verfasste Teil (*PD*, S. 181–216) findet sich in der zweiten und allen folgenden Auflagen. Zitate weiter unten von S. 181 (Oberholzers Einleitung) und S. 190–216, wenn nicht anders angemerkt.
4 *PD*, S. 215.
5 Roemer, *Vom Rorschachtest zum Symboltest*, zitiert in *BW*, S. 166, Anm. 1.
6 An Roemer, 22. März 1922 (siehe oben Kapitel 10).
7 An Roemer, 27. Januar 1922. In seinen verbitterten letzten Lebensjahren nach Phasen der Nazi-Kollaboration versuchte Roemer vergeblich, in Deutschland und Amerika Anerkennung zu finden; obwohl er sich jahrzehntelang bemühte, konnte er keinen Verleger gewinnen und brachte seine Bilder 1966 schließlich im Selbstverlag heraus. Er stellte weiterhin seine dreijährige angebliche »enge tägliche Zusammenarbeit« mit Rorschach heraus und erhob den Anspruch, Rorschachs Vermächtnis zu verwalten, während er gleichzeitig dessen Ideen ständig unterhöhlte und den Test falsch darstellte.
8 An Roemer, 28. Januar 1922.
9 C. G. Jung, *Psychologische Typen* (1921), *Gesammelte Werke* Bd. 6, Zürich: Rascher, 1960; Freud erhielt ein Exemplar und bezeichnete es in einem Brief an Ernest Jones vom 19. Mai 1921 als Werk eines Snobs und Mystikers, ohne neue Idee, *The Complete Correspondence of Sigmund Freud and Ernest Jones, 1908–1939*, Cambridge, Mass.: Harvard University Press, 1993, S. 424. (Dieser Brief fehlt in der gekürzten deutschen Ausgabe, *Briefwechsel Sigmund Freud Ernest Jones 1908–1939*, Frankfurt am Main: S. Fischer, 1993.)
10 An Roemer, 18. Juni 1921.
11 *PD*, S. 77. Rorschach verwendete die Begriffe »Introversion« und »Extraversion« bereits in seinen Sektenstudien; die Art und Weise, wie er Jungs aufeinanderfolgende Begriffe der Intro-

version verstand, stellen eine komplizierte Entwicklung dar, die noch nie klar verfolgt wurde, Akavia und auch K. W. Bash (»Einstellungstypus und Erlebnistypus: C. G. Jung und Hermann Rorschach«, *JPT*, Bd. 19, Nr. 3, 1955, S. 236–242) hatten keinen Zugang zu bestimmten Quellen. *GA*, S. 341–344.

12 Etwa wie sich ein Introvertierter darüber beklagen könne, dass ein Extravertierter nicht stillsitzen könne, wobei sich nur ein Introvertierter darüber aufregen würde; ein Extravertierter lebe einfach sein Leben.

13 *C. G. Jung. Ein großer Psychologe im Gespräch*, S. 166 ff.

14 Jung, *Psychologische Typen*, »Schlusswort«, S. 659–669; Zitat S. 663; nachfolgende Zitate stammen von diesen Seiten, wenn nicht anders angemerkt.

15 Siehe Jung, *Psychologische Typen*, S. 81 ff., und *C. G. Jung. Ein großer Psychologe im Gespräch*, S. 165 f., 272.

16 Im Jahr 1915 stellte Jung einen extravertierten Kollegen, den Psychiater Hans Schmid-Guisan, als Sparringpartner ein, der ihm seine eigenen Vorurteile nicht durchgehen ließ. Damals meinte Jung noch, extravertiertes Denken sei eigentlich unangemessen und Gefühle seien irrational und alle Charakterzüge, die seinen eigenen entgegengesetzt waren, seien im Allgemeinen »bloße Anomalien«. Der Dialog endete in gegenseitiger Frustration, denn jede der beiden Seiten erwies sich als unfähig, die andere zu verstehen – vor allem Jung kam als selbstherrlicher Knilch rüber, aber das sollte er auch, denn er spielte die Rolle des autoritären, introvertierten Visionärs neben dem extravertierten, kollegialen Gegenüber. Es funktionierte jedoch; fünf Jahre später hatte Jung eingesehen, dass es auch andere Typen gab und dass diese ihre Berechtigung hatten. Der Introvertierte, so Jung in *Psychologische Typen*, könne unmöglich wissen oder sich vorstellen, wie er seinem Gegentypus erscheint, es sei denn, er erlaube es dem Extravertierten, ihm dies offen ins Gesicht zu sagen, auf die Gefahr, ihn zum Duell herausfordern zu müssen. Aber genau dies tat Jung und wandelte sich so zu seinem Gegenpol; *The Question of Psychological Types: The Correspondence of C. G. Jung und Hans Schmid-Guisan, 1915–1916*, Princeton: Princeton University Press, 2013; Bair, *Jung*, S. 396–404.

17 An Oberholzer, 17. Juni 1921.
18 An Burri, 5. November 1921.
19 An Oberholzer, 15. November 1921.

20 An Roemer, 28. Januar 1922.
21 An Burri, 5. November 1921. Rorschach empfand den »introvertierten Fühl- u. Empfindungstypus« und den »extravertierten Intuitiven« als besonders dubios, und diese sind in der Tat weniger überzeugend als die anderen fünf – genau wie man es anhand von Jungs eigener Persönlichkeit hätte vorhersagen können. *C. G. Jung. Ein großer Psychologe im Gespräch*, S. 272; Jung, *Introduction to Jungian Psychology*; Jungs Brief an Sabina Spielrein, 7. Oktober 1919, in dem er Positionen von Freud, Bleuler, Nietzsche, Goethe, Schiller, Kant, Schopenhauer und sich selbst auf den Achsen Denken/Fühlen und Erfassen/Intuition schematisch darstellt; s. Coline Covington und Barbara Wharton, *Sabina Spielrein: Forgotten Pioneer of Psychoanalysis*, New York: Brunner-Routledge, 2003, S. 57; wichtige Abschnitte werden zitiert in Jung und Schmid-Guisan, *Question of Psychological Types*, S. 31 f.
22 *PD*, S. 26, 73 f.
23 An Hans Prinzhorn, 22. März 1922, vielleicht Rorschachs letzter Brief.
24 An Roemer, 27. Januar 1922.
25 *PD*, S. 190, aus dem Aufsatz von 1922.
26 An Roemer, etwa Juni 1921.
27 An Ulrich Grüninger, 10. März 1922; an Roemer, 15. März 1922.

Kapitel 13: Das Versprechen einer glänzenden Zukunft

1 Olga an Paul, 8. und 18. April 1922; WSI; Dr. Kollers ärztlicher Bericht, *BW*, S. 441 f.; Ellenberger.
2 Olga an Paul, 18. und 8. April 1922.
3 Rorschach hatte Pfister eine detaillierte Ferndiagnose geschickt, und dieser hatte sich in einem Brief vom 10. Februar 1922 beeindruckt geäußert. – Brief von Pfister an Freud, 3. April 1922, in: Isabell Noth, Hrsg., *Freud Pfister Briefwechsel*, S. 162. Freud antwortete am 6. April mit einer gewissen Ambivalenz: »Rorschachs Tod ist sehr bedauerlich. Ich schreibe noch heute ein paar Worte an seine Witwe. Mein Eindruck ist, Sie überschätzen ihn vielleicht als Analytiker; wie hoch Sie ihn als Menschen einschätzen, habe ich aus Ihren Zeilen mit Befriedigung erfahren.« Ebd. S. 164.

4 HR 1:4.
5 *GA*, S. 234–347.

Kapitel 14: Der Rorschachtest erreicht Amerika

1 David Mordecai Levy (1892–1977), siehe David M. Levy Papers, Oskar Diethelm Library, DeWitt Wallace Institute for the History of Psychiatry, bes. Box 1; Biographie in *American Journal of Orthopsychiatry*, Bd. 8, Nr. 4, 1938, S. 769f.; David M. Levy, »Beginnings of the Child Guidance Movement«, *American Journal of Orthopsychiatry*, Bd. 38, Nr. 5, 1968, S. 799–804; David Shakow, »The Development of Orthopsychiatry«, *American Journal of Orthopsychiatry*, Bd. 38, Nr. 5, 1968, S. 804–9; Nachrufe in *American Journal of Psychiatry*, Bd. 134, Nr. 8, 1977, S. 934, und *New York Times*, 4. März 1977; Samuel J. Beck, »How the Rorschach Came to America,« *JPA*, Bd. 36, Nr. 2, 1972, S. 105–108.

2 Bruno Klopfer und Douglas McGlashan Kelley, *The Rorschach Technique: A Manual for a Projective Method of Personality Diagnosis*, Yonkers-on-Hudson, NY: World Book, 1942; 2. Aufl., 1946, S. 6. – Hermann Rorschach und E. Oberholzer, »The Application of the Interpretation of Form to Psychoanalysis«, *Journal of Nervous and Mental Disease*, Bd. 60, 1924, S. 225–248. Der Übersetzer ist nicht genannt, aber der Zeitpunkt, Levys Kontakt zu der Zeitschrift, seine Deutschkenntnisse und Rorschach-Expertise sowie die Anmerkungen in seinem Exemplar der *Psychodiagnostik* (David M. Levy Papers) sprechen sehr dafür, dass die Übersetzung von ihm stammte. Laut Exner veröffentlichte Levy 1926 eine Übersetzung als »erste Publikation über den Rorschachtest in einer amerikanischen Fachzeitschrift«; die Beschreibung passt, abgesehen vom Datum (ExRS, 7).

3 Im Jahr 1925, M. R. Hertz, »Rorschachbound: A 50-Year Memoir,« *JPA*, Bd. 50, Nr. 3, 1986, S. 396–416.

4 Schweiz: Roland Kuhn; siehe auch S. 70f. und Anmerkung auf S. 340 »For a period«. England: Theodora Alcock, siehe R. S. McCully, »Miss Theodora Alcock, 1888–1980,« *JPA*, Bd. 45, Nr. 2, 1981, S. 115, und Justine McCarthy Woods, »The History of the Rorschach in the United Kingdom«, *Rorschachiana*, Bd. 29, 2015, S. 64–80. Japan: Yuzaburo Uchida, siehe Kenzo Sorai und Keiichi Ohnuki, »The Development of the Rorschach

in Japan,« *Rorschachiana*, Bd. 29, 2015, S. 38–63. Türkei: Tevfika İkiz, »The History and Development of the Rorschach Test in Turkey«, *Rorschachiana*, Bd. 32, Nr. 1, 2011, S. 72–90. Franziska Minkowska, ein Pionier der französischen Rorschach-Bewegung, arbeitete im und nach dem Holocaust mit jüdischen Kindern; siehe Anmerkung »Franziska Minkowska« auf Seite 385 unten.

5   Zur Frühgeschichte des Rorschachtests in Amerika siehe ExRS; ExCS, 1974, S. 8f.; John E. Exner, et al., »History of the Society,« in *History and Directory: Society for Personality Assessment Fiftieth Anniversary*, Hillsdale, NJ: Lawrence Erlbaum, 1989, S. 3–54. Wood, S. 48–83, ist gründlich, aber polemisch.

6   Ellenberger, *Entdeckung*, S. 1172.

7   An Roemer, 18. Juni 1921.

8   Samuel Beck und Bruno Klopfer. Ihre anfängliche Fehde wird geschildert in Samuel J. Beck, »Problems of Further Research in the Rorschach Test«, *American Journal of Orthopsychiatry*, Bd. 5, Nr. 2, 1935, S. 100–115; Beck, *Introduction to the Rorschach Method: A Manual of Personality Study*, New York: American Orthopsychiatric Association, 1937; Bruno Klopfer, »The Present Status of the Theoretical Development of the Rorschach Method«, *RRE*, Bd. 1, 1937, S. 142–47; Beck, »Some Present Rorschach Problems«, *RRE*, Bd. 2, 1937, S. 15–22; Klopfer, »Discussion on ›Some Recent [sic] Rorschach Problems‹«, *RRE*, Bd. 2, 1937, S. 43–44, in einer Ausgabe von Klopfers Zeitschrift mit zehn Artikeln, die gegen Beck argumentieren; Klopfer, »Personality Aspects Revealed by the Rorschach Method«, *RRE*, Bd. 4, 1940, S. 26–29; Klopfer, *Rorschach Technique*, 1942; Beck, Rezension von Klopfers *Rorschach Technique*, in *Psychoanalytic Quarterly*, Bd. 11, 1942, S. 583–87; Beck, *Rorschach's Test*, Bd. 1, New York: Grune and Stratton, 1944. Spätere Betrachtungen: Beck, »The Rorschach Test: A Multi-dimensional Test of Personality« in: *An Introduction to Projective Techniques and Other Devices for Understanding the Dynamics of Human Behavior*; Hrsg. Harold H. Anderson und Gladys L. Anderson, New York: Prentice-Hall, 1951; Zeitzeugenbefragung mit Beck, 28. April 1969, Archives of the History of American Psychology, University of Akron, Ohio; Beck, »How the Rorschach Came«; Leitartikel, Jubiläumsausgabe zum 25jährigen Bestehen zu Ehren von Bruno Klopfer, *JPT*, Bd. 24, Nr. 3, 1960; Pauline G. Vorhaus,

»Bruno Klopfer: A Biographical Sketch«, *JPT*, Bd. 24, Nr. 3, 1960, S. 232–237; Evelyn Hooker, »The Fable,« *JPT*, Bd. 24, Nr. 3, 1960, S. 240–45. Ferner: John E. Exners Nachruf auf Beck, *American Psychologist*, Bd. 36, Nr. 9, 1981, S. 986f.; K. W. Bash, »Masters of Shadows«, *JPA*, Bd. 46, Nr. 1, 1982, S. 3–6; Leonard Handler, »Bruno Klopfer, a Measure of the Man and His Work,« *JPA*, Bd. 62, Nr. 3, 1994, S. 562–577, »John Exner and the Book That Started It All«, *JPA*, Bd. 66, Nr. 3, 1996, S. 650–658, und »A Rorschach Journey with Bruno Klopfer«, *JPA*, Bd. 90, Nr.6, 2008, S. 528–535. Annie Murphy Paul, *The Cult of Personality*, New York: Free Press, 2004, liefert Originalmaterial zu Klopfer und Beck, ist aber unzuverlässig in Bezug auf Rorschach.
9 Beck, *Introduction to the Rorschach Method*, S. ix.
10 Beck in Zeitzeugenbefragung, zitiert in Paul, *Cult of Personality*, S. 27.
11 Vorhaus, »Bruno Klopfer«.
12 Handler, »Rorschach Journe«, S. 534.
13 Paul, *Cult of Personality*, S. 25.
14 Ellenberger in *GA*, S. 62.
15 Molly Harrower schilderte, wo sie Klopfer im Oktober 1937 kennenlernte, in Exner et al., »History of the Society«, S. 8.
16 »Retrospect and Prospect«, *RRE*, Bd. 2, 1937, S. 172.
17 Klopfer, »Personality Aspects Revealed«, S. 26. – Beck, »Multidimensional Test«, S. 101 und 104; Beck, *Introduction to the Rorschach Method*, S. 1.
18 Beck, »Some Present Rorschach Problems«, S. 16. – Klopfer: ExRS, S. 21.
19 Klopfer, *Rorschach Technique*, S. 3. – Beck, »The Rorschach Test: A Multi-dimensional Test«, S. 103.
20 Beck, Rezension von Klopfer, *Rorschach Technique*, S. 583.
21 Ebd. – Beck, »Some Present Rorschach Problems«, S. 19f. – Beck, *Rorschach's Test*, Bd. 1, S. xi.
22 Klopfers Seminare: Exner et al., »History of the Society«, S. 22. – Exner bei Beck: Handler, »John Exner«, S. 651f.
23 Exner, Nachruf auf Beck. Becks spätere Schriften, insbesondere zum Experience Actual Score, der den »inneren Zustand des Probanden als gesamte psychische Vitalität« widerspiegelte, wagten sich auf recht spekulatives Gebiet vor.
24 ExRS, S. 158. – ExRS, S. 27, 42. – »The Normal Details in the

Rorschach Ink-Blot Tests«, *RRE*, Bd. 1, Nr. 4, 1937, S. 104–114. – »Rorschach: Twenty Years After«, *RRE*, Bd. 5, Nr. 3, 1941, S. 90–129. – In Exner et al., »History of the Society«, S. 14.

25 Marguerite R. Hertz und Boris B. Rubenstein, »A Comparison of Three ›Blind‹ Rorschach Analyses«, *American Journal of Orthopsychiatry*, Bd. 9, Nr. 2, 1939, S. 295–314. Hertz wies darauf hin, dass ihre eigene Analyse technisch gesehen nur »teilweise blind« war, weil sie den Test persönlich durchführte, wobei sie lediglich das Alter der Testperson kannte. Sie brachte alle nötigen Vorbehalte vor: Diese Übung bestätige keine Testverfahren und bestätige auch nicht, ob der Rorschachtest Persönlichkeitsstrukturen offenlegte; und natürlich seien viele weitere Studien erforderlich. Aber »die deutliche Übereinstimmung dieser Ergebnisse kann nur als positive Erkenntnis ausgelegt werden«. Innerhalb des Fachgebiets galt dies als »berühmte Konfrontation«, Ernest R. Hilgard, *Psychology in America: A Historical Survey*, San Diego: Harcourt Brace Jovanovich, 1987, S. 516.

26 ExRS, S. 26 f. und 157, zitiert persönliche Korrespondenz von Hertz und vermerkt, »das Manuskript war nahezu abgeschlossen«. Der Zeitpunkt der Katastrophe ist unklar, entweder 1937 oder 1940, »Hertz, Marguerite Rosenberg«, *Encyclopedia of Cleveland History*, zuletzt geändert 1997, ech.case.edu/cgi/article. pl?id=HMR; Douglas M. Kelley, »Report of the First Annual Meeting of the Rorschach Institute Inc.«, *RRE*, Bd. 4, Nr. 3, 1940, S. 102 f.

27 ExRS, S. 44.

28 Kelley, »Survey of the Training Facilities for the Rorschach Method in the U.S.A.«, *RRE*, Bd. 4, Nr. 2, 1940, S. 84–87; Exner et al., »History of the Society«, S. 16.

29 Ruth Munroe, »The Use of the Rorschach in College Guidance«, *RRE*, Bd. 4, Nr. 3, 1940, S. 107–130.

30 Ruth Munroe, »Rorschach Findings on College Students Showing Different Constellations of Subscores on the A. C. E.« (1946), in *A Rorschach Reader*, Hrsg. Murray H. Sherman, New York: International Universities Press, 1960, S. 261.

Kapitel 15: Faszinierend, umwerfend, kreativ, dominant

1   Definiert von Warren I. Susman in »›Personality‹ and the Making of Twentieth-Century Culture«, Kap. 14 von *Culture As History: The Transformation of American Society in the Twentieth Century*, New York: Pantheon, 1984. Susmans Formulierung und die Beispiele in Roland Marchand, *Advertising the American Dream: Making Way for Modernity, 1920–1940*, Berkeley: University of California Press, 1985, dienen inzwischen in zahlreichen Fachgebieten als Grundlage für eine Reihe von Argumentationen; Susan Cain argumentiert beispielsweise, die Kultur der Persönlichkeit bevorzuge extravertierte Typen, *Still: die Bedeutung von Introvertierten in einer lauten Welt*, München: Riemann, 2011.
2   Marchand, *Advertising the American Dream*.
3   Alfred Kroeber zitiert in Hallowell, »Psychology and Anthropology« (1954), Nachdruck in *Contributions to Anthropology*, Chicago: University of Chicago Press, 1976, S. 163–209.
4   Nachdruck in *Rorschach Science: Readings in Theory and Method*, Hrsg. Michael Hirt, New York: Free Press of Glencoe, 1962, S. 31–52; siehe auch Frank, »Toward a Projective Psychology«, *JPT*, Bd. 24, September 1960, S. 246–253.
5   Nachruf, *New York Times*, 24. September 1968; Ellen Herman, *The Romance of American Psychology: Political Culture in the Age of Experts*, Berkeley: University of California Press, 1995, S. 177. Als Vorsitzender der Macy Foundation stimmte Frank zu, 1941 die erste Fachtagung zu sponsern, bei der akademische Psychologen und Kliniker zusammenkamen, die mit dem Rorschachtest arbeiteten, Exner et al., »History of the Society«, S. 17.
6   Erstveröffentlichung in Christiana D. Morgan und Henry A. Murray, »A Method for Investigating Fantasies: The Thematic Apperception Test«, *Archives of Neurology and Psychiatry*, Bd. 34, Nr. 2, 1935, S. 289–306. Der TAT hat noch immer Befürworter und findet vergleichsweise häufig Anwendung, allerdings mit verschiedenen multikulturellen Aktualisierungen, wie dem »Black Thematic Apperception Test« oder einem Set von Bildern für Senioren.
7   Galison argumentiert ähnlich: »Im Universum der Rorschach'schen Tintenkleckse erzeugen Subjekte natürlich Ob-

jekte: ›Ich sehe eine Frau‹, ›Ich sehe den Kopf eines Wolfs‹. Aber Objekte erzeugen auch Subjekte: ›Depressive‹, ›Schizophrene‹«, S. 258 f.

8   Der Rorschachtest »spiegelte zum einen diese neue Innerlichkeit [des Selbst] und lieferte zum anderen … ein wirksames Messverfahren, ein universell anerkanntes visuelles Zeichen und eine überzeugende zentrale Metapher«, Galison, S. 291.

9   Dieser historische Abriss folgt Hallowell, »Psychology and Anthropology«, und »The Rorschach Technique in the Study of Personality and Culture«, *American Anthropologist*, Bd. 47, Nr. 2, 1945, S. 195–210.

10 Zitiert in Hallowell, »Psychology and Anthropology«, S. 191.

11 Beck, »How the Rorschach Came«, S. 107.

12 M. Bleuler und R. Bleuler, »Rorschach's Ink-Blot Test and Racial Psychology: Mental Peculiarities of Moroccans«, *Journal of Personality*, Bd. 4, Nr. 2, 1935, S. 97–114. Die Fachzeitschrift selbst ist ein aufschlussreiches Dokument der Zeit, voller Handschriftenanalysen, Tests von Zwillingen, die bei der Geburt getrennt wurden, und kulturübergreifenden Vergleichen. Sie erschien ursprünglich zweisprachig, als *Charakter* auf Deutsch und *Character and Personality* auf Englisch, und der einleitende Artikel des ersten Hefts (1932), William McDougalls »Of the Words Character and Personality« zeugt deutlich von der oben genannten Verschiebung von *Charakter* zu *Persönlichkeit*.

13 Samuel Beck kritisierte genau diese Forderung nach Einfühlung; seiner Meinung nach brauchte der Test feste Standards, nicht noch mehr Subjektivität, »Autism in Rorschach Scoring: A Feeling Comment«, *Character and Personality*, Bd. 5, 1936, S. 83 ff, zitiert in ExRS, S. 16.

14 Cora Du Bois (1903–91), *The People of Alor*, Minneapolis: University of Minnesota Press, 1944. Inzwischen liegt eine Biographie vor: Susan C. Seymour, *Cora Du Bois: Anthropologist, Diplomat, Agent*, Lincoln: University of Nebraska Press, 2015.

15 Zitiert in Seymour, *Cora Du Bois*, eBook.

16 Emil Oberholzer, »Rorschach's Experiment and the Alorese«, in Du Bois, *People of Alor*, S. 588. Antworten von S. 638.

17 George Eaton Simpson, *Sociologist Abroad*, Den Haag: Nijhoff, 1959, S. 83 f.

18 John M. Reisman, *A History of Clinical Psychology*, New York: Irvington, 1976, S. 222.

19 Siehe Gardner Lindzey, *Projective Techniques and Cross-Cultural Research*, New York: Appleton-Century Crofts, 1961, S. 14; Lemov, »X-Rays of Inner Worlds: The Mid-Twentieth-Century American Projective Test Movement«, in *Journal of the History of the Behavioral Sciences*, Bd. 47, Nr. 3, 2011, S. 263. – Zu Irving Hallowell: Jennifer S. H. Brown und Susan Elaine Gray, »Editors' Preface« zu A. Irving Hallowell, *Contributions to Ojibwe Studies: Essays, 1934–72*, Lincoln: University of Nebraska Press, 2010; Hallowell, »On Being an Anthropologist« (1972), in ebd., S. 1–15. Dieser Band enthält alle unten zitierten Aufsätze von Hallowell, wenn nicht anders angemerkt. Hallowell verwendete in seinen Aufsätzen die ältere Schreibweise »Ojibwa«; hier auch in Zitaten zum geläufigeren »Ojibwe« geändert. Viele Ojibwe bezeichnen sich heutzutage als Anishinaabe (Plural Anishinaabeg). – Forschungen am Berens River: siehe besonders »The Northern Ojibwa« (1955) und die eindringliche Studie »Shabwán: A Dissocial Indian Girl« (1938).
20 »Shabwán«, S. 253.
21 »Northern Ojibwa«, S. 35 f.
22 Zitiert in »Note to Part VII« in Hallowell, *Contributions*, S. 467; cf. Hallowell, »On Being an Anthropologist«, S. 7, und George W. Stocking Jr., »A. I. Hallowell's Boasian Evolutionism«, in *Significant Others: Interpersonal and Professional Commitments in Anthropology*, Hrsg. Richard Handler, Madison: University of Wisconsin Press, 2004, S. 207.
23 Zitiert in Rebecca Lemov, *Database of Dreams: The Lost Quest to Catalog Humanity*, New Haven: Yale University Press, 2015, S. 61. »Ojibwa« abgeändert zu »Ojibwe«.
24 Die Originale finden sich in Bert Kaplan, *Primary Records in Culture and Personality*, Bd. 2, Madison, WI: Microcard Foundation, 1956. Hallowell sammelte insgesamt 151 Protokolle.
25 Zitate und Umschreibungen aus »Acculturation Processes and Personality Changes as Indicated by the Rorschach Technique« (1942), Nachdruck in Sherman, *Rorschach Reader*, und »Values, Acculturation, and Mental Health« (1950).
26 »The Rorschach Method as an Aid in the Study of Personalities in Primitive Societies« (1941); »The Rorschach Technique in the Study of Personality and Culture« (1945), siehe Anmerkung 9. Siehe auch »Some Psychological Characteristics of the Northeastern Indians« (1946), bes. S. 491–494, wo Hallowell

argumentiert, dass sich Intelligenz mit dem Rorschachtest besser messen lasse als mit anderen Standardtests, weil er weniger kulturell voreingenommen sei zugunsten westlicher Formen der Intelligenz. Sein Argument entspricht dem, was Rorschach 1920 in seinem Brief an einen möglichen Verleger vorgebracht hatte.

27 »The Rorschach Technique«, S. 204, 200.
28 Philip Cook, »The Application of the Rorschach Test to a Samoan Group«, 1942, in Sherman, *Rorschach Reader*.
29 »The Rorschach Technique«, S. 209.
30 Lemov, *Database of Dreams*, S. 136.
31 Walter Mischel, der später das berühmte »Marshmallow-Experiment« durchführte, in dem er die Selbstkontrolle kleiner Kinder mit späterem Erfolg verknüpfte, zitiert in Jonah Lehrer, »Don't!«, *New Yorker*, 18. Mai 2009.

Kapitel 16: Die Königin aller Tests

1 ExRS, S. 32; Exner et al., »History of the Society«, S. 18 ff.
2 Army General Classification Test: Thomas W. Harrell, der an der Entwicklung mitwirkte, »Some History of the Army General Classification Test«, *Journal of Applied Psychology* Bd. 77, Nr. 6, 1992, S. 875–78. – Inspection Technique: Ruth Munroe, »Inspection Technique«, *RRE*, Bd. 5, Nr. 4, 1941, S. 166–191, und »The Inspection Technique: A Method of Rapid Evaluation of the Rorschach Protocol«, *RRE*, Bd. 8, 1944, S. 46–70.
3 M. R. Harrower-Erickson, »A Multiple Choice Test for Screening Purposes, For Use with the Rorschach Cards or Slides«, *Psychosomatic Medicine*, Bd. 5, Nr. 4, 1943, S. 331–341; siehe auch Molly Harrower und Matilda Elizabeth Steiner, *Large Scale Rorschach Techniques: A Manual for the Group Rorschach and Multiple Choice Tests*, Toronto: Charles C. Thomas, 1945. »Group Techniques for the Rorschach Test«, in *Projective Psychology: Clinical Approaches to the Total Personality*, Hrsg. Edwin Lawrence und Leopold Bellak, New York: Knopf, 1959, S. 147 f.
4 Ebd., S. 148.
5 Ebd., S. 172 ff.
6 Reisman, *History of Clinical Psychology*, S. 271; zum Begriff »Königin aller Tests«, siehe Hilgard, *Psychology in America*, S. 517, Anm.

7   Reisman, *History of Clinical Psychology*, Kap. 6–7; Jonathan Engel, *American Therapy: The Rise of Psychotherapy in the United States*, New York: Gotham Books, 2008, Kap. 3; Wood, Kap. 4–5; Hans Pols und Stephanie Oak, »The US Psychiatric Response in the 20th Century«, *American Journal of Public Health*, Bd. 97, Nr. 12, 2007, S. 2132–42.
8   William C. Menninger, »Psychiatric Experiences in the War«, *American Journal of Psychiatry*, Bd. 103, Nr. 5, 1947, S. 577–86; Braceland, »Psychiatric Lessons from World War II«, *American Journal of Psychiatry*, Bd. 103, Nr. 5, 1947, S. 587–593; Pols und Oak, »US Psychiatric Response«.
9   Engel, *American Therapy*, S. 46 f.
10 Menninger, »Psychiatric Experiences«; Reisman, *History of Clinical Psychology*, S. 298. – Edward A. Strecker, »Presidential Address«, Rede des Vorsitzenden der American Psychiatric Association, 1944, zitiert in Pols und Oak, »US Psychiatric Response«.
11 Reisman, *History of Clinical Psychology*, S. 298.
12 Erst ab 1951 gab es ein Lehrbuch für die MMPI, Wood, S. 86 und Anm. 14. – C. M. Louttit und C. G. Browne, »The Use of Psychometric Instruments in Psychological Clinics«, *Journal of Consulting Psychology*, Bd. 11, Nr. 1, 1947, S. 49–54. – Hilgard, *Psychology in America*, S. 516.
13 Max Siegel, Vorsitzender der American Psychological Association in den 1980er Jahren, in Exner et al., »History of the Society«, S. 20.
14 Seymour G. Klebanoff, »A Rorschach Study of Operational Fatigue in Army Air Forces Combat Personnel«, *RRE*, Bd. 10, Nr. 4, 1946, S. 115–20.
15 Hilgard, *Psychology in America*, S. 516 f.
16 Wood, S. 97 f.; Engel, *American Therapy*, S. 16 f., 65–70.
17 Klopfer, *Rorschach Technique*, S. iv. – Wood, S. 175; Lee J. Cronbach zitiert in Wood, S. 343, Anm. 10.
18 Ruth Bochner und Florence Halpern, *The Clinical Application of the Rorschach Test*, New York: Grune und Stratton, 1942; siehe Wood, S. 85. Es finden sich kaum Informationen über Ruth Rothenberg Bochner, (Absolventin des Vassar College und der Columbia University) und Florence Cohn Halpern (1900–1981, PhD 1951, in den 1960er Jahren aktiv in der Bürgerrechtsbewegung und in der Beratung armer Landbe-

wohner). – Morris Krugman, erster Vorsitzender von Klopfers Rorschach-Institut, Rezension von Bochner und Halpern, *Clinical Application*, in *Journal of Consulting Psychology*, Bd. 6, Nr. 5, 1942, S. 274 f. Samuel J. Becks Rezension in *Psychoanalytic Quarterly*, Bd. 11, 1942, S. 587 ff. *Time Magazin*, 30. März 1942. – »Im Laufschritt«, aus einer anschaulichen Rezension von Edna Mann, *American Journal of Orthopsychiatry*, Bd. 16, Nr. 4, 1946, S. 731 f.

Kapitel 17: Von Symbolwert wie das Stethoskop

1 Erika Doss, *Looking at Life Magazine*, Washington, DC: Smithsonian Institution Press, 2001.

2 Seine Antworten klangen »etwas kompromisslos und ziemlich gewagt« und verwiesen auf eine »erstaunlich komplexe und individualistische Persönlichkeit, die wenig mit ›gewöhnlichen‹ Leuten zu tun hatte«, »Personality Tests: Ink Blots Are Used to Learn How People's Minds Work«, *Life*, 7. Oktober 1946, S. 55–60.

3 Siehe Darragh O'Donoghue, »*The Dark Mirror*«, Melbourne Cinémathèque Annotations on Film 31, April 2004; www.sensesofcinema.com/2004/cteq/dark_mirror. – Tintenkleckse in Printwerbung: Marla Eby, in »X-Rays of the Soul: Panel Discussion«, 23. April 2012, Harvard University, vimeo.com/46502939.

4 Donald Marshman, »Mister See-odd Mack«, *Life*, 25. August 1947; Siodmak war der Regisseur von *The Dark Mirror*. Das Foto des Matrosen stammte aus *Life*, 27. August 1945.

5 *Life*-Schlagzeile über Pollock, 8. August 1949. – Pollock im Interview mit William Wright 1950; Evelyn Toynton, *Jackson Pollock*, New Haven: Yale University Press, 2012, S. 20, 37, 52; T. J. Clark, *Farewell to an Idea: Episodes from a History of Modernism*, New Haven: Yale University Press, 1999, S. 308; Ellen G. Landau, *Jackson Pollock*, New York: Abrams, 2000, S. 159; John J. Curley, *A Conspiracy of Images: Andy Warhol, Gerhard Richter, and the Art of the Cold War*, New Haven: Yale University Press, 2013, S. 27 f. – Rorschach hegte ähnliche Ideen: Emil Lüthy erklärte, Rorschach interessierte sich nicht für Kunst an sich, sondern für Kunst als Ausdruck des Geistes. Er beurteilte Kunstwerke als Ausdruck der mentalen, seelischen, emotionalen oder psychischen Verfassung des Künstlers. Das stärkste Gewicht legte er

auf den Ausdruck des Geistes durch die Sinnesorgane oder den Körper, etwa die Hände; WSI.

6 Arthur Jensen, »Review of the Rorschach Inkblot Test«, in *Sixth Mental Measurements Yearbook*, Hrsg. Oscar Krisen Buros, Highland Park, NJ: Gryphon Press, 1965.

7 Zusammengefasst vom Autor in Alfons Dawo, »Nachweis psychischer Veränderungen...«, *Rorschachiana* 1, 1952/53, S. 238–249. Dawos Methodik weckt kaum Vertrauen; so wurden den Testteilnehmerinnen beispielsweise beim ersten Mal die Rorschachtafeln gezeigt und beim zweiten Mal die »Alternativserie« von Behn-Eschenburg.

8 Anne Roe, *The Making of a Scientist*, New York: Dodd, Mead, 1953. C. Grønnerød, G. Overskeid und E. Hartmann, »Under Skinner's Skin: Gauging a Behaviorist from His Rorschach Protocol«, *JPA*, Bd. 95, Nr. 1, 2013, S. 1–12, enthält sämtliche Antworten von Skinner. Mein Dank gilt Greg Meyer für den Hinweis auf diese Quelle. Weitere Zitate: B. F. Skinner, *The Shaping of a Behaviorist*, New York: Knopf, 1979, S. 174f.

9 Grønnerød, Overskeid und Hartmann, »Under Skinner's Skin«; Alexandra Rutherford, »B. F. Skinner and the Auditory Inkblot«, *History of Psychology*, Bd. 6, Nr. 4, 2003, S. 362–78.

10 Edward F. Kerman, »Cypress Knees and the Blind«, *JPT*, Bd. 23, Nr. 1, 1959, S. 49–56.

11 Fred Brown, »An Exploratory Study of Dynamic Factors in the Content of the Rorschach Protocol«, *JPT*, Bd. 17, Nr. 3, 1953, S. 251–79, Zitat von S. 252.

12 Robert Lindner, »The Content Analysis of the Rorschach Protocol«, in Lawrence und Bellak, *Projective Psychology*, S. 75–90.

13 *PD*, S. 117, 206.

14 David Rapaport mit Merton Gill und Roy Schafer, *Diagnostic Psychological Testing*, Bd. 2, Chicago: Year Book, 1946, S. 473–491, bes. S. 480, 481, 485.

15 Manfred Bleuler, »After Thirty Years of Clinical Experience with the Rorschach Test«, *Rorschachiana*, Bd. 1, 1952, S. 12–24, Zitat S. 22.

16 An Anna, 9. Dezember 1908. Lawrence Frank nahm diese Argumentation bereits 1939 voraus, als sein bahnbrechender Aufsatz über projektive Methoden erschien: Der Rorschachtest »enthüllt die Persönlichkeit des Individuums *als Individuum*« und nicht in Bezug zu sozialen Normen, »denn der Proband ist

sich nicht bewusst, was er sagt, und hat keine kulturellen Normen, um sich zu verstecken«, siehe »Comments on the Proposed Standardization of the Rorschach Method«, *RRE*, Bd. 3, 1939, S. 104. Siehe Hallowell 1945: »Aufgrund des nichtbildlichen und unkonventionellen Charakters der Kleckse stehen diese praktisch einer unbegrenzten Vielzahl von Deutungen offen«, »The Rorschach Technique«, S. 199.

17 Rudolf Arnheim, »Perceptual and Aesthetic Aspects of the Movement Response« (1951) und »Perceptual Analysis of a Rorschach Card« (1953), in deutscher Übersetzung gekürzt zusammengefasst in »Wahrnehmungsmäßige und ästhetische Eigenschaften der Bewegungsantwort«, in: *Zur Psychologie der Kunst*, aus dem Amerikanischen von Hans Hermann, Köln: Kiepenheuer & Witsch, 1977, S. 82–101.

18 Ernest Schachtel argumentierte, der Begriff »Projektion« in Franks Sinn sei so allgemein gefasst, dass er bedeutungslos sei, »Projection and Its Relation to Creativity and Character Attitudes in the Kinesthetic Responses«, *Psychiatry: Interpersonal and Biological Processes*, Bd. 13, Nr. 1, 1950, S. 69–100.

19 Rezension von Klopfers und Kelleys *Rorschach Technique* in *Psychiatry: Interpersonal and Biological Processes*, Bd. 5, Nr. 4, 1942, S. 604–606, gefolgt von einem knappen Verriss des Buchs von Bochner und Halpern: »Einiges deutet darauf hin, dass es eilig niedergeschrieben wurde ... eine simple Beschreibung der technischen Kategorien und einige interessante Fallbeispiele.« Schachtel hatte bereits 1937 einen bissigen Aufsatz über Beck geschrieben: »Original Response and Type of Apperception in Dr. Beck's Rorschach Manual«, *RRE*, Bd. 2, 1937, S. 70–72.

20 Ernest Schachtel, »The Dynamic Perception and the Symbolism of Form«, *Psychiatry: Interpersonal and Biological Processes*, Bd. 4, Nr. 1, 1941, S. 93, Anm. 37. – Rezension von Klopfers und Kelleys *Rorschach Technique*.

21 Arnheim kritisierte Schachtel unter anderem speziell für dessen Behauptung, alles im Klecks müsse in diesen hineinprojiziert worden sein (»Projection and Its Relation to Creativity«, S. 76). Schachtel beherzigte diese Kritik; in seinem Buch, in dem er seine früheren Aufsätze sammelte und erweiterte, zitierte er Arnheims Artikel zustimmend: Ernest Schachtel, *Experiential Foundations of Rorschach's Test*, London: Tavistock, 1966, S. 33, Anm., S. 90 Anm., S. 33–42, S. 126–130.

22 Wolfgang Köhler, *Gestalt Psychology: An Introduction to New Concepts in Modern Psychology*, 1929; Nachdr. New York: Mentor, 1959; Maurice Merleau-Ponty, *Die Struktur des Verhaltens*, Berlin: De Gruyter, 1976; und *Phänomenologie der Wahrnehmung*, Berlin: De Gruyter, 1966; Rudolf Arnheim, *Anschauliches Denken. Zur Einheit von Bild und Begriff*, aus dem Amerikanischen übersetzt vom Verfasser, Köln: DuMont Schauberg, 1972.

Kapitel 18: Die Rorschachtests an Nazigrößen

1 Dieses Kapitel stützt sich weitgehend auf Eric Zillmer et al., *The Quest for the Nazi Personality: A Psychological Investigation of Nazi War Criminals*, New York: Routledge, 1995; siehe auch »Bats and Dancing Bears: An Interview with Eric A. Zillmer«, *Cabinet* 5, 2001, und Jack El-Hai, *Der Nazi und der Psychiater*, Berlin: Die Andere Bibliothek, 2014. Christian Müller ergänzt Zillmer mit neuem Primärmaterial, siehe Anmerkung 9, unten. Weitere Schilderungen zu Nürnberg von Douglas M. Kelley, *22 Männer um Hitler: Erinnerungen des amerikanischen Armeearztes und Psychiaters am Nürnberger Gefängnis*, Olten: Delphi, 1947; Gustave M. Gilbert, *Nürnberger Tagebuch: Ehemaliger Gerichts-Psychologe beim Nürnberger Prozess gegen die Hauptkriegsverbrecher*, Frankfurt/Main: Fischer, 1962.

2 Kelley, *22 Männer um Hitler*, S. 6.

3 John Dolibois, Gilberts Vorgänger, erklärte, der Gefängniskommandant Andrus »hätte einen Psychologen nicht von einem Schuhmacher unterscheiden können«; »Gilbert hatte ziemlich freie Hand und vom ersten Tag an vor allem sein Buch im Sinn«, zitiert in Zillmer et al., *Quest*, S. 40.

4 Gilbert, *Nürnberger Tagebuch*, S. 20, 32, passim. – Zillmer et al., S. 54 f. – Gitta Sereny, *Albert Speer: Sein Ringen mit der Wahrheit und das deutsche Trauma* (1995), aus dem Engl. von H. Dierlamm, K. Fritz und N. Juraschitz, München: Goldmann, 2005; laut Sereny hielt Speer die Tests für »idiotisch« und »»schrieb vollkommenen Blödsinn hin – besonders beim Rorschachtest mit diesen Tintenklecksen.‹ (Allerdings wurmte es ihn dann doch, zu erfahren, dass der Psychologe Dr. Gilbert ihn, was die Intelligenz anging, unter den einundzwanzig Angeklagten nur auf den zwölften Platz gesetzt hatte)«, S. 688.

5 Gilbert, *Nürnberger Tagebuch*, S. 21.

6   Kelley, 22 *Männer um Hitler*, S. 65.
7   *The New Yorker*, 1. Juni 1946.
8   Geoffrey Cocks, *Psychotherapy in the Third Reich*, 2. Aufl., New Brunswick, NJ: Transaction, 1997, S. 306; Zillmer et al., *Quest*, S. 49, Anm.
9   Zillmer et al. (S. xvii, 87, 195 ff.) verzeichnet sieben Tests, die von Kelley durchgeführt wurden: mit Rudolf Hess, Hermann Göring, Hans Frank, Alfred Rosenberg, Karl Dönitz, Robert Ley und Julius Streicher; im Anhang, der sämtliche Protokolle enthält, nennt er sechs – es fehlt Hess, dessen Test sich nicht in dem Archiv befand, in dem die Protokolle 1992 sichergestellt wurden. Hess' Ergebnisse wurden jedoch in Kelleys Unterlagen gefunden, zitiert von El-Hai; eine weitere Kopie von Kelleys Protokollen, in der Dokumentenmappe von Marguerite Loosli-Usteri in HRA Rorsch LU 1:1:16, enthält dieselben sechs ohne das von Hess sowie ein bislang unbekanntes Testergebnis von Joachim von Ribbentrop; Christian Müller, *Wer hat die Geisteskranken von den Ketten befreit? Skizzen zur Psychiatriegeschichte*, Bonn: Das Narrenschiff, 1998, S. 289–304, bes. 300 f.
10 Zillmer et al., *Quest*, Kap. 6.
11 Gilbert, *Nürnberger Tagebuch*, S. 429 f, letzte Auslassung im Original.
12 Zitiert in Zillmer et al., *Quest*, S. 79.
13 Kelley, 22 *Männer um Hitler*, S. 252 ff.
14 Zitiert in Zillmer et al., *Quest*, S. 60 f.
15 Zillmer et al., *Quest*, S. 61–67.
16 Jack El-Hai, *Der Nazi und der Psychiater*, aus dem Amerikanischen von Henriette Heise, Berlin: Die andere Bibliothek, 2014, S. 247.
17 Kelley, 22 *Männer um Hitler*, S. 64 f.
18 Kelley, S. 92; Gilbert, *Nürnberger Tagebuch*, S. 430.
19 Hier korrigiert El-Hai die Aussagen von Zillmer et al. Siehe auch »U.S. Psychiatrist in Nazi Trial Dies«, *New York Times*, 2. Januar 1958; »Mysterious Suicide of Nuremburg Psychiatrist«, *San Francisco Chronicle*, 6. Februar 2005.
20 Zillmer et al., *Quest*, S. 239 f.; Alberto A. Peralta, »The Adolf Eichmann Case«, *Rorschachiana*, Nr. 23, Bd. 1, 1999, S. 76–89; Istvan S. Kulcsar, »Ich habe immer Angst gehabt«, *Der Spiegel*, 14. November 1966; Istvan S. Kulcsar, Shoshanna Kulcsar und Lipót Szondi, »Adolf Eichmann and the Third Reich«, in

Crime, Law and Corrections, Hrsg. Ralph Slovenko, Springfield, IL: Charles C. Thomas, 1966, S. 16–51. – Gilbert, »The Mentality of SS Murderous Robots«, zitiert in Zillmer et al., *Quest*, S. 89 und Anm.

21 Hannah Arendt, *Eichmann in Jerusalem: Ein Bericht von der Banalität des Bösen* (1964), aus dem Amerikanischen von Brigitte Granzow, München: Piper, 1986, Zitate von S. 54; weitere Zitate von S. 76, 16 ff.

22 Siehe Roger Berkowitz' aufschlussreichen Beitrag »Misreading Eichmann in Jerusalem«, *Opinionator*, 7. Juli 2013, opinionator. blogs.nytimes.com/2013/07/07/misreading-hannah-arendts-eichmann-in-jerusalem/.

23 Stanley Milgram, »Behavioral Study of Obedience«, *Journal of Abnormal and Social Psychology*, Bd. 67, Nr. 4, 1963, S. 371–378; *Das Milgram-Experiment: Zur Gehorsamsbereitschaft gegenüber Autorität*, Reinbek bei Hamburg: Rowohlt, 1974.

24 Berkowitz schreibt in »Misreading Eichmann«, »die weitverbreitete Fehleinschätzung, der zufolge Arendt in Eichmann lediglich einen Befehlsausführer sah, entsprang weitgehend einer Vermischung ihrer Schlussfolgerungen mit denen von Stanley Milgram«.

25 Arendt, *Eichmann*, S. 53. Kulcsar erklärte gegenüber Michael Selzer (siehe Anmerkung 27 »The Murderous Mind« unten), kein anderer Psychiater habe Eichmann untersucht. Inzwischen erscheint es als erwiesen, dass auch Arendt Eichmann missverstanden hat: Bettina Stangneth weist mittels spannender historischer Detektivarbeit nach, dass sich Eichmann seiner Verbrechen bewusst war und damit prahlte, und nicht »banal« und »gedankenlos« war, wie Arendt gedacht hatte, siehe *Eichmann vor Jerusalem. Das unbehelligte Leben eines Massenmörders*, Zürich: Arche, 2011. Jener israelische Seelenexperte mochte also doch recht gehabt haben.

26 Zillmer et al., *Quest*, S. 90 ff.; Zitat von S. 93.

27 *The Nuremberg Mind:* New York: Quadrangle/The New York Times Book Co., 1975; siehe Zillmer et al., *Quest*, S. 93–96. »The Murderous Mind«, *New York Times Magazine*, 27. November 1977.

28 Robert S. McCully, »A Commentary on Adolf Eichmann's Rorschach«, in: *Jung and Rorschach: A Study in the Archetype of Perception*, Dallas: Spring Publications, 1987, S. 251–260.

Kapitel 19: Die Bilderkrise des Kalten Krieges

1 Ray Bradbury, »Der Mann im Rorschach-Hemd«, Originalausgabe 1969 unter dem Titel »I Sing the Body Electric! and Other Stories«, deutsche Übersetzung von Christa Hotz und Hans-Joachim Hartstein, in *Das Kind von morgen*, Zürich: Diogenes, 1984.
2 Wood, S. 128.
3 W. H. Holtzman und S. B. Sells, »Prediction of Flying Success by Clinical Analysis of Test Protocols«, *Journal of Abnormal Psychology*, Bd. 49, N. 1, 1954, S. 485–490.
4 Molly Harrower, »Clinical Aspects of Failures in the Projective Techniques«, *JPT*, Bd. 18, Nr. 3, 1954, S. 294–302, und »Group Techniques«, S. 173–74.
5 Erörtert in Wood, S. 137–153. Die wohl am häufigsten rezipierte dieser Studien damals war J. S. Guilford, »Some Lessons from Aviation Psychology«, *American Psychologist*, Bd. 3, Nr. 1, 1948, S. 3–11.
6 Kenneth B. Little und Edwin S. Shneidman, »Congruencies among Interpretations of Psychological Test and Anamnestic Data«, *Psychological Monographs*, Bd. 73, Nr. 6, 1959, siehe das gesamte Heft.
7 Wood, S. 158–174.
8 Curley, *Conspiracy of Images*, S. 10.
9 Ebd.; Joel Isaac, »The Human Sciences and Cold War America«, *Journal of the History of the Behavioral Sciences*, Bd. 47, Nr. 3, 2011, S. 225–231; Paul Erickson et al., *How Reason Almost Lost Its Mind: The Strange Career of Cold War Rationality*, Chicago: University of Chicago Press, 2013.
10 Curley, *Conspiracy of Images*, S. 17, 21 ff.
11 Lemov, »X-Rays of Inner Worlds«, S. 266; Joy Rohde, »The Last Stand of the Psychocultural Cold Warriors«, *Journal of the History of the Behavioral Sciences*, Bd. 47, Nr. 3, 2011, S. 232–250. Die Gehirnwäsche hatte ein kapitalistisches Gegenstück, das diesen schrecklichen kommunistischen Techniken unangenehm nahekam; es beraubte uns mit codierten Stimuli des freien Willens und weckte damals großes Interesse und tiefe Besorgnis: die Werbung; s. Curley, *Conspiracy of Images*, S. 62 f., 131 ff.
12 Lemov, »X-Rays«, *Database of Dreams*, S. 233.
13 Ebd., S. 165, 186.

14 Rohde, »Last Stand«, S. 232, 239.
15 Walter H. Slote, *Observations on Psychodynamic Structures in Vietnamese Personality*, New York: Simulmatics Corporation, 1966; siehe Rohde, »Last Stand«, 241 ff.
16 Ward Just, »Study Reveals Viet Dislike for U.S. but Eagerness to Be Protected by It«, *Washington Post*, 20. November 1966. Rohde, »Last Stand,« S. 242.
17 Lemov, »X-Rays«, S. 274.
18 Anmerkung zu Teil VII in Hallowell, *Contributions*, S. 468 f.
19 Arthur Jensen, »Review of the Rorschach«, bes. S. 501, 509.
20 New York City: Bruce Bliven Jr., *New York Times*, 7. Juni 1964. – De Gaulle: Stanley Hoffmann, 18. Dezember 1966. – Kubrick: Renata Adler, 5. Mai 1968.

Kapitel 20: Das vereinheitlichte System

1 Nachruf auf John E. Exner Jr., *Asheville Citizen-Times*, 22. Februar 2006; Philip Erdberg und Irving B. Weiner, »John E. Exner Jr., 1928–2006«, *American Psychologist*, Bd. 62, Nr. 1, 2007, S. 54.
2 Der Experimentalpsycholge Zygmunt Piotrowski (1904–85) war studierter Mathematiker und ging von einem ganz anderen Blickwinkel an den Rorschachtest heran. Er unterstich die theoretischen Grundlagen des Tests und seine Anwendung in der Diagnose organischer Erkrankungen. Beeinflusst wurde er im New York der 1930er Jahre von seinem engen Freund Kurt Goldstein, einem Gestalt-Neuropsychologen. Weil er auf der ungeheuer komplexen Wechselbeziehung zwischen den Auswertungskomponenten beharrte, fing er an, mit einem Computerprogramm zu arbeiten, um die Daten zu integrieren. 1963 war sein Programm im Einsatz; es enthielt ungefähr 343 Parameter und 620 Regeln; 1968 verfügte es über 323 Parameter und 937 Regeln, ExRS, S. 121 ff. Teils wegen seiner anders gelagerten Anliegen, teils weil seine Synthese (*Perceptanalysis: A Fundamentally Reworked, Expanded, and Systematized Rorschach Method*, New York: Macmillan) erst 1957 erschien, blieb Piotrowskis Einfluss auf die zentralen Rorschach-Debatten relativ gering.
3 ExCS, 1974, S. x.
4 »Aktueller Notstand (eb)«, ebd., S. 147 und 315 f. »3 x Spiegelung (Sp)«: Die Formel erschien erstmals in ebd., S. 293; die Bezeichnung »Egozentrik-Index« und die Schwellenwerte 0.31

und 0.42 wurden in späteren Fassungen des Systems hinzugefügt.
5 Irving B. Weiner, *Principles of Rorschach Interpretation*, Mahwah, NJ: Lawrence Erlbaum, 2003, S. 126ff.; Marvin W. Acklin, »The Rorschach Test and Forensic Psychological Evaluation: Psychosis and the Insanity Defense«, in Carl B. Gacono und F. Barton Evans, Hrsg., *Handbook of Forensic Rorschach Assessment*, New York: Routledge, 2008, S. 166ff.
6 Marvin W. Acklin, »Personality Assessment and Managed Care«, *JPA*, Bd. 66, Nr. 1, 1996, S. 194–201; Chris Piotrowski et al., »The Impact of ›Managed Care‹ on the Practice of Psychological Testing«, *JPA*, Bd. 70, Nr. 3, 1998, S. 441–447; Randy Phelps, Elena J. Eisman und Jessica Kohout, »Psychological Practice and Managed Care«, *Professional Psychology*, Bd. 29, Nr. 1, 1998, S. 31–36.
7 T. W. Kubiszyn et al., »Empirical Support for Psychological Assessment in Clinical Health Care Settings«, *Professional Psychology*, Bd. 31, 2000, S. 119–130. James N. Butcher und Steven V. Rouse, »Personality: Individual Differences and Clinical Assessment«, *Annual Review of Psychology*, Bd. 47, 1996, S. 101. Phelps, Eisman und Kohout, »Psychological Practice«, S. 35.
8 *PD*, S. 190.
9 Jill Lepore, »Politics and the New Machine«, *New Yorker*, 16. November 2015, S. 42, datiert den Begriff auf »1960, ein Jahr nachdem das Democratic National Committee die Simulmatics Corporation beauftragte«.
10 Caroline Bedell Thomas et al., *An Index of Rorschach Responses*, Baltimore: Johns Hopkins University Press, 1964.
11 C. B. Thomas und K. R. Duszynski, »Are Words of the Rorschach Predictors of Disease and Death? The Case of ›Whirling‹«, *Psychosomatic Medicine*, Bd. 47, Nr. 2, 1985, S. 201–211.
12 John E. Exner Jr. und Irving B. Weiner, »Rorschach Interpretation Assistance ProgramTM Interpretive Report«, 25. April 2003, www.hogrefe.se/Global/Exempelrapporter/RIAP5IR%20SAMPLE.pdf.
13 Galison zitiert, ziemlich entsetzt, aus den Verkaufsargumenten für ein populäres Programm und aus einer »automatisch erzeugten Fallakte«, S. 284ff. – Exner, »Computer Assistance in Rorschach Interpretation«, *British Journal of Projective Psychology*, Bd. 32, 1987, S. 2–19; seine Ablehnung von Computern zeigt

sich im letzten Text, den er schrieb, einem Kommentar zu »Science and Soul« von Anne Andronikof in *Rorschachiana*, Bd. 27, Nr. 1, 2006, S. 3. »Ein übermäßiges Vertrauen auf Interpretationsprogramme ist schlechte Psychologie und spiegelt bloß eine Art Naivität oder Gleichgültigkeit seitens des Programmanwenders wider und erweist den Klienten und dem Berufsstand letztlich einen schlechten Dienst.« Siehe Andronikof, »Exneriana–II«, *Rorschachiana*, Bd. 29, 2008, S. 82 und 97 f.
14 Wood, S. 212 f.
15 Hertz, »Rorschachbound«, S. 408.
16 Exner, »The Present Status and Future of the Rorschach«, *Revista Portuguesa de Psicologia*, Bd. 35, 2001, S. 7–26; Andronikof, »Exneriana–II«, S. 99.
17 M. H. Thelen et al., »Attitudes of Academic Clinical Psychologists toward Projective Techniques«, *American Psychologist*, Bd. 23, Nr. 7, 1968, S. 517–521.
18 Gregory J. Meyer und John E. Kurtz, »Advancing Personality Assessment Terminology: Time to Retire ›Objective‹ and ›Projective‹ as Personality Test Descriptors«, *JPA*, Bd. 87, Nr. 3, 2006, S. 223–225.
19 N. D. Sundberg, »The Practice of Psychological Testing in Clinical Services in the United States«, *American Psychologist*, Bd. 16, Nr. 2, 1961, S. 79–83; B. Lubin, R. R. Wallis und C. Paine, »Patterns of Psychological Test Usage in the United States: 1935–1969«, *Professional Psychology*, Bd. 2, Nr. 1, 1971, S. 70–74; William R. Brown und John M. McGuire, »Current Psychological Assessment Practices«, *Professional Psychology*, Bd. 7, Nr. 4, 1976, S. 475–484; B. Lubin, R. M. Larsen und J. D. Matarazzo, »Patterns of Psychological Test Usage in the United States: 1935–1982«, *American Psychologist*, Bd. 39, 1984, S. 451–454; Chris Piotrowski, »The Status of Projective Techniques: Or, Wishing Won't Make It Go Away«, *Journal of Clinical Psychology*, Bd. 40, Nr. 6, 1984, S. 1495–1502; Chris Piotrowski und John W. Keller, »Psychological Testing in Outpatient Mental Health Facilities«, *Professional Psychology*, Bd. 20, Nr. 6, 1989, S. 423 f.; Wood, S. 211, 362 Anm. 114, 362 Anm. 115.
20 Interview, November 2014.
21 ExCS, Bd. 3: *Assessment of Children and Adolescents*, New York: John Wiley, 1982, bes. S. 15, 342, 375 f. und 394–434.

22 Caroline Hill, siehe Einleitung oben, formulierte es anschaulicher: »Jeder normale zwölfjährige Junge, der mir bisher untergekommen ist, sieht beim Rorschachtest Explosionen, und weniger erfahrene Psychologen halten dies meist für ein Problem, aber es ist keins. Es sind Jungen.«, Interview.
23 In Exners Buch ist der Fall anonym dargestellt, hier zur Klarheit mit Namen versehen.
24 Siehe die Arbeit von Adam Phillips, z. B., *Über das Flirten. Psychoanalytische Essays*, aus dem Englischen von Klaus Laermann, Gießen: Psychosozial-Verlag, 2007, S. 9–12.

Kapitel 21: Jeder sieht etwas anderes

1 Zu Rose Martelli, Wood, S. 9–16; Zeitpunkt des Falls laut Aussage von James M. Wood im Gespräch März 2016; die Namen sind Pseudonyme.
2 Robyn M. Dawes, »Giving Up Cherished Ideas«, *Issues in Child Abuse Accusations*, Bd. 3, Nr. 4, 1991, mit Auszügen aus *Rational Choice in an Uncertain World*, San Diego: Harcourt Brace Jovanovich, 1988, und *House of Cards: Psychology and Psychotherapy Built on Myth*, New York: Free Press, 1994.
3 Walter Shapiro, »Whose Hillary Is She Anyway?«, *Esquire*, August 1993, S. 84, und »Editor's Notes: Whose Hillary Is She Anyway?«, *Esquire*, 7. Januar 2016, classic.esquire.com/editors-notes/whose-hillary-is-she-anyway-2/; *Who Is Hillary Clinton? Two Decades of Answers from the Left*, Hrsg. Richard Kreitner, London: Tauris, 2016.
4 »Readymade«, siehe Curley, *Conspiracy of Images*, S. 18; »...so geringe Bedeutung...«, siehe Barry Gewen, »Hiding in Plain Sight«, *New York Times*, 12. September 2004.
5 Robert Nickas, »Andy Warhol's *Rorschach Test*«, *Arts Magazine*, Oktober 1986, S. 28; Benjamin H. D. Buchloh, »An Interview with Andy Warhol«, 28. Mai 1985; Warhol-Zitate unten stammen aus diesem Interview, und Rosalind E. Krauss, »Carnal Knowledge«, Einleitung zu *Andy Warhol: Rorschach Paintings*, New York: Gagosian Gallery, 1996, beide in *Andy Warhol*, Hrsg. Annette Michelson, Cambridge: MIT Press, 2001.
6 Mia Fineman, »Andy Warhol: Rorschach Paintings«, *Artnet Magazine*, 15. Oktober 1996, www.artnet.com/Magazine/features/fineman/fineman10-15-96.asp.

7   Dan Farrell, *The Inkblot Record*, Toronto: Coach House Books, 2000, bes. S. 102 f.
8   Piotrowski und Keller, »Psychological Testing«; B. Ritzler und B. Alter, »Rorschach Teaching in APA-Approved Clinical Graduate Programs: Ten Years Later«, *JPA*, Bd. 50, Nr. 1, 1986, S. 44–49. – W. J. Camara, J. S. Nathan, und A. E. Puente, »Psychological Test Usage: Implications in Professional Psychology«, *Professional Psychology*, Bd. 31, Nr. 2, 2000, S. 141–154. In dieser Rangliste sind Intelligenztests nicht mitgezählt, von denen zwei noch häufiger verwendet wurden. Der Rorschachtest war »der am zweithäufigsten eingesetzte Test zur Persönlichkeitsbegutachtung in den Vereinigten Staaten«. – »Sechs Millionen«: Wood nennt dies eine »konservativ geschätzte Zahl«, S. 2.
9   Irving B. Weiner, John E. Exner Jr. und A. Sciara, »Is the Rorschach Welcome in the Courtroom?«, *JPA*, Bd. 67, Nr. 2, 1996, S. 422–424.
10 Gacono und Evans, *Handbook*, S. 57–60. Im Jahr 1993, nach *Daubert v. Merrell Dow Pharmaceuticals*, verdrängte der Daubert-Standard in den meisten Staaten den schwächeren Frye-Standard von 1923. Expertengutachten waren demnach nur zulässig, wenn der Richter feststellte, dass sie auf objektiver Wissenschaft beruhten. Zu den Kriterien zählten: Ist die Theorie oder Hypothese nachprüfbar oder widerlegbar? Wurden die Erkenntnisse durch andere Experten überprüft? Wird die Theorie in den entsprechenden Fachkreisen allgemein als gültig anerkannt? Man befand durchweg, dass Exners Gesamtsystem dem Daubert-Standard entsprach.
11 APA Board of Professional Affairs, »Awards for Distinguished Professional Contributions: John E. Exner, Jr.«, *American Psychologist*, Bd. 53, Nr. 4, 1998, S. 391 f.
12 James M. Wood, M. Teresa Nezworski und William J. Stejska, »The Comprehensive System for the Rorschach: A Critical Examination«, *Psychological Science*, Bd. 7, Nr. 1, 1996, S. 3–10; Howard N. Garb, »Call for a Moratorium on the Use of the Rorschach Inkblot in Clinical and Forensic Settings«, *Assessment*, Bd. 6, Nr. 4, 1999, S. 313.
13 Wood stützte sich dabei auf viele frühere Artikel der Koautoren. Hier wird das Autorenkollektiv der Einfachheit halber als »Wood« bezeichnet; »James Wood« bezieht sich auf Wood allein.

14 James M. Wood, M. Teresa Nezworski und Howard N. Garb, »What's Right with the Rorschach?«, *Scientific Review of Mental Health Practice*, Bd. 2, Nr. 2, 2003, S. 142–46.
15 Wood, S. 245 und 369 Anm. 111.
16 Wood, S. 150f., 187f.
17 Wood, S. 240f.
18 Im Gespräch, Januar 2014.
19 Gacono und Evans, *Handbook*, darin Hale Martin, »Scientific Critique or Confirmation Bias?«, 2003, Gacono und Evans, »Entertaining Reading but Not Science«, 2004; Zitat von S. 571, und J. Reid Meloy, »Some Reflections on *What's Wrong with the Rorschach?*«, 2005; Meloy nennt ein Beispiel dafür, wie Woods Verweise eingehend geprüft wurden und man bei Wood auf »Verfälschungen in Details, falsche Zuschreibungen und das Konstruieren eines Strohmannes« stieß. »Dies ist ein trickreiches und abgefeimtes Buch, das bedauerlicherweise die wissenschaftliche Glaubwürdigkeit seiner Autoren befleckt«, S. 576. Die Herausgeber des *Handbook* nennen zahlreiche weitere Fachartikel mit Reaktionen auf das, was sie als von Woods Attacken geschürte »Pseudodebatten« bezeichneten, S. 5–10.
20 Board of Trustees for the Society for Personality Assessment, »The Status of the Rorschach in Clinical and Forensic Practice«, *JPA* 85.2, 2005, S. 219–237. In einem nachfolgenden Artikel von 2010 wurde eine ähnliche Schlussfolgerung gezogen: Anthony D. Sciara, »The Rorschach Comprehensive System Use in the Forensic Setting«, Rorschach Training Programs, o. D., aufgerufen 11. Juli 2016, www.rorschachtraining.com/the-rorschach-comprehensive-system-use-in-the-forensic-setting.
21 Reid Meloy, »The Authority of the Rorschach: An Update«, in Gacono und Evans, *Handbook*, S. 79–87, kommt zu folgendem Schluss (S. 85): Entweder führten Woods Kritikpunkte »paradoxerweise zu einer viel solideren wissenschaftlichen Grundlage für den Rorschachtest« oder die Debatten sind bei den Rechtspsychologen wie auch den Berufungsgerichten »weitgehend unbeachtet geblieben«. Wurde der Test hingegen unsachgemäß verwendet, wurden die Schlussfolgerungen der Psychologen »als unbegründet und spekulativ erachtet« und vom Gericht abgewiesen.
22 Wood, S. 300, 318f., 323.

Kapitel 22: Jenseits von Richtig oder Falsch

1   In einem dieser Artikel wurden Daten aus mehr als 125 Meta-Analysen zur Testvalidität und 800 Stichproben zusammengetragen, in denen eine Begutachtung nach mehreren Methoden überprüft wurde; das Fazit lautete: »(a) Die Validität psychologischer Tests ist solide und überzeugend, (b) die Validität psychologischer Tests ist vergleichbar mit der von medizinischen Tests, (c) eigenständige Begutachtungsmethoden stellen einzigartige Informationsquellen dar und (d) Kliniker, die sich ausschließlich auf Befragungen verlassen, neigen dazu, unvollständige Erkenntnisse zu erlangen«, Meyer et al., »Psychological Testing and Psychological Assessment: A Review of Evidence and Issues«, *American Psychologist*, Bd. 56, Nr. 2, 2001, S. 128–165.

2   Interview, September 2013. Abgedruckt findet sich die Aussage in Erard, Meyer und Viglione, »Setting the Record Straight: Comment on Gurley, Piechowski, Sheehan, und Gray, 2014, on the Admissibility of the Rorschach Performance Assessment System (R-PAS) in Court«, *Psychological Injury and Law* 7, 2014, S. 165–177, bes. die Chronik auf S. 166 ff.: »R-PAS konkurriert im Grunde nicht mit dem CS [Gesamtsystem]; es entwickelt sich über jenes hinaus und soll es ersetzen.«

3   Meyer et al., *Rorschach Performance Assessment System Manual*, (siehe Anmerkung zu Anmerkung des Autors, S. 522), fortan *Manual*.

4   Vortrag vor Lehrern in St. Gallen, 18. Mai 1921, HRA 3:2:1:7, S. 1.

5   *Manual*, S. 10.

6   Bei SPARC schien man den Standpunkt zu vertreten, der Rorschachtest sei unfair gegenüber Männern; gleichermaßen lautstark äußerten sich auf der anderen Seite Rorschachtest-Gegner, die eine Benachteiligung von Frauen fürchteten, z. B. Elizabeth J. Kates, »Reevaluating the Evaluators« und »The Rorschach Psychological Test«: o. D., www.thelizlibrary.org/liz/child-custody-evaluations.html und www.thelizlibrary.org/therapeutic-jurisprudence/custody-evaluator-testing/rorschach.html, aufgerufen 11. Juli 2016. Siehe die SPARC-Webseite, besonders die Seiten über »The Rorschach Test« und »The Rorschach Test: Additional Information and Commentary«, www.deltabravo.net/cms/

plugins/content/content.php?content.35 und ... content.36. Gespräch mit dem SPARC-Gründer Waylon, November 2011.
7 Silvia Schultius, Hogrefe Verlag, im persönlichen Austausch, 2016.
8 Noam Cohen, *New York Times*, 28. Juli 2009.
9 *Manual*, S. 11.
10 D. S. Schultz und V. M. Brabender, »More Challenges Since Wikipedia: The Effects of Exposure to Internet Information About the Rorschach on Selected Comprehensive System Variables«, *JPA*, Bd. 95, Nr. 2, 2013, S. 149–158: »Neuere Studien, die abklären sollten, ob der Rorschachtest von bewussten Versuchen der Antwortverzerrung unbeeinflusst bleiben kann, lieferten uneinheitliche Ergebnisse.« Siehe auch Ronald J. Ganellen, »Rorschach Assessment of Malingering and Defensive Response Sets«, in Gacono und Evans, *Handbook*, S. 89–120.
11 Wood, Nezworski und Stejska, »Comprehensive System«, S. 5.
12 J. L. Mihura et al., »The Validity of Individual Rorschach Variables«, *Psychological Bulletin*, Bd. 139, Nr. 3, 2013, S. 548–605. – Einige der üblichen Kritiker zeigten auf, inwiefern R-PAS nicht weit genug ging, und sprachen von einer halben Sache, die übereilt entwickelt worden sei, bevor eine wirklich empirische, wissenschaftliche Grundlage geschaffen werden konnte, siehe nächste Anmerkung und Interview mit James M. Wood, Januar 2014. Andere kritisierten derweil, R-PAS gehe zu weit. Sie traten posthum zu Exners Verteidigung an und gründeten eine »Internationale Rorschach-Organisation für das Gesamtsystem« (International Rorschach Organization for the Comprehensive System), mit dem tief empfundenen Vorwurf, die R-PAS-Entwickler hätten mit ihren Korrekturen »viele Psychologen verwirrt und irregemacht. Unser Ziel sollte es sein, Dr. Exners wohlüberlegten und methodischen Entwicklungsprozess hin zu einem noch besseren Gesamtsystem weiterzuführen«, auch wenn nicht klar ist, wie die konkreten Materialien legal aktualisiert werden können, siehe Carl-Erik Mattlar, »The Issue of an Evolutionary Development of the Rorschach Comprehensive System, RCS, Versus a Revolutionary Change, R-PAS«, Rorschach Training Programs, 2011, www.rorschachtraining.com/wp-content/uploads/2011/10/The-Issue-of-an-Evolutionary-Development-of-the-Rorschach-Comprehensive-System.pdf. Abgesehen von kleinerem Geplänkel scheinen die wissenschaftlichen Debatten been-

det zu sein. – James M. Wood et al., »A Second Look at the Validity of Widely Used Rorschach Indices: Comment«, *Psychological Bulletin*, Bd. 141, Nr.1, 2015, S. 236–249. Wood und seine Koautoren hatten immer noch Verschiedenes auszusetzen; eine überzeugende Entkräftung lieferten Mihura et al., »Standards, Accuracy, and Questions of Bias in Rorschach Meta-analyses: Reply«, *Psychological Bulletin*, Bd. 141, Nr. 1, 2015, S. 250–260.

13 Erard, Meyer und Viglione, »Setting the Record Straight«. Erst nach Drucklegung dieses Buchs erschien Mihura und Meyer, Hrsg., *Applications of the Rorschach Performance Assessment System, R-PAS*, New York: Guilford Press, 2017, mit etlichen Artikeln zu dem Thema.

14 35 von 43 Studiengängen, gegenüber 23 von 43; Joni L. Mihura, Manali Roy und Robert A. Graceffo, »Psychological Assessment Training in Clinical Psychology Doctoral Programs«, *JPA*, 2016, im Internet veröffentlicht, S. 6.

15 Stephen E. Finn und Mary E. Tonsager, »Information-Gathering and Therapeutic Models of Assessment: Complementary Paradigms«, *Psychological Assessment*, Bd. 9, Nr. 4, 1997, S. 374–385, und »How *Therapeutic Assessment* Became Humanistic,« *Humanistic Psychologist*, Bd. 30, Nr. 1–2, 2002, S. 10–22; Stephen E. Finn, *In Our Clients' Shoes: Theory and Techniques of Therapeutic Assessment*, Mahwah, NJ: Lawrence Erlbaum, 2007, und »Journeys Through the Valley of Death: Multimethod Psychological Assessment and Personality Transformation in Long-Term Psychotherapy«, *JPA*, Bd. 93, Nr. 2, 2011, S. 123–141; Stephen E. Finn, Constance T. Fischer und Leonard Handler, *Collaborative/Therapeutic Assessment: A Casebook and Guide*, Hoboken, NJ: John Wiley, 2012; Stephen E. Finn, »2012 Therapeutic Assessment Advanced Training«, *TA Connection* Newsletter, Bd. 1, Nr. 1, 2013, S. 21–23.

16 Finn und Tonsager, »How *Therapeutic Assessment* Became Humanistic«.

17 Finn und Tonsager, »Information-Gathering«.

18 Finn, Fischer und Handler, *Collaborative/Therapeutic Assessment*, S. 11.

19 Ebd., S. 13 ff.

20 John M. Poston und William E. Hanson, »Meta-analysis of Psychological Assessment as a Therapeutic Intervention«, *Psychological Assessment*, Bd. 22, Nr. 2, 2010, S. 203–212. S. O. Lilienfeld,

H. N. Garb und J. M. Wood, »Unresolved Questions Concerning the Effectiveness of Psychological Assessment as a Therapeutic Intervention: Comment« und Erörterung, *Psychological Assessment*, Bd. 23, Nr. 4, 2011, S. 1047–1055.

21 Finn, »2012 Therapeutic Assessment Advanced Training«.

22 Finn und Tonsager, »Information-Gathering«, S. 380.

23 Molly Harrower, »Projective Counseling, a Psychotherapeutic Technique«, *American Journal of Psychotherapy*, Bd. 10, Nr. 1, 1956, S. 86. Eine historische Darstellung liefern Finn, Fischer und Handler, *Collaborative/Therapeutic Assessment*, Kap. 1.

24 *Manual*, S. 1.

25 Schachtel, *Experiential Foundations*, S. 269, 51.

26 B. L. Mercer, »Psychological Assessment of Children in a Community Mental Health Clinic«; B. Guerrero, J. Lipkind und A. Rosenberg, »Why Did She Put Nail Polish in My Drink? Applying the Therapeutic Assessment Model with an African American Foster Child in a Community Mental Health Setting«; M. E. Haydel, B. L. Mercer und E. Rosenblatt, »Training Assessors in Therapeutic Assessment« und Stephen E. Finn, »Therapeutic Assessment ›On the Front Lines‹«, alle in *JPA*, Bd. 93, 2011, S. 1–6, 7–15, 16–22, 23–25. Siehe Barbara L. Mercer, Tricia Fong und Erin Rosenblatt, *Assessing Children in the Urban Community*, New York: Routledge, 2016.

27 Guerrero, Lipkind und Rosenberg, »Why Did She Put Nail Polish in My Drink?« Lanice und andere Namen sind Pseudonyme.

28 Meyer und Kurtz, »Advancing Personality Assessment Terminology.« Exner fing damit an, das Unbewusste herunterzuspielen und mehr über kognitive Prozesse zu sprechen: »Searching for Projection in the Rorschach«, *JPA*, Bd. 53, Nr. 3, 1989, S. 520–536. In der jüngsten Auflage des Lehrbuchs zum Exner-System heißt es: »Das Wesen der Rorschach-Aufgabe löst einen komplizierten Prozess aus, der Verarbeitung, Einordnung, Begriffsbildung und Entscheidungsfindung beinhaltet und Spielräume für Projektion eröffnet«, ExCS, 2003, S. 185. Und selbst wenn ein Testteilnehmer tatsächlich etwas auf das Bild projiziert, ist dies nicht rein subjektiv oder willkürlich. Unterschiedliche Dinge rufen unterschiedliche Projektionen hervor; sie fordern gleichsam dazu auf, unterschiedlich projiziert zu werden. Der Psychoanalytiker und Essayist Adam Phillips schreibt:

»Projektion ist häufig eine Beziehung von enormer Subtilität«, weil »Menschen und Gruppen von Menschen verschiedene Dinge in einander aufrufen«, *Equals*, New York: Basic Books, 2002, S. 183.
29 Wood geht davon aus, dass der Rorschachtest als »zwischenmenschliche Situation« einfach nicht verlässlich sein kann, S. 144, 151 ff.
30 Gregory Meyer, »The Rorschach and MMPI«, *JPA*, Bd. 67, Nr. 3, 1996, S. 558–578, und »On the Integration of Personality Assessment Methods«, *JPA*, Bd. 68, Nr. 2, 1997, S. 297–330; Stephen E. Finn, »Assessment Feedback Integrating MMPI-2 and Rorschach Findings«, *JPA*, Bd. 67, Nr. 3, 1996, S. 543–557, und »Journeys Through the Valley«.

Kapitel 23: Ausblick

1 Piotrowski erklärte im persönlichen Gespräch im Juli 2015: »Das hängt alles davon ab, welchen Typ von Praktiker man untersucht – klinische Psychologen gegenüber Beratern gegenüber Psychologen und so weiter. Sieht man sich *alle* psychologischen Behandler an, dann rangierte der Rorschachtest Ende 2015, 2016 genau genommen auf dem zwölften Platz.« Eine weitere Studie, die 2009 durchgeführt, aber erst 2016 veröffentlicht wurde, und das gesamte Fachgebiet der Psychologie abdecken sollte, ergab, dass der Rorschachtest hinter MMPI, MCMI und einer ungenannten Zahl »symptomspezifischer Maßnahmen« wie dem Beck Depression Inventory rangierte, nur wenig vor anderen leistungsbasierten oder projektiven Beurteilungsverfahren, siehe C. V. Wright et al., »Assessment Practices of Professional Psychologists: Results of a National Survey«, *Professional Psychology: Research and Practice* (online, 2016), S. 1–6; mein Dank gilt Joni Mihura für den Hinweis auf die Quelle.
2 Bruce L. Smith im Gespräch, November 2011; Chris Hopwood im Gespräch, Januar 2014. – Zu den Kritikern, s. Wood-Rezension von Frederick Crews: »Out, Damned Blot!«, *New York Review of Books*, 15. Juli 2004, mit der vorhersehbaren Schlussfolgerung: »Dieser Test ist ein lächerliches, aber immer noch gefährliches Relikt.«
3 Die einzige Ausnahme, die ich kenne, ist »The Rorschach Test: A Few Blots in the Copybook«, *Economist*, 12. November 2011.

4 Rebecca E. Ready und Heather Barnett Veague, »Training in Psychological Assessment: Current Practices of Clinical Psychology Programs«, *Professional Psychology: Research and Practice*, Bd. 45, 2014, S. 278–282.
5 Chris Piotrowski, »On the Decline of Projective Techniques in Professional Psychology Training«, *North American Journal of Psychology*, Bd. 17, Nr. 2, 2015, S. 259–66, bes. S. 259, 263.
6 Mihura et al., »Psychological Assessment Training«, S. 7f. Wie die Autoren anmerken, lassen sich Daten aus unterschiedlichen Studien nur schwer vergleichen, da sie unterschiedliche Fragen stellen können: Wird ein Gegenstand »gelehrt« oder »in Pflichtkursen betont« oder »sollten Studierende damit vertraut sein« usw.
7 Chris Hopwood im Gespräch, März 2015.
8 Chris Hopwood im Gespräch, Januar 2014.
9 June Wolf im Gespräch, August 2015.
10 Emiliano Muzio, »Rorschach Performance of Patients at the Mild and Moderate Stages of Dementia of the Alzheimer's Type«, Society for Psychology Assessment Conference, New York, 7. März 2015; die Forschungsarbeiten gehen auf Muzios Dissertation von 2006 zurück, die Tests wurden zwischen 1997 und 2003 durchgeführt.
11 Tomoki Asari et al., »Right Temporopolar Activation Associated with Unique Perception«, *NeuroImage*, Bd. 41, Nr. 1, 2008, S. 145–152.
12 Stephen E. Finn, »Implications of Recent Research in Neurobiology for Psychological Assessment«, *JPA*, Bd. 94, Nr. 5, 2012, S. 442–443, mit Verweis auf Tomoki Asari et al., »Amygdalar Enlargement Associated with Unique Perception«, *Cortex*, Bd. 46, Nr. 1, 2008, S. 94–99.
13 Dauphin und Greene, »Here's Looking at You: Eye Movement Exploration of Rorschach Images«, *Rorschachiana*, Bd. 33, Nr. 1, 2012, S. 3–22.
14 Rorschach, Vortrag in St. Gallen, 18. Mai 1921, HRA 3:2:1:7, S. 2.
15 G. Ganis, W. L. Thompson und S. M. Kosslyn, »Brain Areas Underlying Visual Mental Imagery and Visual Perception: An fMRI Study«, *Cognitive Brain Research*, Bd. 20, 2004, S. 226–241, bezugnehmend auf S. M. Kosslyn, W. L. Thompson und N. M. Alpert, »Neural Systems Shared by Visual Imagery and

Visual Perception: A Positron Emission Tomography Study«, *NeuroImage*, Bd. 6, 1997, S. 320–334.

16 Stephen Kosslyn, »Mental Images and the Brain«, *Cognitive Neuropsychology*, Bd. 22, Nr. 3/4, 2005, S. 333–347. Siehe auch »Cognitive Scientist Stephen Kosslyn: Why Different People Interpret the Same Thing Differently«, vimeo.com/55140758, und »Stanford Cognitive Scientist Stephen Kosslyn: Mental Imagery and Perception«, vimeo.com/55140759, beide aufgerufen am 7. Dezember 2012.

17 Kenya Hara, *Weiss*, aus dem Japanischen von Anita Brockmann, Zürich: Lars Müller, 2007, S. 3.

18 PD, 17. Rorschach übernahm Bleulers Gesamtsystem nicht unkritisch, siehe Anmerkung 9 Kapitel 11.

19 Die Adverbien stammen von Schachtel, der betonte, dass ein Testteilnehmer auf ganz unterschiedliche Weise sehen könne: »zögernd, zaghaft, tastend, verunsichert, ängstlich, blind, vage, impulsiv, forsch, geduldig, ungeduldig, suchend, umständlich, intuitiv, spielerisch, träge, neugierig, forschend, vertieft, gelangweilt, ungehalten, ratlos, pflichtbewusst, spontan, verträumt, kritisch und so weiter«, *Experiential Foundations*, S. 16 f.

20 Rorschach, Vortrag St. Gallen, 18. Mai 1921, HRA 3:2:1:7.

21 Ernest Schachtel, *Experiential Foundations*, S. 15 f., 24 f.

22 Ebd., S. 73.

23 Die Erforschung der therapeutischen Eigenschaften von LSD und anderen psychedelischen Drogen, die in den 1950er und 60er Jahren ungeheuer vielversprechend war und zu Beginn der 70er Jahre eingestellt wurde, ist wieder neu in Gang gekommen und bringt anscheinend überraschende Ergebnisse, Michael Pollan, »The Trip Treatment«, *New Yorker*, 9. Februar 2015.

24 M. J. Diener, M. J. Hilsenroth und J. Weinberger, »Therapist Affect Focus and Patient Outcomes in Psychodynamic Psychotherapy: A Meta-Analysis«, 2007, zitiert in Finn, »Implications of Recent Research«, S. 441.

25 Ebd., S. 442, gekürzt.

26 Amy M. Hamilton et al., »›Why Won't My Parents Help Me?‹ Therapeutic Assessment of a Child and Her Family«, *JPA*, Bd. 91, Nr. 2, 2009, S. 118.

27 Rudolf Arnheim, *Anschauliches Denken*, S. 24, passim; siehe auch »Ein Plädoyer für anschauliches Denken« in Arnheim, *Neue Beiträge*, Köln: DuMont, 1991, S. 181–203.

28 Visuelles Geschichtenerzählen in Buchform wird inzwischen ebenfalls vollständig anerkannt; zu den Meilensteinen zählen: Art Spiegelmans *Maus*, 1992, Chris Wares *Jimmy Corrigan, the Smartest Kid on Earth*, 2000, und Alison Bechdels *Fun Home*, 2006; im Sachbuchbereich: Peter Mendelsunds vielgepriesenes *What We See When We Read*, 2014, und Nick Sousanis' *Unflattening*, 2015, eine Dissertation in Comicform über die Prinzipien des visuellen Denkens, in der neben vielen anderen auch Arnheim zitiert wird.

29 Gregory Meyer und Philip Erdberg, Konferenzvortrag, Boston, 25. Oktober 2013; Meyer erörtert diese Forschungsarbeiten auch in »X-Rays of the Soul Panel Discussion«, vimeo.com/46502939.

30 Tagebuch, 3. November 1919.

31 Arnheim, *Visual Thinking*, S. 63.

32 Jean Starobinski, »Die Einbildungskraft als Falle (Der Rorschach-Test)«, in *Psychoanalyse und Literatur* (Originaltitel *La relation critique*, 1970), aus dem Französischen von Eckhart Rohloff, Frankfurt/Main: Suhrkamp, 1973, S. 65.

33 »Rorschach's most creative contribution to the study of personality«, Samuel J. Beck, *The Rorschach Test: Exemplified in Classics of Drama and Fiction*, New York: Stratton Intercontinental Medical Book, 1976, S. 79. »Seit Rorschachs Monographie gelten menschliche Bewegungsantworten im Test beinahe einhellig als eine der besten Informationsquellen über Persönlichkeitsdynamiken«, Piero Porcelli et al., »Mirroring Activity in the Brain and Movement Determinant in the Rorschach Test«, *JPA*, S. 95, Nr. 5, 2013, S. 444; hier werden auch etliche Beispiele aus früheren Jahrzehnten zitiert. Akavias Buch ist der erste Beitrag, in dem Rorschachs Ideen über Bewegung in ihren breiten kulturellen Zusammenhang gestellt und nicht nur mit Bleuler, Freud, Jung und anderen frühen Psychiatern der Katatonie verknüpft werden, sondern auch mit dem Futurismus, dem Expressionismus und Émile Jaques-Dalcrozes »Eurhythmie«, einem schweizerischen System der Musikerziehung durch Bewegung.

34 Einen schwärmerischen Überblick über Spiegelneuronen liefert Marco Iacoboni, *Mirroring People: The New Science of How We Connect to Others*, New York: Farrar, Straus and Giroux, 2009. Zu den skeptischeren Darstellungen zählen: Christian Jarrett, »Mirror Neurons: The Most Hyped Concept in Neuro-

science?,« *Psychology Today*, 10. Dezember 2012, und Alison Gopnik, »Cells That Read Minds? What the Myth of Mirror Neurons Gets Wrong About the Human Brain«, *Slate*, 26. April 2007, die schreibt: »Die Spiegelneuronen wurden im 21. Jahrhundert zu dem, was früher die ›linke bzw. rechte Hemisphäre‹ war. ... Die Anschauung, dass wir tief und eigens mit anderen Menschen verbunden sind, ist sicherlich richtig. Und es steht vollkommen außer Zweifel, dass wir dies unserem Gehirn verdanken, denn alles in unserer Erfahrung ist auf unser Gehirn zurückzuführen (gewiss nicht auf den großen Zeh oder die Ohrläppchen). Aber es ist kaum mehr als eine nette Metapher zu sagen, unsere Spiegelneuronen bringen uns zusammen.« Die Ansichten, die führende Vertreter verschiedener Lager in den Debatten 2012 hegten, hat Ben Thomas übersichtlich zusammengefasst, »What's So Special About Mirror Neurons?«, *Scientific American Blog*, 6. November 2012.

35 L. Giromini et al., »The Feeling of Movement: EEG Evidence for Mirroring Activity During the Observations of Static, Ambiguous Stimuli in the Rorschach Cards«, *Biological Psychology*, Bd. 85, Nr. 2, 2010, S. 233–41. Robert Vischer hatte bereits 1871 viele Phänomene bestimmt, die später anhand von Spiegelneuronen erklärt wurden: »Die Bilder dienen so lediglich als Spiegelungen subjektiver Dispositionen...: die von einer Erregung betroffenen Glieder... werden nach Analogie ihrer Gestaltung *nachgeahmt*... Die Art, wie sich die Erscheinung aufbaut, wird zu einer Analogie meines eigenen Aufbaus«; es besteht »ein sehr eigentlicher und inniger Zusammenhang« zwischen Sehen und Tasten. »Das Kind lernt tastend sehen«, *Über das optische Formgefühl*, S. 3, 13, 15.

36 J. A. Pineda et al., »Mu Suppression and Human Movement Responses to the Rorschach Test«, *NeuroReport*, Bd. 22, Nr. 5, 2011, S. 223–226; Porcelli et al., »Mirroring Activity«; A. Ando et al., »Embodied Simulation and Ambiguous Stimuli: The Role of the Mirror Neuron System«, *Brain Research*, Bd. 1629, 2015, S. 135–142, alle verfügbar auf der Website R-PAS Library.

37 Eine kritische Darstellung – vom Koautor des Buchs *What's Wrong with the Rorschach?* – wurde von einem Mitgestalter des R-PAS positiv besprochen: Sally L. Satel und Scott O. Lilienfeld, *Brainwashed: The Seductive Appeal of Mindless Neuroscience*, New York: Basic Books, 2013; Dumitrascu und Mihura re-

zensierten Satels und Lilienfelds *Brainwashed* in *Rorschachiana*, Bd. 36, Nr. 1, 2015, S. 404–406.
38 Iacoboni, *Mirroring People*, S. 145 und passim.
39 Edgar Allan Poe, *Der entwendete Brief*, deutsche Übersetzung von Hedda Eulenberg, Erstveröffentlichung 1901 bei J. C. C. Bruns, Minden, © Thomas Eulenberg 1999. <https://www.hausfreiheit.de/Poekrimi/entwendetebrief.pdf >.
40 Simon Baron-Cohen argumentiert in *The Science of Evil*, New York: Basic Books, 2011, der Begriff des »Bösen« sollte durch »Empathie-Erosion« ersetzt werden. Siehe auch Jon Ronson, *The Psychopath Test*, New York: Riverhead, 2011; Leslie Jamison, *The Empathy Exams*, Minneapolis: Graywolf Press, 2014.
41 »The Baby in the Well«, *New Yorker*, 20. Mai 2013, und »Against Empathy«, *Boston Review*, 10. September 2014, www.bostonreview.net/forum/paul-bloom-against-empathy, ein Forum mit Erwiderungen von Leslie Jamison, Simon Baron-Cohen, Peter Singer und anderen.
42 Finn, »The Many Faces of Empathy in Experiential, Person-Centered, Collaborative Assessment«, *JPA*, Bd. 91, Nr. 1, 2009, S. 20–23. Dies war ein Aufsatz zu Ehren von Paul Lerner, der den Weg für eine psychoanalytische Verwendung des Rorschachtests bereitete und Empathie als das »Herz« des Prüferverfahrens ansah.

Kapitel 24: Der Rorschachtest ist kein Rorschachtest

1 Name und identifizierende Details geändert.
2 Irena Minkowska: WSI. Irena Minkowska erklärte, die anderen Kleckse seien »lebendig«. – Franziska Minkovska: Nachdem Franziska Minkovska in Zürich bei Bleuler gearbeitet und eine wichtige Studie über Schizophrenie geschrieben hatte, wandte sie sich dem Rorschachtest zu und entwickelte ihr eigenes intuitives, auf Emotion ausgerichtetes System, *Le Rorschach: À la recherche du monde des formes*, Brügge: De Brouwer, 1956. Die Grabrede ihres Schwagers enthält erstaunliche Details darüber, wie sie als polnische Jüdin im Nazi-besetzten Paris überlebte und täglich mit einem angesteckten Judenstern zu dem Hospital ging, in dem sie mit Epileptikern und Kindern den Rorschachtest durchführte. Sie verwendete ihre persönliche Methode des direkten emotionalen Rapports und der Empathie. Minkovska

pflegte die Antworten gemäß der klassischen Rorschachmethode quantitativ zu deuten und auszuwerten, achtete daneben aber auch besonders darauf, wie der Testteilnehmer die jeweilige Karte entgegennahm, hielt oder bewegte und wie er sich sprachlich ausdrückte oder wie sich im Lauf des Tests seine Reaktionen und Verhaltensweisen veränderten. Ihr Witwer erklärte in seinem Nachruf, sie habe sich stets ehrfurchtsvoll über Rorschachs Ideen und seine grundlegenden Erkenntnisse über die Erforschung visueller Formen geäußert und sei zutiefst überzeugt gewesen, seinen Prinzipien stets treu geblieben zu sein; s. Mieczyslaw Minkowski, *Schweizer Archiv für Neurologie und Psychiatrie*, Bd. 68, 1952, S. 413; Eugène Minkowski, Vortrag am Burghölzli, 26. Januar 1951, in *Dr. Françoise Minkowska: In Memoriam*, Paris: Beresniak, 1951, S. 58–74, 71.

3 Schachtel meinte, es habe vermutlich ebenso viel mit einer »plötzlichen unvermuteten Veränderung« im Test zu tun wie mit der Farbe an sich, *Experiential Foundations*, S. 48. – Wood, S. 36f., 153f., 289, erklärte, im Jahr 1949 »begann der Begriff des Farbenschocks sich aufzulösen«; nach etlichen anderen Studien in den 1950er Jahren war das Konzept »diskreditiert«; der Farbenschock »erwies sich als wertlos«, »bedeutungslos« und »insgesamt kläglich«, folgerte er und zitierte die Ausgabe des Exner-Handbuchs von 1993. Exner befasste sich auf der zitierten Seite genau genommen mit Rorschachs weitreichenderem Argument, wonach Farbantworten mit emotionalen Reaktionen verknüpft sind. »Leider konzentrierte sich diese Kontroverse nicht auf die allgemeine Fragestellung, sondern auf den Begriff des ›Farbenschocks‹«. Studien zur Theorie von Farbe und Emotion insgesamt, so behauptete Exner, »haben den Begriff im Allgemeinen untermauert«, ExCS, 421; s. Forschungsüberblick aus dem Jahr 1999 von Helge Malmgren, »Colour Shock: Does It Exist, and Does It Depend on Colour?«, captainmnemo.se/ro/hhrotex/rotexcolour.pdf.

4 Ein langer Aufsatz: Gamboni. – *Inventing Abstraction*: Der Aufsatz von Peter Galison trägt den Titel »Concrete Abstraction« und erschien in *Inventing Abstraction, 1910–1925: How a Radical Idea Changed Modern Art*, Hrsg. Leah Dickerman, New York: Museum of Modern Art, 2012, S. 350–357. Galison schrieb auch »Image of Self« und organisierte 2012 eine Ausstellung am Harvard Science Center, »X-Rays of the Soul«, in der die Tinten-

kleckse in einem weiteren kulturellen Rahmen beleuchtet wurden. – Zahlreiche weitere visuelle Verbindungen: Studien über die Tintenkleckse erleben auch außerhalb der Naturwissenschaften eine Blüte. Ein ausgezeichnetes Buch über Justinus Kerners *Klecksographien*, Friedrich Weltziens *Fleck – Das Bild der Selbsttätigkeit* (2011) verknüpft Kerners Behauptung, seine Kleckse seien aus der anderen Welt herübergetreten, mit der Vorstellung, die Formen erzeugten sich selbsttätig, die das Denken vieler Fachgebiete im neunzehnten Jahrhundert beherrschte – Fotografie als »Bild, das sich selbst herstellt«; selbständig registrierende Instrumente wie Seismografen; industrielle Automatisierung, der Traum von Produkten, die sich selbst anfertigen; mitsamt seinem düsteren Doppelgänger, der außer Kontrolle geratenen Automation, wie in Goethes Ballade *Der Zauberlehrling* von 1797. Die Evolutionstheorie spürte der »Lebenskraft« nach. Laut Hegel entfaltete sich der Weltgeist im Lauf der Zeit; Schopenhauer sprach von der »Welt als Wille und Vorstellung« und Nietzsche vom »Willen zur Macht«.

5   Zitiert von Paul Klee und wiederum von Maurice Merleau-Ponty, in *Das Auge und der Geist. Philosophische Essays*, hrsg. und übers. von Hans Werner Arndt, Reinbek bei Hamburg: Rowohlt 1967, S. 34.

6   Stephen Apkon, *The Age of the Image: Redefining Literacy in a World of Screens*, New York: Farrar, Straus and Giroux, 2013, S. 75, keine Quelle angegeben.

7   Christian Rudder, *Dataclysm: Who We Are When We Think No One's Looking*, New York: Crown, 2014, S. 158–169.

8   Zitiert von Peter Baker in einem nach der Wahl erschienenen Artikel, »Whose President Is He Anyway?«, *New York Times*, 15. November 2008. Baker fährt fort: »Der Teil mit dem Rorschachtest könnte mit dem Ende des Wahlkampfs verblassen, aber der Teil mit dem Test bleibt bestehen.«

9   Douglas Preston, »The El Dorado Machine«, *New Yorker*, 6. Mai 2013.

10 Lauren Tabach-Bank, »Jeff Goldblum, Star of the Off-Broadway Play ›Domesticated‹«, *T Magazine, New York Times*, 18. Dezember 2013.

11 Caroline Hill, Pseudonym, im persönlichen Gespräch, Januar 2014.

12 »I Think It's Time We Broke for Lunch…«, *Economist*, 14. April

2011; Binyamin Appelbaum, »Up for Parole? Better Hope You're First on the Docket«, *Economix, New York Times* Blog, 14. April 2011, economix.blogs.nytimes.com/2011/04/14/time-and-judgment.

13 Gary Klien, »Girl Gets $8 Million in Marin Molest Case«, *Marin Independent Journal,* 12. August 2006; Peter Fimrite, »Teen Gets $8.4 Million in Alleged Abuse Case«, *San Francisco Chronicle,* 12. August 2006; Dr. Robin Press und Basia Kaminska im persönlichen Austausch, 2015.

14 Gacone und Evans, *Handbook,* S. 7.

Anhang

1 Blum/Witschi, S. 72–83.
2 Ellenberger in *GA,* S. 45.
3 Die zweite Hälfte des Beitrags von Olga Rorschach, »Über das Leben und die Wesensart von Hermann Rorschach«, in *Hermann Rorschach, Gesammelte Aufsätze,* Hrsg. K. W. Bash, Bern: Hans Huber, 1965, S. 87–95; hier abgedruckter Teil S. 92–95. Mit freundlicher Genehmigung des Hogrefe Verlag Bern.

Namensregister

Adler, Alfred 250
Andrejew, Leonid 118
Anker, Albert 57
Arendt, Hannah 369 ff., 375, 495
Arnheim, Rudolf 345 ff., 349 f., 472
Aschaffenburg, Gustav 78

Beck, Samuel 270–281, 294, 326, 328, 363, 365, 394 f., 404 f., 422, 437, 462
Behn-Eschenburg, Gertrud 263
Behn-Eschenburg, Hans 221 f., 227, 247, 263
Benedict, Ruth 297, 303, 305, 307, 327
Binet, Alfred 123 f., 183
Binggeli, Johannes 142 ff., 162, 229
Binswanger, Ludwig 235, 262
Bircher, Ernst 168, 228 ff., 323
Bleuler, Anna-Paulina 73
Bleuler, Eugen 65, 70–81, 83 f., 109, 131, 138, 165, 178, 189, 210 f., 234, 350, 456, 465
Bleuler, Manfred 74, 76, 210, 298 ff., 304, 343, 467
Bleuler, Richard 298 ff., 304
Bloom, Paul 482 f.
Boas, Franz 272, 297
Bochner, Ruth 325 ff., 340

Böcklin, Arnold 57
Bowlt, John 147
Brauchli, Greti 201–206, 445
Brauchli, Ulrich 109, 143
Breton, André 161
Briggs, Katharine Cook 289
Burri, Hans 122, 204–206, 252, 445
Busch, Wilhelm 40, 154, 157

Clinton, Hillary 417, 493
Cook, Philip 311 f.
Cronbach, Lee J. 325

da Vinci, Leonardo 124, 488
Darwin, Charles 46 f., 49
Dawes, Robyn 416, 423
Dearborn, George 123
Drucker, Johanna 473
Du Bois, Cora 301 ff., 310
Dubois, Paul 149

Eichmann, Adolf 368–374
Ellenberger, Henry 24, 343, 350
Erard, Robert 431
Erdberg, Philip 431
Ernst, Max 156
Etkind, Alexander 147
Exner, John E. 276, 394–401, 403 ff., 409, 412 f., 422 f., 426, 428, 430, 444, 462

Farrell, Dan 421
Finn, Stephen 438–442, 444, 446, 450 ff., 480, 483
Flournoy, Théodore 84
Forel, Auguste 69, 74
Frank, Hans 358 f.
Frank, Lawrence K. 290 ff., 294, 297
Frazer, James 296
Freud, Sigmund 24, 68, 70, 76–82, 84, 129, 131, 135, 150, 155, 165, 240, 250, 261, 296, 335, 391, 456, 489
Furrer, Albert 226 f.

Gandhi, Mohandas Karamchand 47
Gehring, Konrad 120, 125, 155
Gilbert, Gustave 355–360, 363–367, 372, 374
Goldstein, Kurt 273
Goodenough, Florence 322
Göring, Hermann 354–360, 362, 366 ff.
Gorki, Maxim 170
Grabarski, Alice 272
Griesinger, Wilhelm 74
Gurdjieff, Georges 161

Haeckel, Ernst 46–50, 153, 184
Hallowell, A. Irving 304, 307–312, 389 f.
Halpern, Florence 325 ff., 340
Hara, Kenya 464
Harris, Thomas M. 329
Harrower, Molly 314 ff., 372 ff., 379, 401 f., 445
Hens, Szymon 177–181, 185 f., 210

Hertz, Marguerite 277–281, 363, 394 f., 405
Hess, Rudolf 358
Hodler, Ferdinand 57
Hoffman, Donald 472
Hopwood, Chris 456

Im Hof, Walter 41

James, William 84
Janet, Pierre 84
Jensen, Arthur 390 f., 404, 425
Jodl, Alfred 354
Jung, Agathe 76
Jung, Carl Gustav 24, 42, 66, 74 ff., 79, 82 ff., 120 ff., 130, 137, 145, 150, 155, 218, 247 f., 250–254, 272, 295, 297

Kardiner, Abram 303 f.
Karlowitsch, Wilhelm 61
Keats, John 133 f., 138
Keitel, Wilhelm 355
Keller, Gottfried 263
Kelley, Douglas 277, 354 f., 357 f., 361, 363–369, 373 f.
Kerman, Edward F. 338 f.
Kerner, Justinus 120 ff., 180, 332
Kerr, John 69
Kirkpatrick, Edwin A. 123
Klopfer, Bruno 271–282, 294, 297, 313, 322, 324, 326, 328, 348, 354, 363, 365, 379, 394 ff., 404 f., 421 f., 437
Koller, Arnold 165 ff.
Koller, Rudolf 57, 165 f., 173
Koller, Sophie 173
Kosslyn, Stephen 463
Kraepelin, Emil 70, 72, 74
Kronfeld, Arthur 235

Krutschonych, Alexei 153
Kulbin, Nikolai 153, 291
Kulcsar, Istvan 368

Lemov, Rebecca 384f., 389
Lenin, Wladimir U. 59
Levy, David Mordecai 266f., 270, 276f., 365
Lindner, Robert 340
Lüthy, Emil 221, 227, 262, 487

Malcolm, Janet 67
Marchand, Roland 288f.
Marden, Orison Swett 287
Marinetti, Filippo Tommaso 152
Marshall, George C. 319
Matjuschin, Michail 153
Mead, Margaret 290, 297
Menninger, William C. 320f.
Mesmer, Franz Anton 120
Meyer, Gregory 430f., 446, 450f., 473, 475, 480
Miale, Florence R. 373
Mihura, Joni 431, 435ff.
Milgram, Stanley 371f., 375
Minkowska, Irena 487
Monakow, Constantin von 259
Monakow, Paul von 259
Montaigne, Michel de 478
Morgenthaler, Walter 160f., 167ff., 228, 232
Müller, Theodor 40
Munroe, Ruth 282f., 313, 363
Murray, Harry 338
Myers, Isabel 289

Neuwirth, Johannes 85f., 151, 179
Nietzsche, Friedrich 121

Obama, Barack 493
Oberholzer, Emil 209, 233, 237, 241, 243, 259, 266, 271, 276, 282, 303ff., 308
Ossipow, Nikolaj 148, 150

Papen, Franz von 356
Pawlow, Iwan P. 147
Pfister, Oskar 228, 233, 261
Picabia, Francis 332
Piotrowski, Chris 453, 455
Piotrowski, Zygmunt 394f.
Pollock, Jackson 333f., 418

Rapaport, David 341, 363, 394f.
Rauschenbach, Emma 42, 59
Ribbentrop, Joachim von 354, 358f.
Riklin, Franz 75f., 78
Rilke, Rainer Maria 161
Roam, Dan 472
Roe, Anne 337
Roemer, Georg 223, 225, 234ff., 244ff., 256, 342
Rorschach, Anna (Schwester) 31, 33, 35, 37f., 52, 62, 88, 94–98, 170
Rorschach, Elisabeth (Tochter) 172f., 263
Rorschach, Hans Jakob (Urgroßonkel) 28
Rorschach, Klara (Schwester) 29
Rorschach, Olga (Ehefrau) 25f., 61f., 90, 92, 98f., 110f., 117ff., 147, 151, 158ff., 164, 167, 169f., 173ff., 258–263, 343
Rorschach, Paul (Bruder) 31, 41, 92, 117, 172

Rorschach, Philippine (Mutter) 29, 32, 34, 37
Rorschach, Regina „Regineli" (Halbschwester) 34 ff., 38, 172, 174, 263
Rorschach, Ulrich (Vater) 29, 32–36, 48 f., 156
Rorschach, Ulrich Wadim (Sohn) 172 f., 263
Rosenberg, Alfred 358
Rybakov, Fjodor 123, 183

Sapir, Edward 297
Schacht, Hjalmar 355, 359, 363
Schachtel, Ernest 348 ff., 363, 446, 462, 467
Schafer, Roy 341, 394 f.
Scherner, Karl Albert 135
Schwarz, Martha 226, 259
Schweitzer, Albert 237
Schwerz, Franz 55
Selzer, Michael 373
Semenoff, Anna 93
Sewerjanin, Igor 153
Sharp, Stella Г. 123
Shtempelin, Olga Vasilyevna siehe Rorschach, Olga
Shtempelin, Yelizaveta Matveyevna 61
Simonne, Reine 175
Skinner, B. F. 337 f.
Slote, Walter H. 386 ff.

Sokolov, Paul 109
Speer, Albert 356, 358
Spielrein, Sabina 61, 74, 150
Starobinski, Jean 478
Stern, William 235 f., 296
Streicher, Julius 353, 355, 357
Suslowa, Nadeschda 59

Thoreau, Henry David 122
Tolstoi, Lew 52 f., 60, 96, 110, 149
Tregubov, Michail Ivanovic 52 f., 62, 94 ff.
Tufte, Edward 472

Unternährer, Anton 143, 229

Viglione, Donald 431, 480
Vischer, Robert 131, 133 ff., 139
Vold, John Mourly 140

Warhol, Andy 21, 418 ff., 494
Whipple, Guy Montrose 123 f., 183
Wiedenkeller, Philippine siehe Rorschach, Philippine
Wille, Hermann 143
Wölfli, Adolf 161
Wood, James M. 424 ff., 435, 437, 444
Worringer, Wilhelm 136 f., 156
Wyss, Walter von 57, 262

Ortsregister

Alor (Kleine Sundainseln) 301
Altnau 120
Appenzell-Außerrhoden (Kanton) 164
Arbon 28f., 54, 118, 137, 172
Argentinien 267, 368
Asheville (NC) 404
Atimelang (Alor) 301 f.
Austin (TX) 438
Australien 267, 281

Basel 30, 220
Berens River (Kanada) 305 f., 308
Berlin 61, 90 ff., 95, 104
Bern 59, 95, 167
Bollingen 159
Brasilien 172, 211, 229, 259
Buinsk 61

Chicago 266, 271, 276, 281 f., 395
Cleveland (OH) 270, 277, 279, 281

Denver 281
Deutschland 29, 41, 46, 223, 236, 267, 272 f., 350, 358, 371
Dijon 51 ff., 62, 95

England 267, 281

Frankfurt/M. 118, 256
Frankreich 267, 387
Freiburg i. Br. 201

Genf 110
Georgia 362
Göttingen 234
Großbritannien 267

Herisau 162 ff., 168f., 172–176, 178, 180, 196, 201, 205, 209 ff., 220, 223, 226, 234, 236, 239, 252, 256, 258 f., 262
Hollywood 331

Israel 369
Italien 41

Japan 267
Jerusalem 351, 368

Kanada 282, 308
Kazan 61, 100 ff., 159, 170, 487
Knittlingen 120
Köpenick 93
Kriens 100
Kryukovo 147 f., 151 f., 158, 176
Kuba 383

Lateinamerika 384
Lindau 99

Los Angeles 281, 498

aine 281
Manitoba 305
Marokko 298
Meiringen 110
Minneapolis 281
Mississippi 362
Montreux 110
Moskau 26, 93 f., 101 f., 147, 152
München 50, 118
Münsingen 143, 201, 203
Münsterlingen 101, 105, 107, 109 f., 113, 115, 117 f., 126, 128, 137, 143, 160, 175 f., 183

Neuchâtel 51
New York 272 f., 282, 392, 405
Niederlande 359
Nordamerika 236, 305
Nürnberg 354, 358, 364, 366, 368, 373

Österreich 267

Paris 63, 322, 383, 487
Pearl Harbor 313
Portugal 28

Rheinau 71
Risch (Zugersee) 177
Rorschach 28
Russland 52 f., 62 f., 90, 93 ff., 98 f., 101 ff., 105, 118, 123, 147–152, 156, 158, 160, 170 ff., 175, 249, 267, 291

Saigon 386
San Francisco 281

Schaffhausen 29 ff., 38 f., 41, 52, 54, 163, 172, 175
Schwarzenburg 142
Schweiz 24, 33, 40 f., 59, 99, 101, 105, 118, 144, 147, 155 f., 158, 169 f. 267, 271 f.
Sowjetunion 384
Spiez 110
St. Gallen 163 f., 258
St. Petersburg 102
Südafrika 341
Südamerika 281
Syracuse (NY) 394

Texas 281
Thalwil 100

USA siehe Vereinigte Staaten von Amerika

Vereinigte Staaten von Amerika 266 ff., 270, 272, 276, 281, 285, 289, 295, 312, 317 ff., 333, 335, 358, 371, 387 f., 391, 422, 453, 455, 495
Vietnam 410

Wiedikon 29
Wien 68, 78, 84, 236
Winnipeg 307
Winnipegsee 305 f.
Wisconsin 281

Zollikon 70
Zürich (Kanton) 69
Zürich 23, 28 f., 54–61, 63 f., 66, 69, 78 f., 84, 89, 95, 100, 102, 110, 117, 126, 131, 156, 168, 172, 177, 209, 211, 259, 262, 272

Die amerikanische Originalausgabe
erschien 2017 unter dem Titel »The Inkblots« bei Crown Publishers,
an imprint of the Crown Publishing Group a divison of Penguin
Random House LLC, New York.

Sollte diese Publikation Links auf Webseiten Dritter enthalten,
so übernehmen wir für deren Inhalte keine Haftung,
da wir uns diese nicht zu eigen machen, sondern lediglich auf
deren Stand zum Zeitpunkt der Erstveröffentlichung verweisen.

Dieses Buch ist auch als E-Book erhältlich.

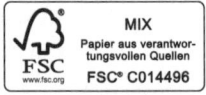

Verlagsgruppe Random House FSC® N001967

1. Auflage
Copyright © 2017 by Damion Searls
Copyright © der deutschsprachigen Ausgabe 2019
by btb Verlag in der Verlagsgruppe Random House GmbH,
Neumarkter Straße 28, 81673 München
Covergestaltung: semper smile München, nach einem Entwurf
von Lauren Pong und Elena Giavaldi
unter Verwendung einer Originaltesttafel (Nr.8) von
Hermann Rorschach/Hogrefe Verlag und der Handschrift
von Hermann Rorschach/Archiv und Sammlung Hermann Rorschach/
Universität Bern
Satz: Uhl + Massopust, Aalen
Druck und Einband: GGP Media GmbH, Pößneck
Printed in Germany
ISBN 978-3-442-75424-3

www.btb-verlag.de
www.facebook.com/btbverlag